住院医师培训教材

全科常见未分化疾病
诊疗手册

第2版

主　编　任菁菁
副主编　江孙芳　尹朝霞

U0269890

人民卫生出版社
·北 京·

图书在版编目（CIP）数据

全科常见未分化疾病诊疗手册 / 任菁菁主编 . —2 版 . —北京：人民卫生出版社，2020.11（2022.1重印）

ISBN 978-7-117-30777-2

Ⅰ. ①全… Ⅱ. ①任… Ⅲ. ①疾病 – 诊疗 – 手册 Ⅳ. ①R4–62

中国版本图书馆 CIP 数据核字（2020）第 200633 号

人卫智网	www.ipmph.com	医学教育、学术、考试、健康，
		购书智慧智能综合服务平台
人卫官网	www.pmph.com	人卫官方资讯发布平台

全科常见未分化疾病诊疗手册
Quanke Changjian Weifenhua Jibing Zhenliao Shouce
第 2 版

主　　编：任菁菁
出版发行：人民卫生出版社（中继线 010-59780011）
地　　址：北京市朝阳区潘家园南里 19 号
邮　　编：100021
E - mail：pmph @ pmph.com
购书热线：010-59787592　010-59787584　010-65264830
印　　刷：北京市艺辉印刷有限公司
经　　销：新华书店
开　　本：889 × 1194　1/32　印张：16　插页：2
字　　数：439 千字
版　　次：2016 年 8 月第 1 版　2020 年 11 月第 2 版
印　　次：2022 年 1 月第 2 次印刷
标准书号：ISBN 978-7-117-30777-2
定　　价：49.00 元

打击盗版举报电话：010-59787491　E-mail：WQ @ pmph.com
质量问题联系电话：010-59787234　E-mail：zhiliang @ pmph.com

编者名单

（以姓氏拼音为序）

曹素艳　北京医院

冯　玫　山西白求恩医院

贺　群　绍兴市人民医院

江孙芳　复旦大学附属中山医院

金　磊　西宁市第一人民医院

孔　慜　北京市丰台区方庄社区卫生服务中心

刘　颖　浙江大学医学院附属第一医院

刘向红　北京市西城区德胜社区卫生服务中心

刘晓芳　宁波市奉化区人民医院

马　力　首都医科大学附属北京天坛医院

钮富荣　湖州市师范学院医学院

邱卫黎　汕头大学医学院附属肿瘤医院

任　文　浙江大学医学院附属第一医院

任菁菁　浙江大学医学院附属第一医院

任天成　南京市江宁医院

王　静　杭州医学院

王剑强　北京大学第三医院

徐国焱　福建医科大学附属第一医院

阎渭清　天津医学高等专科学校

易春涛　上海市徐汇区枫林社区卫生服务中心

尹朝霞　深圳大学医学部

张　晨　湖州市仁皇山滨湖街道社区卫生服务中心

赵费敏　湖州市中心医院

周　敬　复旦大学附属中山医院

周　炜　浙江省台州医院

秘　书　叶康丽　浙江大学医学院附属第一医院

3

主编简介

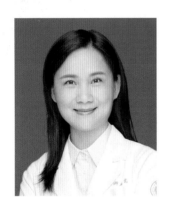

任菁菁,浙江大学医学院附属第一医院全科医疗科主任,全科医学博士,主任医师,博士生导师,浙大一院全科联盟发起人,"十三五"国家科技重大专项课题负责人,2019年吴阶平全科医生奖获得者。

现任中华医学会全科医学分会委员,海峡两岸医药卫生交流协会全科医学专业委员会常务委员,中国医师协会全科医师分会常务委员,中国医师协会全科医生教育培训专家委员会委员,中国医疗保健国际交流促进会全科医学分会副主任委员,浙江省医学会全科医学分会候任主任委员,浙江省住院医师规范化培训全科医学专业质量控制中心秘书长。从事全科临床、教学与科研工作20余年,曾赴美国西弗吉尼亚大学与西澳全科医师教育培训中心等机构学习。主持国家自然科学基金等多项课题研究,发表文章100余篇,主编、参编多部书籍,担任多本杂志编委及审稿专家。

序

　　培养和造就一支为社会主义现代化建设服务,具有职业素质、实践能力和创新精神的医疗卫生人才队伍是医学教育的根本任务之一。进入 21 世纪以来,医学科学发展迅速,一系列促进我国全科医生制度建立和全科医生培养模式的指导性文件出台,全科医学的发展正逐步走向春天,符合我国全科教育理念的《全科常见未分化疾病诊疗手册》的出版为全科医学注入了生机。

　　由任菁菁主任主编,加以一批全科医学专家,禀以细心、专业的态度,集丰富的临床经验,合精湛的专业知识,思第 1 版的短缺,凝心聚力,汇编成第 2 版。本书针对全科医生在日常诊疗中最常见的问题——未分化疾病进行深入浅出的解析。阅读本书,较之第 1 版,解析依旧透彻、内容更为饱满、范围更加广泛、格式更加规范,后学者若读之,可见其中复杂多变的未分化疾病知识、贴合实际的社区管理手段、明晰详细的图标解说,诸位编者的用心可见一斑。

　　香港医学专科学院作为负责监察和评核中国香港地区专科医生水平的法定机构,一向以提升医务人员的素质和患者护理的安全水平为己任。此书博采众长,闻其即将问世,我们内心欣喜非常,皆因全科常见未分化疾病的知识可由此书为众多人所知、所学、所用。

　　本书的出版对于医学教育中全科医生的培养和发展如雨后甘霖一般,其实用性和广适性并存。于全科医生,日常诊疗工作中可参考学习;于医学生,医路漫漫可与之为伴;于全科专家学者,用于临床经验交流亦可。本书相较于第 1 版,参考及指导作用更为显著。鉴于此,我特提笔作序,望与广大读者共享。

李国栋

2020 年 10 月

前　言

　　全科医疗的服务模式已被世界医学界公认为是基层医疗保健的最佳服务模式。我国于 20 世纪 80 年代后期引入全科医学,培养合格的全科医生已成为目前建设健康中国的关键环节和重大任务。

　　未分化疾病是指医学上无法解释的躯体症状(MUPS),或指疾病早期尚未明确归属于某一系统的疾病。全科常见健康问题的一个特点是其处于疾病的未分化阶段,多数患者只有轻微症状和不典型体征,或者只是整体感觉不适,尚未出现明确的症状和体征,全科医生需要借助一定的方法和手段才能把握。如何正确识别和处理全科常见未分化疾病是全科诊疗工作的基石。

　　2016 年《全科常见未分化疾病诊疗手册》面世,获得了全科医生的一致好评,我们积累了编写经验,汇聚了读者建议,在第 1 版的基础上加以修改扩充,使得编写内容更加完善且规范。本书共分为八章五十一节,由诸多专家学者共同编著完成,内容包含总论、内科、外科、疼痛、妇科、心理、五官科及社区常见急性未分化疾病,对常见未分化疾病的病情判断、问诊、诊断及鉴别诊断、全科初步处理四部分进行全面解析。本书内容充分贴近全科医生日常诊疗工作,实用性和系统性兼具,可供全科医生诊疗常见未分化疾病参照与借鉴。

　　本书在编写过程中,全体编委求真务实、细心负责。但因水平和能力有限,仍难免存在疏漏之处,为了今后进一步修改和提高,恳请有关专家、使用本书的全科医生不吝教正,谢谢!

2020 年 10 月

目 录

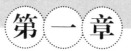

总　　论

第一节　未分化疾病现状及展望

2005年世界家庭医生组织欧洲工作组（the World Organi-zation of National Colleges, Academies and Academic Association of General Practitioners and Family Physicians Europe, WONCA Europe）定义了全科医生的核心能力，并将其绘制成WONCA树，其一即早期未分化健康问题的处理能力。未分化健康问题，亦称未分化疾病，即医学上无法解释的躯体症状（medically unexplained physical symptoms, MUPS）。"健康守门人"是全科医疗服务的独特属性，其"以人为中心、家庭为单位，持续性、综合性和个性化的照顾"的特点，为帮助居民处理MUPS，并给予持续管理提供了天然的优势。本章就未分化疾病相关研究现状及展望做一介绍。

一、概述

未分化疾病于1985年由Slavney和Teitelbaum医生首次提出，指存在一段时间的躯体症状，经过充分的医学检验与检查仍未发现可以解释这些症状的疾病；此外，对于已有躯体或精神疾病的患者，如躯体症状比现有疾病预期症状更严重和持久，或功能受损程度远远大于预期，也属于MUPS范畴。

MUPS发病机制尚不明确，一般认为受多因素影响，患者的社会人口学特征、心理健康状态、人格特征以及外部刺激因素等均可能与其发病有关。国内外学者对MUPS的机制研究主要集中在两点:外周变化(如免疫、内分泌、肌肉、心脏、胃肠道)和中枢变化。部分学者认为中枢神经系统功能调节,尤其是中枢神经系统某些部位过度敏感化是其发生和维持的一个重要因素。由于缺乏统一详尽的诊断标准,研究人群和方法亦不尽相同,MUPS 的患病率研究结论迥异,但一般认为不低于 30%,在社区和诊所内的患病率更高。

MUPS 往往是慢性、波动的身体不适感,是一组症状而非一个疾病,出现症状的原因可以躯体为主,也可以精神心理为主,或两者兼有。MUPS 可涉及身体的各个系统,如乏力、疼痛、心悸、头晕和恶心等。多数患者症状轻微,部分可导致功能障碍甚至功能丧失;其可以单独发生(如头晕)、组合发生或是以综合征的形式出现(如纤维肌痛),亦可出现一个或多个系统的症状。

MUPS 患者常以躯体不适症状就诊,但针对症状进行相关体格检查或辅助检查的结果却无明显异常,无法或不足以解释症状及症状的严重程度。但这并不意味着这些症状是患者“想象”出来的或者伪装出来的,它们真实存在,并且影响患者正常生活和工作。与此同时,无法找到相应的病因令患者更加痛苦,进而反复就医,重复检查,浪费大量医疗资源。因此,对于 MUPS 的评估需要从生理到心理和社会全方位进行诊断鉴别,诊断评估中需注意识别潜在的躯体疾病,对于复杂案例常需要多学科、多角度评估。

目前主要使用生物 - 心理 - 社会医学模式对 MUPS 患者进行诊断评估。对于多症状的患者,应当注意关注各症状发生的确切时序,包括症状出现的地点和时间(症状的情景),患者的具体信念、顾虑和期望(ideas concerns expectations,ICE),疾病行为以及生活和社会环境,从中了解哪些可能是 MUPS 的诱因,这样才能更好地理解患者及其症状的性质。

MUPS 与心理社会压力和精神健康状态有着一定的联系和相互作用,部分患者伴有抑郁症,应当关注到这类问题。在 95% 的 MUPS 咨询中,患者会有相关表述,因此,全科医生应当仔细倾听患者的表述,不要忽视这些线索。当发现此类线索,可以通过开放式问题(如:您说的……意思是什么?)进行深入的探索。当患者存在社会心理压力时,讨论和治疗这些问题可以使得症状得到部分改善。

此外,不能忽视的是,MUPS 是一个不断发展的临床推理过程,因为随着时间的推移,部分病例的症状其实是由躯体疾病引起。一旦出现"预警"症状(根据全科医生判断)或症状特征改变(根据患者的主诉)的情况,MUPS 的临床假设应重新考虑,同时可能需要再次体格检查或进一步行相关的辅助检查。因此,如何科学有效地管理 MUPS 患者极具挑战,尚有许多空白有待进一步探索。

二、研究现状

(一) MUPS 定义演变

目前,医学界对 MUPS 的定义存在很大分歧,其核心争论是:MUPS 到底是生理疾病还是精神障碍。在生物医学领域,临床医生们常常使用"功能性疾病"这一术语来指代临床中常见的 MUPS,如肠易激综合征(irritable bowel syndrome,IBS)、纤维肌痛(fibromyalgia,FM)、功能性消化不良(functional dyspepsia,FD)以及慢性疲劳综合征(chronic fatigue syndrome,CFS)等。在 1980 年其被纳入 *Diagnosing the Diagnostic and Statistical Manual of Mental Disorders:Third Edition*(DSM-3)躯体形式障碍诊断中,但躯体形式障碍诊断在使用过程中存在各种问题,尤其是在初级医疗机构中难以被医务人员和患者理解和接受。因此,2018 年,DSM-5 更新时提出使用躯体症状障碍的诊断,并不再强调症状难以被器质性疾病解释,注重症状所致的痛苦及与症状相关的不合理思维、感受和行为。

(二) 分类

目前 MUPS 在病因上没有明确的分类,但从症状和程度上可将其分为轻度、中度、重度三类。

1. 轻度 轻度 MUPS 指可改善的轻微但无法解释的身体症状,发作频率低,其多为 1~2 个身体系统的症状,多可在 2 周内改善。这类患者风险低,病情轻,经历躯体症状(尤其在压力较大的环境中)的时间较短,症状的严重程度低,机体功能未引起明显的受损,患者愿意和医生讨论病情及社会心理因素。症状复杂性最低,因此预后一般较为良好。

2. 中度 中度 MUPS 指 3 个月后症状仍不能解释且不伴随功能性躯体综合征,其发作频率较轻度高,可涉及 2~3 个身体系统的症状。这类患者存在中等风险,病情较重,躯体症状持续时间相对较长,有一定程度的功能障碍。症状有一定的复杂性,存在共病,常合并心理与精神障碍,这使得治疗方案的选择复杂多样,并容易误导医生和患者将关注点放在某个明显的躯体或精神障碍,而忽略其他因素。如果在评估时忽略这种复杂性,极大程度上会影响治疗,导致预后不佳。

3. 重度 重度 MUPS 即持续性或慢性 MUPS,其症状持续时间至少为 6 个月,存在功能性躯体综合征,涉及更多系统症状,如慢性疲劳综合征、肠易激综合征等。这类患者存在高风险,病情严重,有持久的躯体症状,有明显的功能障碍或功能丧失。患者为改善症状频繁在医院间转诊,并可能为此住院治疗甚至接受手术,但最终效果不佳,导致医患关系出现问题。更甚者,患者可能执着于争取与实际情况不符的残疾补贴或有其他的法律诉求。

(三) MUPS 患病率

国外部分结果显示,在普通人群中 MUPS 的患病率为 4%~10%,门诊患者中 MUPS 患病率从 30% 到 65% 不等,在某些特殊专科门诊中这一比例可达到 50%。40% 全科门诊就诊的患者、65% 全科转诊到专科的患者有 MUPS 问题;而在普通门诊就诊的 MUPS 患者中,通过 11.6 个月和 15.2 个月的随访,分别有 29% 和 24% 的患者仍有 MUPS。Kroenke 等通过对 1 000 个病例的回顾性研究,发现具有胸痛、头痛等症状的患者中仅有 16% 的患者能用器质性疾病进行解释。2003 年加拿大社区健康调查显示,12 岁及以上加拿大人中,5% 的人曾被诊断至少患有一种 MUPS 疾病。Jelmer 等在一项研究中显示急诊科的 MUPS 患病率为 13.4%。另外,不同程度的 MUPS 患病率也有所不同:轻度为 70%~80%,中度约为 15%,重度约为 2.5%。

目前国内针对 MUPS 的流行病学调查数据较为缺乏。据 2015 年在浙江大学医学院附属第一医院全科门诊的调查显示,其门诊就诊原因排名前 7 位中有 4 种(疼痛、乏力、水肿、消瘦)为 MUPS。国内有调查显示,符合躯体形式障碍诊断者在内科和神经科门诊约占 18.2%,住院患者中约占 4.15%。

(四)评估和诊断

在评估 MUPS 的过程中需注意识别潜在的躯体疾病,对于复杂案例常需要多学科、多角度进行综合性的评估。目前,建议采用排除法对 MUPS 进行诊断,以免造成漏诊。MUPS的排除诊断法包括 3 点:患者的躯体症状无法用其他器质性疾病或精神障碍进行充分解释;这些症状不是由人为性障碍或诈病造成的;症状给患者的生命活动或社会功能带来了严重损害。

对于 MUPS 患者所表现出来的各种躯体症状,学者们有以下解释:MUPS 是作为躯体疾患的伴随症状;MUPS 是焦虑、抑郁障碍的常见主诉之一;MUPS 自身就是疾病的核心内容,即功能性躯体综合征(functional somatic syndromes);MUPS 是长期存在的一种行为方式。总体而言,患者往往因为没有找到器质性疾病病因来解释自己的症状而反复就诊。

MUPS 患者来就诊时一般表现都较为焦虑,他们对既往就诊记录及检查结果重视程度都较一般患者仔细。从患者与家属的口述以及就诊资料中所获得的病史信息,我们可以获悉患者的病情变化:是否早就存在、症状好转或加重。临床评估时需详细了解下列情况:患者目前主要的躯体症状;其他与之相关的躯体症状;患者的精神状态和情绪问题;近期的应激性生活事件、不良处境,或其他外部因素(如家庭关系、工作变动、人际关系等问题);既往有无相似的症状或问题;患者自身对其症状的归因;患者对症状和疾病担忧的程度,家庭成员对患者情况的紧张、关切程度;患者功能受损的程度(躯体功能、家庭功能和社会功能),及其在相关人际系统中产生的影响;患者及家属对治疗和检查的期望程度,以及对既往求助、求医经历的看法。

(五)治疗

由于病因不明确,一般治疗方案效果往往不够理想。首选治疗方案应为包括以患者为中心的方法,侧重于症状的探索和患者安慰，而不是进行简单的诊断性检查。所有治疗目的均是减轻症状、缓解情绪、降低日常功能损害，以及减少不合理医疗资源消耗。

1. 非药物疗法

（1）物理疗法：旨在帮助人们通过各种锻炼身体的运动来改善身体功能。低等强度或中等强度的活动可以改善心理健康，包括情绪、疼痛阈值和睡眠。

（2）认知行为疗法：是一种专注于解决或改变人们对其症状的认知和行为，通过改变思维方式和行为来改变不良认知，达到消除不良情绪和行为的心理治疗方法。目的是帮助患者了解和接受症状的存在，改善患者的情绪，从而达到维持正常的生活状态。这种疗法对一般的身心健康问题有积极影响。

（3）中医理疗：传统的中医理疗在一定程度和范围上也可改善患者的症状，如针灸、走罐等。

2. 药物治疗

（1）躯体症状药物：若患者已经出现了相应的躯体症状，可根据症状，选择药物对症治疗，以减轻患者的躯体症状。

（2）精神类药物：MUPS 患者深受症状影响，常伴有焦虑、抑郁等症状，往往与躯体症状产生相互影响，形成恶性循环。因此，对患者使用一些小剂量的抗抑郁、抗焦虑药物能改善紧张、焦虑情绪，缓解症状，如 5- 羟色胺再摄取抑制剂（SSRIs）、苯二氮䓬类药物等。

（3）中医药：MUPS 症状在中医上属于"郁病"范畴，可以通过中医的望闻问切来判断患者是哪方面的郁结，以此来对症下药，从而使病情得到缓解。

三、问题和展望

（一）主要问题

无论是全科医生还是专科医生，MUPS 的诊治和管理都是富于挑战的。首先，MUPS 的诊断面临着很多困难，目前尚无统一的诊断标准，大多数时候是排他性诊断，为 MUPS 的进一步诊治和管理带来了困难；其次，MUPS 的诊治和管理给医患关系带来极大的挑战。医生和 MUPS 患者之间的关系经常是紧张的,主要在于他们之间对于症状理解的差异。患者希望医生能够解释他们存在的症状,医生则常常认为 MUPS 患者既困难,又沮丧,且要求严格。患者对他们接受的医疗服务不满意,并感到被医生误解、不相信或者拒绝。

此外,MUPS 带来的医疗费用和经济负担也是当前的主要问题之一。由于 MUPS 诊断与治疗相对困难,患者就医后因得不到明确诊断,同时症状无法缓解,游走于多家医院,经过多位医生诊治或不断地被转诊,进行大量不必要的检查或治疗本身不存在的疾病,给自身带来了极大的经济负担,同时造成了医疗资源的极大浪费。研究统计,MUPS 患者的医疗保健消费高达普通人群的两倍。在美国,平均每名 MUPS 患者每年就诊次数为 13.6 次,MUPS 患者每年所消耗的卫生保健费用高达 2 560 亿美元。国内研究发现,MUPS 患者慢性病程期间在综合医院的平均就诊次数均在 6 次以上,其中有21% 的患者为了更好地寻求医疗救治而特意休学(6 个月至3 年)或辞职。同时有调查发现,MUPS 患者常接受阿片类药物治疗,但过度或不必要的治疗也可能对患者造成一定程度上的医源性伤害。

MUPS 对医疗保健系统和社会保障系统构成了巨大的挑战,占据了过多的医疗资源,导致了更多的病假、致残金等社会高成本事件。Budtz-Lilly 等发现 MUPS 患者往往使用更多的医疗保健服务,同时也花费了大量的时间成本。荷兰一项关于 MUPS 的研究显示,重度 MUPS 患者往往有较长时间的病假,且 2 年后仍然影响其正常工作。此外,MUPS 也与工作和保险相关的直接以及间接成本的增加有关。

(二)未来展望

针对当前 MUPS 诊疗和管理中所面对的问题,建立具有临床实用性的 MUPS 诊断和管理体系十分迫切和必要。

首先,应当认识到 MUPS 并非是单一的躯体化过程(尤其是精神疾病的躯体化)的结果。证据显示,生理、个性、生活经历、健康认知以及医患关系与 MUPS 均可能相关。因此,对于 MUPS 管理,不应将其归类为器质性疾病或精神障碍,而应当关注患者躯体症状造成的主观痛苦、心理状况、人格特征、生活质量等整体状况。

其次,需关注 MUPS 患者对疾病的认知,增加具有诊断效度和临床应用性的认知标准,如器质性疾病归因、健康焦虑、患者对医疗服务的使用、灾难化恐惧或者衰弱的自我概念等。加深对患者认知和症状相互作用机制的了解,并在完善诊断标准的基础上,进一步探索 MUPS 的危险因素和病理机制,并且建立临床诊疗共识,从而推动广大医务工作者对 MUPS 的诊断和治疗。

最后,在 MUPS 诊疗和管理中,需要对医患沟通和方案制订、实施进行研究,以便找到处理其中富于挑战性问题的最佳方法;同时也要逐步探索医患共同决策、认知行为干预和患者赋权,以及重新归因等的全科诊疗管理体系。

MUPS 的高质量管理需通过与患者建立长期良好的关系,以患者为中心、实际有效缓解症状为主,疏导精神心理问题为辅,长期跟踪随访,同时需注意避免过度反复进行诊断性检查。全科医疗在 MUPS 的管理方面一直不可或缺,首先,MUPS 患者在基层所占比重大,且可能需要双向转诊,适合全科首诊;其次,MUPS 常无法短时间内治愈,可通过与信赖的医生定期接触和良好沟通明显获益,需要长期管理,因此当专科、急诊科处理后判定为未分化疾病时需及时转诊至全科。另外,早期识别 MUPS 患者也可能会预防医源性损害和慢性疾病的发展,定期随访能详细了解 MUPS 患者的病情变化,对改善病情和预后有极大的帮助。

总而言之,MUPS 管理所需的正是全科医疗中以患者为中心和连续性服务的理念,对于全科医生而言,MUPS 管理虽然是挑战,但亦是其应担当的职责所在。

(任菁菁 刘 颖)

第二节 未分化疾病的全科接诊模式

临床工作中,并非所有的主观症状都能找到客观依据,亦非每个病例都能做出确切诊断。未分化疾病就是这样一类疾病,诊断的不确定性让患者面临健康风险,同时也带来内心的不安全感,如何以经济合理的方式减少不确定性带来的风险,消除患者的担忧是全科医生需要掌握的重要技能。

一、接诊的目标

(一)全科临床思维

未分化疾病在全科门诊占有相当大的比例(约 40%),属于全科医生主要的职责范畴之一。如何以经济有效的方法排查可能存在的严重疾病,给予患者满意的解释,是诊疗成功的关键。处理不当会导致患者的反复就诊和要求转诊,增加医疗系统的负担和医疗成本。传统以疾病诊疗为核心的处理方式并不能很好地解决这类问题,其原因在于全科医生与专科医生在临床思维上的差异。

1. 专科临床思维(图 1-2-1) 以处理疾病为出发点,确诊疾病是治疗的基础,即使不能诊断为躯体疾病,也会考虑诊断心理疾病,健康与疾病二元论的思维模式。

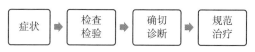

图 1-2-1 未分化疾病的专科临床思维

2. 全科临床思维(图 1-2-2) 莫塔全科医学安全诊断策略将其分为五个步骤,在不能确诊的情况下,从重大疾病、少见病和全身性疾病三个方面逐步排查,最后通过重新分析患者的医疗需求和就诊目的来实现风险管理和满意度的达成。患者生活中的某种不适症状,并不必然存在典型意义上的疾病。以维护健康为核心,排查疾病,管理健康风险是全科医生追求的目标。临床决策更注重潜在健康获益和医疗成本之间的权衡,重视患者满意度,以及患者自我管理能力的培养。

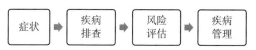

图 1-2-2 未分化疾病的全科临床思维

主观的症状并不都能找到客观证据,也不一定都能做出确切诊断。当这种情况在社区门诊大量存在的时候,专科诊疗模式的不足显而易见。为追求确诊或迫于患者压力,进行过多昂贵不必要的检查,医疗成本将远大于全科医疗。实际上,不同于高血压、糖尿病这些慢性疾病,大多数未分化疾病并不会导致严重后果,只需对患者进行耐心地解释、有效地健康教育,以及患者生活方式进行转变,症状多数可以改善。

(二)接诊的目标

1. 以经济合理的方式排查疾病,控制健康风险,缓解病痛。

2. 重视病情解释,与患者达成共识,避免反复就诊和减少转诊。

3. 培养患者自我管理能力,动态观察病情变化,实现长期照顾。

4. 进行针对性的健康教育,重视患者自我保健能力的培养,改善预后。

二、详细问诊与评估

(一)评估病情

首先,明确症状的确切部位、严重程度、有无诱因、起始的情景和持续时间、加重和减轻的因素,既往治疗的情况,以及有无功能限制、对生活和工作的影响、有无合并心理问题等。需注意排查相关疾病,同时评估严重程度,实现分级管理。如病情评估紧急严重,应根据情况及时转诊。

其次,鉴别患者的健康问题是属于未分化疾病,还是严重疾病的早期表现。与主要症状相伴随的、提示某种特定疾病的预警症状是问诊的重点。例如:以腰痛来就诊的患者,大多数是由骨骼肌肉的劳损和退变引起,小部分是因为神经损害和内脏性疾病,如腰椎间盘突出症和肾结石,而恶性肿瘤等严重疾病则很少见。如出现明显下肢放射性疼痛或血尿等预警症状,则有进一步检查或转诊的必要。

需要注意的是,全科医疗涉及的疾病范围宽泛,症状早期多不典型。因此在问诊时需首先使用开放式问诊,让患者充分表达,避免诱导,从中寻找可能的发病原因和预警症状。必要时,使用封闭式问诊,排除严重疾病。

（二）与症状相关的生活史

对于未分化疾病,提升患者的长期健康水平,有针对性地改善生活方式,优于改善症状的即时治疗。随着疾病谱的改变,目前面临的多是与生活方式相关的健康问题,其受到社会心理因素的影响更大。全科医生应系统了解与各种就诊症状相关的致病因素,如头晕、头痛与睡眠和情绪,腰痛与久坐或弯腰劳动等。

从患者个人生活史中找到相应的致病因素,对疾病管理有以下三方面意义。

1. 判断病情　对于未分化疾病,难以直接做出确切诊断,而是主要通过疾病排除和鉴别诊断来实现。如果能在生活史中找到典型致病因素,则可以有效地支持对于健康状况的判断。如搬运工出现腰痛,晚上加班的程序员出现头晕等。

2. 提升健康教育效果　找到患者具体的致病原因,对于提升健康教育效果非常重要。从长期来看,生活方式的改善主要取决于患者有针对性的自我管理和自我保健。如腰痛既可以是搬运重物引起,也可以是久坐引起;头晕既可以是因为工作压力,也可能是因为不良的家庭关系。

3. 病情解释　未分化疾病从生物医学的角度不能提供确切的诊断依据,但是根据患者个体化的生活史,可以找到相关联的影响因素。基于生活经验和文化背景,构建个性化的解释方案,对于医患双方达成共识、提升患者满意度有明显效果。

对于与症状有关的个人生活史信息,部分患者会主动提供,而其他患者却很难意识到它们之间的关联。对症状原因的探寻,依赖于全科医生的问诊技巧和接诊经验的积累,甚至是丰富的生活阅历。引导式问诊适用于对生活史的问诊,也适合在有限的门诊时间快速达成目标。例如:对于颈部肌肉疼痛的患者,应引导其查找有无不良姿态的问题;对于膝关节疼痛的患者,应引导其讲述平时的运动情况。

（三）患者的就医期望

1. 寻求对自身症状的理解 全科医生应探究患者就医的原因（就诊原因）、对症状的想法（疾病认知）、担忧（健康信念）和期望（就医目的）（RICE 问诊法）。这样的探究可确认患者的痛苦感受，并提供对症状形成的生物 - 心理 - 社会背景的详细了解，这是与患者就症状的理解达成共识的基础。

2. 患者就医决策的社会行为学模型 为深入理解 RICE 问诊四方面内容之间的关系，需要更全面了解患者就诊动机的形成过程（图 1-2-3）。

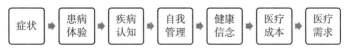

图 1-2-3 就医决策的社会行为学模型

从感受症状到出现就医行为，很多因素都影响着患者的就医决策和对治疗措施的接受程度。虽然许多内容超出了生物医学的范畴，但全科医生应尽可能了解这些因素。这对于成功解释病情、帮助患者建立正确的疾病认知、修正不恰当的健康信念（对疾病严重性的看法）、改善就医行为大有裨益。

3. 医疗需求呈现多样化的趋势 相同的病痛对不同生活背景和健康观念的患者，会有不同的患病体验和不良影响，进而形成不同的医疗需求和就医期望（图 1-2-4）。就医目的与疾病对患者造成的影响直接相关，既可以是身体上的痛苦，也可以是对严重疾病的担忧。关注疾病对患者造成的影响、明确就医目的并采取针对性的处理方案，是提升医疗服务质量、提高患者满意度的关键。

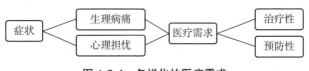

图 1-2-4 多样化的医疗需求

有部分预防性需求的患者因疾病认知水平不足和病耻感，很少主动表达真实的就医目的。对于那些轻微不适反复就诊、明显抗拒改善症状的治疗、不满医生对病情解释的患者，要给予特别的关注。医生能准确描述症状所对应的严重疾病，此时适用于封闭式问诊或引导式问诊，来达到患者的真实就医目的。例如：患者因乳房疼痛反复就诊，又拒绝改善症状的药物治疗，可以直接询问是否有乳腺癌的担忧。

（四）总结与归纳

问诊结束以后，全科医生要对患者的病情、生活史和就诊期望等资料进行回顾和整理。首先，不良生活史导致病痛，进而对患者造成生理和心理的影响；基于患者不同的认知水平和健康观念，产生个性化医疗需求的过程，形成总体的病史框架。然后，与患者确认和完善这个过程，让患者感觉被充分地了解和关注。最后，说明全科医生的分析和判断，并就进一步的处理进行解释。

三、管理模式

处理未分化疾病的重点不在于彻底治疗，而是如何管理潜在的疾病风险，以及有效回应患者真实的就医期望。

（一）解释

成功的解释不仅基于生物医学的科学性，也要充分考虑患者的想法和愿望，以及产生这些想法和愿望背后的影响因素。目的在于充分达成共识，提供让患者满意的全方位医疗服务。

1. 说明症状产生的原因 全科医生应该根据患者的疾病认知水平和文化背景提供有针对性的具体解释，将系统化探究症状所获得的信息展示给患者，详细讲解医生对其症状的理解和判断，消除患者的担忧，形成医患共同协作的管理方案。有时候基于文化背景的解释，如"上火""肾虚"等概念，也可以得到患者的积极认同。

2. 症状的解释模型 为了就症状的解释达成共识，全科医生需要与患者一起构建可信的和可接受的症状解释。基于不同的文化背景，各国学者提出了多种解释模型。本文介绍一种基于社会 - 心理 - 生物医学模式，探索建立的负荷 - 感知的症状解释模型（图 1-2-5）。

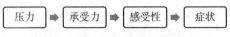

图 1-2-5 负荷 - 感知的解释模型

引起不适的各种因素,生活中大量存在。以疲劳为例,疲劳(包括生理和心理)是由于外来压力(致病因素)超过了自身负荷所致,如经常加班的程序员,其病因可能为:工作量过大;身体或精力减退致负荷力下降;心理压力大而过于敏感。初期这种症状或许是保护性的,如果得不到休息和治疗,持续超过三个月,出现中枢致敏,感受性增强,症状会变得难以改善,超过半年甚至可能合并情绪障碍和心理问题。从该模型的解释,可以帮助患者找到自我保健的方法和对自身状况的接纳。

3. 针对预防性就医目的进行解释 同样的症状对不同的患者会造成不同的影响,产生不同的就医目的。在全科门诊,相当大比例患者的就医目的不仅是改善症状,更是出于对严重疾病的担忧,疾病排查往往是常见的就医目的。患者健康信念所受影响的常见原因为:亲友或同事患有或发现某种严重疾病、电视或互联网等媒体渠道的不恰当信息、基于文化背景的疾病认知等。

全科医生应尽量详细地解释症状出现的可能机理,比较现有临床资料和所担忧疾病的相关性,并提出积极的自我观察和自我管理建议,提高患者对自身症状的认知水平,改变不良健康信念,降低反复就诊和转诊的频次。

(二)缓解症状

大多数未分化疾病的症状尚无特殊治疗,或仅通过充足的休息就可以改善。虽然患者向全科医生咨询的症状中40% 左右是无法解释的,但只有小部分会持续或出现功能障碍。当症状明显或持续数周以上时,医生应给予缓解症状的治疗。治疗的选择不仅基于生理原因,还要考虑药物副作用和患者的愿望。如何改善症状并没有统一的规范,而是在健康收益、治疗副作用和患者偏好之间取得平衡,如缓解肌肉疼痛有药物、理疗、中医按摩等不同的方法。

（三）健康教育与自我保健

长期来看,生活方式的改善是缓解症状的根本途径,也是控制病情发展的主要措施。一定的症状总是与相关的社会心理因素相关联,如腰痛与久坐、头痛与情绪变化、失眠与精神压力等。找到个体化的风险因素,健康教育就成功了一大半。根据患者的理解能力解释相关病因,依据患者生活和工作的实际情况,提供针对性的建议,实现患者的自我保健,使其尽可能保持一种健康的生活方式。

（四）安全的管理策略

未分化疾病在诊断上的不确定性会给患者带来不安全感,全科医生需要提供一个患者可以接受的、能够合理控制潜在疾病风险的管理策略。

1. 疾病排查具有相对性　在全科门诊条件下,即使经过详细的问诊和体格检查,充分排查预警症状,小部分患者仍有最终发展为某种疾病的可能,这也是患者担忧和反复就诊的重要原因。应让患者充分理解医生的诊断过程和进一步检查的利弊,并给予适当的观察或试验性治疗。

2. 安排必要的随访和复诊　指导患者自我监测,出现新的预警症状则应进一步检查或转诊。

3. 安排一位固定的照顾者　全科医生应为其提供全程服务,可有效增加患者的安全感。照顾者也可以是护士或医生助理,通过电话或微信群保持互动。

（五）分级治疗

症状和功能障碍越严重,让患者康复所需要的治疗就越复杂。轻度的未分化疾病患者,积极的休息和释放心理压力是主要的治疗方法,可以通过安排放松训练、发展兴趣爱好和压力清单管理来实现。中度或重度的患者,特别是出现症状障碍或焦虑、抑郁等精神问题,应转诊到三级医院相应专科或精神科进行治疗,全科医生应与专科医生保持密切合作,全程跟进患者诊治的过程。

总之,在生物 - 心理 - 社会医学模式的基础上,把患者的就医期望纳入全科临床思维,建立一种更全面的医学模式。在缓解症状、改善生活方式的同时,提高就诊满意度,避免反复就诊和过度转诊所造成的医疗资源的过度使用,对全科医疗有重要的意义。相对于用药物改变生理功能治疗急性疾病、用健康教育改善生活方式治疗慢性疾病,"解释"是未分化疾病的主要治疗措施。通过帮助患者树立正确的疾病认知,患者对自身症状的接纳,双方共同创造有针对性的管理方案,能够有效提升治疗的依从性、健康教育的有效性,以及对医疗过程的满意度,可以为未分化疾病患者提供更全面、更充分和更恰当的基层医疗服务。

（王剑强）

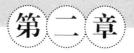

内科相关性未分化疾病

第一节 发 热

患者,男,35岁,互联网技术员。

【S：Subjective】主观资料

发热1d。

1d前患者熬夜后出现发热,体温波动在37.7~38℃,伴头晕、头痛、畏寒、四肢肌肉酸痛,伴恶心,无呕吐,无鼻塞、流涕,无咳嗽、咳痰,无胸闷、胸痛,无腹痛、腹泻,无尿频、尿急、尿痛,无皮肤瘀点、瘀斑,无脱发、关节疼痛等。自服退热药物,体温可降至正常,约6h后再次出现发热。今晨无意间发现右侧发迹有皮疹,轻度瘙痒,无疼痛,遂来门诊就诊。

患者为互联网技术员,自诉1个月来工作压力大,作息不规律,时常昼夜颠倒,少运动。精神状况一般,食欲、睡眠欠佳,二便正常,近期体重未见明显改变。

既往体健,否认高血压、糖尿病、支气管哮喘、肾炎等病史。否认肝炎、结核等传染病史。否认外伤、手术、输血史。否认药物、食物过敏史。未正规接种疫苗。吸烟3年,约20支/d,否认饮酒史。否认疫水、疫区接触史。否认冶游史。否认药物过敏史。已婚,育有1子,5岁,1周前曾患水痘,配偶体健。否认家族肿瘤疾病、遗传性疾病史。

【O:Objective】客观资料

1. 体格检查 体温 37.9℃,脉搏 82 次 /min,呼吸 18 次 /min,血压 104/66mmHg,神志清楚,呼吸平稳,精神略萎靡,自动体位,体格检查合作。全身皮肤黏膜无瘀点、瘀斑,无黄染,发际及右侧胸壁可见散在红色丘疱疹及水疱疹,周围绕以红晕,无抓痕、皮屑。浅表淋巴结未触及肿大。头颅无畸形,双眼睑无水肿,结膜无充血,巩膜无黄染,睑结膜无苍白,双侧瞳孔等大等圆,直径 3mm,对光反射灵敏。双耳无畸形,外耳道无分泌物,乳突无压痛。鼻外观无畸形,鼻中隔无偏曲,鼻腔无分泌物,无出血,鼻窦无压痛。口腔无溃疡,牙龈无肿胀,咽充血,扁桃体无肿大。颈软,无抵抗,甲状腺无肿大。胸廓无畸形,双肺呼吸音清,未闻及干湿啰音,未闻及胸膜摩擦音。心界不大,心率 82 次 /min,律齐,心音有力,各瓣膜听诊区未闻及杂音,未闻及心包摩擦音。腹软,全腹无压痛、反跳痛、未及包块,肝脾肋下未及,Murphy 征阴性,双侧输尿管点无压痛,双肾区叩痛阴性,肠鸣音 5 次 /min。关节无畸形,无红肿、压痛。四肢肌力、肌张力正常,Brudzinski 征、克尼格征、双侧病理征阴性。

2. 辅助检查

血常规:白细胞计数 4.24×10^9/L,中性粒细胞百分比 61.0%,淋巴细胞百分比 26.3%,单核细胞百分比 7.6%,血红蛋白 133g/L,血小板计数 191×10^9/L。

超敏 C 反应蛋白:8mg/L。

尿常规、便常规:未见异常。

肝功能、肾功能:正常。

咽拭子流感筛查:阴性

心电图:窦性心律,正常心电图。

【A:Assessment】问题评估

1. 初步诊断 发热查因:水痘?

青年男性,发热 1d,近期有水痘患儿接触史,自身未正规接种过疫苗,结合此次发热、全身不适及典型的红色丘疱疹和水疱疹,周围绕以红晕,皮疹首先出现在头部、躯干,伴轻度瘙痒,可以明确诊断。

鉴别诊断:患者既往无水痘患病史,皮疹不成簇,无肋间神经分布规律,无疼痛,暂不支持带状疱疹;患者无流感接触史,流感筛查阴性,暂不支持流行性感冒。

2. 目前存在的健康问题及评估

(1)目前为水痘,具有传染性。

(2)工作压力大,免疫力下降。

(3)不良生活方式:运动不足,作息不规律,熬夜。

(4)烟草依赖。

【P:Plan】问题处理计划

1. 诊断计划 若出现高热、单个或多系统症状,需考虑其他感染性或非感染性疾病可能,可针对性完善相关辅助检查,如血生化、降钙素原、免疫学、血培养、病原学、影像学等检查。

2. 治疗计划

(1)非药物治疗

1)保持皮肤黏膜清洁,避免搔抓。

2)需居家隔离至全部疱疹结痂,建议暂与配偶分开,居住单人房间,日常交流与家人保持 1m 外的距离,用煮沸或者日晒方法消毒个人用具。

3)发热期间注意休息,成人水痘热程一般 3~4d,注意补充水及电解质。

(2)药物治疗

1)体温≥39℃时予非甾体抗炎药退热,皮肤瘙痒严重时可予炉甘石止痒。

2)阿昔洛韦片 0.8g,4 次 /d,疗程 5d。

3. 健康教育计划

(1)饮食指导:饮食规律,予易消化及营养丰富食物。

(2)生活指导:改变作息方式,避免熬夜。

(3)心理指导:告知预后一般良好,皮疹结痂脱落后大多无瘢痕及色素沉着,感染后可获得持久免疫力,减轻患者心理负担。

(4)机会性预防:戒烟,增加户外运动。

转归:3d 后热退,皮疹逐渐向面部、四肢蔓延,继而出现破溃、结痂,10d 后痂皮全部脱落,无遗留色素沉着及瘢痕。

发热(fever)是指在排除运动、进食或女性排卵期等影响后,机体在致热原或各种原因作用下,体温调节中枢出现功能障碍。正常人清晨体温较下午略低,24h内波动<1℃。若24h内波动大于1.2℃,亦为发热。常用的测量方法有腋测法、口测法和肛测法,正常人体温腋测法为36~37℃,口测法为36.3~37.2℃,肛测法为36.5~37.7℃。临床上多采用腋测法,测量10min为标准,但判断发热程度是以口腔温度为标准,分为以下几类。①低热:37.3~38℃;②中等度热:38.1~39℃;③高热:39.1~41℃;④超高热:41℃以上。

一、病情判断

发热按热型分为稽留热、弛张热、间歇热、波状热、回归热和不规则热;按病程分为:≤3d发热、4~14d发热、迁延性发热;按病因分为感染性发热和非感染性发热。

(一)热型判断

典型热型可提供诊断线索,但由于早期使用抗生素、糖皮质激素、解热镇痛药,目前典型热型已不多见,年老体弱者热型常不典型。常见热型为:

1. 稽留热 体温维持在39~40℃以上数天或数周,24h内波动范围<1℃。常见大叶性肺炎、伤寒高热期、斑疹伤寒。

2. 弛张热 体温常>39℃,波动范围较大,24h内波动>2℃,体温都高于正常。常见败血症、风湿热、重症肺结核。

3. 间歇热 体温骤升,高峰持续数小时,骤降至正常水平,高热期与无热期反复交替,无热期可为1d或数天。常见疟疾、急性肾盂肾炎。

4. 波状热 体温逐渐上升,热峰可达39℃以上,持续数天,缓慢降至正常,发热与无热反复交替。常见布氏杆菌病。

5. 回归热 体温急剧上升≥39℃持续数天,骤降至正常再持续数天,高热期与无热期各持续若干天规律性交替。常见回归热、霍奇金淋巴瘤等。

6. 不规则热 体温变化无规律性。常见结核、风湿热等。

(二)病程判断

1. ≤3d发热 在全科门诊中最常见,多见于呼吸道感染性疾病,有自限性。亦可见于部分急性胃肠炎。血常规、尿常规、粪常规、C反应蛋白、胸部影像学检查有助于鉴别。

2. 4~14d发热 大多数仍为感染性疾病,如肺部感染、流行性感冒、泌尿道感染、鼻窦炎、传染性单核细胞增多症、胆道感染、布鲁氏菌病、钩端螺旋体病等;少数为非感染性疾病,如甲状腺功能亢进症、急性白血病、血栓及栓塞性疾病、药物热等。

3. 迁延性发热 热程在2周以上,可能为特殊病原体、特殊部位感染或非感染性疾病,如结核病、腹腔脓肿、慢性局灶性感染、结缔组织病、肿瘤等。

值得注意的是,持续性发热超过3周,3次及以上口腔温度>38.3℃,1周门诊或住院全面检查,仍不能明确病因者,称为不明原因发热(fever of unknown origin,FUO),也称发热待查。

(三)病因判断

1. 感染性发热 一般起病较急,可伴畏寒、寒战等全身中毒症状。常见病原体为细菌、病毒、真菌、非典型病原体(衣原体、支原体、军团菌)、寄生虫等。血常规、C反应蛋白、降钙素原、血培养、病原学检测、影像学等检查可提供诊断依据。

2. 非感染性发热 起病较缓慢,较少出现全身中毒症状。多见于结缔组织疾病、肿瘤、药物、代谢性疾病、中枢性病变等,可行自身抗体谱、肿瘤标记物、影像学、多部位组织活检等检查。

二、详细问诊

问诊特点:

1. 起病情况 发热时间,起病方式,诱因,热型,病程。

2. 伴随症状 是否伴头痛、头晕、咳嗽、咳痰、胸闷、胸痛、腹痛、腹泻、尿频、尿急、尿痛、肌肉、关节疼痛,皮疹,脱发,皮肤瘀点、瘀斑,体重下降等。

3. 诊疗经过及效果 诊疗经过,已行的辅助检查和结果,用药情况,用药效果,体温变化,伴随症状的改变等。

4. 既往病史、家族史 既往基础疾病史,治疗情况和目前状况,外伤、手术、输血史,长期激素依赖史,口服或静脉用药史,家族肿瘤性疾病、遗传性疾病史。

5. 个人史　吸烟、饮酒史,吸毒史,冶游史。

6. 流行病学史　类似症状患者接触史,疫水、疫区接触史,昆虫叮咬史,不洁食物摄入史。

三、鉴别诊断及处理

发热涉及局灶病变或多系统疾病,需通过详细病史采集、全面体格检查和必要辅助检查得到诊断线索。诊断及鉴别诊断思路如下:

(一)诊断思路

第一步:初步鉴别感染性发热和非感染性发热　一般来说,热程在数周内,全身中毒症状明显,炎症指标升高或病原学检测阳性,抗感染治疗或病灶切除后发热终止为感染性发热。非感染性发热多见于结缔组织病、肿瘤等;热程在数月,伴有贫血、消瘦者,常见于肿瘤;热程在数年,发作与缓解交替,伴皮疹,关节疼痛或全身多系统症状者,常见于结缔组织病。

第二步:感染性发热定位　常见感染部位包括呼吸系统、泌尿生殖系统、肠道和胆道、局部皮肤、淋巴结感染等。感染性发热多有对应的局部症状,为避免遗漏,应按系统逐个询问伴随症状,系统、详细的体格检查也必不可少,皮肤、眼睑、口腔、淋巴结、心、肺、腹应常规检查,重点部位的体格检查尤其重要。

第三步:非感染性发热病因　非感染性发热病因复杂,少见局部定位表现。一些特征性临床症状、体格检查、实验室检查有助于非感染性发热的诊断,如伴无痛性、进行性淋巴结肿大,考虑淋巴瘤;伴出血和贫血,考虑白血病、再生障碍性贫血、骨髓增生异常综合征等;伴蝶形红斑、光过敏、脱发、关节痛等多系统症状,考虑系统性红斑狼疮;伴典型橘红色斑疹或斑丘疹、咽痛、关节痛、肝脾大、淋巴结大,白细胞升高且以中性粒细胞增加为主,考虑成人 Still 病;血管栓塞或血栓形成、手术后出现低热,考虑吸收热;有高温中暑、颅脑出血病史考虑中枢性发热;低热伴自主神经功能紊乱症状,考虑功能性发热。

（二）特殊征象

通过一些特殊征象,常常能够帮助缩小病因筛查范围。

1. 临床症状

（1）伴畏寒:感染性疾病如流行性感冒、大叶性肺炎、急性肾盂肾炎、流行性脑脊髓膜炎、疟疾等;非感染性疾病如药物热、输液反应、输血反应、急性溶血等。

（2）伴头痛或意识障碍:感染性疾病如流行性脑脊髓膜炎、流行性乙型脑炎等;非感染性疾病如脑出血、颅脑肿瘤等。

（3）伴咽痛:感染性疾病如流行性感冒、传染性单核细胞增多症;非感染性疾病如系统性红斑狼疮、成人 Still 病等。

（4）伴关节疼痛:感染性疾病如败血症、猩红热、布鲁氏菌病等;非感染性疾病如系统性红斑狼疮、成人 Still 病、类风湿性关节炎、痛风等。

（5）伴肌肉痛:感染性疾病如钩端螺旋体病、立克次体病、感染性心内膜炎,非感染性疾病如结节性多动脉炎、类风湿性关节炎、多发性肌炎等。

2. 体格检查

（1）伴皮疹:感染性疾病如伤寒、猩红热、风湿热、麻疹、风疹、水痘、传染性单核细胞增多症、艾滋病等;非感染疾病如系统性红斑狼疮、成人 Still 病、血管炎、淋巴瘤、药物热等。此外,皮疹形态对于疾病鉴别也有一定意义。环形红斑多见于风湿热;丘疱疹多见于水痘、带状疱疹;玫瑰疹多见于伤寒和副伤寒;瘀点和瘀斑多见于感染性心内膜炎、血液系统疾病;结节多见于分枝杆菌感染和恶性肿瘤等。

（2）伴结膜充血:如麻疹、流行性出血热、钩端螺旋体病等。

（3）伴口腔溃疡:如系统性红斑狼疮、白塞病等。

（4）伴淋巴结、肝脾大:感染性疾病如传染性单核细胞增多症、感染性心内膜炎、结核病、艾滋病等;非感染性疾病如系统性红斑狼疮、成人 Still 病、类风湿性关节炎、干燥综合征、白血病、淋巴瘤、药物反应等。

3. 实验室检查

（1）伴中性粒细胞增多:见于化脓性球菌引起的急性感

染性疾病、增生型白血病、肝癌、胃癌等。

（2）伴中性粒细胞减少：见于伤寒、副伤寒、流感、病毒性肝炎、水痘、风疹、巨细胞病毒感染、再生障碍性贫血等。

（3）伴淋巴细胞增多：见于病毒感染如麻疹、风疹、水痘、流行性腮腺炎、传染性单核细胞增多症等，也见于结核分枝杆菌、布鲁氏菌感染。

（4）伴单核细胞增多：见于急性感染恢复期、疟疾、活动性肺结核、单核细胞白血病等。

（5）伴血小板减少：重症感染及某些传染病如流行性出血热、登革热、疟疾等；再生障碍性贫血、多发骨髓瘤、白血病、淋巴瘤、系统性红斑狼疮等。

四、初步处理

（一）首诊处理

常见的感染性疾病，诊断明确且不符合转诊指征的患者，暂时门诊治疗。

1. 退热治疗　对于≤39℃的发热，无须退热处理；39~40℃可予物理降温及药物退热；>40℃，存在脑损伤、感染性休克风险，应积极采用药物和物理方式退热。甲状腺功能亢进症（简称"甲亢"）危象患者以物理退热为主。发热患者应同时注意维持水电解质平衡。

2. 感染性疾病　普通病毒感染的发热常有自限性，予休息及对症治疗。细菌、真菌、非典型病原体感染时，可依据门诊条件及用药指征选择相应的抗感染治疗。

3. 非感染性疾病　自主神经功能紊乱的发热无须特殊治疗。结缔组织病、恶性肿瘤、血液病、内分泌代谢性疾病、血管性疾病、颅内疾病等引起的发热，转诊专科系统规范性治疗。

4. 发热原因未明时，不建议诊断性抗感染治疗。抗生素使用需符合用药指征，滥用抗生素可导致病原学检出率下降、耐药、二重感染等问题；不建议使用糖皮质激素，激素可改变热型、加重原有感染性疾病。

（二）后续处理

1. 积极宣教

（1）感染性疾病:对于流行性感冒和肺炎,接种疫苗是预防感染的最佳方式。健康宣教、健康防护也是非常重要的。如预防呼吸道感染:规律作息,避免着凉,减少刺激性食物摄入,适量增加运动;预防泌尿生殖系统感染:多饮水,勤排尿,避免憋尿,注意外生殖器清洁,勤换内衣裤;预防传染性疾病及寄生虫:做好个人防护、戴口罩、勤洗手、勤通风、与感染者保持适当的接触距离,不吃生食,不喝生水;预防性传播疾病:洁身自好,避免高危性行为,坚决抵制吸毒。

（2）非感染性疾病:结缔组织病和肿瘤等,常因病情反复、预后不佳导致患者出现心理问题。在积极治疗原发病的同时,重视患者对疾病的认知和理解程度、担忧和期望,及时发现患者焦虑或抑郁倾向,必要时予专科心理干预。

2. 建立良好医患关系
鼓励患者签约家庭医生,规范管理患者健康问题,帮助患者建立正确的健康观念。

（三）转诊时机

1. 发热伴病情危重,如意识障碍、气道梗阻、循环障碍等。

2. 感染性发热,经积极抗感染治疗 5d 后,仍有发热、症状无明显改善或出现新发症状者。

3. 疑似非感染性发热,如结缔组织疾病、肿瘤等。

4. 需要专科医院行进一步检查者。

5. 病情有变化或出现新发症状。

（尹朝霞　邹建军）

第二节　乏　　力

病例

患者,女性,54 岁,公务员。

【S:Subjective】主观资料

甲状腺肿大 5 年,乏力 2 个月,面部水肿 1 个月。

5年前体检发现甲状腺肿大,甲状腺功能未见异常,无颈前压迫感,无饮水呛咳、声音嘶哑,无乏力、水肿、心悸、手抖等症状,未系统诊治。后多次体检均发现甲状腺肿大,未进一步诊治。2个月前无明显诱因下自觉乏力,无心慌、手抖,无发热、寒战,无夜间盗汗,无记忆力减退,无手麻、脚麻,无胸闷、气短,与饮食、睡眠、进食无明显关联,逐渐加重。1个月前出现颜面部水肿,无下肢水肿,每天睡眠15~16h,近1个月体重增加3kg。低体力工作,无规律运动,喜欢进食油腻食物,近2周食欲减退,无碘摄入不足及过量风险。小便正常,无便秘、腹泻。情绪稳定,无生活应急事件发生,未感觉压力大。发病前无发热,无呼吸道、消化道感染病史。

既往诊断脂肪肝、高脂血症1个月,目前口服普伐他汀10mg,每晚一次。发现心动过缓1个月,心率50~60次/min。子宫全切术后12年。否认高血压、冠心病病史。否认甲状腺手术、甲亢^{131}I治疗史、甲状腺疾病家族史。否认药物过敏史,否认吸烟饮酒史。已绝经。家庭和睦,经济稳定,母亲患有糖尿病、高血压和冠心病,父亲体健。

【O:Objective】客观资料

1. 体格检查 体温36℃,脉搏58次/min,呼吸18次/min,血压111/62mmHg,身高162cm,体重74kg,BMI 28.2kg/m^2。皮肤色素正常,无干燥或潮湿,睑结膜、甲床无苍白,眼睑轻度水肿,全身浅表淋巴结无肿大,甲状腺弥漫性肿大I度,无压痛、震颤、血管杂音。心脏、肺部、腹部体格检查未见明确异常。四肢肌力、肌张力正常,无病理征,双下肢无水肿。

2. 辅助检查 甲状腺超声:甲状腺弥漫性病变。

【A:Assessment】问题评估

1. 目前乏力原因未完全明确 患者心率偏慢,嗜睡倾向,既往有甲状腺肿大病史,考虑甲状腺功能减退症可能,需进一步明确。

2. 目前关注的健康问题

(1)血脂代谢异常,目前口服降脂药物,需评估治疗效果和副反应。

(2)BMI>28kg/m^2,达到肥胖标准,有血脂异常和脂肪肝,需要控制体重,进行饮食、运动指导。

【P:Plan】问题处理计划

1. 诊断计划　行血常规、甲状腺功能、甲状腺超声、血脂、肝功能、电解质、心电图检查明确病因。

2. 非药物治疗　低脂饮食,适度运动,循序渐进,目标为每周 5 次,每日 30min,中等强度运动,如快走、有氧舞蹈、游泳,控制体重至 62kg。

3. 药物治疗　继续口服普伐他汀 10mg,每晚一次,注意肌肉酸痛、便秘、转氨酶升高等不良反应的发生。

4. 如明确为甲状腺功能减退症,建议转诊内分泌专科进一步诊治。

社区后续随诊情况:

结果回报:

甲状腺超声提示:甲状腺肿大伴弥漫性病变。甲状腺功能:总三碘甲状腺原氨酸(TT$_3$)0.55ng/ml[①]↓、总甲状腺素(TT$_4$)0.70μg/dl[②]↓、游离型三碘甲状腺原氨酸(FT$_3$)0.83pg/ml[③]↓、游离型甲状腺素(FT$_4$)0.29ng/dl[④]↓、促甲状腺激素(TSH)>150μIU/ml↑、TGAb>500IU/ml↑、TPOAb 34.5IU/ml。TC 7.77mmol/L↑、甲状腺球蛋白(TG)2.74mmol/L↑、LDL-C 5.53mmol/L↑。余化验正常。明确存在甲状腺功能减退症(简称"甲减"),转诊至上级医院进一步明确甲减原因。

转归:经上级医院确诊原发性甲状腺功能减退症后,予口服左甲状腺素钠片 50μg/次,1 次/d,口服,继续全科门诊随诊配药,自觉乏力症状较前有所减轻,继续替代治疗。患者非高龄,无心脏病病史,可将左甲状腺素钠片增至 75μg/次,1 次/d,口服。同时对患者进行疾病教育,该疾病通常需要终身服药,服药应在早餐前至少 30min,注意观察是否有心慌、震颤、兴奋、失眠等不良反应发生。4~8 周后复查血清 TSH 和 FT$_4$,根

---

① 1ng/ml=3.18nmol/L。

② 1μg/dl=1×10^{-2}mg/L。

③ 1pg/ml=1ng/L。

④ 1ng/dl=1×10^{-2}μg/L。

据检查结果调整用药量,治疗目标为甲减的症状和体征消失,TSH、TT$_4$、FT$_4$ 维持在正常范围内。达标后 6~12 个月复查 1 次 TSH 和 FT$_4$。监测血脂情况,甲状腺功能减退症亦可引起血脂异常,随着甲减激素替代治疗的达标,控制饮食,保持运动,降低 BMI 至正常值,可停用降脂药物。监测心率,观察心动过缓是否随着甲减激素替代治疗而好转。

一、病情判断

乏力(fatigue)是极为常见的健康问题。常主观感受体力下降,伴记忆力减退、困倦等,或有虚弱、疲乏、疲惫感。因此,有文献将乏力又称"疲劳"。病程在 1 个月内为急性疲劳,6 个月以上为慢性疲劳。

临床上还需与无力区别,这对病情判断很重要。无力之概念,英文字面解释为"缺乏力量,体力不足,无能力承受或发挥较大的重力、压力或拉力。"同时也是一个主观的名称:患者可能把不适、虚弱、疲劳及精疲力竭等不悦感受,甚至意识状态的改变等都描述为无力。其在急诊医学中用于描述许多疾病的症状,视为急危重症之一。无力分神经肌肉性无力和非神经肌肉性无力。如何区别乏力与无力?二者在一般情况下是症状程度的不同,无力是乏力的极重表现;反之,乏力也是无力的早期表现。由其产生的全身情况可不同程度地干扰个人日常生活,可能是一些疾病的预警信号。

乏力患者病情评估流程见图 2-2-1。

乏力作为常见的未分化疾病,无明显特异性,涉及相关疾病的种类繁多。急慢性疾病均可引起,如心肺疾病、内分泌或代谢性疾病、血液系统疾病、恶性肿瘤、感染性疾病、风湿性疾病、精神疾病、神经系统疾病、药物副反应等。乏力也可以是生理性的,常见于生活中,劳累过度、工作压力大、生活中突发事件(如亲人逝世)、熬夜、睡眠差等情况,若患者的乏力与生活事件联系密切,充分休息,心理调整后可缓解。

在接诊患者过程中首先将患者危险分层,优先关注患者的生命体征,重点排查病理性乏力/无力,特别是神经肌肉性疾病,如重症肌无力、中毒(肉毒中毒、有机磷农药中毒等)、电

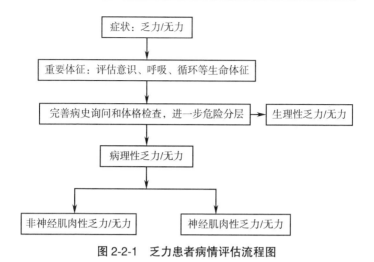

图 2-2-1　乏力患者病情评估流程图

解质紊乱性肌病（如周期性瘫痪等），非神经肌肉性疾病，如心肌缺血、低血压、意识障碍、黏液水肿性昏迷、严重贫血等急重症的表现。其次关注潜在的社会心理因素，警惕是否有自杀念头等严重抑郁症的表现，及时转诊。如不需要转诊，早期进行二级预防，防止疾病慢性化。

二、详细问诊

乏力是一个常见却缺乏特异性的症状，病因很多，在采集病例过程中通过 RICE 问诊方法，注意采用开放式提问，了解患者就诊的原因、想法、忧虑和对结果的期望。明确患者乏力的具体描述，积极寻找诱因，同时注意伴随症状和程度。并通过对既往病史、家族史及社会心理因素的详细问诊，探求乏力对日常生活和工作的影响，进一步明确病因。

1. 起病情况　明确诱因，起病前是否有急性感染病史或其他不适，近期是否有重大生活事件发生。饮食、服药、流行病学史等情况，起病时间，是突发的还是隐匿的，均应详细询问。

2. 病情特点　症状是否稳定，是否好转或者恶化。乏力持续的时间，缓解和加重因素，每日何时症状重、何时较轻，是否与休息、活动、饮食有关。家人是否注意到患者的乏力症状。

注意患者乏力的程度及描述的确切含义,了解有无"无力",及其分布范围:近端、远端、躯干、四肢等,是否伴有功能障碍,对日常生活、工作、社交是否产生影响。

3. 伴随症状　应考虑患者年龄、基础疾病等进行系统性回顾。询问是否伴有头晕、心慌、肌肉疼痛、记忆力减退,是否有食欲下降,体重是否有变化,睡眠习惯是否有改变,是否有打鼾。伴有发热、咳嗽等症状者应注意询问流行病学史,在新型冠状病毒肺炎的临床特征中,最常见的症状是发热(入院时 43.8% 有发热,住院期间 88.7% 有发热)和咳嗽(67.8%),乏力占 38.1%。要关注是否有持续心悸、出汗、惊恐等提示焦虑及是否有悲伤、缺少快乐、行动迟缓等提示抑郁的表现,可行健康问卷抑郁量表(PHQ-9)评估。

4. 既往病史　应详细询问排除,如有无甲状腺疾病史、癌症、放化疗、手术史,有无高血压、糖尿病、高脂血症、冠心病、心律失常病史,有无焦虑、抑郁病史,有无定期癌症筛查。女性需明确月经史和月经量。此外,还需注意完整询问目前服药及饮酒情况,特别是利尿剂、β- 受体阻断药和精神药尤应关注。家族史也很重要,如心肌病、运动神经元病家族史等。

三、鉴别诊断

引起乏力的疾病很多,不易明确,需结合患者发病的特点、伴随症状、体格检查、既往病史、辅助检查共同判断。乏力是一种主观感受的症状,判断其客观性很关键。系统规范的体格检查特别重要,如体温、血压、心率和呼吸均可提供病因线索,不要忽略睡眠障碍。神经系统体格检查可以证实患者是否真正有乏力,包括分布范围。所有乏力的患者均应常规进行相关的辅助检查:血常规评估有无贫血和感染,血生化排除电解质紊乱、低血糖、肝肾功能异常等,心电图可提示心肌缺血、心律失常等,此外还有内分泌、肌电图、肺功能、胸部 X 线检查等,排除相关系统疾病,如肌无力、癌症、内分泌疾病等。

急性乏力多与急性疾病或心理压力相关,并注意排除中毒因素;亚急性乏力可见于多种系统的疾病;长期乏力需考虑慢性疲劳综合征的可能。

导致乏力的可能原因分析:

1. 心肺疾病　如心功能不全、低血压、慢性阻塞性肺疾病。多有相关疾病病史,有咳嗽、喘憋、夜间不可平卧、活动后气促等表现,体格检查可发现颈静脉怒张、肝大、双下肢水肿、桶状胸、杵状指等提示。进一步监测血压,行超声心动图、肺功能检查等用以鉴别。

2. 内分泌/代谢性疾病　常见甲状腺功能异常、慢性肾病、慢性肝病、低钠血症、低钾血症、高钙血症等。多有相关病史,体格检查可有甲状腺肿大、水肿、肝大、皮肤干燥或潮湿等相应特点,可有心动过缓、食欲下降等伴随症状,化验可见甲状腺功能异常、肌酐升高、转氨酶升高、尿蛋白等。电解质紊乱与摄入不足、丢失过多、体内分布不均匀有关,常见病因有肾功能不全、严重腹泻、反复呕吐、长期进食不足、尿崩症、大量出汗、糖尿病酮症酸中毒等,多有其他相关伴随症状,化验查电解质可作鉴别。

3. 血液系统疾病　如贫血、白血病。贫血常有乏力、食欲缺乏、怕冷等表现,体格检查可有贫血貌。女性贫血多见于月经过多。可行血常规、血清铁、转铁蛋白、叶酸、维生素 B_{12} 等进一步鉴别。

4. 感染性疾病　如单核细胞增多性综合征、亚急性心内膜炎、结核病、肝炎等,多有发热,体格检查可发现咽部红肿、淋巴结肿大、心脏听诊病理性杂音等表现,行血常规、血涂片白细胞分类、胸部 X 线、EB 病毒检测、超声心动图检查可进一步明确。注意结合流行病学史,排查传染性感染性疾病。

5. 免疫系统疾病　纤维肌痛、系统性红斑狼疮、干燥综合征等,可有肌痛、眼干、口干、关节疼痛、红斑等表现,化验可有红细胞沉降率(简称"血沉")升高、风湿因子升高等特点。

6. 神经系统疾病　如痴呆、多发性硬化、帕金森病。多有行动迟缓、记忆力减退,神经系统体格检查可见异常。

7. 精神疾病　抑郁、焦虑、躯体化障碍等。抑郁可有发冷、嗜睡、食欲减退等表现,多有生活压力事件为诱因,对大部分活动失去兴趣,晨间早醒,常伴焦虑表现,如紧张、躁动、爱发脾气等。可行焦虑、抑郁量表辅助诊断,但诊断此类疾病需除外器质性疾病。

8. 药物和其他物质 抗抑郁药、苯二氮䓬类药物、第一代抗组胺药物、阿片类药物、酒精等。询问用药情况和个人史可明确。

9. 慢性疲劳综合征(CFS) 通常有以下几种表现且持续6个月以上:找不到原因的非运动引起的持续性疲劳,记忆力或专注力下降,醒来时感觉疲劳(包括长时间睡眠后仍然觉得乏力),不伴有肿胀的肌痛或关节痛,持续头痛、咽喉疼痛或淋巴结疼痛,持续时间较长;颈部或腋下淋巴结轻度肿大,有压痛等。慢性疲劳综合征诊断标准详见表2-2-1。

表2-2-1　慢性疲劳综合征诊断标准

诊断标准	诊断条件
主要标准:必须具备下列2项	①新出现的严重的虚弱感觉,持续至少6个月 ②没有发现引起疲劳的内科或精神科疾病,如恶性肿瘤、自身免疫性疾病、感染性疾病、神经肌肉疾病、药物成瘾、中毒等
次要标准:要求至少有以下症状中的8种症状	广泛的头痛,肌肉痛,关节痛,发热,咽喉痛,颈部或腋窝淋巴结疼痛,肌肉无力,轻度劳动后持续24h以上的倦怠感,精神、神经症状(如易激惹、健忘、注意力不集中、思维困难、抑郁等),睡眠障碍,突然发生的疲劳等
客观标准:至少具有以下症状、体征中的2项	低热(口腔温度37.6~38.0℃或肛门温度37.9~38.8℃);非渗出性咽喉炎、咽喉部疼痛,持续时间较长;颈部或腋下淋巴结轻度肿大,有压痛

乏力患者诊断流程见图2-2-2。

根据本章节的病例,分析患者的症状、体征、病史特点,考虑甲状腺功能减退症可能,主要鉴别:

1. 原发性甲减(primary hypothyroidism):发病隐匿,病

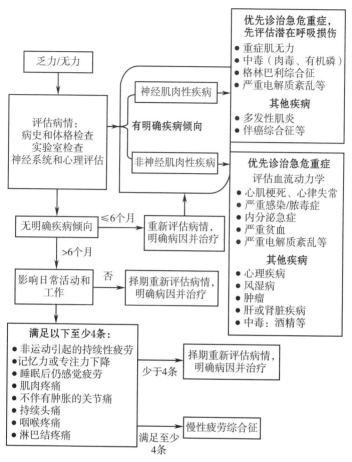

图 2-2-2 乏力患者诊断流程图

程较长。是甲状腺激素缺乏引起的,甲减中最为常见。常见于慢性自身免疫性甲状腺炎(桥本甲状腺炎),碘严重缺乏,轻度或重度碘过量;特殊的药物:胺碘酮、锂、酪氨酸激酶抑制剂、沙利度胺等;医源性:放射性碘治疗,偏侧甲状腺切除术、放疗或头颈部手术等。可有多系统的症状,如体重增加、怕冷、疲劳、血脂异常、心动过缓、便秘、皮肤干燥等表现。实验室检查特点为 TSH 升高,FT_4 下降。需甲状腺激素替代治疗。

2. 中枢性甲减(central hypothyroidism):是垂体 TSH 或者

下丘脑 TRH 合成和分泌不足而导致的甲状腺激素合成的减少。儿童和 30~60 岁成人为高发人群。常有性腺、肾上腺受累,问诊时需关注是否有相关症状,如闭经、女性生产后无乳、男性性功能减退、皮肤色素变浅、腋毛脱落等。实验室特点是 TSH 减低、TT_4 减低;但也有部分患者 TSH 可以正常或者轻度升高。通常依靠基础 TSH 可鉴别,若 TSH 正常或轻度升高,可行 TRH 刺激试验进一步鉴别。

3. 甲状腺功能正常的病态综合征(euthyroid sick syndrome,ESS),也叫低 T_3 综合征、非甲状腺疾病综合征。是由于严重疾病、饥饿状态导致的循环甲状腺激素水平减低,不是甲状腺本身病变。实验室特点是 FT_3、TT_3 减低,TT_4 正常或轻度增高,TSH 正常。不建议用甲状腺激素替代治疗。

甲状腺功能减退症诊断流程见图 2-2-3。

四、初步处理

(一)首诊处理

详细采集患者病史,进行仔细的体格检查。根据患者的病史、病程、既往史、个人史、生命体征、体格检查,明确可能的病因,转诊至相对应专科医师进一步诊治。首先判断患者生命体征是否平稳,是否存在低血压、意识障碍、黏液水肿性昏迷等表现,注意识别情绪状况,是否有轻生念头,判断是否需要紧急转诊。

(二)后续处理

1. 明确诊断为其他系统疾病引起的乏力　针对病因行相关治疗,对慢性疾病行长期随诊、管理。

2. 未明确原因的乏力　主要提倡以患者为中心的健康指导、抚慰以及患者自我管理的综合干预方式,如运动锻炼、心理干预、营养支持、改善睡眠等非药物干预措施,缓解患者的症状。特别是与社会心理因素密切相关的,进行系统全面的生物 - 心理 - 社会评估,必要时求助于心理医生,共同制订相应认知行为的管理计划。当然,乏力的病因范围甚广,有时不可能确诊,所以应建立随访计划,确保乏力患者能够及时得到合理处置。

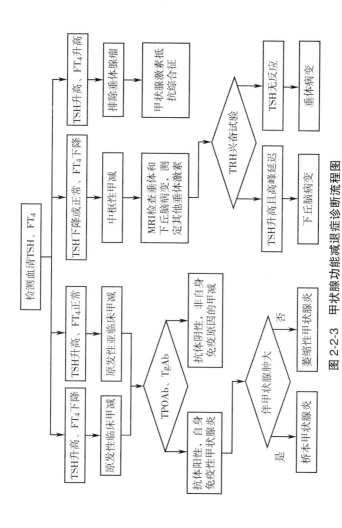

图 2-2-3 甲状腺功能减退症诊断流程图

TSH. 促甲状腺素;FT₄. 游离型甲状腺素;TPOAb. 甲状腺过氧化物酶自身抗体;TgAb. 甲状腺球蛋白抗体;MRI. 磁共振成像;TRH. 促甲状腺素释放素。

3. 患者诊断为慢性疲劳综合征　进行长期的随访,关注患者治疗情况,同时对患者的其他疾病进行管理,与专科医生配合共同管理患者。

(三) 慢性疲劳综合征的治疗

1. 认知行为疗法　认知行为疗法(cognitive behavioral therapy,CBT)是一系列治疗,目的是改变可能缓解的观念和行为。需要在专科医生指导下进行。

2. 递增负荷运动治疗　长期缺乏运动也会导致身体虚弱和乏力,坚持运动可以使症状好转。根据患者的运动基线,逐步增加体力运动持续的时间。通常以 1 周 5 次,每次30min 为目标。达到目标后可以逐步增加运动的强度和耗氧量。

3. 支持性治疗　与患者建立良好的关系,了解患者的担忧和忧虑,解释疾病,同时治疗患者的其他共存疾病。

4. 药物及膳食　目前无明确证据支持药物及特殊膳食能明确改善 CFS。

(四) 转诊时机

乏力涉及的相关疾病诊断较繁杂,有时不可能确诊,所以定期随访尤为重要。但出现以下情况应立即转诊:

1. 体格检查发现有生命体征不平稳,肌力、肌张力异常等神经系统阳性体征。

2. 怀疑其他严重疾病引起的乏力,如急性心肌缺血、慢性阻塞性肺疾病、甲状腺功能减退症、恶性肿瘤等。

3. 情绪不稳定,影响日常生活,有轻生念头。

4. 经治疗后症状无好转或症状加重。

(曹素艳　方　静)

第三节　消　　瘦

病例

患者,男性,22 岁,学生。

【S:Subjective】主观资料

半年来体重下降 10kg。

患者半年前开始无明显诱因出现体重下降 10kg,伴口干口渴,无多饮多尿,伴乏力,无易怒情绪改变,无心慌胸闷,偶有大便不成形,1~2 次 /d,否认其他不适。2 个月前当地医院行血常规、生化检查未见明显异常(未见报告单)。自发病来,饮食可,睡眠可,小便如常。

有慢性胃炎病史。无吸烟、饮酒等不良嗜好。否认食物、药物过敏史。无肿瘤家族病史。

【O:Objective】客观资料

体格检查:身高 170cm,体重 50kg,BMI 17.3kg/m^2,T 36.5℃,P 110 次 /min,R 20 次 /min,BP 120/60mmHg。神志清,无皮疹,浅表淋巴结无明显肿大,甲状腺无肿大,肺部听诊无殊,心率110 次 /min,律齐,各瓣膜听诊区未闻及明显杂音,腹软,无压痛及反跳痛,肝脾未及,双下肢无水肿,双手纤颤(+)。

【A:Assessment】问题评估

患者体重半年内下降 10kg,伴口干、口渴,无明显心慌、胸闷等不适,大便不成形 1~2 次 /d,有慢性胃炎病史,无家族肿瘤病史,体格检查心率增快,双手纤颤(+),外院血常规、生化无殊。

需考虑消瘦待查:

1. 甲状腺功能异常?

2. 慢性胃炎?

3. 消化道肿瘤?

【P:Plan】问题处理计划

1. 诊疗计划 完善相关检查,如血常规、甲状腺功能、肿瘤标志物、大便常规,必要时行胃镜、肠镜检查。

2. 治疗计划 患者慢性胃炎病史,建议患者调整饮食,禁食辛辣刺激食物。

3. 健康指导 监测体重变化。

消瘦(emaciation)以体重减轻为最主要的临床表现,是指人体因疾病或某些因素而致体重下降,低于标准体重的 10%以上或体重指数 BMI 小于 18.5kg/m^2。

一、病情判断

出现消瘦并不一定是病理性的,根据引起消瘦的原因分为单纯性消瘦和继发性消瘦,其中单纯性消瘦又有体质性消瘦和外源性消瘦之分。

1. 单纯性消瘦

(1)体质性消瘦:为非渐进性消瘦,具有一定的遗传性,生来即消瘦,生活和工作正常,无任何疾病征象,可有家族史。

(2)外源性消瘦:通常受饮食、生活习惯等各方面因素的影响,经休息、补充营养等调整,可很快恢复至原来的水平。

2. 继发性消瘦 由某类疾病或药物等因素所引起的消瘦,经休息调整不易恢复。

二、详细问诊

1. 消瘦起病情况 患者一般健康状况;食欲及日常饮食习惯,如热量摄入是否充足,有无足够的蛋白质,是否偏食或异食,是否有进食困难,是否有生吃鱼虾蟹、蔬菜、牛羊肉习惯等;是否近期有运动量增加。

2. 消瘦特点 体重下降的持续时间和特征,包括既往体重波动及体重减轻是否还在进展。

3. 伴随症状 是否有口渴、多尿、出汗多;午后低热、夜间大量出汗;乏力;咳嗽、咳痰或呼吸急促;腹痛、恶心、呕吐、腹胀、腹泻;心情焦虑或紧张、担忧或抑郁、易怒、强迫自己呕吐的情况等。

4. 治疗经过 是否行相关检查,治疗经过及疗效。

5. 既往病史及家族史 体质性消瘦者可有家族史而无病理表现,某些恶性肿瘤等有家族发病史;既往有无长期用药史,有无慢性胃炎、甲状腺功能亢进症、糖尿病、嗜铬细胞瘤(多发性内分泌腺瘤综合征)等疾病。患者有无吸烟、饮酒、同性恋史、吸毒或用麻醉药史等嗜好。女性患者应注意月经周期情况。

三、鉴别诊断

消瘦的诊断流程见图 2-3-1:

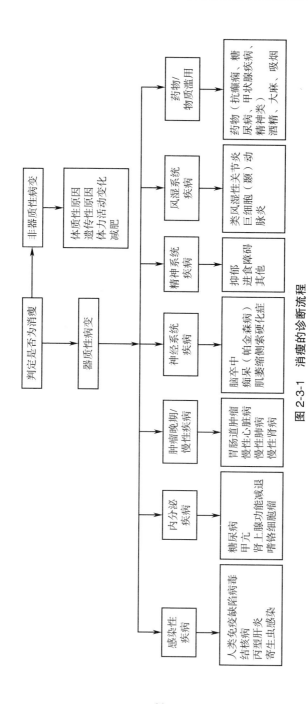

图 2-3-1　消瘦的诊断流程

常见疾病的特点如下:

1. 恶性疾病　体重减轻可以是恶性肿瘤的主要症状,如胃癌、胰腺癌、结肠癌、恶性淋巴瘤和骨髓瘤,也可有其特有的症状和体征。

2. 慢性感染性疾病　多见于慢性重症感染,如结核病患者可伴有低热、盗汗、乏力、咯血等。对于同性恋、吸毒等嗜好者也要考虑 HIV 病毒感染。某些感染性心内膜炎可能病情进展缓慢,出现全身虚弱、体重减轻和发热等。根据感染病菌和部位不同,可伴有其特异性症状和体征。

3. 常见系统相关疾病

(1) 消化系统疾病:可因营养物质摄入不足或消化、吸收利用障碍等引起消瘦,如口腔炎、慢性萎缩性胃炎、胰腺炎、胆囊炎、肝硬化等,除每种疾病特异性表现之外,一般均有食欲不佳、恶心呕吐、腹胀、腹痛、腹泻等症状。

(2) 内分泌代谢疾病

1) 甲状腺功能亢进症:可伴有畏热多汗、性情急躁、震颤多动、心悸、突眼和甲状腺肿大。

2) 1 型糖尿病:可有多尿、多饮、多食和消瘦。

3) 肾上腺皮质功能减退:可伴有皮肤黏膜色素沉着、乏力、低血压及厌食、腹泻等。

4) 希恩综合征:见于生育期妇女,因产后大出血致腺垂体缺血坏死而引起腺垂体功能减退。可有消瘦、性功能减退、闭经、厌食、恶心呕吐和毛发脱落等。

(3) 神经系统疾病:包括神经性厌食症、延髓性麻痹和重症肌无力等,可表现厌食、吞咽困难、恶心、呕吐等。

4. 精神性疾病　如抑郁患者可有情绪低落、自卑、无自信心、思维缓慢、睡眠障碍、食欲缺乏等。

5. 药物性消瘦　二甲双胍、抗生素、甲状腺替代剂、左旋多巴、非甾体抗炎药(NSAID)等药物可引起消瘦,可伴有嗜睡、口干、痛性痉挛、消化不良、味觉改变、焦虑等。

四、初步处理

（一）首诊处理

1. 引起消瘦的病因繁多,多发生在其他疾病的基础上,对于病因不明的消瘦应转至专科医院进行进一步的检查。

2. 需详细询问病史、家族史并进行全面体格检查。

（1）一般情况:是否存在情感平淡。

（2）注意淋巴结的情况:是否有浅表淋巴结肿大的情况。

（3）头颈部:有无营养缺失造成的眼肌麻痹和其他特征（如唇干裂、舌炎等）。牙科检查,评估牙齿情况。检查甲状腺有无肿大。

（4）心、肺、腹部检查是否有异常。

（5）直肠检查,查指套是否带血。

（6）认知功能和神经系统检查有无异常。

3. 如条件允许,可给予患者辅助检查,一般可用的辅助检查有:

（1）血常规、尿常规、粪常规 + 潜血。

（2）血沉、随机血糖、血浆蛋白和肝肾功能测定及醛固酮、肾素活性测定,对相关基础疾病的诊断有帮助。

（3）肿瘤标志物、甲状腺功能。

（4）有危险因素的行 HIV、丙型病毒性肝炎等血清学检查。

（5）根据病情具体情况,行胸部 X 线、甲状腺 B 超、腹部 B 超或 CT、心电图、超声心动图、胃镜肠镜等影像学检查。

（二）后续处理

1. 针对患者目前的情况,给予生活习惯、饮食、运动等相关指导。

戒烟限酒,减少熬夜,改善睡眠,放松心情,减轻压力,必要时可用药物治疗。改善膳食,加强营养,多吃富含蛋白质、维生素的食物,对于进食困难者应给予肠内或肠外营养支持。适当加强身体锻炼。

2. 积极治疗原发病,进行病因治疗是最重要的,以免遗漏危及生命的严重疾病。

3. 如患者入院或住院治疗,与专科医生取得联系,详细了解患者的临床诊断、治疗经过、检查结果以及医嘱,并于患者病后第一天或出院后第一天进行探视,询问疾病改善、康复情况。

4. 连续性护理、检测 消瘦者不仅容易疲倦、体力差,而且抵抗力低、免疫力差、耐寒抗病能力弱,易患多种疾病。对于出院后需长期调理的患者,应监督其遵嘱执行,并定期监测。

5. 防治并发症 中老年人易患骨质疏松,青年人常伴有肠胃疾病,女性易出现月经紊乱和闭经,儿童则有营养不良和智力发育的问题。

6. 对于初始评估未发现异常的,可观察、等待 1~6 个月后再行复查。

(三)转诊指征

1. 严重消瘦且病因未明者。

2. 确诊或疑有严重器质性疾病者。

3. 营养状况差,需要特殊对症支持治疗者。

4. 严重精神心理疾病,自杀风险较高者,应及时将其转入精神科进行专科治疗。

(四)病例结果

1. 辅助检查

血常规:白细胞(WBC)计数 5.5×10^9/L,中性粒细胞百分比 34.9%,中性粒细胞计数 1.9×10^9/L,血红蛋白(Hb)154g/L,血小板(PLT)计数 339×10^9/L。

粪便常规:(−)。

肝肾功能:未见异常。

甲状腺功能:TT_4 240.13↑nmol/L(62.68~150.84nmol/L),TT_3 5.33↑nmol/L(0.89~2.44nmol/L),TSH<0.004↓mIU/L(0.350~4.940mIU/L),FT_3 26.79↑pmol/L(9.01~19.05pmol/L),FT_4 39.26↑pmol/L(2.63~5.70pmol/L),抗甲状腺过氧化物酶抗体(TPOAb)74.60↑IU/ml(0.00~5.61IU/ml),甲状腺球蛋白抗体(TgAb)871.30↑IU/ml(0.00~4.11IU/ml)。促甲状腺激素受体抗体(TRAb)18.11↑IU/ml(0.00~1.75IU/ml)。

心电图(ECG):110 次/min,窦性心动过速。

甲状腺超声:甲状腺弥漫性肿大伴血供丰富。

2. 诊断　甲状腺功能亢进症(Graves 病)

　　　　慢性胃炎

3. 治疗

(1) 予以富马酸比索洛尔片 2.5mg,1 次 /d,控制心率。

(2) 予以甲巯咪唑片 20mg,1 次 /d,口服治疗,监测甲状腺功能,根据甲状腺功能调整用药,定期复查血常规、肝功能。

(任　文)

第四节　肥　　胖

病例

患者,男性,38 岁,已婚,本科学历,公司职员。

【S:Subjective】主观资料

5 年内体重进行性增加 24kg。

患者 5 年前至外企工作后,体重进行性增加共计 24kg;期间曾自行饮食控制,体重无明显下降。近 3 个月来自觉怕热、多汗、运动后气喘,夜间睡眠时打鼾伴憋醒,遂来院就诊。追问病史,患者诉外企工作压力大,经常熬夜、加班,饮食不规律,喜食油炸食品、蛋糕、巧克力等高热量食物,上下班开车,平时喜静坐,体力活动不足。病程中无脱发、关节痛、肌肉酸痛,无多食、易饥、多饮、多尿、头晕、乏力,无焦虑、抑郁等病史,无口服糖皮质激素、抗抑郁药等药物史。近来精神、夜眠佳,二便正常。

既往史:否认高血压、糖尿病和心脏病等慢性疾病史。否认结核、肝炎等传染病史。否认手术、外伤史。吸烟史 10 年,平均 20 支 /d;饮酒史 5 年,平均每天 1 瓶啤酒。已婚,育有一子。家庭经济收入稳定,夫妻和睦。母亲体形肥胖,否认家族性遗传疾病史。

【O:Objective】客观资料

1. 体格检查　T 36.8 ℃,P 80 次 /min,R 16 次 /min,BP

128/80mmHg,身高 180cm,体重 100kg,BMI 30.86kg/m²,腰围 100cm,臀围 106cm,腰臀比 0.94。神志清楚,对答切题,体格检查合作。体形肥胖,全身毛发分布正常。皮肤巩膜无黄染,未见色素沉着、紫纹、白斑、脱屑。颈软,甲状腺无肿大,未触及震颤。双肺呼吸音清,未闻及干湿啰音。心界不大,心率 80 次/min,律齐,各瓣膜区未闻及病理性杂音。腹部膨隆多脂,全腹无压痛、反跳痛及肌紧张,肝脾肋下未触及,肠鸣音正常。双下肢不肿。

2. 辅助检查

血常规:正常;尿常规:正常。

肝肾功能:TB/CB 6.2/2.0μmol/L,A/G 42/24g/L,ALT/AST 38/36IU/L,BUN 5.0mmol/L,Cr 88μmol/L,UA 320μmol/L。

血脂:TC 6.82mmol/L,TG 1.82mmol/L,HDL 0.98mmol/L,LDL 3.04mmol/L。

空腹血糖:6.6mmol/L;糖化血红蛋白 5.4%。

甲状腺功能:正常。

血皮质醇水平:正常范围内,昼夜节律存在。

小剂量地塞米松试验:阴性。

心电图:窦性心律,正常心电图。

腹部彩超:脂肪肝。

【A:Assessment】问题评估

1. 目前诊断

肥胖症:单纯性肥胖?

代谢综合征

鼾症

2. 目前存在健康问题及评价

(1)患者青年男性,5 年内体重进行性增加 24kg,近 3 个月来自觉怕热、多汗、运动后气喘,夜间睡眠时打鼾伴憋醒。BMI 30.86kg/m²,腰围 100cm,腰臀比 0.94。有肥胖家族史。空腹血糖升高,TG 升高,HDL 降低。

(2)根据病史、体格检查及现有实验室检查结果,尚无继发性肥胖明确证据,目前诊断为“肥胖症:单纯性肥胖? 代谢综合征;鼾症”。可进一步完善相关检查除外继发性肥胖。

（3）工作压力大,缺乏体力活动,进食过多,喜食高热量食物。

（4）企业职工,本科学历,经济收入稳定,家庭和睦,依从性良好。

【P:Plan】问题处理计划

1. 诊断计划　完善口服葡萄糖耐量试验、多导睡眠图等检测,评估合并症;进一步行性激素检查、睾丸 B 超、颅脑 MRI 等检查除外继发性肥胖。

2. 治疗计划

（1）非药物治疗:①限制热量、糖及脂肪的摄入,制订适当的营养治疗方案,以低热量膳食为主,增加膳食纤维的摄入,避免进食油煎及方便食品、快餐、零食等;②制订个性化的运动处方,可选取中等强度的有氧运动,如快走、慢跑、骑车等,每周运动 5d,每次 30min 以上;③心理指导及行为方式干预:通过增加教育、自我管理、目标设定等行为干预项目和心理指导,如安抚患者情绪、减轻心理压力等,增加患者治疗依从性,配合检查和治疗。

（2）药物治疗:若经 3 个月的治疗性生活方式改变,仍不能减重 5%,甚至体重有上升趋势者,考虑药物辅助治疗。

患者经积极的医学营养治疗和运动锻炼后,1 个月减重 3kg,3 个月减重 6kg,6 个月减重 15kg;BMI 26.23kg/m^2,腰围 88cm,臀围 96cm,腰臀比 0.91。

3. 健康教育计划

（1）社区门诊定期随访,每 3 个月随访一次,测量体重、腰围、臀围等,随访肝肾功能、血脂、血糖和肝脏彩超。

（2）继续保持健康的行为生活方式:低热量、低脂、高膳食纤维饮食;坚持体育运动,继续减轻体重直至达到标准体重。

肥胖症(obesity)是一种以体内脂肪过度蓄积和体重超常为特征的慢性代谢性疾病,由遗传、环境等多种因素共同作用所致。近年来我国居民肥胖呈明显上升趋势,截至 2014 年,我国居民肥胖率为 10.98%。

一、病情判断

肥胖的发生机制是能量摄入超过能量消耗。细致的病史采集是评估肥胖患者的第一步。首先,应明确肥胖的诊断并除外继发性肥胖。肥胖最常采用人体测量学指标:体重指数和腰围。我国成人肥胖的诊断标准,见表2-4-1。

表2-4-1　中国成人肥胖的诊断标准

分类	体重指数/(kg·m⁻²)	腰围/cm	
		男性	女性
体重正常	18.5~23.9	—	—
超重	24.0~27.9	—	—
肥胖	≥28	—	—
中心型肥胖	—	≥90	≥85

其次,进一步评估肥胖的并发症和伴发病,如糖尿病或糖耐量异常、脂代谢紊乱、高血压、痛风、冠心病、胆石症、阻塞性睡眠呼吸暂停低通气综合征(OSAHS)及代谢综合征等。

二、详细问诊

肥胖问诊要点:

1. 起病情况和起病年龄。

2. 伴随症状　有无气急、怕热、多汗、多食、易饥,有无关节痛、肌肉酸痛,有无焦虑、抑郁,女性有无月经稀少、闭经,男性有无阳痿等。

3. 生活方式　详细询问饮食习惯(有无进食过多、喜甜食或油腻饮食、饮酒,有无睡前进食习惯等),有无体育运动少、体力活动不足,睡眠情况等。

4. 治疗经过　肥胖进展速度及其演变过程,包括诊断治疗经过、已行检查结果及所用药物和疗效。

5. 既往病史及家族史　有无高血压、心脑血管疾病、脂代谢紊乱、糖尿病或糖耐量异常等病史。有无服用糖皮质激素、神经精神类药物、避孕药、胰岛素等药物史。一级亲属有无肥胖症。

三、鉴别诊断

（一）肥胖的常见病因

按病因和发病机制，肥胖可分为单纯性肥胖和继发性肥胖。肥胖病因见表2-4-2。

表2-4-2　肥胖的病因

分类	常见疾病
单纯性肥胖	—
继发性肥胖	下丘脑性肥胖
	库欣综合征、原发性甲状腺功能减退症、多囊卵巢综合征
	药物性（三环类抗抑郁药、选择性5-HT再摄取抑制剂等抗精神、神经类药物，糖皮质激素，胰岛素，磺脲类降糖药，避孕药，特拉唑嗪等）
	常染色体遗传性疾病（Laurence-Moon-Biedl综合征、Prader-Willi综合征）

（二）肥胖常见疾病鉴别要点

1. 库欣综合征　向心性肥胖，主要表现为满月脸、多血质、紫纹、痤疮、四肢相对较瘦，常继发糖代谢异常、高血压、骨质疏松等。可通过测定血尿皮质醇水平、皮质醇节律及行小剂量地塞米松抑制试验等加以鉴别。

2. 原发性甲状腺功能减退症　常伴有基础代谢率显著降低、体重增加、黏液性水肿等。临床表现为怕冷、水肿、乏力、嗜睡、记忆力下降、大便秘结等症状；测定甲状腺功能有助鉴别。

3. 下丘脑性肥胖　以面、颈及躯干部位肥胖为主，皮肤细嫩、手指尖细，常伴智力下降、甲状腺及肾上腺皮质功能不全、性腺发育不良等。可行颅脑垂体（鞍区）磁共振检查、靶腺激素测定及相关内分泌功能试验明确诊断。

4. 胰岛 β 细胞瘤　临床表现为交感神经兴奋症状和 / 或低血糖症状,如饥饿感、心悸、出汗、头晕、乏力、手抖、精神行为异常、抽搐、意识改变等。可检测空腹及餐后 2h 血糖、胰岛素、C 肽、口服葡萄糖耐量试验,必要时行 72h 饥饿试验和胰腺 CT 等协助诊断。

5. 多囊卵巢综合征　见于女性,临床表现有肥胖、月经稀少或闭经、多发痤疮、毛发呈男性化分布,B 超显示多囊卵巢,实验室检查黄体生成素(LH)/ 促卵泡激素(FSH)>3。

四、初步处理

(一)首诊处理

通过详细询问病史、全面体格检查以及针对性的实验室和影像学等检查,做出肥胖的诊断并明确继发性肥胖的病因。

1. 体格检查

(1)一般情况　神志、精神状态和生命体征(体温、血压、呼吸、脉搏)。

(2)测量身高、体重,计算体重指数(BMI);测量腰围、臀围,计算腰 / 臀比。

(3)全身及心脏、腹部检查　全身皮肤有无色素沉着、紫纹、白斑、脱屑,毛发分布有无异常;咽腔有无狭小;甲状腺有无肿大;双肺有无干湿啰音;心界有无扩大,有无心率增快、心律不齐,各瓣膜区听诊有无病理性杂音;腹部有无肝脾大;下肢有无水肿。

2. 实验室检查

(1)初始评估　应包括完整的血常规、尿常规、肝肾功能、血脂等。肥胖患者常伴有高血脂、脂肪肝,易出现 TC、TG、LDL-ch 升高及 HDL-ch 降低,ALT、AST、r-GT 等肝酶的升高。

(2)肥胖患者常合并糖代谢紊乱,可检测空腹及餐后 2h 血糖、C 肽、胰岛素,必要时行口服葡萄糖耐量试验。

(3)内分泌功能检查　如血尿皮质醇水平、皮质醇节律及小剂量地塞米松抑制试验、甲状腺功能、性腺激素水平等有助于库欣综合征、甲状腺功能减退症、性腺功能减退症等继发性肥胖病因的诊断。

（4）染色体检测 有助于 Laurence-Moon-Biedl 综合征、Prader-Willi 综合征等常染色体遗传性疾病的诊断。

3. 其他检查

（1）彩色多普勒超声 腹部彩超有助于脂肪肝、胆石症的诊断，甲状腺彩超有助于甲状腺疾病诊断。

（2）心电图、心脏彩超及计算机体层摄影血管造影（CTA）有助于冠心病的诊断。

（3）CT 或 MRI 检查 通过 CT 或 MRI 检查计算皮下脂肪厚度或内脏脂肪量，是评估体内脂肪分布最准确的方法。颅脑 CT 或 MRI 有助于下丘脑、垂体性肥胖的诊断。胰腺 CT 有助于胰岛细胞瘤的诊断。

（4）多导睡眠图 如患者合并鼾症或阻塞性睡眠呼吸暂停低通气综合征的临床表现，应完善睡眠呼吸监测检查。

（5）身体密度测量法、生物电阻抗测定法、双能 X 线吸收法等检查可协助测定体脂总量。

（二）后续处理

1. 治疗目标 减少热量的摄入和增加热量消耗是肥胖症治疗的主要环节。应采取以饮食、运动等行为治疗为主的综合性治疗，制订个体化的减肥目标。

2. 病因治疗 针对继发性肥胖的具体病因采取正确的治疗措施，如甲状腺功能减退症给予甲状腺激素替代治疗。库欣综合征可选用口服溴隐亭、手术等治疗方法。多囊卵巢综合征可选择口服糖皮质激素、避孕药、二甲双胍等药物治疗。

3. 治疗性生活方式改变 主要包括医学营养治疗、运动干预和认知行为治疗。

（1）医学营养治疗：减少食品和饮料中能量的摄入、总摄食量，避免餐间零食、睡前进食和暴饮暴食。采用低热量平衡饮食，适当增加膳食纤维、非吸收食物及无热量液体等满足饱腹感。必要时可采用轻断食膳食达到减重目的。

（2）运动干预：减少久坐的行为方式，增加每日运动量，结合患者实际情况，制订个体化的运动处方。推荐肥胖患者每周至少进行 150min 的中等体力活动，并结合 2~3 次的耐力运动。

（3）认知行为治疗：通过自我管理、控制进餐过程、强化认知技巧等，改变患者对肥胖和体重控制的观点和知识，建立信心，增强肥胖患者自尊、身体形象和自我肯定意识，提升幸福感和生活质量，进而提高肥胖患者治疗依从性。

4. 药物治疗　当肥胖患者 BMI≥24kg/m² 且合并下述情况：食欲旺盛，餐前饥饿难忍，每餐进食量较多；合并高血糖、高血压、血脂异常和脂肪肝；负重关节疼痛；肥胖引起呼吸困难或有阻塞性睡眠呼吸暂停低通气综合征。或 BMI≥28kg/m²，经过 3~6 个月的单纯控制饮食和增加活动量处理仍不能减重 5%，甚至体重有上升趋势，可考虑启用药物治疗。奥利司他是选择性胰腺脂肪酶抑制剂，可降低肠道对脂肪的吸收，剂量为 0.12g/次，3 次/d，进餐时服用。主要不良反应是胃肠排气增多、大便次数增多、脂肪便等，偶有严重肝损。肥胖的 2型糖尿病患者可根据情况选用二甲双胍和胰高血糖素样肽 1（GLP-1）治疗。

5. 外科治疗　16~65 岁单纯性肥胖患者手术适应证为：① BMI≥37.5kg/m²，建议积极手术；32.5kg/m²≤BMI<37.5kg/m²，推荐手术；27.5kg/m²≤BMI<32.5kg/m²，经改变生活方式和内科治疗难以控制，且至少符合 2 项代谢综合征组分，或存在合并症，综合评估后可考虑手术。②男性腰围≥90cm、女性腰围≥85cm，参考影像学检查提示中心型肥胖，经多学科综合治疗协作组（MDT）广泛征询意见后可酌情提高手术推荐等级。手术方式有腹腔镜胃袖状切除术、腹腔镜 Roux-en-Y 胃旁路术、胆胰转流十二指肠转位术等。

（三）转诊时机

全科医生遇到以下情况时，应转诊至上级医院。

1. 肥胖合并代谢综合征、难治性高血压、严重血脂紊乱或严重糖代谢紊乱等代谢性疾病者。

2. 疑似继发性肥胖者。

3. BMI≥32.5kg/m²，采用生活方式干预 3 个月，体重减轻小于 5% 或呈进行性增加者。

（江孙芳　周　敬）

第五节 水 肿

病例

患者刘某,女,58岁,小学学历,居民。

【S:Subjective】主观资料

双下肢水肿1周。

患者1周前无诱因出现颜面及双下肢水肿,劳累后加重,伴泡沫尿,无头晕、头痛,无咳嗽、咳痰,无胸闷及气短,无乏力及懒言少语,无怕冷,无腹痛及腹胀,无尿急、尿痛及肉眼血尿,无关节痛等。经休息3d后水肿症状无减轻,泡沫尿较前增加,曾到社区就诊,诊断"水肿待查",给予呋塞米20mg/次,1次/d口服治疗3d,颜面及双下肢水肿减轻,但泡沫尿仍明显。自发病以来患者睡眠欠佳,精神焦虑,食欲差,大便正常,尿量约1 500ml/24h(服用呋塞米情况下),体重增加约3kg。

既往史:冠状动脉粥样硬化性心脏病2年。否认高血压、糖尿病病史;否认病毒性乙型肝炎、结核、伤寒等传染病史;预防接种史不详;否认药物及食物过敏史。

个人史:生长并长期居住于本地,小学文化,生活规律,平素运动少,饮食偏咸,喜食辛辣食物,平素心态较好,睡眠可,家庭关系和睦,生活无忧。否认牛羊犬密切接触史,否认疫区居住史,无烟酒嗜好,否认冶游史。

月经史:15 $\dfrac{4\sim5}{28\sim30}$ 50,月经规律,无痛经史,绝经后无阴道出血史,白带量不多,无异味。

婚育史:结婚30年,育有2子,子及配偶体健。夫妻关系和睦,否认配偶有性病史。

家族史:父母亲健在,否认家族慢性病史及相关遗传病史。

【O:Objective】客观资料

1. 体格检查 T 36.8℃,P 88次/min,R 24次/min,BP 160/90mmHg,身高161cm,体重65kg,BMI 25.07kg/m²;神志清,精神差,发育正常,营养中等,体形适中,自主体位,颜面及

双侧眼睑轻度水肿,巩膜无黄染,双侧瞳孔等大等圆,对光反射灵敏。咽部无充血,双侧扁桃体无肿大。双肺呼吸音清,未闻及干湿啰音;叩诊心界无增大,心音有力,心率88次/min,律齐,各瓣膜未闻及杂音、心包摩擦音;腹部平坦,未见胃肠型及蠕动波,未见静脉曲张,腹软,无压痛及反跳痛,肝脾未触及,双肾区叩击痛(-),移动性浊音(-),双下肢轻度水肿。四肢肌力及肌张力正常,神经系统病理反射征均未引出。

2. 辅助检查

尿沉渣示:白细胞(LEU)(-)、隐血(BLD)(-)、尿蛋白(PRO)(+++)、葡萄糖(GLU)(-)、亚硝酸盐(NIT)(-)、pH 5.5、尿比重(SG)1.020、尿红细胞(RBC)2个/UL、尿白细胞(WBC)1个/UL、管型(Cast)0个/UL。

血常规示:白细胞计数 $7.2 \times 10^9/L$,红细胞(RBC)计数 $3.0 \times 10^{12}/L$,血红蛋白(Hb)浓度120g/L,血小板(PLT)计数 $150 \times 10^9/L$,中性粒细胞百分比60%,淋巴细胞百分比30%。

血生化:谷丙转氨酶(ALT)10.9IU/L,谷草转氨酶(AST)26.2IU/L,谷氨酰基转移酶(GGT)21.7IU/L,碱性磷酸酶(ALP)130.5IU/L,前白蛋白(PA)180mg/L,总蛋白(TP)61.5g/L,白蛋白(ALB)29.5g/L,球蛋白(GLB)32g/L,总胆红素(TBiL)13.9g/L,直接胆红素(DBiL)2.3μmol/L,间接胆红素(IBiL)11.60μmol/L,尿素(Bun)4.76mmol/L,肌酐(Cr)51.9μmol/L,尿酸(UA)226μmol/L,葡萄糖(GIU)4.32mmol/L,二氧化碳(CO_2)28mmol/L,甘油三酯(TG)2.8mmol/L,总胆固醇(CHO)6.0mmol/L。

【A:Assessment】问题评估

1. 目前诊断 肾病综合征?

2. 目前存在的问题

(1)明确患者水肿原因:本例患者为中老年女性,表现为颜面、双眼睑、双下肢水肿伴泡沫尿、血压升高,尿常规提示尿蛋白(+++),血生化提示低白蛋白血症,高度提示此次水肿为肾源性。但患者既往有"冠状动脉粥样硬化"史,需要除外心源性及其他因素导致的水肿。

(2)确定为肾源性水肿后,需进一步明确是原发性肾脏病还是继发性肾脏病导致的水肿。

（3）目前有血压升高、蛋白尿、血尿，并有体液潴留，出现水肿，要积极控制病情发生发展，避免病情加重。

（4）患者文化水平较低，应如何进行病情介绍及健康宣教以增加患者诊疗依从性。

【P：Plan】问题处理计划

1. 完善检查

（1）尿液检查：24h 尿蛋白定量，必要时完善尿本周蛋白检查。

（2）粪便检查：粪潜血。

（3）血液：完善血脂、乙肝五项、病毒性乙型肝炎 DNA 测定、病毒性丙型肝炎抗原抗体测定、血清补体 C_3 和 C_4 及 CH_5O、自身抗体、甲状腺功能、肿瘤标志物等检查。

（4）影像学检查及其他辅助检查：胸部 X 线、心电图、腹部超声、泌尿系超声。

（5）肾活检：考虑为肾源性水肿，建议转诊上级医院肾病内科就诊，无肾穿刺活检禁忌证可考虑肾活检，明确病理类型，制订治疗方案，判断患者预后。

2. 治疗

（1）非药物治疗：①适量控制水盐摄入并卧床休息。轻、中度水肿每日盐摄入 2.3~3g，重度水肿每日盐摄入 1.7~2.3g，水分摄入根据前日尿量等情况适当调整，制订个体化方案，待症状好转、水肿消退及血压降至正常后逐步增加活动量。②优质蛋白饮食，蛋白摄入量 0.8~1.0g/（kg·d）为宜。③心理指导。做好病情沟通与预后分析，给予心理疏导，减轻患者心理压力，鼓励患者及家属主动配合治疗，并动员患者接受专科规范诊治。

（2）药物治疗：

1）消肿利尿：氢氯噻嗪 25mg，2 次 /d，口服；螺内酯 20mg，2 次 /d，口服或呋塞米片 10mg/ 次，1 次 /d，口服。

2）经休息、低盐饮食和利尿后血压控制仍不满意时，加用降压药物，如无禁忌，首选血管紧张素转换酶抑制剂（ACEI）、血管紧张素 Ⅱ 受体拮抗剂（ARB）、长效钙通道阻滞剂（CCB），其中 ACEI 与 ARB 除具有降低血压作用外，还有减少尿蛋白和延缓肾功能恶化的肾保护作用,可给予马来酸依那普利片 10mg/ 次,2 次 /d,或口服厄贝沙坦氢氯噻嗪片 1 片 / 次,1~2 次 /d,或口服硝苯地平缓释片 20mg/ 次,1~2 次 /d。

3)调脂治疗:阿托伐他汀钙片 20mg/ 次,1 次 /d,口服。

4)抗凝治疗:血浆白蛋白 <20g/L,血栓、栓塞性疾病增加,权衡利弊决定是否行抗凝治疗,抗凝可给予低分子肝素钙 0.3ml(3 000AXaIU)~0.5ml(5 000AXaIU)皮下注射或华法林 2.5mg/ 次,1 次 /d,口服,期间监测凝血酶原时间、国际标准化比率。

5)根据病情决定是否给予糖皮质激素及免疫制剂。

6)中药:温肾益气、清利湿热、解毒消肿:黄葵胶囊 2.5g/ 次,3 次 /d,口服。

3. **全科医生建议** 本例患者水肿、高血压、蛋白尿、低蛋白血症支持肾源性水肿,需要转专科完善相关检查。如无禁忌,则行肾穿刺活检,明确病理类型,确定治疗方案。

患者转专科后完善相关检查,并行肾穿刺活检,明确诊断为"微小病变"。给予甲泼尼龙 40mg/ 次,晨起顿服;厄贝沙坦 150mg/ 次,2 次 /d,口服治疗。服药 1 周后复查 24h 尿蛋白定量,由入院前 4.3g 降至 2.5g。出院继续给予甲泼尼龙 40mg/ 次,晨起顿服;厄贝沙坦 150mg/ 次,2 次 /d,口服治疗,门诊随访。

4. **患者指导**

(1)全科医生应及时帮助患者及其家属认识水肿的病因、治疗、并发症及疾病的转归。如治疗需要使用激素,则应详细告知激素的使用时间及减量方法、注意清淡饮食及如何进行康复等。同时消除患者忧虑和不必要的思想负担,减轻心理压力,改善患者的精神和心理状态,让患者能理解疾病的发展及预后,使其能积极配合完成制订的治疗方案,接受专科治疗。

(2)指导患者监测体重、血压等指标,指导患者低盐低脂优质蛋白饮食。避免着凉及劳累,预防上呼吸道感染及其他部位的感染,做好呼吸道疾病隔离,减少中耳炎、化脓性扁桃体炎(如持续存在感染可行扁桃体摘除术)、皮肤疱疹病等感染的发生,避免剧烈运动,戒烟、酒,以减少复发可能。

（3）指导患者避免肾毒性药物如氨基糖苷类抗生素、含有马兜铃酸中药、非甾体抗炎药、造影剂等的使用，减少肾脏损害风险。

（4）指导患者按照医嘱用药，定期复诊，据病情逐渐调整甲泼尼龙剂量。

一、病情判断

水肿（edema）通常指组织间隙过量的液体潴留。在正常人体中，血管内液体不断地从毛细血管小动脉端滤出至组织间隙成为组织液，另外，组织液又不断从毛细血管小静脉端回吸收入血管内，两者经常保持动态平衡，组织间隙的液体是相对恒定。若机体脏器功能紊乱或某些因素影响液体交换失衡，组织间隙液体增多形成水肿（不包括内脏器官的水肿，如脑水肿、肺水肿），表现为全身性水肿或局部性水肿。全身性水肿往往伴有浆膜腔积液（如腹腔积液、胸腔积液和心包腔积液等）。保持这种平衡的主要因素有：毛细血管内静水压、血浆胶体渗透压、组织间隙机械压力（组织压）、组织液胶体渗透压。当维持体液平衡的因素发生障碍，出现组织间液的生成大于回吸收时，则可产生水肿。产生水肿的主要因素有：①钠和水的异常潴留；②毛细血管滤过压升高；③毛细血管通透性增加；④血浆胶体渗透压降低；⑤淋巴回流受阻碍；⑥组织压力降低。临床上全身性水肿的主要病理生理学基础是钠和水的异常潴留。

（一）引起全身性及局限性水肿常见病因

见表 2-5-1 和表 2-5-2。

表 2-5-1　全身性水肿常见病因

常见病因	常见疾病	水肿特点
心源性水肿	右心衰竭、全心衰竭、缩窄性心包炎	首先出现身体下垂部位，向上延至全身
肾源性水肿	肾炎、肾病综合征	从眼睑、颜面、下肢开始延至全身

常见病因	常见疾病	水肿特点
肝源性水肿	失代偿肝硬化	腹腔先出现腹水,腹压增大致下肢静脉回流受阻,引起踝部水肿并逐渐向上蔓延,但无头部及上肢水肿
营养不良性水肿	低蛋白血症、维生素B_1缺乏症	先从足部开始逐渐蔓延至全身
黏液性水肿	甲状腺功能减退症、甲状腺炎、垂体功能减退症	好发于下肢胫骨前区域,也可见于眼眶周围
药物性水肿	肾上腺皮质激素、甘草及其制剂	用药后发生,停药后水肿消失
经前期紧张综合征		月经前1~2周出现眼睑、踝部轻度水肿
妊娠性水肿	妊娠高血压综合征	双下肢水肿,休息不消退,水肿呈进行性加重
结缔组织疾病所致水肿	系统性红斑狼疮	为非凹陷性水肿
血清病所致水肿	Ⅲ型变态反应性疾病	水肿突然发生,对症治疗后迅速消退
特发性水肿		水肿呈周期性,主要见于身体下垂部位,体重昼夜变化很大

表 2-5-2　局部性水肿常见病因

常见病因	常见疾病
局部炎症所致水肿	痈、疖、蜂窝组织炎等
静脉回流受阻所致水肿	肢体静脉血栓形成,血栓性静脉炎,下肢静脉曲张,上、下腔静脉阻塞综合征等
淋巴回流受阻所致水肿	丝虫病所致象皮肿、淋巴结切除后等
变态反应疾病所致水肿	血管神经性水肿

（二）病情评估

1. 危险因素评估　水肿根据发病机理,其危险因素可分为可控因素与不可控因素。水肿可控因素包括患者饮食、营养、运动、血脂、动脉粥样硬化、蛋白尿、肾功能、感染(特别是链球菌感染)等因素,可以进行人为干预,开展一级预防,减少水肿发生及减轻水肿程度。不可控因素指不能通过人为干预减少水肿的发生,包括患者的遗传、年龄、性别等。

2. 相关因素评估

（1）水肿程度评估:临床上根据水肿程度可分为轻、中、重三度。轻度:水肿仅发生于眼睑、眶下软组织、胫骨前、踝部等部位皮下组织,指压后组织轻度凹陷,平复较快。中度:全身疏松组织均有可见性水肿,指压后可出现明显的或较深的组织凹陷,平复缓慢。重度:全身组织严重水肿,身体低垂部皮肤紧张发亮,甚至可有液体渗出。

（2）家庭 - 心理评估:评估患者精神状态,对自己的病情及预后认识,疾病能否完全治好,是否会出现并发症等。此外,评估患者家庭关系,家庭成员在整个病程中给予患者的支持。全科医生在管理患者的同时,也要对患者家属进行疾病相关的健康宣教,指导家属从多方面给予患者生活、精神方面的鼓励与支持。

二、详细问诊

引起水肿的原因众多,既可能由高温环境、久坐等因素引起功能性水肿,也可能由于心血管疾病、肾脏疾病等器官病变导致病理性水肿,需要通过详细问诊、体格检查对水肿原因作出初步判断,指导后续诊疗。

1. 起病情况

（1）水肿开始部位与体位关系:水肿首发部位等。如肾源性水肿首先从眼睑部和足部开始,心源性水肿多从足部开始,内分泌性水肿从眼眶或胫前开始;心源性、肝源性和肾源性受体位影响明显,内分泌性水肿则不明显。

（2）水肿发生的速度及性质:水肿出现缓急,为全身性还是局部性,是否对称,是否为可凹陷性,持续性还是间歇性。

肾源性水肿发生速度多较快,心源性、肝源性、营养不良性及内分泌性水肿发展速度多较缓慢。除内分泌性水肿外,其他类型水肿多为可凹陷性水肿;心、肝、肾及内分泌性水肿双侧对称,当双侧不对称时需考虑静脉回流、淋巴回流、变态反应及局部感染炎症等局限性水肿。

(3)水肿出现时间:清晨或傍晚。

(4)有无诱因及缓解、加重因素:有无感染、劳累、过敏、药物使用史等诱因及加重因素,活动后减轻还是加重。急性链球菌感染后,肾小球肾炎发生水肿前 1~2 周可有呼吸道感染表现;特发性水肿与月经周期有关;当静脉回流受阻时抬高患侧下肢可以缓解水肿。

(5)发病以来的精神、饮食、睡眠情况,大小便情况,体重变化情况。

2. 病情特点

(1)本例患者为中老年女性,临床表现为水肿、高血压、蛋白尿、低蛋白血症,支持肾源性水肿。机体内水、钠的调节主要依赖肾脏,当肾小球滤过率下降或肾小管重吸收增加,则体内水、钠潴留,使血管内水钠流向组织间隙,出现水肿。

(2)肾源性水肿特点:疾病早期晨起时可出现眼睑或颜面水肿,逐渐发展为全身性水肿。水肿、高血压与尿检异常(血尿、蛋白尿与管型尿),一般是诊断肾源性水肿的有力证据。

(3)导致肾源性水肿主要因素有:①肾小球滤过功能降低;②肾小管对水钠重吸收增加;③血浆胶体渗透压降低。急性肾炎引起水肿的机制几乎都是肾性水钠异常潴留。肾病综合征水肿的机制主要是大量蛋白尿所致的低蛋白血症,以及水钠潴留、肾小管重吸收钠过多等,后者可能由于血容量减少引起继发性醛固增多所致。

3. 伴随症状　是否合并胸腔积液、腹水。心源性、肝源性及营养不良性水肿时常合并胸腔积液、腹水,肾源性水肿时可以出现胸腔积液、腹水,内分泌性水肿时较少合并胸腔积液、腹水。不同的伴随症状、体征对于判断水肿的病因很重要。水肿的伴随症状、体征、常见疾病见表 2-5-3、表 2-5-4。

表 2-5-3 全身性水肿伴随症状常见疾病

伴随症状及体征	常见疾病
呼吸困难、腹胀、颈静脉怒张	右心衰竭、全心衰竭、缩窄性心包炎等
高血压、泡沫尿、血尿	急性、慢性肾小球肾炎、肾病综合征等
腹胀、黄疸、脾大、腹水	病毒性肝炎、酒精性肝病、脂肪肝性肝病等导致的失代偿性肝硬化及原发性肝癌等
厌食、消瘦、皮脂减少、体重下降	营养不良、维生素 B_1 缺乏症等
表情淡漠、怕冷、反应迟钝	甲状腺功能减退症、垂体功能减退症等
妊娠高血压、泡沫尿、眼底改变	妊娠高血压综合征
烦躁、易怒、乳房胀痛	经前期紧张综合征
注射动物血清出现发热、皮疹	血清病
皮疹、光过敏、关节疼痛、眼干	系统性红斑狼疮、干燥综合征等结缔组织疾病

表 2-5-4 局限性水肿伴随症状常见病因

伴随症状及体征	常见疾病
局部红、热、痛	痈、疖、蜂窝组织炎等
患肢疼痛、压痛、沿静脉走行可扪及有压痛的条索状物	血栓性浅静脉炎
患肢疼痛、发热、压痛、浅表静脉扩张	深静脉血栓形成
小腿静脉高度扩张、弯曲	下肢静脉曲张
披肩状水肿、颈静脉怒张、前胸部浅表静脉扩张	上腔静脉阻塞综合征
腹胀、腹壁静脉曲张、阴囊水肿	下腔静脉阻塞综合征
皮肤粗糙增厚、乳糜尿	丝虫病
突发皮肤肿胀、热感、无痛	血管神经性水肿

4. 治疗经过 详细询问患者发病后是否曾到医院就诊，做过哪些相关检查，如血、尿、粪常规、生化检查、胸部 X 线、心电图、超声心动图等，诊断结果、所用药物、剂量以及治疗效果如何，有助于病情的诊断。

5. 既往病史及其他情况的问诊

（1）既往健康情况，有无呼吸系统、心血管系统、消化系统、结缔组织、内分泌系统等慢性病史，有无传染病史（肝炎、结核、血吸虫疫水接触史）。

（2）有无长期服药史（激素、避孕药、降压药）和药物过敏史，有无手术、外伤史，有无输血及血液制品使用史。

（3）社会经历、职业与工作条件、习惯嗜好、月经婚育史。

6. 家族史 家族中有无先天性心脏病、慢性肝炎、糖尿病等病史，有无类似患者及遗传病史。

三、鉴别诊断

水肿既可以由全身性疾病引起，亦可以由局部病变引起，水肿的特点既有相似处，部分亦有其特殊性，需要结合水肿特点、全面体格检查进行鉴别诊断。常见水肿的临床特点鉴别见表 2-5-5。水肿诊断流程见图 2-5-1。

表 2-5-5 常见水肿的临床特点鉴别

临床特点	肾源性	心源性	肝源性	内分泌性	营养不良性
起始部位	眼睑、足部	下垂部位明显（踝部、腰骶部）	踝部，逐渐上延	胫前或眼眶周围	足部开始
凹陷性	有	有	有	少见	可见
有无腹水	可见	可见	多见	少见	常有
发展速度	迅速	较缓慢	较缓慢	较缓慢	较缓慢

续表

临床特点	肾源性	心源性	肝源性	内分泌性	营养不良性
伴随症状及体征	高血压、血尿、泡沫尿	心脏增大、肝大、颈静脉怒张	黄疸、蜘蛛痣、脾大、腹壁静脉曲张	反应迟钝、怕冷、多汗、便秘、腹泻	体重下降、皮下脂肪减少、消瘦
辅助检查	血尿、蛋白尿、血肌酐升高	超声心动图	肝酶升高、白蛋白下降、凝血功能下降	甲状腺功能或其他内分泌异常	血浆白蛋白下降、贫血

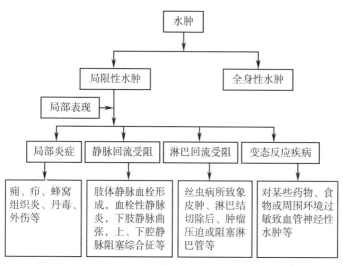

图 2-5-1 水肿诊断流程图

四、初步处理

(一) 首诊处理

水肿只是一个临床表现,不是诊断。引起水肿的病因复杂,不同的疾病可引起共同的临床表现,病因不同治疗方法不同。因此,水肿治疗采取病因治疗。

1. 仔细询问病史及详细体格检查,判断病情严重程

度　仔细问诊及体格检查,对水肿原因作出初步判断,对于静脉曲张等因素引起的水肿,采取适当休息、停用药物、限盐等处理水肿可减轻,必要时给予氢氯噻嗪 25~50mg/ 次,1~2 次 /d 或隔日口服,呋塞米 20mg/ 次,1~2 次 /d 或隔日口服,同时注意电解质平衡。如经治疗后症状仍无明显改善,疑有心、肝、肾等系统疾病及全科医生无法确诊或进一步治疗的水肿患者,应转上级医院诊治,恢复期可回社区随访。

2. 完善相关检查　完善基层医疗机构能够完成的血、尿、粪三大常规,肝肾功能及心电图,胸部 X 线,腹部超声等检查,初步判断水肿来源。

(二)后续处理

1. 初步判断水肿来源,评估病情,确定是否需要立即转诊或需要转专科治疗。

2. 对于病情轻微的单纯水肿,给予症状指导。

(1)低盐清淡饮食,多吃富含钾的果蔬(肾衰竭者需要控制钾的摄入,以免引起高钾血症),适量控制水及液体摄入。依据病情确定蛋白摄入,无并发症的营养不良者给予优质高蛋白饮食,肾源性疾病依据肾功能确定。

(2)适量休息,生活规律,避免劳累、感染,监测体重。

(3)对于水肿患者,出院后需长期随访,监督其遵医嘱,并指导患者定期到门诊复查。

3. 健康指导　水肿的后续处理关系到疾病的发展与预后,基层医生需要采取合理有效的健康干预措施,开展一级及二级预防。如小儿有反复发作的急性化脓性扁桃体炎,建议行扁桃体切除术,避免诱发肾炎。高龄妊娠妇女,加强产前检查,如有妊娠高血压表现,应及早转至专科治疗。需站立工作或长时间乘坐飞机、火车、汽车者,应避免长时间制动,可定时活动下肢或走动,预防下肢水肿。心功能不全患者,睡眠时将下肢适当抬高到超过心脏的高度,以减轻水肿。

(三)药物治疗

1. 病因治疗　积极治疗原发病,避免或祛除可控诱因及可能的加重因素,如感染、劳累等,并针对原发病给予利尿、改善心功能、保肝、糖皮质激素等治疗。

2. 对症治疗　针对水肿症状给予对症治疗。在药物选择上,可依据患者病情、年龄、职业、有无妊娠、有无哺乳等情况制订个体化治疗方案。

(1)利尿剂

1)噻嗪类利尿剂:该类药物抑制远曲小管 Na^+、Cl^- 重吸收。临床最常用药物有氢氯噻嗪、吲达帕胺。轻度水肿可首选噻嗪类利尿剂,氢氯噻嗪 25~50mg/ 次,1~2 次 /d 或隔日口服,或每周连服 3~5d。

2)袢利尿剂:抑制髓袢升支粗段 NaCl 主动重吸收。代表药:呋塞米、布美他尼、托拉塞米。其为强效利尿剂,用于重度水肿,利尿作用布美他尼 > 呋塞米。呋塞米 20~100mg/d,口服或静脉滴注,可连续或隔日给药;布美他尼 0.5~10mg/d,口服或静脉滴注,可连续或隔日给药;托拉塞米 5~40mg/d,口服或静脉滴注,疗程不超过 1 周。

3)皮质集合管保钾利尿剂:作用于皮质集合管,干扰细胞 Na^+ 通道,减少钠的重吸收。其利尿作用较弱,需要与其他利尿剂合用,起到保钾、利尿作用。代表药:螺内酯、氨苯蝶啶、阿米洛利。螺内酯 20~100mg/d,口服;氨苯蝶啶 50~100mg/d,口服;阿米洛利 5~20mg/d,口服。

4)渗透性利尿剂:是一类能够自由地经肾小球滤过而很少由肾小管重吸收的物质,其作用取决于该物质在溶液中形成的渗透压。其代表药为甘露醇、低分子右旋糖酐等,老年人、心功能不全、少尿患者应慎用甘露醇。该类药物应用不当可导致急性肾损伤。

5)碳酸酐酶抑制剂:主要是使近曲小管中 H^+ 生成减少,抑制 Na^+、Cl^-、HCO_3^- 重吸收,因其利尿效果有限,目前已较少作为利尿剂使用。

水肿不是首先使用利尿剂的指征,利尿剂适用于心肺功能受累、明显腹水或明显水肿又不能接受严格限盐者。肾源性水肿者需根据肾小球滤过率选择利尿剂;对于肝源性水肿者则首选螺内酯。坚持缓慢利尿,在利尿过程中密切监测体重、电解质变化。

(2)白蛋白:营养不良性水肿和肝源性水肿者可适当补

充白蛋白;而对于心源性水肿和肾源性水肿的患者需慎用。

（3）水肿的中医治疗:其原则是分阴阳而治,阳水主要治以发汗,利小便,宣肺健脾,水势壅盛则可酌情暂行攻逐,总以祛邪为主;阴水则主要治以温阳益气、健脾、益肾、补心,兼利小便,酌情化瘀,以扶正为法。虚实并见者,则攻补兼施。

（四）转诊指征

1. 诊断不清或因条件限制无法进一步治疗的患者。

2. 严重的心力衰竭,经治疗后呼吸困难或水肿无明显好转。

3. 肝硬化水肿并出现严重并发症,如大量腹水、肝肾综合征、肝性脑病、消化道出血、自发性腹膜炎、原发性肝癌等。

4. 肾源性水肿出现呼吸困难、心力衰竭、严重电解质酸碱平衡紊乱、感染、肾衰竭等。

5. 明确诊断黏液性水肿、内分泌障碍所致水肿及妊娠高血压综合征的患者。

6. 可能是由血栓形成、静脉阻塞、肿瘤等原因引起的水肿。

（金　磊）

第六节　麻　　木

病例

患者,女,59 岁,退休。

【S:Subjective】主观资料

多饮、多食、消瘦 10 余年,下肢水肿伴麻木 1 月余。

患者 10 余年前无明显诱因出现烦渴、多饮,饮水量每日达 4 000ml,伴尿量增多,主食由 300g/d 增至 500g/d,体重在 6 个月内下降 5kg,门诊查空腹血糖 12.5mmol/L,尿糖（++++）,诊断考虑 2 型糖尿病。服用降糖药物治疗后自诉血糖控制可,空腹血糖波动于 7mmol/L 左右。近 5 年来逐渐出现双眼视物模糊,眼科检查"双眼轻度白内障,视网膜有新生血管",无特殊治疗,嘱继续降糖药物控制血糖。1个月来出现双下肢麻木,时有针刺样疼痛,活动后症状明显,休息时症状可缓解,伴下肢水肿。

既往 7 年来有时血压偏高,最高血压 155/100mmHg,未行任何药物治疗,否认肝炎、结核等传染病史,否认冠心病等慢性病史及其他家族遗传病史,否认过敏史及手术史。

【O:Objective】客观资料

1. 体格检查　T 36.5 ℃,P 77 次 /min,R 18 次 /min,BP 160/78mmHg,神志清,精神可,无皮疹,双瞳孔等大等圆,对光反射灵敏,浅表淋巴结未触及,巩膜无黄染,双眼晶体稍浑浊,颈软,颈静脉无怒张,双肺呼吸音粗,未闻及干湿啰音,心率 77 次 /min,律尚齐。腹软,无压痛,肝脾未及,移动性浊音(－),双下肢轻度凹陷性水肿,浅感觉减退,双侧膝腱反射消失,双侧肢体肌力及肌张力检查正常,Babinski 征(－)。

2. 辅助检查　血红蛋白浓度 123g/L,白细胞计数 6.5 × 10^9/L,中性粒细胞百分比 65%,血小板计数 235 × 10^9/L;尿蛋白(+),尿糖(+++);空腹血糖 13mmol/L,血尿素氮 7.0mmol/L。

【A:Assessment】问题评估

首先,根据患者血糖高,多饮、多食、多尿等症状,确定患者有 2 型糖尿病病史,现出现的下肢麻木、水肿,考虑出现 2 型糖尿病并发症。诊断:2 型糖尿病,2 型糖尿病伴周围神经病变。

【P:Plan】问题处理计划

1. 诊断计划　入院予以二级护理,监测血压和血糖,并完善相关辅助检查,如 24h 尿蛋白定量、糖化血红蛋白及胰岛素和 C 肽释放试验、眼科检查、心脏彩超、肌电图等。

2. 治疗计划　低盐、低脂糖尿病饮食,口服降糖药及胰岛素强化治疗。

转归:患者遵医嘱应用二甲双胍 0.5g/ 次,2 次 /d,口服联合甘精胰岛素针 6IU,1 次 /d(20:00),皮下注射控制血糖治疗 1 周后,患者血糖回归至正常范围,下肢麻木及水肿情况好转。

麻木(numbness)包含两种类型:①感觉迟钝(hypoesthesia),

是感知疼痛、温度、触摸或振动的能力减弱,对疼痛刺激的敏感性降低;②麻醉(anesthesia),是完全无法感知疼痛、温度、触摸或振动,对疼痛刺激完全无反应。

一、病情判断

(一) 感觉系统解剖

麻木可能是由中央或周围神经系统疾病引起。面对感觉麻木的患者,首要目标是通过病史和体格检查进行损伤定位,这样可以缩小鉴别诊断的范围,进而直接进行进一步检查。准确的定位需要对感觉系统解剖的理解掌握。

躯体感觉感知取决于皮肤、肌肉和关节处特殊受体接收到的刺激。这些受体接收到信息后,经由外周神经传至中枢神经。除三叉神经中脑核以外,构成周围神经的初级感觉神经元的胞体位于中枢神经系统神经节外,然后这些神经节与二级神经元突触连接进入中枢神经系统。

周围神经是由神经纤维聚集成束形成的。一些非常小(直径小于 0.4μm),另一些则很粗大(直径超过 6.5μm)。粗大的神经纤维传播本体感觉、振动觉、压力和触觉刺激,细小的神经纤维传播痛觉、温度觉和触觉刺激(触觉同时由粗大的神经纤维和细小的神经纤维传播)。

1. **本体感觉传导通路**　所谓本体感觉,是指肌、腱、关节等运动器官本身在不同状态(运动或静止)时产生的感觉(如人在闭眼时能感知身体各部的位置)。因位置较深,又称深部感觉。此外,在本体感觉传导通路中,还传导皮肤的精细触觉(如辨别两点距离和物体的纹理粗细等)。此处主要述及躯干和四肢的本体感觉传导通路(因头面部者尚不明了)。

(1) 意识性本体感觉传导通路:由 3 级神经元组成。

1) 第 1 级神经元为脊神经节细胞,其周围突分布于肌、腱、关节等处本体觉感受器和皮肤的精细触觉感受器,中枢突经脊神经后根的内侧部进入脊髓后索,分为长的升支和短的降支。其中来自第 4 胸节以下的升支走在后索的内侧部,形成薄束;来自第 4 胸节以上的升支行于后索的外侧部,形成楔束。两束上行,分别止于延髓的薄束核和楔束核。

2）第 2 级神经元的胞体在薄、楔束核内,由此二核发出的纤维向前绕过中央灰质的腹侧,在中线上与对侧交叉,称内侧丘系交叉,交叉后的纤维呈前后排列行于延髓中线两侧、锥体束的背方,转折向上,称内侧丘系。内侧丘系在脑桥居被盖的前缘,在中脑被盖则居红核的外侧,最后止于背侧丘脑的腹后外侧核。

3）第 3 级神经元的胞体在腹后外侧核,发出纤维经内囊后肢主要投射至中央后回的中、上部和中央旁小叶后部,部分纤维投射至中央前回。此通路若在不同部位(脊髓或脑干)损伤,则患者在闭眼时不能确定相应部位各关节的位置、运动方向以及两点间的距离。

（2）非意识性本体感觉传导通路:非意识性本体感觉传导通路实际上是反射通路的上行部分,为传入小脑的本体感觉,由两级神经元组成。第 1 级神经元为脊神经节细胞,其周围突分布于肌、腱、关节的本体感受器,中枢突经脊神经后根的内侧部进入脊髓,终止于 C_8~L_2 的胸核和腰骶膨大第 V~VII 层外侧部。由胸核发出的 2 级纤维在同侧索组成脊髓小脑后束,向上经小脑下脚进入旧小脑皮质;由腰骶膨大第 V~VII 层外侧部发出的第 2 级纤维组成对侧和同侧的脊髓小脑前束,经小脑上脚止于旧小脑皮质。以上第 2 级神经元传导躯干(除颈部外)和下肢的本体感觉。传导上肢和颈部本体感觉的第 2 级神经元胞体在颈膨大部第 VI、VII 层和延髓的楔束副核,这两处神经元发出的第 2 级纤维也经小脑下脚进入小脑皮质。

2. 痛、温觉和粗触觉传导通路　本通路又称浅感觉传导通路,由 3 级神经元组成。

（1）躯干、四肢的痛、温觉和粗触觉传导通路

1）第 1 级神经元为脊神经节细胞,其周围突分布于躯干、四肢皮肤内的感受器;中枢突经后根进入脊髓。其中,传导痛、温觉的纤维(细纤维)在后根的外侧部入背外侧束,再终止于第 2 级神经元;传导粗触觉的纤维(粗纤维)经后根内侧部进入脊髓后索,再终止于第 2 级神经元。

2）第 2 级神经元胞体主要位于第 I、IV、V 层,它们发出的纤维经白质前连合,升 1~2 个节段到对侧的外侧索和前索

内上行,组成脊髓丘脑侧束和脊髓丘脑前束(侧束的纤维传导痛、温觉,前束的纤维传导粗触觉)。脊髓丘脑束上行,经延髓下核的背外侧,脑桥和中脑内侧丘系的外侧,终止于背侧丘脑的腹后外侧核。

3) 第3级神经元的胞体在背侧丘脑的腹后外侧核,它们发出的纤维称丘脑上辐射,经内囊后肢投射到中央后回中、上部和中央旁小叶后部。在脊髓内,脊髓丘脑束纤维的排列有一定的次序:自外向内、由浅入深,依次排列着来自骶、腰、胸、颈部的纤维。因此,当脊髓内肿瘤压迫一侧脊髓丘脑束时,痛、温觉障碍首先出现在身体对侧上半部,逐渐波及下半部。若受到脊髓外肿瘤压迫,则发生感觉障碍的次序相反。

(2) 头面部的痛、温觉和触觉传导通路:第1级神经元为三叉神经节细胞,其周围突经三叉神经分布于头面部皮肤及口鼻腔黏膜的有关感受器;中枢突经三叉神经根入脑桥,传导痛、温觉的纤维再下降为三叉神经脊束,止于三叉神经脊束核;传导触觉的纤维终止于三叉神经脑桥核。第2级神经元的胞体在三叉神经脊束核和脑桥核内,它们发出纤维交叉到对侧,组成三叉丘系,止于背侧丘脑的腹后内侧核。第3级神经元的胞体在背侧丘脑的腹后内侧核,发出纤维经内囊后肢,投射到中央后回下部。在此通路中,若三叉丘系以上受损,则导致对侧头面部痛、温觉和触觉障碍;若三叉丘系以下受损,则同侧头面部痛、温觉和触觉发生障碍。

(二)麻木的病因

依据不同病因引起的麻木,有些麻木可以迅速消失,如睡觉时手臂受压引起的麻木,一旦反复活动手臂,麻木就会很快消失;某些长期存在的慢性手足麻木一般表明存在某种程度的神经损伤,如糖尿病或多发性硬化引起者。麻木可能是各种疾病引起的血流受限或神经损伤导致的一种症状。任何引起长时间神经受压的活动都可以导致短时间麻木,如长时间盘腿而坐或站立,手足位置摆放不当,长时间骑自行车、跑步、踢足球等,其中一些经过活动可自行缓解。麻木还可能出现在中重度整形外科、循环系统或神经系统的损伤。在一些患者中,麻木可能是提示患者处于严重的或危及生命的时期,必须立即得到快速评价。

1. 循环障碍引起的麻木 麻木可能由身体部位局部缺血所引起,主要见于动静脉畸形(动静脉缠绕)、血栓闭塞性脉管炎、动脉粥样硬化、深静脉血栓形成、冻伤或极度寒冷、周围血管病、雷诺现象等。一些少见的情况也可引起麻木,如有专家曾报道一例无痛性主动脉夹层患者以"左下肢麻木、无力"为主诉的病例。

2. 整形外科相关的麻木 麻木也可能发生于中度至重度神经损伤的整形外科情况,如背部或颈部损伤、骨折或石膏太紧、腕管综合征、退行性椎间盘病、椎间盘突出症、神经受压等。

神经局部受压(压迫性周围神经病)导致的麻木因神经支配的区域不同有不同的表现形式,这些受压的神经一般位于皮肤或骨骼附近,并且受压神经支配的肌肉可表现为肌肉无力、肌肉萎缩、肌肉抽搐等。神经损伤、肌肉增厚、结缔组织增生、血管扩张、腱鞘囊肿、肿瘤、关节炎引起的骨刺等都是神经受压的病因。异常的压力压迫神经和营养神经的血管。受压迫的神经通过发送令人不快的,甚至疼痛的、麻刺的感觉信号来反应这种应激。但有时这种麻木感是暂时性的,一旦我们改变位置使血管重新开放,神经受压得到解除,麻木感就会消失。

手腕部尺神经受压可导致小指、部分无名指及手掌尺侧麻木。肘部尺神经受压除了出现腕部神经受压症状外,还出现手背尺侧的麻木感。前臂或手腕以上部位的桡神经受压可导致拇指背部、食指、拇指与食指之间区域的麻木。星期六夜麻痹症是手臂桡神经损伤的风趣的通俗说法。星期六狂欢之后,人们以手臂靠着椅背或手臂枕着头睡觉,导致桡神经受压出现麻木症状从而得名。如果肘部或肘部以下的正中神经受压,则麻木可出现在桡侧半手掌、桡侧三个半手指掌面及其中节和远节指背处,如腕管综合征是腕部正中神经受压的结果。压迫性神经病可能需要手术减压以解除神经受压。

手部和前臂的神经由颈神经根发出。各种疾病都可以导致颈神经($C_6 \sim T_1$)受压。骨关节炎可以形成骨刺或引起椎管狭窄,从而导致神经受压。椎间盘退行性病变可以直接压迫脊神经。颈部的各种损伤、感染、肿瘤、血管异常和脊髓本身的病变均可导致神经受压，引起上臂、前臂或手部麻刺感或疼痛。可以根据肌肉无力或肌肉萎缩确定病变的神经。前臂和上臂的腱反射减弱或消失也是颈部特定神经受压的表现。由于每一神经根支配一定的区域，所以神经损伤后麻木的区域分布很明显，可作为神经疾病定位诊断的依据。有时，一条神经受压的部位可能不止一处。例如：一条神经在颈部受压，同时又可能在手臂以下如腕部受压，这种被称作"双重压迫"。当一条神经在一处受压，那它就更容易在另一处受压。

3. **神经系统疾病引起的麻木** 由神经系统疾病引起的麻木，主要见于酒精或烟草中毒、脑部肿瘤、糖尿病神经病变、偏头痛、脑炎、重金属中毒（如铅中毒等）、甲状腺功能减退症、多发性硬化、周围神经病、脊髓损伤或脊髓肿瘤、脑卒中、短暂性脑缺血发作、癫痫发作、系统性红斑狼疮、病毒感染（如带状疱疹感染、人类免疫缺陷病毒/获得性免疫缺陷综合征、莱姆病、麻风病等）、横贯性脊髓炎、电解质紊乱（如血钠、钾、钙异常）、维生素 B_{12}（常伴有恶性贫血）或维生素 B_1 缺乏等。另外，一些引起麻木的周围神经病是由遗传因素决定的，如腓骨肌萎缩症等。

中枢神经系统疾病常常引起麻木。多发性硬化、脑卒中和其他脑脊髓的疾病可能导致前臂和手的麻木，其他一些疾病可影响上肢的神经，引起麻木、针刺感或烧灼感。如果这种症状弥散分布，如分布在前臂、手和下肢，则可能为周围神经疾病所致。麻木的形式不总是局限于一条神经，而是比较泛化，如呈手套袜套样分布。对一些周围神经病患者来说，麻木常常伴有疼痛、烧灼感或其他不舒服的感觉，但无论是否伴有这些感觉，麻木有时会持续存在。这些麻木症状不是神经短时间缺血和受压所致，而是神经受损伤或受激惹所致。根据具体受累的神经及其分布，会出现所支配的肌肉无力，最终出现肌肉萎缩。如果自主神经系统受累，如排尿、排便等基本功能会受到损伤，结果就更加严重。格林巴利综合征是一种自身免疫性疾病，主要引起周围神经髓鞘损伤。麻木伴随肌肉无力是格林巴利综合征主要的症状。该综合征起病前常有呼吸道或胃肠道感染史。糖尿病、酒精中毒和年龄大是引起周围神经疾病的常见病因。有专家报道,高通气综合征所致呼吸性碱中毒也可引起四肢麻木。

重金属和工业化合物中毒也是可能的病因。一些特定的药物(如磺胺类、呋喃唑酮、氧氟沙星等抗菌药物,异烟肼、丁醇等抗结核药物以及博来霉素、依托泊苷、顺铂等抗肿瘤药物),在剂量过大或用药时间过长的情况下可能会诱发神经末梢炎,引起四肢肢体麻木,一般由手、足等远端开始,逐渐向上蔓延,并常伴有感觉过敏或感觉异常,因而使用这些药物时应严格控制剂量及疗程。一些化疗药物引起的麻木中,有些是暂时性的,化疗完成后,麻木也会消失;然而,另一些则会造成持久性麻木。

长时间胃肠功能紊乱、摄食减少等造成的营养不良,如维生素 B_1 缺乏,也可导致麻刺感。

另外,如放射治疗、海产品毒素和动物、昆虫(如虱子、螨虫及蜘蛛等)咬伤也可以引起麻木症状。

二、详细问诊

1. **起病情况** 发病时间、季节、病程、程度、频度(间歇性或持续性)、诱因。

2. **伴随情况** 应包括多系统症状询问,如是否有焦虑、烧灼感、尿频、走路时麻刺感、瘙痒、下背痛、头晕、肌肉痉挛、颈痛、身体其他部位(如颈、前臂或手指)的疼痛、针刺感、皮疹、触觉过敏等。

3. **患病以来一般情况** 如精神状态、食欲、体重改变、睡眠及大小便情况。

4. **诊治经过** 患病以来的诊治经过,包括已做检查、所用药物、剂量、疗效。

5. **既往病史** 慢性疾病史、传染病接触史、疫水接触史、手术史、流产或分娩史、服药史、职业特点。

三、感觉检查

躯体感觉是人体进行有效功能活动的基本保证。缺失躯体感觉,正常运动功能的价值也就十分有限。通过感觉功能的检查,可准确地了解感觉缺失的部位和程度。

感觉分为躯体感觉和内脏感觉两大类。其中,躯体感觉是由脊髓神经及某些脑神经的皮分支、肌分支所传导的浅层感觉和深部感觉(脊髓阶段性感觉支配及检查部位详见表2-6-1)。根据感受器对刺激的反应或其所在部位不同,分为浅感觉、深感觉和复合感觉。浅感觉包括触觉、痛觉、温度觉和压觉。深感觉包括关节觉、振动觉、深部触觉,又名本体感觉。此类感觉是刺激了本体感受器(肌梭、腱梭)而产生的感觉。复合感觉包括皮肤定位觉、两点辨别觉、体表图形觉、实体辨别觉。这些是大脑综合、分析、判断的结果,故也称皮质感觉。

表 2-6-1　脊髓阶段性感觉支配及检查部位

节段性感觉支配	检查部位	节段性感觉支配	检查部位
C_2	枕外隆凸	T_8	第 8 肋间
C_3	锁骨上窝	T_9	第 9 肋间
C_4	肩锁关节的顶部	T_{10}	第 10 肋间
C_5	肘窝的桡侧面	T_{11}	第 11 肋间
C_6	拇指	T_{12}	腹股沟韧带中部
C_7	中指	L_1	T_{12} 与 L_2 之间上 1/3 处
C_8	小指	L_2	大腿前中部
T_1	肘窝的尺侧面	L_3	股骨内上髁
T_2	腋窝	L_4	内踝
T_3	第 3 肋间	L_5	足背第三跖趾关节
T_4	第 4 肋间	S_1	足跟外侧
T_5	第 5 肋间	S_2	腘窝中点
T_6	第 6 肋间	S_3	坐骨结节
T_7	第 7 肋间	S_{4-5}	肛门周围

1. 浅感觉检查

（1）触觉：患者闭目，检查者用棉签或软毛笔轻触患者皮肤，让患者回答有无轻痒的感觉。注意两侧对称部位的比较，刺激动作要轻，刺激不应过频。检查四肢时，刺激走向应与长轴平行。检查腹部时，刺激走向应与肋骨平行。检查顺序为面部、颈部、上肢、躯干、下肢。

（2）痛觉：通常用大头针的针尖以均匀的力量轻刺患者的皮肤，让患者立即陈述具体的感受及部位。麻木患者从障碍部位向正常部位逐步移行。过敏患者从正常部位向障碍部位逐步移行。患者应闭目接受测试，注意两侧对比。有障碍时，记录类型、部位和范围。

（3）温度觉：用盛有热水（40~50℃）及冷水（5~10℃）的试管测试，让患者回答自己的感受。患者应在闭目情况下交替进行，试管的直径要小，接触的时间以 2~3s 为宜。应注意两侧对称部位的比较。

浅感觉障碍的类型包括感觉异常、感觉倒错、感觉迟钝、感觉过敏、感觉缺失。

临床意义：触觉障碍见于后索病损；局部疼痛为炎性病变影响该部末梢神经；烧灼性疼痛见于交感神经不完全损伤；温度觉障碍见于脊髓丘脑侧束损伤。

2. 深感觉（本体感觉）检查

（1）关节觉：包括运动觉和位置觉。运动觉：患者闭目，检查者被动活动患者四肢，让患者说出肢体运动的方向。位置觉：患者闭目，检查者将其肢体放置在某种位置上，让患者说出肢体所处的位置，或让另一侧肢体模仿出相同的角度。

（2）振动觉：用每秒震动 128 次的音叉柄端置于患者肢体的骨隆起处。常选择的骨隆起的部位有胸骨、锁骨、肩峰、鹰嘴、尺桡骨茎突、棘突、髂前上棘、股骨粗隆、腓骨小头及内外踝等。询问患者有无振动觉，并注意感受的时间，两侧对比。

临床意义：关节觉障碍见于脊髓后索病损，振动觉障碍见于脊髓后索损害。本体感觉障碍主要表现为协调障碍。

3. 复合感觉的检查

（1）两点辨别觉：患者闭目，用分开的两脚规刺激两点皮肤，若患者有两点感觉，再缩小两脚规的距离，直到患者感觉为一点为止，测出两点间最小的距离。正常上臂及大腿两点最小距离为 75mm，背部为 40~50mm，前胸为 40mm，手背足背为 30mm，手掌足底为 15~20mm，指尖最敏感，为 3~6mm。

（2）图形觉：患者闭目，用铅笔或火柴棒在其皮肤上写数字或画图形（圆形、方形、三角形等），询问患者能否辨别。

（3）实体觉：患者闭目，将日常生活中熟悉的物品放置于患者手中，让其抚摸后，说出该物的名称、大小、形状等。先测患侧。

临床意义：触觉正常而两点辨别觉障碍见于额叶疾患；图形觉功能障碍见于脑皮质病变；实体觉功能障碍提示丘脑水平以上的病变。脑卒中偏瘫和神经炎患者常有复合感觉障碍。

四、鉴别诊断

麻木的鉴别诊断主要在于定位，首先需判断是一侧局部肢体麻木还是大范围躯干或肢体麻木。

1. 若是一侧局部肢体麻木，则需考虑是单神经病变还是神经根病。单神经病变可为上肢肢端障碍［如正中神经损伤（腕管综合征）］，尺、桡神经或臂丛神经损伤，或下肢肢端障碍［如胫腓神经（踝管），股骨或股外侧皮神经（股神经痛）］。神经根病变主要表现为其控制范围内皮肤的感觉丧失，可由脊柱结构性疾病（如颈椎病或腰椎病）、感染（如水痘带状疱疹病毒、莱姆病、巨细胞病毒）、脑膜癌或局灶性髓外肿瘤引起；表现为疼痛与节段性的神经障碍，前根（运动根）的病变可引起该神经根支配的肌力与肌肉萎缩，后根（感觉根）的病变可引起相应皮区内感觉障碍等症状。

2. 若是大范围躯干或肢体麻木，则需考虑是双侧还是单侧。多发性神经病和脊髓疾病主要表现为双侧躯体的感觉丧失。多发性神经病又称多发性神经炎，是指表现为四肢对称性末梢型感觉障碍、下运动神经元瘫痪及自主神经功能障碍的综合征。药物、农药、重金属中毒、营养缺乏、代谢性疾病及慢性炎症性病变均能引起本病。例如:糖尿病,应用异烟肼、呋喃类呋喃唑酮及抗癌药,重金属或化学药品中毒,恶性肿瘤,慢性酒精中毒、慢性胃肠道疾患及胃肠大部切除术后,麻风、尿毒症、白喉、血卟啉病等。部分病因不清。脊髓疾病的典型表现是感觉丧失。感觉丧失的角分布是中央型颈髓病变的特点。脊髓半侧损害综合征(Brown-Sequard syndrome)的特点是受损部位以下的对侧痛、温觉消失,患侧受损平面以下的中枢性瘫痪、深部感觉障碍及同侧脊髓后根症状(末梢性麻痹、与病变脊髓分节相应的皮肤区域知觉消失)。

单侧肢体感觉丧失是脑干、丘脑或大脑皮质病变的主要特征。脑干病变往往伴随着脑神经的损伤,表现为同侧颜面部和对侧躯体的感觉丧失。丘脑或大脑皮质病变主要表现为同侧颜面部和躯体的感觉丧失。大脑皮质损伤的定位主要依赖于症状和体征(如失语、两点辨别、实体辨别、皮肤定位异常等)。

具体诊断流程详见图 2-6-1。

五、初步处理

(一)首诊处理

围绕麻木进行详细的病史询问及体格检查,必要时行辅助检查,尽快明确病因,针对病因进行诊治。

(二)后续处理

找到麻木的病因后,针对病因进行治疗就可以使受损的神经逐渐恢复,从而使麻木症状逐渐减轻或消失。如为腕管综合征或下背痛引起,可以通过一定的运动来治疗;若患有糖尿病,通过控制饮食、适当运动、应用降糖药或注射胰岛素等方法严格控制血糖,以使麻木症状缓解或防止麻木进一步加重;酗酒者应减量或戒酒;维生素缺乏患者可以行补充维生素治疗;麻木若为药物引起,则需要改变用药剂量或换药,患者不要自行改变或停止服药,不要服用过量的维生素或补品。由于麻木可导致感觉减退,麻木的手足就更容易受到意外伤害。注意保护好麻木部位免受切割伤、碰撞伤、擦伤、烧伤或其他外伤。

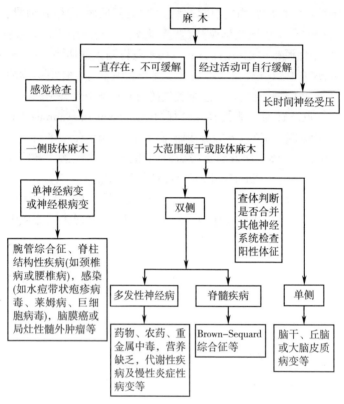

图 2-6-1　麻木诊断流程图

有些情况下,很难找到或消除病因。如一些遗传性疾病,尚无特殊治疗方法,主要是对症和支持疗法。一些对症处理的药物可以改变大脑接受从受损神经传来的信号的方式,从而缓解麻木症状。然而,大多数治疗麻木的药物是适应证之外的用药,也就是说,这些药物是被国家药品监督管理局批准用于治疗其他疾病的药物。三环类抗抑郁药是一类传统的抗抑郁药,用于治疗麻木常常有效,如阿米替林、地昔帕明、去甲替林等。但三环类抗抑郁药可能会引起嗜睡、口干、头痛及体重增加等一些严重的副作用。一些用于控制癫痫发作的药物也常有效,如加巴喷丁、普瑞巴林等。加巴喷丁可引起睡眠过多和体重增加等副作用;普瑞巴林是新一代抗癫痫药,其镇静作用较小。有些人认为,瑜伽、针灸以及一些非传统方法治疗麻木也有很好的效果,但相关的循证医学证据较少。只要对身体无明显损害,在传统治疗方法无效时,可以尝试采用这些替代方法。

(三) 转诊时机

一旦出现危及生命的症状,如意识模糊或短暂性意识丧失、呼吸困难、行走困难、头晕、大小便失禁、视力丧失或视力改变、头颈背部损伤、肢体不自主运动、肢体乏力或瘫痪、发言含糊、乏力等,应立即转诊至上级医院,进一步诊疗。

六、健康教育

1. 病因一 脑卒中。

(1) 特点:如果一侧手麻,还伴有同侧手臂抬不动、讲话突然口齿不清、照镜子发现自己嘴角歪在一边,则很有可能患脑卒中。

(2) 对策:不要慌张,记下时间,拨打 120,或马上召唤家人送医院。

2. 病因二 颈椎病。

(1) 特点:颈椎病引起的手麻,常常伴有颈部酸胀痛。

(2) 对策:不是所有颈椎病都有这种典型的表现。"低头一族"逐渐增多,患颈椎病的人数也在增加。如果怀疑是颈椎病,可先选择到脊柱外科就诊。

3. 病因三 腕管综合征和肘管综合征。

(1) 特点:整只手麻但小指不麻、平时不麻晚上睡觉麻、骑自行车或电瓶车久了手也会麻,此时需要留意腕管综合征的可能;整只手就小指麻得厉害,手甚至伸不直,指缝夹不住一张纸,严重会出现肌肉萎缩,手都"瘦了",这种可能是肘管综合征。

(2) 对策:腕管综合征的别名叫"鼠标手",女性发病率明显高于男性,绝经后女性最常见,办公室职员也是高危人群。腕管综合征和肘管综合征都属于周围神经卡压引起的手麻,严重时可导致手部肌肉萎缩无力,需及时到手足外科就诊治疗。

(赵费敏)

第七节　瘙　　痒

病例

患者,男性,55 岁,已婚,本科学历,公务员。

【S:Subjective】主观资料

全身皮肤瘙痒 2 月余。

患者 2 个月前无明显诱因出现全身皮肤瘙痒,以双下肢为主,为阵发性,尤以夜间为重,无发热、寒战,无乏力,无皮疹,无出血,无视物模糊,无四肢麻木,无夜尿增多,无双下肢水肿等,曾就诊于当地诊所,治疗予以口服西替利嗪片,1 片 /d,外用糠酸莫米松软膏,1 次 /d,上述症状未见明显缓解,遂来我院就诊。近来患者一般情况可,精神好,大小便正常,体重无明显变化。

既往史:糖尿病史 10 余年,平素间断口服格列美脲片,1 片 /d(早餐前),未监测血糖;否认高血压、冠心病等病史。否认手术、外伤史。否认食物、药物过敏史。预防接种史不详。

个人史:出生并长期居住于原籍,未到过疫区,本科学历,性格较急躁,适婚年龄结婚,妻子及子体健,居所较小,中等稳定收入。

家族史:其母亲有糖尿病病史,否认其他家族遗传病史。

生活习惯:生活不规律;卫生习惯好;长期吸烟,约 1 包 /d,偶有饮酒,长期久坐;无运动项目;食肉类食物较多,口味偏咸,每日主食量在 300~350g 之间;每日睡眠在 6~7h;不能按时服药;对疾病认识不足。

【O:Objective】客观资料

1. 体格检查　T 36.5℃,P 75 次 /min,R 16 次 /min,BP 137/89mmHg,身高 172cm,体重 80kg,BMI 27.0kg/m²;神清语利;全身皮肤黏膜无皮疹、黄染、出血点;全身皮肤干燥,双下肢可见抓痕,弹性尚可,全身浅表淋巴结未触及病理性肿大;双侧瞳孔等大等圆,视物清楚;双侧颈动脉未闻及杂音,双肺呼吸音清,未闻及干湿啰音及胸膜摩擦音。心率 75 次 /min,

律齐,各瓣膜听诊区未闻及病理性杂音。腹平软,无压痛、反跳痛,肝脾肋下未触及,双下肢无可凹陷性水肿,双侧足背动脉搏动可,温度觉检查(用玻璃试管法或其他凉温感觉检查器具)和触压感觉检查(行 10g 尼龙丝检查)减弱,针刺痛觉检查(使用大头针)、振动觉检查(拇趾处使用 128Hz 音叉)、腱反射检查(膝反射和踝反射)呈阴性。生理反射存在,病理反射未引出。

2. 辅助检查

(1)血常规:WBC 5.6×10^9/L,RBC 4.5×10^{12}/L,Hb 130g/L,PLT 320×10^9/L。

(2)尿常规:尿胆红素(−)。

(3)肝功能:ALT 36IU/L,AST 40IU/L,TBiL 17.6μmmol/L,DBiL 15.0μmmol/L。过敏原检测(−)。

(4)皮肤点刺试验(−)。

(5)空腹血糖 8.26mmol/L、糖化血红蛋白 9.6%。

(6)心电图示:窦性心律,大致正常心电图。

【A:Assessment】问题评估

1. 目前诊断　　2 型糖尿病

　　　　　　　糖尿病周围神经病变

　　　　　　　全身性瘙痒症?

2. 目前存在的健康问题及评价

(1)中年男性,肥胖,缺乏运动。

(2)目前未规律服用降糖药、血糖控制不佳。

(3)患者慢性发病,为全身皮肤瘙痒。

(4)公务员,本科学历,经济收入稳定,家庭和睦,依从性较差。

(5)发病以来未控制饮食,未监测血糖。

【P:Plan】问题处理计划

1. 诊断计划

(1)完善血脂、空腹餐后血糖、肾功能、甲状腺功能等检查。

(2)完善双下肢动静脉血管超声检查。

2. 治疗计划

（1）非药物治疗：①注意清淡饮食，控制主食量，多食新鲜蔬菜；②适当增加运动，避免久坐；③避免用搔抓、摩擦及热水烫洗等方式止痒；④衣着松软，不要沐浴过勤；⑤注意休息，避免熬夜，保持心情愉悦；⑥进行心理指导，安抚患者情绪，减轻心理压力。

（2）药物治疗：糠酸莫米松软膏 1 次 /d，西替利嗪片 10mg，1 次 /d。停用格列美脲片，改为口服二甲双胍 0.5g/ 次，3 次 /d，阿卡波糖片 100mg/ 次，3 次 /d（三餐时随第一口主食嚼服）。

3. 全科医生建议

（1）定期家庭监测血糖（空腹 + 三餐后），并做记录。

（2）每月定期到社区中心全科门诊复诊一次，监测血糖及各种检查指标，并进行药物的补充与调整。

（3）进行家庭医生签约，此患者纳入慢性病规范化管理；建议患者和家人定期参与社区中心组织的健康教育大课堂和糖尿病俱乐部活动。

（4）继续目前治疗 1 周，如症状不缓解或血糖控制不佳，转皮肤科、内分泌科进一步诊治。

一、病情判断

瘙痒是一种引起皮肤或黏膜搔抓欲望的不愉快感觉。瘙痒症（pruritus），是仅有皮肤瘙痒而无原发性皮损的皮肤病。根据皮肤瘙痒的范围及部位，一般分为全身性和局限性两大类。全身性瘙痒症常为许多全身性疾病的伴发或首发症状，如糖尿病、尿毒症、胆汁性肝硬化、甲状腺功能亢进症或甲状腺功能减退症、恶性肿瘤及神经精神性瘙痒等。全身性瘙痒症的外因与环境因素（包括湿度、季节、工作环境中的生物或化学物质刺激）、外用药物、用碱性强的肥皂，以及患者皮肤的皮脂腺与汗腺分泌功能减退致皮肤干燥等有关。局限性瘙痒症的病因有时与全身性瘙痒相同，如与糖尿病等疾病有关。肛门瘙痒症多与蛲虫病、痔核、肛瘘等有关；女阴瘙痒症多与白带、阴道滴虫病、阴道真菌病、淋病及宫颈癌等有关；阴囊瘙痒症常与局部皮温高、多汗、摩擦、真菌感染等有关。目前瘙痒的具体机制尚未明确,可能和化学介质如组胺、P物质、激肽和蛋白酶等的释放有关。

上述中年男性患者,全身皮肤瘙痒2月余,既往糖尿病史明确,未规律服用药物治疗,未监测血糖,体格检查全身未见皮疹,糖化血红蛋白提示患者近期血糖控制不佳,首先考虑由糖尿病所致的皮肤瘙痒;另外,该患者长期服用格列美脲片,此药的主要副作用之一是皮肤瘙痒,应引起关注并给予调药观察。

二、详细问诊

引起皮肤瘙痒的病因错综复杂,因此,对皮肤瘙痒患者的病史采集十分重要。在问诊中需要注意确定患者就诊的主要原因、倾听患者对皮肤瘙痒的看法、关注患者的担心和期望,并注意引导,适时反馈,表达关切。具体要点包括以下几个方面:

1. 瘙痒的性质、持续时间及程度、发病频率,加重及缓解的因素。

2. 诱因。发病前有无接触水;是否在近期疾病/手术/用药后不久或同时发生;搔抓、摩擦或压迫是否可引起。

3. 瘙痒是否与皮肤变化同时出现。

4. 瘙痒范围是否局限。

5. 病情的发展与演变,瘙痒症状有无加重或减轻,有无其他新症状出现。

6. 诊治经过,既往检查、诊断、服用药物及治疗效果等。

7. 流行病接触史,所生活或工作的地区是否为该病的高发区(如牧区、高寒地区),或是否有高发区旅居史,是否有寄生虫感染接触史(如宠物)。

8. 既往病史及家族史,是否有先天性或遗传性因素。

三、鉴别诊断

皮肤瘙痒的原因复杂多样,最常见的病因是皮肤干燥,此外药物和衣服刺激、生活习惯、居住环境、某些皮肤病、系统性疾病、神经精神因素等都能引起瘙痒（表 2-7-1），诊断过程中，注意与患者共同决策（shared decision making），达成共识。

表 2-7-1 可引起皮肤瘙痒的常见病因

常见病因	备注
皮肤干燥	是全身性瘙痒症最常见的病因。老年人皮肤老化、皮脂分泌减少可引起皮肤干燥；频繁洗澡，或洗澡时水温过高，或使用碱性强的肥皂，是导致皮肤干燥的原因之一；空气过于干燥也与皮肤干燥有关。
神经精神因素	精神紧张、焦虑、激动、恐惧、忧郁、神经功能障碍或病变等。
全身性疾病及其他疾病	肾病、尿毒症、甲状腺功能亢进症或甲状腺功能减退症、糖尿病、淋巴瘤、白血病、阻塞性肝胆疾病、干燥综合征、真性红细胞增多症、获得性免疫缺陷综合征（HIV）、结缔组织病、其他恶性肿瘤等可引起全身性瘙痒；阴道滴虫病、阴道真菌感染、淋病、宫颈癌患者可出现外阴瘙痒；痔疮、肛裂、息肉等可导致肛周瘙痒。
内分泌障碍	在怀孕期间，一些女性会出现皮肤发痒，一般在产后消失；月经紊乱也可引起女阴瘙痒。
寄生虫感染	蛲虫感染、疥疮等。
药物因素	吗啡、血管紧张素转换酶抑制剂、镇痛剂、维生素 B、氯喹和磺胺类药物等均可引起瘙痒。
过敏因素	接触致敏的植物、花粉等都可引起局部皮肤瘙痒。
温度突然改变	如被褥太热、突然受热或遇寒都有可能引起瘙痒症发作。
刺激物	使用碱性过强的肥皂、清洁性化妆品等可能会刺激皮肤并引起瘙痒。接触消毒剂、杀虫剂、去臭剂、染料等刺激物也易出现瘙痒。
贴身衣物材质	化纤毛织物易引发瘙痒。
其他	居住和工作环境卫生条件差也可引起瘙痒。

四、初步处理

（一）首诊处理

1. 确定诱因和病因　详细询问病史、体格检查,寻找引起皮肤瘙痒的可能诱因和病因。祛除诱发因素,如避免接触刺激性物质、过度洗浴导致皮肤干燥。如果患者有高血压、糖尿病等疾病,应加强对此类慢性疾病的综合管理。对存在因搔抓致皮肤破溃、结痂的患者,应积极抗感染治疗。如不能确诊或有潜在风险者,应及时转至上级医院相关科室。

2. 确定病变类型　结合病史、体格检查,初步确定患者瘙痒类型属系统疾病所致还是药物诱发、皮肤源性、神经病性或心源性等所致,根据不同类型选择不同处理方式。

3. 生活指导与心理疏导　合理膳食,避免摄入辛辣刺激食物,阻断"瘙痒 - 搔抓 - 瘙痒"的恶性循环。做到日常保湿、放松运动,使用温和洗浴剂,温水洗浴等。同时,应重视长期皮肤瘙痒带给患者睡眠及心理上的影响,及时给予心理疏导、帮助患者改善睡眠、树立信心等。

（二）后续处理

1. 对明确病因诊断的皮肤瘙痒患者,可针对原发病采取对症治疗,控制原发病;同时可外用止痒剂辅助治疗,减轻患者不适。

2. 针对药物诱发的皮肤瘙痒,建议调整药物,或观察、停药等,必要时转诊专科医院进一步诊治。

（三）常用药物

根据皮肤瘙痒的具体情况选择合理的药物治疗方案,常用的药物有:

1. 外用药物治疗　以保湿、滋润、止痒为主,使用刺激性小的外用药物。

（1）低 pH 的清洁剂、润滑剂、止痒剂:如炉甘石洗剂、辣椒碱、含薄荷或樟脑的乙醇制剂等,可以减少皮肤刺激和瘙痒感。

（2）外用表面麻醉剂:如利多卡因乳膏,有抵抗瘙痒的作用。

（3）外用抗组胺药:如 5% 多塞平软膏。

（4）外用免疫抑制剂：如吡美莫司乳膏、他克莫司软膏。

（5）外用糖皮质激素：短期外用、局部涂擦可有效缓解瘙痒症状。但需注意，长期使用糖皮质激素可导致局部皮肤萎缩和干燥，特别是糖尿病患者应慎用。

2. 口服或肌内注射药物治疗

（1）抗组胺药：如西替利嗪、氯雷他定等第二代抗组胺药和酮替芬、氯苯那敏、异丙嗪等第一代抗组胺药，可以缓解瘙痒。

（2）选择性 5- 羟色胺再摄取抑制剂：如帕罗西汀、氟伏沙明、舍曲林，一定程度上可缓解瘙痒。

（3）三环类抗抑郁药：如多塞平、阿米替林可控制瘙痒。

（4）抗癫痫和抗焦虑药：如加巴喷丁、普瑞巴林，对尿毒症性瘙痒症有效。

（5）性激素：适用于老年性瘙痒症患者。男性可肌内注射丙酸睾酮或口服甲基睾酮，女性可口服己烯雌酚或肌内注射黄体酮。

（6）复合维生素 B、维生素 B_2、烟酸或烟酰胺：尤其适用于冬季瘙痒的患者。

（7）其他：盐酸普鲁卡因静脉封闭可用于全身性瘙痒症，钙剂、维生素 C、镇静安眠药亦有一定的作用。以上药物均需在临床医生指导下使用。

（四）转诊时机

全科医生遇到以下皮肤瘙痒情况时应转诊至上级医院进一步诊治：

1. 儿童和老年人等身体免疫力低下的皮肤瘙痒。

2. 反复发作、病因不明的皮肤瘙痒。

3. 药物诱发皮肤瘙痒，且合并高血压、糖尿病等多种慢性病，且药物调整存在矛盾。

4. 皮肤瘙痒搔抓致皮肤破溃后引起的重症感染或脓毒血症或感染性休克。

5. 皮肤瘙痒伴多脏器功能衰竭或伴中枢神经系统损害。

6. 恶性疾病所致的皮肤瘙痒。

（冯　玫）

第八节　头　　晕

病例

患者,女性,83 岁,退休。

【S:Subjective】主观资料

头晕 1 月余,颜面及下肢水肿 1 周。

患者 1 月余前无明显诱因出现头晕,呈持续性,情绪激动时症状明显,无视物旋转,有恶心,无呕吐,时感胸闷不适,无胸痛。患者近 1 个月居家自测血压较高,最高达 180/98mmHg,自服降压药(复方利血平氨苯蝶啶片,1 片 / 次,1 次 /d)后头晕有所缓解,近 1 周自觉颜面部、眼睑及双下肢水肿,无泡沫尿,无肉眼血尿。

有高血压病史 10 余年,最高达 216/118mmHg,现长期口服复方利血平氨苯蝶啶,1 片 / 次,1 次 /d。有抑郁症病史,现长期口服左洛复片,50mg/ 次,1 次 /d。有阑尾炎切除术及输卵管结扎术史(具体诊疗经过不详),否认糖尿病、冠心病等慢性病病史、否认药物过敏史等。

个人史:生长于上海,长期居住本地,退休。否认牛羊犬密切接触史,否认疫区居住史,无烟酒嗜好,否认不洁性交史。

家族史:父母已故,死因不详。有 1 弟 1 妹,均体健,否认家族性遗传病史及其他相关病史。

【O:Objective】客观资料

1. 体格检查　T 36.5 ℃,P 92 次 /min,R 20 次 /min,BP 196/114mmHg,神志清,精神可,无眼睑下垂,双眼眼球居中,各方向运动灵活充分,未见眼震及复视。双瞳孔等大等圆,对光反射灵敏,双侧额纹对称,闭目有力,鼻唇沟对称,口角无偏斜,双侧鼓腮有力,双侧指鼻试验、跟膝胫试验及直线行走试验均稳准,轮替试验正常。双肺呼吸音粗,未闻及干湿啰音,心率 92 次 /min,律齐。腹软,无压痛,颜面部、眼睑及双下肢轻度水肿。四肢肌力及肌张力正常,神经系统病理反射征均阴性。

2. 辅助检查　颅脑 MR 成像:右侧基底节区腔隙灶。

【A：Assessment】问题评估

首先，可以根据患者无眩晕感以及体征，确定患者是"非眩晕型"；其次，结合患者颅脑磁共振检查、血压情况、服用降压药后好转情况以及既往病史，诊断为高血压、抑郁症。

目前患者主要问题：血压控制欠佳，有头晕及颜面、下肢水肿情况。

【P：Plan】问题处理计划

1. 诊断计划　入院予以一级护理、心电监护、监测血压，并完善相关辅助检查，如肝肾功能、心脏彩超等。

2. 治疗计划　低盐低脂饮食，口服硝苯地平控释片，30mg/次，1次/d，控制血压；左洛复片，50mg/次，1次/d，调节情绪。

3. 健康教育计划

（1）每天自测血压并记录，仔细观察病情变化，及时咨询及就医。

（2）低盐低脂饮食。

（3）精神放松、保持愉快心情。

（4）选择适当运动方式，如步行、运动器材，但避免剧烈运动，控制体重。

（5）按时按量服药。

转归：患者遵医嘱服用硝苯地平控释片2d后，血压较前控制，波动于130~140/80~90mmHg左右，恶心、胸闷感明显好转，复查颅脑磁共振同前，查颅内彩色多普勒、血脂水平、血糖水平均未提示明显异常。

头晕是临床常见的症状之一，患病率和发病率高，是全科门诊常见的就诊原因之一。有研究显示，门诊就诊的18~65岁的患者中，4%的患者以持续头晕为主诉，其中3%形容为"严重影响日常生活能力"。不仅如此，随着年龄的增加，头晕的发病率逐渐升高，有报道称，头晕在老年人的发病率可以达到20~40%。

一、病情判断

细致的病史采集是评估头晕患者的第一步。首先，医师应先明确患者头晕的类型。头晕分为以下几种类型(见表 2-8-1):①眩晕;②晕厥或先兆晕厥;③步态不稳;④不典型头晕。其次,我们再进一步明确每种类型的具体原因。

表 2-8-1 头晕的分类和特征

	眩晕	晕厥或 先兆晕厥	步态不稳	不典型 头晕
主诉	旋转或"旋转木马"	几乎摔倒	摔倒 平衡觉丧失	漂浮感
典型 发作	床上翻身 向上看	站立	行走	紧张
重要 病史 特征	发作持续时间 CNS体征和症状(如构音障碍、复视、头痛、颈部疼痛) 外周症状(如听力减退、耳鸣)	CAD HF 晕厥病史 心悸 用药史 黑便或直肠出血	糖尿病 神经系统病变 视觉障碍 共济失调 用药史	多脏器主诉感觉情绪低落或绝望 快感缺失
关键 体格 检查	脑神经检查 步态	直立位血压和心率检查	步态感觉	
发现 结果	指鼻试验 Dix Hallpike 试验		位置觉 脑神经检查 指鼻试验	
鉴别 诊断	外周性:BPPV、前庭神经炎、梅尼埃病 中枢性:CVA、MS、小脑出血、偏头痛、脑干肿瘤	脱水 出血 直立性低血压 血管迷走神经性心律失常 低血糖 主动脉瓣狭窄 PE	多发性感觉缺失 帕金森病 小脑退化或脑卒中 维生素 B_{12} 缺乏 脊髓痨 脊髓病变	抑郁症 广泛性焦虑 惊恐发作 躯体化障碍

注:CNS. central nervous system,中枢神经系统;CAD. coronary atherosclerotic heart disease,冠状动脉粥样硬化性心脏病;HF. heart failure,心力衰竭;Dix Hallpike. 眼震诱发试验;CVA. cerebral vascular accident,脑血管意外;MS. multiple sclerosis,多发性硬化;PE. pulmonary embolism,肺栓塞。

二、详细问诊

（一）问诊特点

1. 起病情况　发病时间、起病形式、有无先兆和规律、头晕的性质和方向、持续时间、发病频率、原因、诱因、病程、病情演变和进展情况等。

2. 伴随症状　如有无头痛、恶心、呕吐、耳鸣、耳聋、面瘫、吞咽困难、感觉障碍和肢体瘫痪或抽搐等症状，以及它们与头晕出现的先后次序等。

3. 既往病史、家族史　心脑血管疾病、耳部疾病、颅脑外伤史、感染、中毒、有无晕车晕船、不敢转圈和类似发作，以及耳毒性药物服用等既往史和有关家族史等。

（二）采用全科 RICE 问诊方式

从人的整体性出发，将患者作为一个既有生理属性又有社会属性的"完整人"，更深入地了解疾病对患者生活的影响，以及患者对疾病的想法和观念。以患者为中心。强调良好的医患关系和患者沟通，更好地了解患者就诊的需求。

R（reason）：您今天为什么来？

I（idea）：您认为自己出了什么问题？

C（concerns）：您的担忧是什么？

E（expectations）：我能帮您做些什么？

三、鉴别诊断

首先，我们应详细询问患者病史特点，并进行针对性体格检查，诊断流程可以分为如下几步展开：

第一步，判断是否为眩晕（A 型"头晕"）。眩晕为前庭神经周围及中枢通路病变导致的身体与外界物体发生相对运动的一种主观感受，表现为睁开眼睛发现周围的物体在运动（上下、水平、旋转等），闭上眼睛时感觉身体不稳定或者在漂移。如果是眩晕，则需要鉴别是周围性眩晕还是中枢性眩晕（见表 2-8-2）。

表 2-8-2　周围性眩晕和中枢性眩晕鉴别要点

体征	周围性	中枢性
CNS 症状和体征（如构音障碍、复视、共济失调、脑神经麻痹）	少见	
平衡失调	轻到中度	重度
眼球震颤特征	凝视能抑制单侧水平方向转动持续时间 <1min 重复运动后减弱	凝视不可抑制眼球运动方向可能改变可能仅为垂直方向、向下或旋转运动持续时间 >1min 重复活动后不减弱
单次发作持续时间	依靠病因学	依靠病因学
血管疾病危险因素	可能有或无	常见
恶心、呕吐	严重	表现不一，症状可能轻微、不严重或无
眩晕严重程度	严重	不严重或无
听力丧失	可能存在耳硬化症、梅尼埃病	不常见，可能见于迷路梗死

　　第二步：对于非眩晕的"头晕"患者，则首先应该确定头晕是否为晕厥或晕厥前（B 型"头晕"）。晕厥是指脑灌注不够（传统概念包括低血糖及低氧血症）导致的短暂意识丧失。对没有丧失意识者，称为晕厥前。主要病因包括心源性或脑血管病变导致的低灌注、迷走反射性低血压、低血糖以及低氧血症，如一氧化碳中毒，还包括神经系统疾病或其他躯体疾病（如骨关节）导致的步态不稳（C 型"头晕"），如周围神经病、深感觉异常、前庭小脑疾病、大脑疾病导致的步态不稳等。需要医生从中枢神经系统直到骨骼肌，进行详细的神经系统病史询问、体格检查及相关辅助检查。

　　第三步，对于非眩晕、非晕厥且已排除导致步态不稳的相关疾病的患者，则归入不典型头晕（D 型"头晕"），需要进一步对身体健康状况进行评估，排除重要脏器疾病，特别是危及生命的疾病（出现异常生命体征）。

第四步,在除外上述器质性疾病之后,需要寻找心理因素,"头晕"也可以考虑是由于精神心理因素导致的,如抑郁、焦虑等。

（一）眩晕的鉴别要点

眩晕是头晕最常见的原因。眩晕可能由内耳（周围）或脑干（中枢）的疾病引起。约90%的头晕患者均为周围性原因。

1. 周围性

（1）良性阵发性位置性眩晕（BPPV）。

（2）迷路或前庭神经炎。

（3）梅尼埃病。

（4）不常见的病因　头部创伤,带状疱疹。

2. 中枢性

（1）脑血管病　椎基底动脉功能不全,大脑或脑干脑梗死、脑出血、脑动脉夹层。

（2）大脑变性。

（3）偏头痛。

（4）多发性硬化（MS）。

（5）酒精中毒。

（6）苯妥英钠中毒。

（7）脑干或小脑肿瘤。

3. 眩晕的诊断流程（图2-8-1）

（二）晕厥或先兆晕厥的鉴别要点

晕厥是临床上常见的症状,指一过性全脑低灌注导致的短暂意识丧失,特点为迅速、一过性、自限性,并能够完全恢复。导致晕厥的原因很多,机制复杂,涉及多个学科。对晕厥患者进行初步评估的目的,包括明确是否是晕厥、是否能够确定晕厥的病因、是否是高危患者。评估内容包括详细询问病史、体格检查（包括不同体位血压）、心电图,其他包括超声心动图、24h动态心电图或实时心电监测、直立倾斜试验、神经科检查或血液检查等。

1. 脑源性晕厥或先兆晕厥　主要是脑部大动脉严重狭

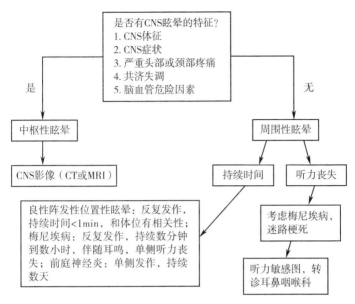

图 2-8-1 眩晕的诊断流程图

CNS. 中枢神经系统;CT. 计算机断层扫描术;MRI. 磁共振成像。

窄或梗阻导致的脑灌注不够,如颈内动脉闭塞等。需要对颈部及颅内大动脉进行仔细检查。有时需头部影像学检查,如头部 CT 或 MRI,可以发现脑灌注不足的影像学证据。

2. 心源性晕厥 如心律失常、急性心肌梗死等。

3. 迷走反射性晕厥 如颈动脉窦受压、排尿性晕厥等。

4. 血液成分变化等 如低血糖发作、一氧化碳中毒等。

通过上述诊断要点分析,可以对晕厥或晕厥前患者进行明确的定位诊断。由于晕厥或晕厥前的病变性质很单纯,即脑灌注不足(包括低血糖及低氧血症),因此定性诊断主要体现在鉴别诊断上,即非脑灌注不够导致的短暂性意识丧失,主要是癫痫、癔症、中毒等。

(三)步态不稳的鉴别要点

患者口中的"头晕"很多时候实际上是步态不稳,病因很多。例如:大脑病变中的脑梗死、脊髓病变、周围神经病变,以及各种感觉功能异常(如屈光不正等)的病变等,均可引起步态不稳,患者有时会以"头晕"为主诉就诊。很显然,这些疾病的诊断涉及从中枢神经系统到骨骼肌,乃至躯体其他部位,因此需要仔细鉴别和排查。

（四）不典型头晕的鉴别要点

除了上述可以明确的头晕原因之外,还有一种情况称为不典型头晕。即有时患者仅仅主诉头发沉,持续的昏昏沉沉及不清晰感,头重、头闷、头重脚轻和不稳感,多于行、立、起、坐及劳累时加重等,临床上无法查出和神经系统、循环系统、血液成分相关的器质性疾病。有时是因为有脏器功能障碍,如尿毒症、肝功能障碍等慢性躯体性疾病;有时就是慢性疲劳综合征。另外,很大部分的患者实际上是抑郁症或焦虑症等精神心理障碍所致。

头晕的诊断流程图见图 2-8-2:

四、初步处理

（一）首诊处理

围绕头晕进行详细的病史询问及体格检查,尤其是神经系统体格检查。必要时行辅助检查,尽快明确病因,针对病因进行诊治。

（二）后续处理

找到头晕的病因后,针对病因进行治疗。下面就全科门诊常见病因所致头晕的相关治疗进行介绍。

1. 脑动脉供血不足 多以改善脑循环缓解症状为主(但必须先排除脑出血),目前常用的药物有:倍他司汀、氟桂利嗪、尼莫地平、前列地尔、天麻素、银杏叶制剂、丹参川芎嗪注射液等。同时针对病因进行治疗,包括颅内外动脉狭窄、脑小血管病变等。对动脉粥样硬化性或炎性血管狭窄且有手术适应证者,可行 CEA、CAS、球囊扩张术和颅内-外动脉吻合术等。此外,还需要对相关危险因素进行干预,包括高血压、高脂血症、糖尿病和吸烟等,做好宣教。

2. 高血压性头晕 血压控制不佳所致的头晕,治疗方面主要还是以降压药物控制血压为主,若规律用药情况下血压仍控制不佳,可考虑调整降压药物方案,辅以倍他司汀等药物改善脑循环。此外,仍强调干预危险因素,如控制体重、减少

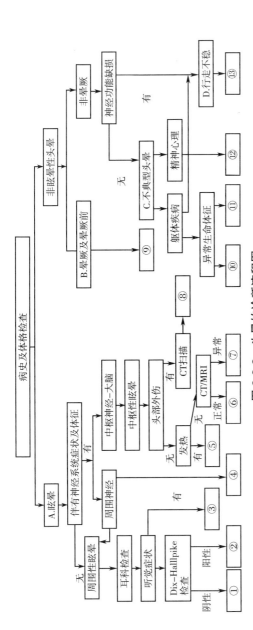

图 2-8-2 头晕的诊断流程图

注：Dix-Hallpike 检查，眼震诱发实验；CT：计算机断层扫描术；MRI：磁共振成像。

①前庭神经元炎、内听动脉闭塞导致的前庭支供血不足等；②良性阵发性位置不足等；③梅尼埃病、迷路炎、迷路瘘管等；④前庭神经本身疾病、如炎症、肿瘤、缺血等；⑤中枢神经系统感染；⑥短暂性脑缺血发作、后循环缺血、基底动脉供血不足；⑦脑肿瘤、癫痫等；⑧颅脑损伤、脑出血、颅内压增高等；⑨心源性晕厥、迷走神经反射性晕厥、药源性晕厥、如低血糖、一氧化碳中毒、贫血等；⑩心脏疾病、甲状腺疾病、肺部疾病（肺栓塞）等重要脏器疾病、药源性或有毒物质等；⑪脱水、血容量低、休克、严重感染、心律失常、不稳定高血压等；⑫抑郁症、焦虑症等；⑬由于神经系统疾病导致的行走不稳、如深感觉障碍、前庭小脑疾病、前庭外疾病、躯体外系疾病、颅内大脑疾病等。有一部分是骨关节病导致的行走不稳。

93

钠盐摄入、减少脂肪摄入等。

3. 耳源性头晕 此类头晕常见于：良性阵发性位置性眩晕、梅尼埃病和前庭神经炎等。耳源性头晕的发病是由于耳的病变导致，耳不仅与听力有关，还与平衡功能相关，所以耳发生病变会导致听力障碍及平衡障碍，从而产生耳聋、耳鸣、眩晕等症状。对于耳源性头晕的治疗，则采取病因治疗。例如：针对良性阵发性位置性眩晕患者，经手法复位后大部分患者可获缓解，但仍有少部分患者无效，考虑为此类患者合并有前庭功能障碍所致。而对于梅尼埃病的治疗，根据梅尼埃病诊断和治疗指南，则采用患者宣教、生活方式改善、药物使用（倍他司汀、利尿剂、鼓室内注射糖皮质激素、鼓室内注射庆大霉素）、前庭康复训练及手术治疗等方法。对于前庭神经炎的治疗，则采用前庭抑制剂对症治疗、病因治疗及前庭康复训练。

4. 慢性主观性头晕 传统的前庭疾病干预措施在慢性主观性头晕的治疗中效果不佳。基于慢性主观性头晕的身心交互模式特点，一些精神药物、心理和康复等治疗方法应用于临床。

1）神经精神药物治疗：常选用选择性 5- 羟色胺再摄取抑制剂，如盐酸氟西汀、盐酸舍曲林、盐酸帕罗西汀等。

2）前庭平衡康复疗法（vetibular and balance rehabilitation therapy，VBRT）：VBRT 是针对病因治疗后所遗留的各种前庭功能障碍，使用专业化的康复训练手段，促进前庭适应和代偿的建立，从而达到改善和恢复前庭功能的目的。VBRT 不仅能改善慢性头晕患者的躯体症状和功能障碍，还能对患者伴发的情绪或心理症状产生积极作用。

3）认知行为疗法（cognitive behavioral therapy，CBT）：CBT由行为治疗和认知治疗整合而成，是指通过一种目标导向的、系统的程序，主要目的是解决情绪、认知和行为障碍，提高和改善其功能水平。

（三）转诊时机

1. 短期内反复出现晕厥或晕厥先兆（如突发肢体无力、面色苍白、四肢发凉、全身大汗等），随后好转，须警惕脑源性或心源性疾病所致。

2. 突发剧烈头痛、头晕,伴口齿模糊、肢体瘫痪、视物模糊、意识障碍等,须警惕脑血管意外可能。

3. 头部外伤后,突发剧烈头痛、头晕,伴喷射性呕吐,须警惕严重颅内损伤导致颅内压增高的可能。

4. 反复发作的头痛、头晕,程度剧烈,尤其是早晨,伴有呕吐,或听力损失、视力下降、幻听等,须尽早完善颅脑影像学检查,以排查颅内肿瘤可能。

5. 出现其他危及生命的情况。

总之,对于头晕,治疗重点在于识别病因,针对病因进行治疗。这就需要广大医师在临床实际工作中进行详细的病史询问以及体格检查,尤其是神经系统体格检查,全面系统地掌握引起头晕的相关疾病及鉴别诊断。

(钮富荣)

第九节 耳 鸣

病例

患者,女性,56 岁,退休。

【S:Subjective】主观资料

突发性双耳耳鸣伴听力下降 10d,头晕 6d。

患者 10d 前无明显诱因出现双耳耳鸣,持续性,低音调,右侧明显,渐出现听力下降,遂至当地医院就诊,考虑高血压引起,未予重视及相关治疗,嘱继续规律服用降压药物(氨氯地平片 5mg/ 次,1 次 /d)。6d 前患者听力消失,且晨起时出现头晕,伴恶心呕吐,视物旋转,体位变化时症状明显,无大小便失禁等,平卧 1~2min 后好转。至当地医院治疗(具体诊治不详)后未见明显好转。

既往有高血压病 10 年,最高血压 160/115mmHg,长期口服氨氯地平片 5mg/ 次,1 次 /d 降压,自述平素血压波动于 136~154/74~85mmHg。患有 2 型糖尿病 6 年,多次调整口服降糖药物,近期口服盐酸二甲双胍片 0.5g/ 次,2 次 /d 降糖治疗,住院期间空腹血糖波动于 5.2~6.3mmol/L。既往无中耳炎病史,无其他影响听力的服药史及近期特殊用药史,无乘飞机史等。

【O:Objective】客观资料

1. 体格检查 T 35.8℃,P 84 次 /min,R 20 次 /min,BP 138/78mmHg。神清,精神可,皮肤黏膜无黄染,全身浅表淋巴结无肿大,未见眼震,变位性眼震性试验右侧阳性,伸舌居中,双肺呼吸音清,未闻及明显干湿啰音。律齐,各瓣膜区未闻及病理性杂音。腹软,无压痛及反跳痛,肝脾肋下未触及。双下肢无水肿。病理征阴性。

2. 辅助检查 血生化:总胆固醇 6.36mmol/L,高密度脂蛋白 3.39mmol/L,同型半胱氨酸 24.0μmol/L。腹部 B 超提示脂肪肝。超声心动图提示心脏舒张功能减退,LVEF 61%。颈部血管 B 超提示血流通畅,未见明显异常。胸部 CT、心电图提示未见明显异常。颅底 MRI 平扫 + 弥散提示未见明显异常。

【A:Assessment】问题评估

患者为老年女性,以"突发性双耳耳鸣伴听力下降 10d,头晕 6d"为临床特点,我们需要在详细询问病史、进行体格检查基础上确定患者是否存在原发病,在治疗原发病基础上结合病史、听力检查结果和心理评估对耳鸣进行定因、定位、定性、定量分析。该患者诊断:中耳炎,高血压、2 型糖尿病。

【P:Plan】问题处理计划

1. 诊断计划 入院予以二级护理,监测血压和血糖,并完善相关辅助检查。①耳部常规检查:纯音测听,声导抗,听性脑干诱发电位,耳声发射;②血液检查:血常规、血生化、甲状腺功能等;③其他辅助检查:颈部 X 线、心理学评估等。

2. 治疗计划 低盐低脂糖尿病饮食。口服氨氯地平片 5mg/ 次,1 次 /d,控制血压;盐酸二甲双胍片 0.5g/ 次,2 次 /d,控制血糖;氯霉素可的松液双耳 2 滴 / 次,3 次 /d,滴耳。

转归:患者遵医嘱氯霉素可的松液 2 滴,3 次 /d,滴耳 4d后,耳鸣及头晕明显好转,双耳听力较前有所恢复。

一、病情判断

耳鸣是指患者自觉耳中或颅脑鸣响,而周围环境中并无相应声源为突出症状的疾病。耳鸣是一种常见症状,而不是一种独立的疾病。慢性耳鸣患者几乎所有时间都能听到耳鸣,但部分患者的耳鸣是间断的。目前耳鸣病因复杂,机制不清。

耳鸣主要为主观判断,其病情的轻重主要依靠量表来确定。据文献所知,国外有多种量表,目前使用最多的是汉化版的《耳鸣致残量表》(tinnitus handicap inventory,THI)(详见附录7)用以了解耳鸣的程度。

二、详细问诊

1. 是否有爆震、噪声接触等诱因。

2. 耳鸣特点　耳鸣为单侧还是双侧,高音调还是低音调,是否伴听力下降,听力下降为对称性还是非对称性。

3. 伴随症状　有无听力下降,听力下降的对称性,有无耳痛、眩晕、抑郁、焦虑或认知障碍等。

4. 诊治经过　患病以来详细诊疗情况,包括就诊科室、相关辅助检查、用药及疗效等。

5. 既往史　耳毒性药物服用史、外伤史、心脑血管疾病史、动脉瘤史、精神疾病史等。

三、鉴别诊断

引起耳鸣的病因众多,既可由耳部病变引起,也可由非耳部疾病如颈椎病、高血压、贫血、甲状腺功能减退症或甲状腺功能亢进症等疾病导致。由耳部病变引起的常与耳聋、眩晕同时存在,由其他因素引起的一般不伴有耳聋、眩晕。在耳鸣诊断中,首先要寻找导致耳鸣的病因。多数耳鸣(约90%)与听力变化有关,因此病史采集和体格检查中应当特别注意听觉系统。病史所提供的耳鸣发生方式、音调、是否伴随听力改变、眩晕或其他耳部不适等都是耳鸣诊断与鉴别诊断的重要信息。

1. 根据患者急性或者慢性起病,如突发性耳聋、急性迷路炎或者耳部或颅底外伤可以导致突发耳鸣,而噪声性聋、老年性聋等慢性耳部疾病所致耳鸣则常常是逐渐发生的。

2. 患者耳鸣的音调多与听力损失的频率相关联,即高频听力损失常引起高调耳鸣,而低频听力障碍则多与低调耳鸣相伴。对低调耳鸣患者应多注意有无可以导致传导性聋的疾病存在,而高调耳鸣则可能指示感音神经性聋。当然,感音神经性聋影响低频也可导致低音调耳鸣(如梅尼埃病)。当听力损失影响多个频率范围时,患者对耳鸣音调可能没有明确的描述。

3. 如果病史中耳鸣伴随出现耳闷、眩晕等症状,则应特别注意内耳病变的可能性;而耳痛、发热等伴随症状则可能提示外耳或中耳感染、炎症的存在。

4. 病史中应特别注意有无既往噪声暴露史、近期情绪紧张或应对压力的历史,因为此二者是造成耳鸣或耳鸣加重的常见和重要因素。

根据耳鸣病因鉴别分类如下:

(一) 客观性耳鸣

1. 血管性　如耳周围动静脉畸形、静脉瘘。

2. 肌源性　如腭肌痉挛、镫骨肌痉挛,耳鸣为"咯咯"样的声音。

3. 气源性　如咽鼓管异常开放的呼吸气流声。

4. 其他　如颞下颌关节囊松弛的关节噪声被误认为来自耳郭。

(二) 主观性耳鸣

1. 耳部疾病引起　如耵聍栓塞、非化脓性及化脓性中耳炎、咽鼓管阻塞、耳硬化症、梅尼埃病、听神经瘤、噪声性耳聋、中毒性聋、老年性聋等。梅尼埃病的耳鸣在眩晕发作时加重。

2. 全身性疾病引起　如血压过高或过低、动脉硬化、贫血、白血病、肾病、糖尿病、毒血症、烟酒过度、中毒、更年期等。

3. 心理因素引起　如工作压力、情绪等。

4. 其他因素引起　如睡眠障碍等。

耳鸣诊断流程详见图 2-9-1。

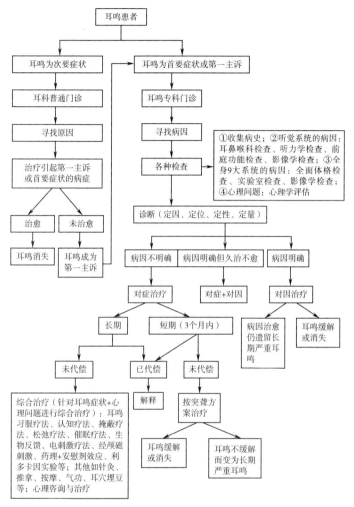

图 2-9-1　耳鸣诊断流程图

四、初步处理

（一）首诊处理

1. 对于危及生命的耳鸣,应及时送往综合性医院急诊室。

2. 对于非急症且能及时到达患者家中的情况,需详细采集病史并进行体格检查。

3. 对于病情未危及患者生命的,应进行详细的病史询问,针对具体的疾病给予针对性的治疗,如药物性耳鸣停止服用耳毒性药物、耵聍性耳鸣取出耵聍。

4. 如条件允许,可予以患者辅助检查,一般全科诊室可用的检查为耳镜检查。如需要听力学检查,请转诊至条件许可的耳鼻喉科进一步诊治。

(二) 后续处理

1. 生活方式指导

(1) 戒除掏耳朵的习惯:平时勿掏挖耳朵。

(2) 保持外耳道洁净干燥:洗头、洗澡时防止水流入耳内。

(3) 远离烟酒和耳毒性药物,如链霉素、庆大霉素、卡那霉素等。

(4) 避免打击头部,尤其是耳部。

2. 如患者入院或住院治疗,与专科医生取得联系,详细了解患者的临床诊断、诊治经过、检查结果以及医嘱,并于患者病后第一天或出院后第一天进行探视患者,询问疾病改善康复情况。

3. 对于出院后需长期调理的患者,应监督其遵嘱执行,定期检测。

(三) 药物治疗

慢性耳鸣多不推荐使用药物治疗,对于急性耳鸣推荐药物治疗。

1. 血浆扩容药物　改善血液流变学治疗,可用血浆扩容药物或改善微循环药物(如低分子右旋糖酐、羟乙基淀粉、普鲁卡因、己酮可可碱等)持续 10d,普鲁卡因剂量逐渐增加。

2. 糖皮质激素治疗　患者无糖皮质激素使用禁忌证,在专科可给予糖皮质激素治疗。依据患者病情选择药物及剂量,对于急重症者可采用注射用甲泼尼龙琥珀酸钠 500mg/(次·d)冲击治疗,可连续或隔日给予 3 次后迅速减量,依据病情调整糖皮质激素使用剂量,制订个体化治疗方案。

3. 中医中药　经方有补阳还五汤、补中益气汤、六味地黄汤、龙胆泻肝汤、逍遥散加减等。此外,尚有针刺法、穴位注射法、耳穴贴压法、刮痧拔罐法、推拿法等。

（四）其他治疗

1. 耳鸣习服疗法 也称训练疗法,是西方学者首先提出和倡导的耳鸣治疗方法,它是通过专科医生定期给予耳鸣患者的详细指导,包括松弛训练、转移注意力和心理咨询等,使其尽快达到对耳鸣的适应和习惯,从而减轻耳鸣程度,解除耳鸣对患者所造成的身心障碍。

2. 助听器 对于伴有听力下降的失代偿持续耳鸣患者应该推荐助听器。

3. 声治疗 对持续失代偿耳鸣可以进行声治疗。患者必须使用有声材料如耳鸣掩蔽器音乐光盘、收音机等,以协助达到对耳鸣适应和习惯的目的,每天可听 6h 以上,每次 1h,根据后效抑制效应决定 2 次之间的间隔,工作和学习的时候都可以听,但入睡后不能听。

4. 认知行为治疗 对于持续失代偿耳鸣可以推荐进行认知行为治疗。

5. 膳食补充 强烈不推荐给予银杏叶制剂褪黑素、锌等。

6. 经颅磁治疗 强烈不建议将经颅磁治疗作为常规治疗。

（五）社区中医初步诊治

本病需辨证分析新久虚实。新近耳鸣多为实证,常因急性热病,或反复感冒,以致邪蒙耳;也可由痰火、肝胆郁热上扰等引起,治疗宜疏风散热、开郁、化痰以通窍开闭,大多调治稍易、疗程较短。慢性耳鸣多为虚证,常因久病体虚、脾肾不足、精气亏损、不能上濡清窍所致,多与脾、肾、肝、胆各脏功能失调有关,尤其与肾的关系更为密切,治疗宜健脾升清、滋肾填精为主,但因脏腑精亏气衰,病情往往缠绵日久,难图速效。

（六）转诊时机

1. 短期内反复发作短暂头痛、耳鸣、恶心或呕吐、视物模糊或一过性肢体无力;或突发剧烈头痛、呕吐、视力障碍、瘫痪或昏迷等,须警惕脑卒中的可能。

2. 严重头部外伤后,持续头痛、耳鸣、视物模糊、意识不清或昏迷等,须警惕颅内严重损伤。

3. 出现其他危及生命的病症。

4. 耳鸣伴耳痛、耳流脓、听力下降。

5. 耳鸣伴头晕、头痛、高血压等。

6. 耳鸣伴精神亢奋、失眠、食欲亢进、消瘦、心悸、突眼等疑似甲亢表现。

（赵费敏）

第十节　口　　干

病例

患者,女性,60 岁,已退休。

【S:Subjective】主观资料

间断口干伴口腔灼痛 1 年,加重 1 个月。

患者 1 年前无明显诱因,间断出现口干,多发生在晨起,并伴口腔灼痛、口唇干裂,饮水后可缓解。患者对此未予以重视,也未进行任何相关治疗。1 个月前患者上述口干症状加重,为持续性口干,多饮水后症状无明显好转,并伴有味觉减退、吞咽干硬食物困难。患者一个月以来,无多饮、多食、多尿、无体重下降,无咽痛、眼干,无牙痛及牙龈痛、无声音嘶哑等。有食欲减退,精神状态尚可。睡眠 5~6h,大小便正常。

患者一直以来饮食习惯尚可,主食粗细搭配,每日 250g 左右,蔬菜大量、每日一个鸡蛋,肉类或鱼类有交叉摄入,平均每日 75g,牛奶 250ml,口味适中,喜欢辛辣和油炸食品,糖油盐控制尚可,无吸烟饮酒嗜好。平时运动不多,偶尔会出去散步。家庭和睦,心情愉快,近期家中未有突发生活事件发生。

既往史:高血压病史 10 余年,最高血压 160/90mmHg,长期服用苯磺酸氨氯地平片 5mg/ 次,1 次 /d 治疗,血压控制在 130/80mmHg 左右;血脂异常,间断服用阿托伐他汀钙 20mg/ 次,1 次 /d,否认糖尿病病史,否认肿瘤病史,否认肝炎、结核病史,否认手术外伤史,否认过敏史。

个人史:月经初潮 15 岁,孕 3 产 1,55 岁绝经,不吸烟、不饮酒。

家族史:父亲有高血压病、糖尿病病史,无肿瘤家族史。

【O：Objective】客观资料

1. 体格检查 T 36.5℃，P 70 次 /min，BP 130/80mmHg，R 16 次 /min。神清，口唇干裂，口腔黏膜无水肿、溃疡，无龋齿，牙龈淡红色，无萎缩及溃疡，双侧扁桃体无肿大，无脓性分泌物。双肺呼吸音粗，未闻及干湿啰音，心率 70 次 /min，律齐，各瓣膜听诊区未闻及病理性杂音，腹软，无压痛，肝脾肋下未及。双下肢无水肿，双足背动脉搏动良好，四肢活动度好，肌力及肌张力正常，神经系统病理反射未引出。

2. 实验室检查 血糖、肝肾功能、血尿常规、心电图均在正常范围。血胆固醇 6.1mmol/L，低密度脂蛋白 3.6mmol/L。

【A：Assessment】问题评估

1. 目前诊断 口干原因待查

干燥综合征？

唇炎？

高血压 2 级高危（社区基层高血压指南）

血脂异常

2. 患者目前存在的问题 患者血压控制稳定，药物治疗下血脂不达标，尚未见心脑肾并发症出现，目前饮食习惯喜欢辛辣、油炸食品，少活动不锻炼。患者血脂不达标和饮食、运动方面存在的危险因素对口干及心血管事件预后不良，急需干预。

【P：Plan】问题处理计划

1. 完善检查 转诊三甲医院完善相关检查，以确诊干燥综合征。

2. 药物治疗 苯磺酸氨氯地平片，5mg/ 次，1 次 /d，口服；阿托伐他汀钙，20mg/ 次，1 次 /d，口服。

3. 非药物治疗 改变目前饮食习惯，减少辛辣和油炸食品的摄入，坚持有氧运动，小步快走、自行车、游泳、慢跑等，每周 3~5 次，每次 45min。

4. 降脂药要连续服用，降脂药为脂溶性药物，所以要与晚餐一起服用，以达到最佳效果。他汀类降脂药有肌溶解的药物不良反应，所以，在服药的同时，如果出现肌肉疼痛，请及时复诊，反馈给全科医生，调整药物。应及时就诊三级医院风湿免疫科,做相关检查,以确诊是否存在干燥综合征。另外,建议牙科就诊,排除牙体及牙周疾患。

思考:

1. 在社区对于患者的口干症状,初步考虑哪些疾病的可能性?

2. 针对考虑的初期问题清单,准备询问哪几个方面的问题? 能否使用针对性的问题问诊病史以缩小诊断范围?

3. 如何使用患者的病史资料鉴别令人担忧的口干原因以及无须担心的口干原因?

4. 在基层的全科医生将如何处理?

一、病情判断

1. 急性与慢性判断。

2. 功能性或病理性的判断　正常情况下,口腔中唾液的分泌和消耗存在一定的平衡,以润滑、保护口腔中的黏膜、牙体和牙周组织。如果唾液分泌减少或消耗增加,就会出现唾液分泌和消耗的负平衡,即口干。口干燥症是客观的口干刺激达到一定的阈值而引起的主观感觉,且不能通过饮水等措施缓解,常表现为唾液黏稠、黏膜烧灼感、口唇干裂、味觉异常、咀嚼与吞咽功能障碍,导致膳食结构改变,甚至出现噎堵,造成吸入性肺炎,导致患者生活质量的下降,损害患者的身体健康。另外,饮食习惯和特殊食物以及有心理障碍者也可以出现口干。

3. 口腔疾患　牙龈炎、牙周炎、龋齿。

4. 全身性疾病　干燥综合征、糖尿病、头颈部癌症、唾液腺疾病等。

5. 患者以前和现在用药情况　肿瘤放化疗、抗肿瘤药物。

6. 既往相关检查结果和实验室检查结果。

二、详细问诊

1. 起病情况　患病的时间、可能的原因或诱因。

2. 主要症状的特点及其发展变化情况　包括口干病程、口干节律性、口干对口腔功能的影响(如是否依赖汤水进食、吞咽梗阻感、语言障碍）缓解或加剧因素以及演变发展情况。

3. 伴随症状 记录伴随症状，描述伴随症状与主要症状之间的相互关系，如口腔灼痛、眼干、鼻干、咽喉干燥、声音嘶哑、味觉异常、口腔异味等。发病以来一般情况，如精神状态、睡眠、食欲、大小便、体重等情况。

4. 既往疾病史 高血压、糖尿病、内分泌疾病、血液系统疾病、呼吸系统疾病、精神疾病、自身免疫性疾病、头面部肿瘤疾病史等。

5. 诊治经过及用药史 详细记录发病以来患者接受的检查、诊治经过及效果，记录患者发病前后服药的种类及服用时间，主要包括抗精神病药物、止痛药、镇定催眠类药物、抗组胺药、利尿药、抗高血压药、抗催吐药、抗震颤麻痹药、抗痉挛药等。

6. 个人史、婚育史、家族史 女性患者要详细记录月经情况，如月经量、月经时间及月经期持续时间，判断有无月经紊乱，已闭经者详细记录停经时间及有无特殊停经原因。

7. 问诊 RICE 见表 2-10-1。

表 2-10-1 问诊 RICE

问题	实施
今天因为什么来就诊?（R）	倾听患者对症状的描述
你还有哪些其他的症状吗	不要打断患者的讲述,过早进入针对性问诊
你对这个口干是怎么看的?（I）	探寻患者对本病看法
你最担心什么呢?（C）	在适当的时候,安抚患者的情绪
你希望得到什么样的帮助?（E）	探寻患者的期待

三、鉴别诊断

（一）疾病的鉴别要点

1. 唾液腺感染性疾病 包括急、慢性化脓性腮腺炎和急性化脓性颌下腺炎。当唾液腺发生急性炎症时，导管上皮肿胀,管腔狭窄,细菌、脓细胞及脱落的上皮细胞形成黏液栓子,堵塞部分腺管,导致唾液分泌下降。当炎症由急性转为慢性时,唾液腺导管周围炎症反应增强,导管上皮出现退行性变,结缔组织纤维化,腺体组织破坏,逐渐被增生的脂肪及结缔组织替代,进一步导致唾液分泌减少,患者自觉口干、口臭、黏膜干燥。

2. 唾液腺发育不全　病因不明,可能与遗传性相关,而与其他外胚叶发育无关。患者唾液腺腺体组织发育不全,唾液分泌量不足,青春期尤为明显。表现为口干、口腔烧灼感、唇舌痛、溃疡、咽喉痛、饮水增多、重者随时需含水,特别当进食时更明显。口腔黏膜干燥、光滑,有时粗糙,舌发黏,不易移动,易形成多发的环状龋,甚至牙冠未完全萌出就已发生龋的破坏,往往影响患者的睡眠和饮食。

3. 干燥综合征　是一种以侵犯泪腺和唾液腺等外分泌腺,具有高度淋巴细胞浸润为特征的弥漫性结缔组织病。本病分为原发性和继发性两类,后者指与某种明确的弥漫性结缔组织病并存的干燥综合征。病理变化为腺体组织破坏和萎缩而被淋巴细胞替代。最常见的表现是口、眼干燥症,且常伴有内脏损害而出现多种临床表现。70%~80%患者有口干,严重者因口腔黏膜、牙齿和舌发黏以致在讲话时需频频饮水、进食固体食物时必须伴流质送下等,常伴有多发性龋齿、成人腮腺炎、舌痛、口腔溃疡等,还可出现乏力、低热等全身症状。

4. 良性淋巴上皮病变　目前认为是一种自身免疫性疾病,病理表现与干燥综合征相似,唾液腺间结缔组织内成群的淋巴样细胞浸润,导管上皮明显增生,形成上皮岛,间质有黏液性变,炎性浸润,腺泡萎缩,导致唾液分泌减少。本病多见于青年或中青年,但亦可发生于任何年龄。单侧或双侧对称性腮腺肿大是本病的突出特点,腺体肿大呈弥漫性均匀一致,无压痛,与周围组织无粘连,稍有酸胀感或无任何症状,早期不易发现,往往有数月或数年的病程。患者自觉口干,严重时伴吞咽困难。

5. 内分泌疾病　体内激素水平的变化导致体液和电解质平衡紊乱,出现脱水而致口腔干燥。同时,内分泌紊乱反馈至大脑皮质下中枢引起功能紊乱与自主神经功能失调,也是导致口干的机制之一,如糖尿病、更年期综合征、甲状腺功能减退症、尿崩症等。如果上述疾病经治疗得以控制,口干症状也可随之减轻或消失。

6. 血液系统疾病 由于体内微量元素缺乏,缺铁性贫血和恶性贫血均可引起口干。缺铁性贫血是由于体内缺乏铁,造成小细胞低色素性贫血;恶性贫血通常发生于中年以后,由于维生素 B_{12} 缺乏,造成巨幼细胞贫血。常表现为舌乳头萎缩、舌苔剥脱、舌背光滑、舌部烧灼感,可伴有口干,唾液分泌减少,唇、颊及舌黏膜溃疡。部分患者还有味觉丧失,口周皮肤及舌的麻木感和蚁行感。

7. 头颈部肿瘤放疗 唾液腺组织放射敏感性高,腮腺对放射线的敏感性高于颌下腺,易受损伤且损伤不可逆,放射治疗对唾液腺组织损伤的程度取决于放射剂量的大小,有研究显示当放射剂量超过 65Gy 时,唾液腺组织无法恢复正常。唾液腺大部分或全部处在照射野的患者,唾液腺功能丧失可持续数年。经照射过的唾液腺组织发生纤维化甚至萎缩,导致唾液分泌减少及一系列口腔并发症。患者常主诉口腔烧灼感、唇舌痛、溃疡、咀嚼吞咽困难、咽喉痛、饮水增多、夜尿多,常常影响患者的睡眠和饮食。

8. 佩戴义齿 临床上进行可摘义齿修复的老年患者,尤其当义齿面积较大时,由于口腔黏膜下的许多小腺体受压,导致唾液分泌减少。患者常诉有轻度口干,喝水不能缓解,严重口干者较罕见,其中年龄大者较重。另外,部分义齿降解物质中一些化学产物对口腔黏膜有轻微的刺激也可使口腔黏膜下腺体的功能和分泌受到影响。

9. 药物性口干 药物引起的医源性口干是临床上最常见的口干现象,数百种药物具有口干的副作用。它们通过作用于神经中枢、神经节,或者直接作用于分泌细胞;也可以作用于血管平滑肌,改变通过唾液腺的血流量;或者作用于腺泡和导管的肌上皮细胞,影响唾液的排泄过程。例如:抗焦虑药、抗抑郁药和治疗精神病的药物具有阿托品样作用,造成口干;部分抗高血压药通过抑制唾液腺的交感神经传递,干扰唾液腺的分泌,如可乐定、甲基多巴、利血平等抗胆碱药能与胆碱受体高度亲和,与乙酰胆碱竞争受体,阻碍受体所在效应细胞的生物学活性,如阿托品、山莨菪碱等,使唾液分泌减少;α受体和β受体阻滞剂,酚妥拉明和普萘洛尔分别选择性阻断α和β两种受体,干扰唾液腺分泌。

(二)口干的鉴别诊断

口干的鉴别诊断流程图详见图 2-10-1。

四、初步处理

(一)首诊处理

1. 详细询问病史、体格检查,发现引起患者口干的可能原因,如果不能确定诊断、有潜在风险和需进一步治疗者应转至相关科室。

2. 对于长期使用有致口干副作用药物的患者,建议换用其他类药物,并积极治疗系统疾病;如不能换用,建议使用最小的有效剂量。

3. 多数口干患者均有心理障碍,应予以足够重视,积极地进行心理疏导,解释病情,帮助患者建立正确的人生态度,避免心身疾病的发生。

4. 针对患者现存的不良生活方式进行指导,改变食物与行为习惯,少量、多次适当饮水,避免无节制的暴饮;注意饮食平衡,干稀搭配,清淡为宜,不宜进食辛辣等刺激性食物,多吃酸性和富含维生素 C 的新鲜水果和蔬菜;增加环境湿度;适当锻炼,按时起居;保持正常的口腔卫生。

(二)后续处理

1. 随访与管理 根据病情需要,制订面对面或者电话随访计划,监测用药依从性、药物不良反应和相关生化、辅助检查指标的变化和饮食、运动、心理平衡、健康教育知识知晓和行为改变情况。

2. 积极治疗导致患者口干的系统疾病,缓解口腔症状。必要时转至专科进一步诊治。

3. 预防口腔并发症 感染性疾病是口干的主要并发症,最常见的是龋齿和白假丝酵母病。

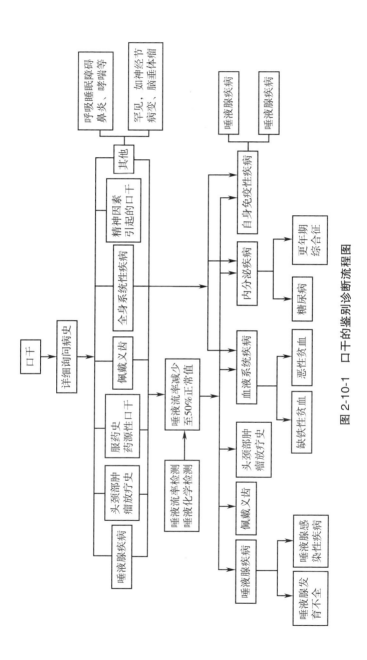

图 2-10-1 口干的鉴别诊断流程图

（1）预防龋齿：保持良好的口腔卫生，使用氟化物制剂，并定期复诊。

（2）预防白假丝酵母病：局部使用碱性或含抗真菌药物的含漱液、含片，但要警惕其中的致龋成分。

4. 刺激唾液腺的分泌功能效果取决于剩余唾液腺分泌细胞的量和刺激的性质、大小等因素，但治疗效果是暂时的、一过性的，分为局部刺激和系统刺激两种。局部刺激主要是通过口腔的活动刺激唾液分泌，如咀嚼口香糖和含片（不含糖）、口含中药麦冬和石斛及针灸疗法等。系统刺激治疗主要是通过药物的系统应用刺激唾液分泌，如毛果芸香碱、茴三硫、氨磷汀、西维美林、溴己新、枸橼酸等。

5. 如上述方法对于增加唾液流量无明显效果，可以考虑使用人工唾液替代治疗，如人工唾液、口腔湿润剂、润滑剂等。

（三）常用药物

1. 毛果芸香碱口服，每日 3~4 次，每次 4mg。

2. 茴三硫口服，每日 3 次，每次 1 粒。

3. 西维美林（cevimeline）口服，每日 3 次，每次 30mg；可用 0.03% cevimeline 含漱。

4. 溴己新口服，每日 2~3 次，每次 8~16mg。

（四）转诊时机

1. 首诊后不能确诊，需要到上一级医院相关科室进行检查确诊的。

2. 在治疗过程中效果不好，需要转至上一级医院进行复查或者进行一些相关检查的。

3. 在治疗过程中有新的并发症出现或以往并发症加重的。

4. 依据上级医院的治疗方案治疗效果不见好转的。

5. 治疗期间严重影响患者饮食营养摄入的。

6. 发现有精神心理致病因素的。

（刘向红）

第十一节 口 臭

病例

患者,男性,40岁,销售。

【S:Subjective】主观资料

口臭半年余,加重一周伴泛酸。

患者半年前在晨起或者嗳气时,发现有口臭,自以为是由于长期出差、饮食不规律、休息不好造成,未进行特殊治疗。自己注意刷牙饭后漱口等,但口臭未见明显改善。在社交场合自觉尴尬。近一周来,经常出现泛酸、嗳气、上腹饱胀,口臭较前加重,无恶心、呕吐、腹痛、腹泻,无体重减轻,无头部前额痛、鼻塞,无脓性鼻涕,无牙疼、口腔溃疡、牙龈出血等。患者精神状态、睡眠尚可,无心理和工作压力,食欲稍减退,大小便正常,平时喜欢肉类及辛辣、油炸食物,为了工作应酬经常吸烟、饮酒。爱好运动,经常在健身房健身。否认肝炎、结核史,否认手术外伤史,否认过敏史。

既往史:有慢性浅表性胃炎病史,否认高血压、糖尿病、肿瘤性疾病史,否认口腔疾患,未服用任何药物。

个人史:已婚,有10岁男孩一个,体健,近日未到过疫区。

家族史:其父亲有高血压病史。

【O:Objective】客观资料

1. **体格检查** T 36.1℃,P 72次/min,BP 110/70mmHg,R 18次/min。神清,口腔黏膜无水肿、溃疡,无龋齿,牙龈淡红色,无萎缩及溃疡,双侧扁桃体无肿大,无脓性分泌物,双肺呼吸音清,未闻及干湿啰音,心率72次/min,律齐,各瓣膜听诊区未闻及病理性杂音,腹软,无压痛、反跳痛、肌紧张,无包块,肝脾肋下未及。双下肢无水肿,双足动脉搏动良好。四肢活动度好,肌力及肌张力正常,神经系统病理反射未引出。

2. **辅助检查** 幽门螺杆菌(碳13)检查阳性。

【A:Assessment】问题评估

1. **目前诊断** 慢性浅表性胃炎

胃源性口臭（幽门螺杆菌感染）

2. 患者目前存在的问题　喜欢肉类及辛辣、油炸食物，为了工作应酬经常吸烟、饮酒，会导致口臭预后不良。

【P:Plan】问题处理计划

1. 完善检查　血常规、血糖、血脂。

2. 药物治疗　建议进行根除幽门螺杆菌的三联或四联治疗，征求患者的知情同意，告知根除幽门螺杆菌的三联或四联治疗的副作用。

3. 非药物治疗　改善饮食结构，主食、蔬菜、水果、肉类搭配进餐，每餐八分饱，充足的饮水，保持大便通畅。从现在开始逐渐减少吸烟和饮酒的数量，以致逐渐戒烟、限酒，烟草和酒类都会对胃黏膜造成损害，如不改善会造成胃溃疡的发生，同时，也是造成和加重口臭的主要原因。

一、病情判断

1. 急性发病还是慢性发病？

2. 功能性或病理性的判断　口臭（halitosis）是指呼吸时出现的令人不愉快的气体，不仅导致社交和心理障碍，同时还预示着口腔疾病和全身疾病的发生。国际上将口臭分为三类：真性口臭、假性口臭、口臭恐怖症；临床上将口臭分为两类：非病理性口臭和病理性口臭。真性口臭是指他人能够感觉到的来自口腔的明显异味，其又分为生理性口臭和病理性口臭。假性口臭是指患者本人自我感觉有口腔异味，检查结果为阴性，其可通过心理咨询得到改善。口臭恐怖症是指真性口臭和假性口臭患者，通过治疗临床症状消失或缓解，但仍不能消除其心理障碍，且不断要求治疗者。找到口臭的真正病因，不仅有利于消除口臭，更有助于相关疾病的治疗。

3. 口腔疾患

4. 全身性疾病

5. 患者以前和现在用药情况　二甲基硫化物、奎宁、抗组胺类药物、吩噻嗪类药物等。

6. 既往相关检查结果和实验室检查结果　如口气检测目前作为监测疾病发生、发展的新方法，通过分析、测定患者口腔中呼出气体的组成和性质,监测某些全身性、系统性疾病的发生、发展及病变程度等。

二、详细问诊

1. **起病情况** 起病情况与患病的时间、可能的原因或诱因。

2. **病情特点** 主要症状的特点及其发展变化情况,包括口臭病程、缓解或加剧因素以及演变发展情况、对生活工作的影响等。

3. **伴随症状** 记录伴随症状,描述伴随症状与主要症状之间的相互关系,如牙龈出血、牙龈肿胀、牙龈炎、牙周炎、龋齿、消化不良、胃酸反流、腹痛、腹胀、腹泻、流涕、咳嗽、咳痰、咯血、鼻窦炎、额窦炎等。

4. **治疗经过** 发病以来诊治经过及结果记录,患者发病后接受的检查与治疗的详细经过及效果。

5. **发病以来一般情况** 患者发病后的精神状态、睡眠、食欲、大小便、体重等情况。

6. **既往病史** 口腔疾病、消化系统疾病、呼吸系统疾病、肾病、内分泌疾病、血液系统疾病、精神疾病、中毒史等。个人史、婚育史、家族史。女性患者要详细记录月经情况,如月经量、月经时间及月经期持续时间,判断有无月经紊乱,已闭经者详细记录停经时间及有无特殊停经原因。药物应用史,详细记录服药种类及服用时间,主要包括二甲基硫化物、奎宁、抗组胺类药物、吩噻嗪类药物等。

7. **问诊 RICE** 见表 2-11-1。

表 2-11-1 问诊 RICE

问题	实施
今天因为什么来就诊?(R)	倾听患者对症状的描述
你还有哪些其他的症状吗?	不要打断患者的讲述,过早进入针对性问诊
你对这个口臭是怎么看的?(I)	探寻患者对本病看法

问题	实施
你最担心什么呢？（C）	在适当的时候，安抚患者的情绪
你希望得到什么样的帮助？（E）	探寻患者的期待

三、鉴别诊断

（一）口臭的鉴别要点

1. 生理性口臭　机体无病理性变化，主要由不良生活和卫生习惯引起的短暂口臭，如韭菜、臭豆腐等刺激性食物含有硫化物成分，食用后异味可残留于口腔中；烟草中含有挥发性硫化物，并使口腔干燥、导致牙周病，引起口臭；睡眠时，唾液分泌量减少，抑菌作用减弱，产生大量的挥发性硫化物、氨等物质，引发短暂性口臭，多见于早晨起床；不勤刷牙等不良口腔卫生习惯，使大量食物残渣经口腔细菌发酵、分解产生大量的挥发性硫化物、吲哚等物质，而产生口腔异味，并可引起舌苔和舌背菌斑的增加导致口臭；长期饮酒、食肉熬夜、失眠均可引起生理性口臭。

2. 病理性口臭　病理性口臭是指由机体病理性改变引起口腔异味，主要为口腔内病理性变化及许多与全身性疾病相关的问题。根据病变部位的不同，病理性口臭又分为口源性口臭和非口源性口臭。

（1）口源性口臭：口腔内存在大量微生物，细菌分解蛋白质底物可产生挥发性硫化物、氨、有机酸等物质，产生口腔异味。80%~90% 的口源性口臭源于口腔局部感染；龋病时细菌在龋齿内繁殖，产生挥发性硫化物而产生异味；舌苔可增加挥发性硫化物的产生，口臭的程度与舌苔的厚度和面积显著相关。牙龈炎、牙周炎时，牙龈出血、炎性渗出物增多，经厌氧菌发酵分解生成挥发性硫化物，产生口臭；舍格伦综合征和肿瘤放疗引起的唾液减少及口腔黏膜病等亦可引起口源性口臭。

（2）胃源性口臭：消化不良、胃酸反流、胃溃疡、慢性胃炎、胃癌等均可引起胃源性口臭。患者胃内容物反流,造成口咽部黏膜的破坏,引起口咽部炎症感染,造成口腔中有害菌滋生,腐败反流物发酵导致口臭;胃、食管反流物自身有异味,可直接引起口腔异味,主要呈现酸臭味。幽门螺杆菌感染不仅是胃溃疡、胃癌的诱发因素,也是引发口臭的潜在因素,可能与幽门螺杆菌感染产生硫化物有关。

(3)肠源性口臭:除肠道疾病可产生氨类刺激性气体直接引起口臭外,"肠道菌群紊乱"是导致肠源性口臭的另一重要原因。肠炎性疾病和/或某些代谢性疾病,如营养性肥胖症、2 型糖尿病、脂肪肝等,导致肠道菌群紊乱,短链脂肪酸减少,导致口腔内菌群紊乱,有害菌大量滋生,发酵分解食物残渣产生大量挥发性硫化物,从而引起口腔异味。便秘时,肠道中的益生菌数量显著减少,致病菌数量明显增加,出现较严重的肠道菌群紊乱,引发口臭。

(4)呼吸系统源性口臭:呼吸系统疾病(鼻腔、咽部、肺部疾病)均可引起口臭。鼻炎、鼻窦炎患者口腔常有异味,主要由鼻腔引起,常为一过性口臭,较为少见;慢性扁桃体炎时,腭扁桃体隐窝里积聚脱落的上皮细胞和角质蛋白碎屑等为厌氧菌生长提供良好环境,发酵分解残渣中的有机物,产生含硫化合物,引起口腔异味;肺癌患者呼出气体中正丁醇和 3- 羟基 -2- 丁酮含量明显高于普通人,使患者呼出气体中带有异味。

(5)其他源性口臭:形成原因主要包括服用某些药物、肾病、血液病、重金属中毒等。二甲基硫化物、奎宁、抗组胺类药物、吩噻嗪类等药物在体内代谢产生具有刺激性气味的挥发性有机物,产生一过性口臭,停药后即可消失;女性月经期时性激素水平较低,导致口腔组织抵抗力下降易引起口臭和口腔黏膜溃疡;肾功能不全的患者口气中含有三甲胺成分,具有氨类刺激性气味;此外,维生素缺乏、精神紧张和焦虑亦会引起口臭。

(二)口臭的鉴别诊断流程

口臭的鉴别诊断流程见图 2-11-1。

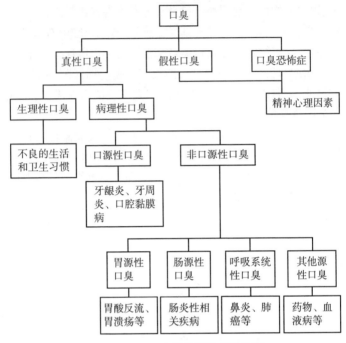

图 2-11-1 口臭的鉴别诊断流程图

四、初步处理

(一)首诊处理

1. 详细询问病史、体格检查,发现引起患者口臭的可能原因,如果不能确定诊断、有潜在风险和需进一步治疗者应转至相关科室。

2. 对于长期使用有致口臭副作用药物的患者,建议换用其他类药物,并积极治疗系统疾病。

3. 多数口臭患者均有心理障碍,应予以足够重视,积极地进行心理疏导,解释病情,帮助患者建立正确的人生态度,避免心身疾病的发生。

4. 为预防生理性口臭的发生,应保持良好健康的生活和卫生习惯。早、晚正确有效地刷牙、刷洗舌面和上颚,进食后用清水漱口等,保持口腔及舌苔卫生;避免食用刺激性食物;忌烟酒;养成良好的作息习惯。

（二）后续处理

1. 不同类型的口臭遵循一定的原则防治,并对不同类型的口臭原因采取不同的方法预防和治疗(表2-11-2、表2-11-3)。

表 2-11-2 口臭治疗需求的 TN 分类

分类	描述
TN-1	对口臭的原因进行解释并对患者进行口腔卫生指导(重点强调自我口腔保健以改善个体的口腔卫生状况)
TN-2	口腔预防措施,对口腔疾病特别是牙周疾病进行专业健康指导或转诊口腔医生
TN-3	根据临床情况,向内科医生和相关专科医生或心理医生转诊
TN-4	对检查结果进行解释,进一步对患者进行相关专业知识的宣传、教育,使其确信自己不存在口臭
TN-5	转诊心理医生

表 2-11-3 不同类型口臭的治疗需求(TN)

分类	类型	治疗需求(TN)
真性口臭		
	生理性口臭	TN-1
	病理性口臭	
	口源性口臭	TN-1+TN-2
	非口源性口臭	TN-1+TN-3
假性口臭		TN-1+TN-4
口臭恐怖症		TN-1+TN-5

2. 口腔科选用能有效抑制舌表面微生物生长的漱口水,0.12% 氯己定能降低舌表面和唾液的细菌含量,对厌氧菌、革兰氏阳性菌和革兰氏阴性菌都有较强的抗菌作用,是目前已知效果最确切的抗菌斑药物。但长期使用可使牙齿和黏膜着色,含漱后有一过性味觉改变等副作用。

3. 中医食疗法　以下粥食也有助于减轻或消除口臭，并对机体有保健作用。①藿香粥：藿香 15g（鲜品 30g），粳米 50g。藿香水煎 5min，弃渣取汁，与粳米共煮成粥食用，主治脾胃湿热引起的口臭。②薄荷粥：鲜薄荷叶 30g（干品 15g），粳米 50g。薄荷叶加适量水熬，弃渣取汁，与粳米共煮成粥。③生芦根粥：生芦根 30g，粳米 50g。生芦根洗净，加水煮取药汁，与粳米共煮成粥，晨起空腹食用，主治湿热口臭。

4. 随访与管理　根据病情需求，制订面对面或者电话随访计划，监测患者用药依从性、药物不良反应和必要的实验室或其他辅助检查指标的变化，监测患者饮食、运动、心理平衡、健康教育知识知晓行为改变情况。

（三）常用药物

1. 奥美拉唑肠溶胶囊口服，每日 1~2 次，每次 20mg，餐前服用。

2. 克拉霉素口服，每日 2 次，每次 500mg。

3. 甲硝唑口服，每日 3 次，每次 200mg。

4. 枸橼酸钾胶囊口服，每日 4 次，每次 1 粒，或每日 2 次，每次 2 粒，餐前服用。

5. 乳果糖口服溶液口服，每日 3 次，每次 10ml，根据病情调节。

（四）转诊时机

1. 全科医生初始评估发现牙龈炎、牙周炎或其他明显的牙科病变，或者未治疗的龋齿、残根、残冠、不良修复体及口腔黏膜病等，需转口腔专科治疗。

2. 如初步考虑非口源性口臭，需转诊到上一级医院进行进一步检查确诊。

3. 已经明确诊断口源性口臭、非口源性口臭或精神心理因素引起的口臭，按照上级专科医生的治疗方案在社区进行治疗，如效果不满意或需要复查或出现药物不良反应需要调整药物时，需及时转诊到上一级医院。

4. 若发现为口臭恐惧症（尽管评估结果为阴性，患者仍为"口臭"而烦心），需转诊至精神卫生人员。

5. 若怀疑因神经病学因素（存在味觉或嗅觉异常）而导

致主观性口臭,需转诊至神经科。

6. 若需专门的诊断性检查(如内镜评估口臭是否可能为胃食管来源)或基础疾病需要专科治疗(如进展期肝、肾疾病),应转诊至相应的内科。

7. 对于慢性干酪性扁桃体炎和扁桃体结石患者,若采取保守措施改善口腔卫生后仍有口臭,需转诊至耳鼻喉科。

(刘向红)

第十二节　咳　　嗽

病例

患者,女性,62 岁,退休。

【S:Subjective】主观资料

反复咳嗽 2 年余,加重 1 周。

患者 2 年前无明显诱因出现咳嗽,阵发性干咳为主,夜间明显,无发热,无明显胸闷气促,自服"感冒"药物略有好转。之后咳嗽症状一直反复,感冒、冷空气、油烟、灰尘等诱发导致加重。间断社区门诊就诊,口服复方甲氧那明胶囊症状可缓解。近 1 周因家中更换皮质沙发后咳嗽加重,白天亦频繁咳嗽,持续咳嗽后感胸闷,伴喷嚏、流清涕,无畏寒、发热,无胸痛、心悸。

有过敏性鼻炎病史 10 余年。否认高血压、糖尿病病史,否认食物、药物过敏史。否认 2 周内其他地区、国家出入史及本地病毒性肺炎、疫区接触史。

【O:Objective】客观资料

1. 体格检查　T 36.6 ℃,P 90 次 /min,R 21 次 /min,BP 130/88mmHg。神清,精神软,浅表淋巴结无肿大,口唇无明显发绀,颈软,颈静脉无怒张,气管居中,胸廓对称,两肺听诊呼吸音粗,未闻及明显干湿啰音,律齐,无杂音;腹平软,无压痛,肝脾肋下未触及,双肾区无叩痛,双下肢无水肿,双侧病理征阴性。

2. 初步辅助检查　血常规:WBC 4.5×10^9/L,中性粒细胞百分比 60.0%,EO 8%。血清总 IgE>200IU/ml。胸部 X 线见双肺纹理增多。心电图:窦性心律。FeNo:106bbp。肺功能:肺通气及弥散功能正常,高渗盐水气道激发试验阳性。过敏原检测:粉尘螨 17.6IU/ml,户尘螨 10.3。

【A:Assessment】问题评估

1. 首先,患者属慢性咳嗽范畴。结合患者起病诱因、气道敏感性增高表现、合并过敏性鼻炎病史及临床胸部 X 线片阴性、变应原阳性的检测结果及服用支气管扩张剂有效,诊断首先考虑常见疾病咳嗽变异性哮喘。

2. 目前需关注的健康问题

(1) 首先解除危险因素,避免接触过敏原。

(2) 注意合并症:过敏性鼻炎。

(3) 关注患者喜好,提高诊疗依从性。

【P:Plan】问题处理计划

1. 诊断计划

(1) 全面评估病情,首先除外重危症。通过询问咳嗽的诱因、特点、规律和伴随症状,药物使用情况等,以及详细的体格检查,积极寻找咳嗽的原因。

(2) 患者慢性咳嗽病程长,可以转诊至上级医疗机构,进一步完善胸部 CT、过敏原检测,动态观察肺功能、一氧化氮检测(FeNo)等检查,并同时完善胃食管反流性咳嗽(gastroesophageal reflux-related cough,GERC)、上气道综合征(upper airway cough syndrome,UACS)、嗜酸性粒细胞性支气管炎(eosinophilicbronchitis,EB)及变应性咳嗽(atopic cough,AC)等鉴别诊断检查。

(3) 定期至专病门诊,复查各项指标,观察疗效,必要时进一步检查。

2. 治疗计划

遵循哮喘控制诊疗循环原则:

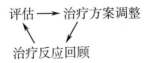

定期至支气管哮喘专病门诊随访,复查各项指标,进行闭环式循环疾病管理。

（1）非药物治疗管理策略

1）控制风险因素:避免接触过敏源。积极干预各种诱发因素:室内外环境、吸烟、季节交替。

2）按需转诊专科门诊,完善规范化诊治方案。

（2）药物治疗:患者诊断为咳嗽变异性哮喘,过敏性鼻炎,予布地奈德福莫特罗粉吸入剂 160/4.5μg,1 吸,2 次 /d,孟鲁司特片 1 片,每晚口服。

3. 健康教育计划

（1）辨识风险因素,包括职业防控。

（2）增加对疾病的警惕性及时就诊。

（3）加强肺功能及呼吸科专科检查。

（4）掌握吸入器使用技能,提高依从性。

（5）按时规律、长期遵嘱用药及自我管理。

转归:1 个月后,患者至全科门诊就诊,咳嗽症状明显好转,过敏性鼻炎症状缓解,复查 FeNo 降至 66bbp,嘱其长期规范化治疗。3 个月后复查肺功能及 FeNo,评估,明确升或降阶梯治疗。

咳嗽是全科患者早期未分化疾病的常见症状之一,是呼吸专科门诊和社区门诊患者最常见的症状,其病因复杂,极易被误诊误治。特别是胸部影像学无明显异常的慢性咳嗽患者,更令临床医生倍感困惑。在社区人群中,慢性咳嗽的患者患病率为 10%,很多患者反复使用各种抗菌药物,是抗菌药物滥用的重灾区。慢性咳嗽给患者的工作和生活带来严重影响,高达 50% 的女性患者因为咳嗽导致尿失禁。

一、病情判断

咳嗽咳痰是人体正常的防御反射。按病程咳嗽可分为急性咳嗽(≤3 周)、亚急性咳嗽(3~8 周),慢性咳嗽(≥8 周)。咳嗽按性质又可分为干咳与湿咳。

当患者急性咳嗽怀疑肺炎、哮喘或 COPD 急性发作、肺栓塞、心衰等危及患者生命时,以及在做初步诊断后需进一步诊治者应转至有抢救条件的医疗机构。慢性咳嗽根据胸部 X 线检查有无异常分为两类：一类为胸部 X 线有明确病变者，如肺炎、肺结核、支气管肺癌等；另一类为胸部 X 线片无明显异常，以咳嗽为主要或唯一症状者，即通常所说的不明原因慢性咳嗽（简称"慢性咳嗽"）。

全科医生面对不同年龄段的患者，服务整个家庭。咳嗽也是儿童呼吸系统常见症状，而儿童慢性咳嗽的病因与成人不尽相同，不同年龄段儿童的病因亦有区别。

表 2-12-1 是依据中华医学会《咳嗽的诊断与治疗指南（2015）》及《中国儿童慢性咳嗽诊断与治疗指南（2013 年修订）》整理出成人与儿童常见的慢性咳嗽病因，为全科医生首诊提供帮助。

表 2-12-1　儿童与成人慢性咳嗽的异同

	儿童	成人
咳嗽持续时间	>4 周	≥8 周
常见病因	1. 咳嗽变异性哮喘（CVA）	1. 咳嗽变异性哮喘（CVA）
	2. 上气道综合征（UACS）	2. 上气道综合征（UACS）
	3. 呼吸道感染与感染后咳嗽	3. 嗜酸细胞性支气管炎（EB）
	4. 迁延性细菌性支气管炎	4. 胃食管反流性咳嗽（GERC）
	5. 胃食管反流	5. 变应性咳嗽（AC）
	6. 心因性咳嗽	

儿童慢性咳嗽以感染性疾病为主，尤其是学龄前儿童。另外需要关注学龄期儿童心因性咳嗽，家访家庭背景，父母是否有神经质，是否存在过度溺爱等因素尤为重要。儿童多为专科就诊，疾患相对单一，不再赘述。

二、详细问诊

（一）问诊要点

1. 发病起源 警惕潜在的传染病接触史，及时对患者存在的传染来源进行推断或诊断，尤其关注疫区逗留史或与患者接触史。

（1）发病前两周内是否探视或护理过患者或疑似患者。

（2）发病前两周内是否接触过发热、咳嗽患者。

（3）发病前两周内是否到过外地，包括肺炎流行地出差、旅游、探亲等。

（4）发病前两周内是否到过空气污染、人口拥挤的公共场所和地方。

（5）发病前两周内是否接触过家养或野生动物。

（6）是否有聚集性发病。

2. 咳嗽特点 发病年龄、咳嗽起病的急缓和病程长短、咳嗽性质、音色，以及诱发或加重因素、体位影响等。

3. 伴随症状 是否伴有咳痰，痰液的数量、颜色、气味及性状等。是否伴有发热、胸闷、胸痛、呼吸困难、呕吐、咯血等。

4. 诊疗经过 既往检查和诊治情况，用药后的反应，包括诊断性治疗内容。

5. 既往病史 有无高血压、心脏病、呼吸系统疾病、胃病史。有无过敏性疾病史和家族史；有无大量吸烟、职业性接触粉尘、化工物质；有无接触过结核患者；是否服用过血管紧张素转换酶抑制剂。

6. 咳嗽相关的背景因素，包括生活方式、心理、家庭、社区、社会背景等。

7. 询问和引导患者的就医行为，并了解就医的需要及期望。

（二）采用全科 RICE 问诊方式

RICE 问诊是全科医疗中常用的以患者为中心的问诊方法，强调患者是自己的专家，要求全科医生在有限的接诊时间了解患者就诊的原因、想法、忧虑和对结果的期望，强调良好的医患关系和患者沟通，更好地了解患者就诊的需求。

R（reason）：告诉我，您今天为什么来？

I（idea）：您认为自己出了什么问题？

C（concerns）：您主要的担忧是什么？还有哪些不舒服？

E（expectations）：您希望我帮您做些什么？对诊治还有哪些想法？

三、鉴别诊断

（一）急性咳嗽的鉴别要点

急性咳嗽的诊断重点是应辨识需及时救治、紧急转诊的重危症。如急性心肌梗死、左心功能不全、重症肺炎、气胸、肺栓塞及异物吸入。常见病因主要有普通感冒和急性气管-支气管炎。但需警惕聚集性不明原因肺炎征象，尤其是全科医生，需关注公共卫生事件并及时上报。在任何时期，出现咳嗽伴发热和/或咽痛等急性呼吸道症状，并且可以追踪到与其相关的流行病学史相关者（如患者发病前14d内曾到有流感或肺炎暴发的单位或社区、与可疑病例共同生活或有密切接触、从流行的国家或地区旅行归来等）需要考虑传染性疾病如流感、不明原因肺炎可能。尤其需要识别突然起病、迅速传播、易传染、有季节性的一类发病率高、人群普遍易感的疾患，做到早发现、早诊断、早隔离、早报告、早治疗，以防流行。同时加强自我和周边人员的防护，如佩戴口罩、手卫生，尽可能减少聚集，切断传播途径，保护易感人群。

原有慢性呼吸系统疾病的加重也可导致咳嗽加重或急性咳嗽。此外，环境因素或职业因素暴露越来越多地成为急性咳嗽的原因。

急性咳嗽的诊断流程见图2-12-1。

（二）亚急性咳嗽的鉴别要点

亚急性咳嗽最常见的原因是感染后咳嗽（PIC），其次为CVA、EB、UACS等。PIC诊治，首先要明确咳嗽是否继发于先前的呼吸道感染，治疗无效者，再考虑其他病因并参考慢性咳嗽诊断流程进行诊治。避免造成EB、CVA的漏诊，建议有条件时应进行支气管激发试验和诱导痰细胞学检查。

亚急性咳嗽的诊断流程见图2-12-2。

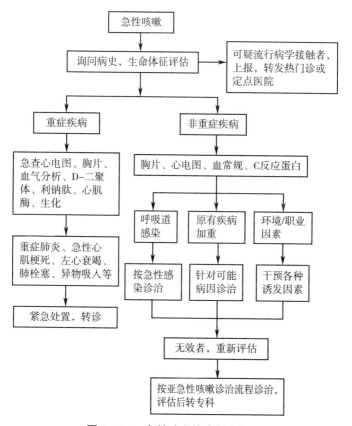

图 2-12-1　急性咳嗽的诊断流程图

（三）慢性咳嗽的鉴别要点

1. 重视患者起病诱因及病史特点,并关注相关的背景因素包括家庭状况。病史应涉及耳鼻咽喉和消化系统病史、职业和环境因素暴露史、吸烟史及用药史。如有职业和环境因素暴露史、吸烟史及用药,停止暴露或用药后咳嗽缓解则可明确诊断。

2. 辅助检查全面,遵循由简单到复杂,先常见病,后少见病。应首先考虑 UACS、CVA、EB、GERC、AC 等常见病因的可能。因此,建议将通气功能检查、支气管激发试验和诱导痰细胞学检查作为慢性咳嗽的一线检查,见图 2-12-3。

3. 观察病因针对性选择辅助检查并建立诊治流程。如

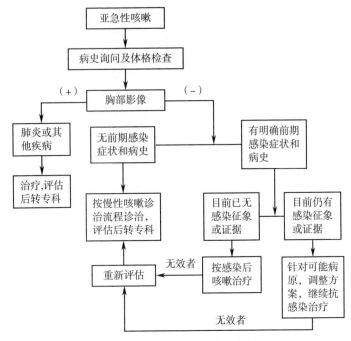

图 2-12-2　亚急性咳嗽诊断流程图

检查条件不具备时,根据临床特征进行诊断性治疗,并根据治疗反应确定咳嗽病因。诊断和治疗两者应同步或顺序进行。

4. 及时评估疗效　治疗无效时应综合考虑影响因素及潜在风险,需重新评估,进一步诊治。

四、初步处理

咳嗽是常见的健康问题,初始多处于疾病的未分化阶段。早期若未及时诊治或病因复杂不能明确,急性咳嗽迁延不愈往往演化成亚急性、慢性咳嗽。慢性咳嗽是临床诊治的重点和难点。故本章节重点介绍慢性咳嗽。

(一)慢性咳嗽常见病因的处理

见表 2-12-2。

(二)常用对症处理药物

1. 镇咳药

(1)中枢性镇咳药:可待因(磷酸可待因)、右美沙芬(美

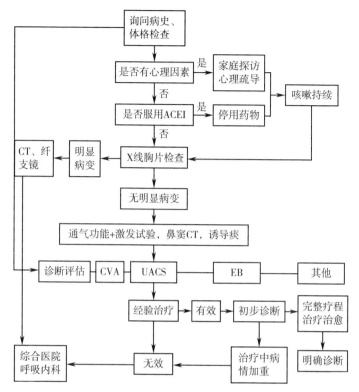

图 2-12-3 慢性咳嗽病因诊断流程图

ACEI. 血管紧张素转化酶抑制剂；CT. 计算机断层扫描术；CVA. 咳嗽变异性哮喘；UACS. 上气道咳嗽综合征；EB. 嗜酸性粒细胞性支气管炎。

沙芬,右甲吗喃)等。

（2）外周性镇咳药：苯丙哌林(磷酸苯哌丙烷,哌欣)、那可丁等。

2. 祛痰药 溴己新、乙酰半胱氨酸、羧甲司坦、盐酸氨溴索、桉柠蒎肠溶软胶囊。

3. 复方制剂 复方愈创木酚磺酸钾口服溶液、复方愈创甘油醚口服溶液、复方甲氧那明。

（三）转诊指征

1. 咳嗽伴突发呼吸困难、哮喘等可能会危及生命的疾病,尽快转诊。

2. 咳嗽病因无法明确时,或怀疑为结核病、肺内占位、鼻

表2-12-2 成人慢性咳嗽常见病因的诊断及治疗

疾病	主要诊断标准	经典治疗
咳嗽变异性哮喘	夜间刺激性咳嗽,支气管激发或支气管舒张试验阳性,支气管扩张剂治疗有效	与哮喘同 1. 吸入ICS+LABA,疗程至少8周以上。 2. 反应不佳,口服糖皮质激素。 3. 白三烯受体拮抗剂治疗CVA有效。 4. 采用苏黄止咳胶囊治疗有效。
上气道综合征	鼻咽喉基础疾病史,伴或不伴有鼻后有鼻后滴流,咳嗽季节性,变应原检查多阳性,咳嗽以白天为主,入睡后减少,针对鼻部、咽喉疾病治疗咳嗽缓解	1. 全年性鼻炎 抗组胺药+减充血剂 2. 变应性鼻炎 吸入糖皮质激素,口服第二代抗组胺药为首选。白三烯受体拮抗剂有效。 3. 慢性鼻窦炎 ①抗感染是重要治疗措施,急性不少于2周;②减充血剂联合第一代抗组胺剂3周;③鼻用糖皮质激素3个月以上。
嗜酸细胞性支气管炎	白天或夜间,刺激性干咳,或伴有少量黏痰,肺功能正常,无气道高反应,口服或吸入糖皮质激素有效	吸入糖皮质激素持续4周以上,初始治疗可联合应用泼尼松口服每日10~20mg,持续3~5d
胃食管反流性咳嗽	咳嗽多发生在白日间和直立,干咳或咳少量的黏痰,抗反流治疗2~4周有效	质子泵抑制剂(如奥美拉唑20~40mg,每日2次),治疗时间不少于8周
变应性咳嗽	多为刺激性干咳,肺通气功能正常,支气管激发试验阴性,诱导痰嗜酸性粒细胞不增高,具有下列指征之一:有过敏性疾病史,变应原皮试阳性,血清总IgE升高,糖皮质激素或抗组胺药治疗有效	吸入糖皮质激素或抗组胺药物治疗有效。吸入糖皮质激素治疗4周以上,初期可短期口服糖皮质激素(3~5d)

后滴漏综合征、胃食管反流、咳嗽变异性哮喘等需要进一步检查和专科治疗的疾病,及时转诊。

3. 引起咳嗽的基础疾病病情加重,药物治疗效果不佳者。

4. 出现新的体征或原有体征加重者。

（贺　群）

第十三节　胸　　闷

病例

患者,男性,17岁,学生。

【S：Subjective】主观资料

持续胸闷3d。

患者3d前搬重物时出现胸闷,右侧为重,持续不缓解,运动、深呼吸、咳嗽时加重,无胸痛、呼吸困难、发热、咳嗽、咳痰、盗汗、咯血,无反酸、胃灼热等不适。精神可,情绪较紧张,入睡困难,睡眠质量差,大小便正常,近期体重无减轻。

患者为高三学生,近期学习压力大,平素久坐、少运动;对此次症状持续不缓解恐惧,非常担心因无法正常学习而影响成绩。

既往体健,否认高血压、糖尿病、支气管哮喘等病史,否认乙肝、结核等传染病史,否认吸烟、饮酒史。否认食物、药物过敏史;否认外伤、手术史。否认家族高血压、糖尿病、冠心病、恶性肿瘤病及遗传病史。

【O：Objective】客观资料

1. 体格检查　T 36.3℃,P 90次/min,R 20次/min,BP 108/72mmHg,身高177cm,体重56kg,BMI 17.82kg/m^2。发育正常,体形偏瘦,神志清,呼吸平稳,自动体位。皮肤黏膜颜色正常,未见皮疹及出血点,浅表淋巴结未触及,头颅无畸形,口唇无发绀,咽无充血,扁桃体无肿大,颈部气管居中,甲状腺未及肿大。胸廓无畸形,无三凹征,右侧胸廓略饱满,肋间隙略增宽,无皮下气肿,左肺叩清音,右肺叩鼓音,右侧呼吸音减弱,未闻及干湿啰音及胸膜摩擦音。心前区无隆起,心界不大,心率 90 次 /min,律齐,心音有力,各瓣膜区未及杂音,未闻及心包摩擦音。腹平软,全腹无压痛、反跳痛,未及包块,肝脾未及,肠鸣音正常。双下肢无水肿,四肢肌力及肌张力正常,生理反射正常,病理反射未引出。

2. 辅助检查 心电图:窦性心律,正常心电图;胸部 X线:右侧气胸,压缩面积约 60%。

【A:Assessment】问题评估

1. 目前诊断 自发性气胸。

诊断依据:突发起病,有搬重物诱因,出现持续不缓解的胸闷症状,结合患者瘦长体形,体格检查右侧胸廓略饱满,肋间隙略增宽,右肺叩鼓音,右侧呼吸音减弱;胸部 X 线片提示右侧气胸,压缩面积约 60%,诊断明确。

2. 目前存在健康问题及评价

(1)出现气胸。

(2)瘦高体形,BMI 指数偏低、久坐,活动量不足。

(3)高三学生,学习紧张,睡眠质量差、焦虑,担心学业。

【P:Plan】问题处理计划

1. 转诊上级医院、根据病情进一步处理。

2. 出院后社区随访,制订健康教育计划。

(1)精神放松、保持愉快心情,劳逸结合。

(2)避免重体力工作,避免用力排便。

(3)体重偏轻,建议均衡营养,增强营养摄入,针对性锻炼呼吸肌及胸壁肌群,增加胸壁肌肉力量。

(4)避免吸烟或长期接触粉尘、油烟等,近期禁忌潜水及高空飞行。

(5)如再次出现胸闷、胸痛、呼吸困难等不适,及时就诊。

转归:患者住院后完善胸部 CT 未见肺大疱,予胸腔闭式引流、吸氧卧床休息等治疗后症状好转;出院后社区随访,帮助患者疏解学习压力,减轻焦虑。

胸闷是一种主观胸部不适感,描述取决于患者对于不适感的表达,可为自觉呼吸不畅、气不够用,或有压迫、禁锢感。

一、病情判断

胸闷是全科诊疗中常见症状之一,可以由器质性疾病引起,也可以由心理精神因素或生理性状态引发(见表2-13-1)。

表2-13-1　胸闷常见病因分类

分类	病因	疾病
器质性疾病	循环系统疾病	冠心病、心肌炎、心力衰竭、心律失常、心包积液、先天性心脏病、心脏瓣膜病、扩张型心肌病
	呼吸系统疾病	胸廓畸形、连枷胸、胸腔积液、气胸、肺大疱、肺炎、肺间质性病变、肺部肿瘤、尘肺
	消化系统疾病	胃食管反流病、腹压增高性疾病如大量腹水、腹部巨大肿瘤
	骨骼肌肉性、神经性疾病	重症肌无力、急性多发性神经根神经炎、颅脑疾病
	全身性疾病	贫血、甲状腺功能异常、药物反应、一氧化碳中毒
心理精神性疾病	心理、精神性	焦虑、抑郁、惊恐发作、癔症
生理性状态	—	妊娠、肥胖、亚健康状态

胸闷也可以作为一些危急重疾病的早期症状,如急性心肌梗死、急性心肌炎、肺栓塞、张力性气胸、严重过敏性反应等,除胸闷外,还存在其他症状(见表2-13-2)。

表2-13-2　胸闷相关危急重症疾病临床特征

疾病名称	易患人群	常见症状
急性心肌梗死	常见于中老年人,多有肥胖、高血压、糖尿病、冠心病家族史等危险因素	心前区压榨感、胸闷、憋气,持续时间超过30min,休息或含服硝酸甘油不缓解

续表

疾病名称	易患人群	常见症状
急性肺栓塞	常见于久坐、卧床、妊娠、活动性肿瘤等患者	初期为胸闷、气短,而后出现呼吸困难、胸痛、咳嗽,甚至休克、猝死等症状
张力性气胸	常见于慢性肺部疾病患者或呼吸机辅助治疗患者	严重呼吸困难、剧烈胸痛、大汗淋漓、血压下降甚至休克
严重过敏反应	过敏体质、过敏源接触患者	可有胸闷、皮疹,严重者会出现呼吸困难、休克、意识障碍
急性心肌炎	发病前1~3周上呼吸或消化道感染患者	胸闷、乏力、胸痛、心悸,严重者可合并心力衰竭、心源性休克等症状

二、详细问诊

1. 起病情况 发病年龄、发病时间、起病形式、胸闷部位和性质、持续时间、加重缓解因素等。

2. 伴随症状 很多疾病可以引发胸闷症状,首先询问有无危急重症症状,如剧烈胸痛、严重呼吸困难、大汗淋漓、濒死感、晕厥、意识障碍等;如果没有上述症状,则系统询问伴随症状有助于疾病诊断,如有无发热、咳嗽、咳痰、呼吸困难、咯血等呼吸系统疾病;有无心前区疼痛、心悸、活动后气促等心血管系统疾病;有无恶心、呕吐、反酸、胃灼热等消化系统疾病;有无肌肉酸痛、肢体麻木、乏力、肌无力等神经肌肉系统疾病;有无头晕、乏力、体重异常、手抖、双下肢水肿等症状;有无失眠、焦虑、惊恐等精神心理性疾病。

3. 治疗经过 既往是否有类似症状发作史、疾病诊治经过、治疗效果、药物使用情况。

4. 既往史、个人史等 患者既往疾病史,是否有高血压、糖尿病、冠心病、心律失常、心力衰竭、慢性阻塞性肺疾病、肺间质性疾病等病史;近期有无剧烈活动、手术、外伤史,有无食物、药物过敏史,有无初次物品接触史;家族中有无遗传性疾病、心血管疾病、呼吸道疾病、肿瘤性疾病史。

5. **生活事件** 一些胸闷与情绪、压力、亚健康状态等精神心理因素相关,需了解患者工作、家庭情况及近期生活事件。同时胸闷是主观感受,询问胸闷对日常生活工作影响的程度,体现"全人"照顾思维。

三、鉴别诊断及处理

胸闷为非典型症状,很多系统的疾病都可以有胸闷表现,根据病史特点及特征,协助诊断胸闷病因。

1. **呼吸系统疾病所致胸闷** 多因限制性通气或换气功能障碍引发胸闷,如胸廓畸形、胸腔积液、气胸等疾病限制胸廓活动度;肺部感染、间质性肺炎、肺大疱等影响换气功能障碍,此类疾病常合并咳嗽、咳痰、呼吸困难、深呼吸时胸闷加重等症状。如有发热,警惕诸如肺炎、肺结核等感染性肺部疾病;慢性咳嗽、胸闷,警惕肺癌、哮喘、肺间质性疾病、胸膜炎、尘肺等。

2. **循环系统疾病所致胸闷** 多因心肌缺血缺氧、心排出量降低或高动力循环状态引起胸闷,如冠心病、心律失常、心力衰竭、心包炎、心脏瓣膜病、先天性心脏病、心肌炎、扩张型心肌病等,此类疾病胸闷一般与运动、活动量等有关,如稳定型心绞痛的胸闷在运动中出现,休息可缓解。

3. **消化系统疾病所致胸闷** 胃酸反流刺激或腹压增高引起,如胃食管反流病、大量腹腔积液、腹部巨大肿瘤等。胃食管反流病所致胸闷常与进食时间及食物种类相关,于餐后1h,或平卧位时出现,可合并反酸、胃灼热等不适,口服抑酸药后缓解,部分胃食管反流病含服硝酸甘油可出现缓解,需与稳定型心绞痛鉴别。

4. **骨骼肌肉及神经系统疾病所致胸闷** 除胸闷外,这类疾病常合并其他症状,如肌肉无力、肢体麻木、肢体肌力减低、气促等。骨骼肌肉性胸闷可见于重症肌无力、急性多发性神经根神经炎累及呼吸肌时,因呼吸肌或胸部交感神经受累导致呼吸运动受限;颅脑疾病引发呼吸中枢功能障碍时,也可以引起胸闷。

5. 全身性疾病所致胸闷 全身性疾病造成缺血缺氧、高动力循环状态等会导致胸闷,常见的有甲状腺疾病、贫血、一氧化碳中毒、药物过敏等,常以胸闷、头晕、乏力等非典型症状为主诉就诊。

6. 精神性疾病所致胸闷 一些心理精神因素,如焦虑症、抑郁症、惊恐发作、癔症等可有胸闷症状,可通过精神症状或心理测评鉴别。

7. 部分生理性胸闷如妊娠、肥胖、亚健康人群也可以出现胸闷不适,考虑亚健康性胸闷患者必须先排除器质性疾病。

四、初步处理

(一) 首诊处理

胸闷常为非典型症状,病情可轻可重。

1. 判断是否存在危急重症 如胸闷合并剧烈胸痛、呼吸困难、面色苍白、大汗淋漓、神志改变或意识障碍、低血压、血氧饱和度降低、不能平卧、四肢冰冷、皮肤瘀斑、气管偏移、双肺布满干湿啰音、奔马律等提示临床危急重症,及时稳定生命体征、紧急转诊。

2. 判断是否为器质性疾病 根据病史、体格检查等初步判断胸闷为器质性疾病所致,如为初诊,转诊专科医院进一步检查,以明确诊断和治疗方案;如为复诊,根据情况予针对性治疗或转诊。

3. 心理精神性胸闷或生理性胸闷 根据病史、体格检查等考虑为心理精神性胸闷或生理状态性胸闷,针对性治疗,密切观察病情、定期随访,必要时转诊。

(二) 体格检查

针对胸闷症状,重点体格检查如下:

1. 生命体征 体温、脉搏、呼吸、血压。

2. 一般情况 体形、营养状态、急慢性面容、呼吸状态、体位、皮肤湿度、有无瘀斑、浅表淋巴结有无肿大。

3. 头颈部体格检查 头颅五官有无外伤、畸形,睑结膜是否苍白、气管是否居中、颈静脉是否怒张,甲状腺有无肿大及结节,有无血管杂音。

4. 胸部体格检查　胸廓是否对称、有无畸形、有无压痛，肺部叩诊有无过清音、鼓音，肺下界移动度有无缩小；肺部听诊有无呼吸音减弱、啰音、异常呼吸音、胸膜摩擦音等。

5. 心脏体格检查　有无心尖异常搏动、心包摩擦感、心脏浊音界扩大，注意心脏听诊，心率、心律是否规则、有无心律不齐，注意心音强弱、有无异常心音、额外心音如奔马律、开瓣音、喀喇音、人工瓣膜音等、各瓣膜区有无杂音、心包摩擦音。

6. 其他体格检查　腹部有无腹肌紧张、压痛、反跳痛，有无触及包块、肠鸣音是否异常、有无血管杂音等；双下肢有无水肿，脊柱四肢有无异常、肢体肌力、肌张力是否正常，神经系统检查有无异常。

（三）辅助检查

1. 社区卫生服务机构根据情况完善血常规、心电图、随机血糖、生化指标、甲状腺功能、心肌酶学、血氧饱和度、胸部X线、焦虑量表筛查等检查。

2. 必要时转诊专科医院进一步完善24h动态心电图、超声心动图、运动试验、冠状动脉造影、胸部CT、感染指标、痰培养、肿瘤指标、电子内窥镜、肌电图等检查。

（四）后续处理

1. 原发疾病处理　对于病因明确者，针对性治疗，如呼吸系统感染者予抗感染、止咳、化痰等治疗；缺铁性贫血患者根据贫血程度给予补铁治疗。

2. 生活指导　根据病情及患者实际情况，给予针对性生活指导及健康宣教。例如：对高血压、糖尿病、慢性基础疾病患者，针对性建议低盐低脂、优质低蛋白饮食、糖尿病饮食、合理运动等；对气胸或慢性肺疾病患者，指导呼吸肌锻炼，避免剧烈运动、避免便秘；肺大疱或慢性阻塞性肺疾病引发气胸的患者，在复查康复后2周内不建议航空飞行或潜水等活动。

3. 心理疏导　心血管疾病或慢性呼吸性疾病长期胸闷会导致心理问题，适当给予梳理与安抚，帮助患者正视疾病，积极面对，提高生活质量；对于精神心理因素所致胸闷者，定期随访，帮助患者减轻焦虑紧张情绪。

（五）转诊时机

1. 心肌梗死、主动脉夹层、张力性气胸、肺栓塞等危急重症者。

2. 器质性疾病或者较严重心理精神疾病所致胸闷者。

3. 胸闷合并严重基础疾病者。

4. 胸闷诊断不明或经治疗后效果不佳者。

（尹朝霞　汪茜茜）

第十四节　心　　悸

病例

患者，女性，62 岁，退休教师。

【S：Subjective】主观资料

间歇性心悸发作 1 年，发作频繁 1 个月。

患者 1 年前劳累后首次出现心悸不适，无胸闷、胸痛、气促等，持续数分钟后自行缓解。此后患者活动后或情绪激动时多次发生心悸，每次发作持续数分钟至十余分钟不等，均能自行缓解，无胸闷、胸痛、气促、呼吸困难，无头晕、晕厥、黑矇、虚汗、四肢抽搐等症状，未就诊治疗。1 个月前患者心悸开始发作频繁，未行特殊处理症状均可自行消失。一周前患者到附近医院就诊，心电图检查未见明显异常，24h 动态心电图示"阵发性室上速"。发病来饮食、睡眠可，二便如常，体重无明显下降。

既往高血压病史 9 年，血压最高到 160/80mmHg，现服用氨氯地平片 5mg，每日 1 片，血压控制在 130/80mmHg 左右。否认糖尿病等其他慢性疾病史，否认遗传性家族疾病史。无烟酒及其他不良嗜好，平日饮食清淡，缺乏运动。配偶体健，家庭经济收入稳定，夫妻关系和睦，育一子，和儿子分开居住，已有一孙女，有时帮忙带孙女。退休后社交活动较少，偶尔和亲戚朋友出去活动聚会。

【O：Objective】客观资料

1. 体格检查 T 36.6℃，P 72 次/min，BP 130/80mmHg，R 18 次/min，BMI 25.6kg/m²。发育正常，营养中等，体形偏胖，自主体位，神志清晰，体格检查合作。面色无潮红，口唇无发绀，指甲无苍白，甲状腺无肿大，颈静脉无怒张；双肺呼吸音清，未闻及干湿啰音；叩诊心界无扩大，心率 72 次/min，律齐，各瓣膜听诊区未闻及病理性杂音；腹软，无压痛，肝脾肋下未及；双下肢无水肿，双足背动脉搏动正常；双手无明显震颤，四肢肌力正常，病理征未引出。

2. 辅助检查 生化检查：TC 6.2mmol/L，TG 2.09mmol/L，LDL-C 3.62mmol/L，HDL-C 1.56mmol/L，BUN 5.2mmol/L，Cr 65μmol/L，FPG 5.7mmol/L。

心电图：未见明显异常。

24h 动态心电图：阵发性室上性心动过速。

【A：Assessment】问题评估

1. 目前诊断 心律失常，阵发性室上性心动过速
　　　　　　　高血压 2 级，很高危

2. 患者目前存在的问题 老年女性，出现心悸不适 1 年，没有进一步检查明确病情，也尚未开始规范的治疗。患者对心律失常疾病诊断、治疗、日常保健等方面的知识缺乏了解，缺乏慢性病长期自我管理的概念。生活方式尚健康，但缺乏运动和社交活动，血脂偏高。收入稳定，无经济压力，有时帮忙带孙女会比较劳累，家庭关系和睦。文化水平较高，能够正确理解、听从医生的指导。

【P：Plan】问题处理计划

1. 诊断计划

（1）完善检查：血常规、尿常规、肝功能、心肌酶谱、糖化血红蛋白、甲状腺功能、心脏超声、颈动脉超声检查。

（2）患者心悸发作能自行缓解，就诊时未发作，暂不做特殊处理。建议转诊上级医院心脏专科行心脏电生理检查，确定室上性心动过速的性质、病因及危险分层，并根据病情确定是否行射频消融治疗。

（3）定期监测血脂、血糖、血压，随访心电图。

2. 治疗计划

（1）非药物治疗：①生活指导。保持良好心情,积极参加体育锻炼,调整自主神经功能,锻炼可选择中等强度活动如太极拳、步行等,每周 3~4 次,每次 30min 左右。注意劳逸结合,避免过于疲劳或情绪激动等。②饮食指导。避免服用刺激心脏及血管的物质如浓茶、咖啡及辛辣调味品等。多食用新鲜蔬菜水果,以保证维生素及无机盐摄入,维持心肌营养。③健康教育。讲解本病相关知识,介绍几种简单易行刺激迷走神经终止发作的方法,如深吸气后再在屏气状态下用力作呼气动作 10~15s 的 Valsalva 动作、用筷子或匙子刺激咽喉部诱发恶心或面部浸没于冷水内等物理疗法,以便再次发作时患者可以先行自行处理争取终止发作。

（2）继续原降血压药物治疗:氨氯地平片 5mg,每日一片。

一、病情判断

心悸（palpitations）是一种自觉心脏跳动的不适感或心慌感。当心率加快时感到心脏跳动不适,心率缓慢时则感到搏动有力。心悸是导致患者就诊的最常见原因之一,心悸症状反复发作可影响患者的生活质量及精神状况,严重时可导致住院或其他不良事件增加。

心悸是临床上的一种主观症状,并无特异性,可由心动过速、心动过缓等心律失常引起,心率和心律正常者亦可有心悸。其他发生的原因有运动、情绪激动、体位变化、睡眠、吸烟、饮酒、咖啡、冷热刺激等生理因素,还有心血管疾病、内分泌疾病、代谢异常、药物影响、电解质紊乱、毒物或药物中毒、麻醉、手术或心导管手术、除颤、电击等病理因素。

对出现心悸的患者应进行初步评估,包括详细询问病史、体格检查和辅助检查。初步评估无异常者一般无须进一步检查,可安慰患者,定期随访即可。如临床表现提示是与心律失常相关的不明原因心悸,或心悸发作是与心房颤动相关的血栓高危患者,则需进一步做动态心电图及心脏电生理等检查。心悸的诊断策略模型详见表 2-14-1。

表 2-14-1 心悸的诊断策略模型

可能的诊断

焦虑

期前收缩（异位性）

窦性心动过速

药物（如兴奋类药）

不能忽视的严重疾病

心肌梗死或心绞痛

心律失常（室性心动过速、心动过缓、病态窦房结综合征、尖端扭转型室性心动过速）

预激综合征

电解质紊乱（低血钾、低血镁、低血糖）

常被遗漏的疾病

发热或感染

妊娠

绝经期

药物（如咖啡因、可卡因、氨茶碱、抗心律失常药物）

二尖瓣疾病

主动脉瓣关闭不全

组织缺氧或血碳酸过多症

罕见疾病

蜱蜇伤

嗜铬细胞瘤

七种假象

压抑

糖尿病

药物

贫血症

甲状腺疾病

脊髓功能失调

尿路感染

患者是否有什么话没有说？

很有可能，考虑心脏神经官能症、焦虑等

二、详细问诊

很多患者就诊时并无心悸发作，因而病史询问是至关重要的第一步。首先应确认患者描述的症状确实为心悸而非胸痛或其他胸部不适症状。需询问的病史包括：

1. 起病情况 了解起病情况与发病的时间、可能的原因或诱因。如心悸是否在饮浓茶、咖啡或餐后出现；是否与睡眠紊乱、精神紧张或情绪激动相关；是否为更年期前后或者腹泻以后出现的心悸等。如有家属陪同可询问症状发作时现场的情况及周围环境等。

2. 病情特点 心悸不适的部位、性质，持续或间断发生，持续时间和程度，发作频率，发作缓解或加剧因素，发作缓解方式及病程长短等。

3. 伴随症状 是否伴有胸闷、胸痛、晕厥、四肢抽搐、呼吸困难、虚汗等其他症状，描述伴随症状与主要症状之间的相互关系。

4. 治疗经过 发病以来接受的检查、诊治经过及治疗的效果。特别注意了解既往是否做过心电图、动态心电图等检查。

5. 发病以来一般情况 发病来的精神状态、睡眠、食欲、大小便、体重等情况。

6. 既往病史 了解是否有原发性高血压、冠心病等心血管疾病。心悸往往还可以是原有疾病的合并症状或提示出现原有疾病加重的情况，需询问是否有系统性疾病、甲状腺功能亢进症等病史及近期服用药物情况等。

7. 个人情况 包括饮食情况、个人烟酒及其他嗜好，是否有吸食可卡因、大麻等情况，既往个人史、婚育史、家族遗传性疾病史等。

表2-14-2列举了询问心悸患者的主要问题，采集病史时应详细询问。

表2-14-2 询问心悸患者的主要问题

心悸发作前
活动(休息、睡眠、运动或正常活动、体位改变、运动后)；位置(平卧或站立)；诱发因素(情绪紧张、运动、下蹲或弯腰)
心悸发作初
突然或缓慢产生；之前有无其他症状(胸痛、呼吸困难、眩晕、乏力等)

心悸发作中

心悸的类型(规则或不规则、快速或不快、持续或间歇);有无伴随症状(胸痛、晕厥或接近晕厥、出汗、焦虑、恶心、呕吐等)

心悸终止

心悸突然或缓慢终止;伴随症状是否终止、持续时间;自发或迷走神经调节或药品作用

背景

首发年龄;先前发作次数和发作频率;心脏病病史;心身疾病病史;系统性疾病病史;甲状腺功能亢进病史;家族性心脏病、心动过速或猝死史;心悸时的用药;是否药物滥用;电解质紊乱

三、鉴别诊断

心悸诊断流程详见图 2-14-1。

(一)心悸的鉴别要点

患者心悸症状描述各异,按发作时频率、节律和强度可将心悸分为四种:期前收缩型心悸、心动过速型心悸、焦虑相关型心悸、脉冲型心悸(表 2-14-3),准确的分型有助于临床鉴别心悸的病因(表 2-14-4)。

表 2-14-3　各种类型的心悸及其临床表现

心悸类型	主观描述	心跳	发作和终止	触发情况	可能相关的症状
期前收缩型	漏搏、心脏突然下沉感	不规则地插入正常心跳	突发突止	休息	—
心动过速型	胸腔内"扑翼样"跳动	规则或不规则、明显加快	突发突止	体力活动、寒冷	晕厥、呼吸困难、乏力、胸痛
焦虑相关型	焦虑、烦躁不安	规则、轻度加快	渐发渐止	压力、焦虑发作	手脸刺痛感、喉部异物感、不典型胸痛、叹气样呼吸困难
脉冲型心悸	心脏冲击感	正常规则	渐发渐止	体力活动	虚弱

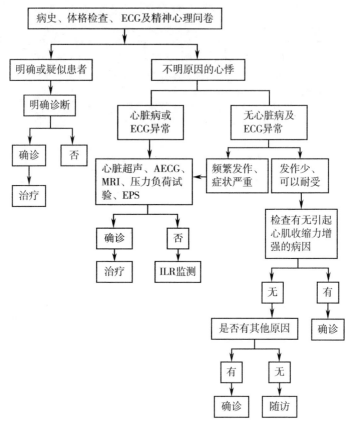

图 2-14-1 心悸诊断流程图

注:ECG. 心电图;AECG. 动态心电图;MRI. 磁共振成像;EPS. 电生理检查;
ILR. 植入式 Loop 监测仪。

表 2-14-4 心悸的常见原因

心脏搏动增强

生理性

    剧烈运动或精神紧张

    酒精、咖啡因或浓茶

药物或毒品作用

    拟交感药物、血管扩张剂、抗胆碱能药物、肼屈嗪、甲状腺素
    片、合成药物、减肥药

    刚停用 β 受体阻滞剂等

    海洛因、苯丙胺、尼古丁、麻黄碱等

病理性

　　心室肥大：各种原因所致的心脏扩大和/或心功能衰竭

　　高血压心脏病、主动脉瓣关闭不全、二尖瓣关闭不全等引起的左心室肥大

　　器质性心脏病：二尖瓣脱垂、重度二尖瓣反流、分流型先天性心脏病等

　　肺源性心脏病

　　肥厚型心肌病

　　心脏机械瓣置换术后

其他引起心脏搏动增强的疾病

　　甲状腺功能亢进症、低血糖、绝经后综合征、发热、贫血、怀孕、血容量不足、直立性低血压、体位性心动过速综合征、嗜铬细胞瘤、动静脉瘘等

心律失常

　心动过速

　　窦性心动过速、室上性/室性心动过速等

　心动过缓

　　严重窦性心动过缓、病态窦房结综合征、窦性停搏及二至三度房室传导阻滞等

　其他心律失常

　　期前收缩、心房扑动或心房颤动、起搏器和植入型心律转复除颤器功能和/或程控异常等

精神、心理疾病

　焦虑、惊恐发作

　抑郁所致的躯体疾病

（二）引起心悸常见疾病的特点

1. 以心脏搏动增强为病因的疾病

（1）器质性心脏病常见于高血压性心脏病、风湿性心脏病、冠心病、心肌病等。

（2）甲状腺功能亢进症表现为心悸、多食、易饥、消瘦；体格检查可见甲状腺肿大、眼球突出；甲状腺激素相关检测可助诊断。

（3）贫血患者有心悸、心慌、气短、面色苍白、疲乏无力等症状；体格检查可见心率增快、心尖部第一心音增强；血常规

检查见红细胞、血红蛋白、血细胞比容均减少。

（4）低血糖多见于糖尿病使用胰岛素治疗的患者以及胰岛素瘤患者。心悸常在饥饿或运动后出现，多在清晨空腹或下半夜发生。发病时可有心悸、饥饿感或软弱、手足颤抖、皮肤苍白、出汗、心率增快、血压轻度升高等。因脑细胞能量供应不足可以出现神经精神症状，表现为注意力不集中、头晕、嗜睡、烦躁、肌肉震颤，严重者可出现抽搐、昏迷甚至死亡。静脉注射葡萄糖注射液可以迅速缓解症状。

2. 心律失常

（1）心动过速型心悸

1）室上性心动过速（SVT）：心率为 150~220 次 /min，阵发性或持续性发作，阵发性室上性心动过速通常突发突止，多年轻时发病，部分可自行缓解，发作时心电图可确诊。部分需寻找诱发因素如甲状腺功能亢进症、慢性阻塞性肺疾病等。少数心动过速为病态窦房结综合征中快速性心律失常的表现，需行进一步检查除外同时并存的缓慢性心律失常。

2）心房颤动和心房扑动：心房颤动是一种常见的心律失常，常见于高血压及器质性心脏病，心房颤动的发生与年龄和基础疾病类型有关，70 岁以上人群中有 9% 的发生率。出现房颤应寻找根本的病因，如是否有心肌缺血、二尖瓣疾病、甲状腺功能亢进症、高血压、心肌病、慢性酒精依赖等。有 12% 的房颤病例可以没有发现病因，称为特发性心房颤动。新发现的心房颤动需常规查甲状腺功能和心脏超声等检查。心房颤动患者发生血栓栓塞并发症的风险明显增加，需评估血栓栓塞风险，必要时应用华法林或新型抗凝剂预防。心房扑动是在房性心动过速与心房颤动之间的一种心律失常类型，发作时患者可出现低血压、头晕、心悸、心绞痛甚至心源性休克，多见于器质性心脏病。

3）室性心动过速是发生在希氏束分叉以下的快速性心律失常，根据持续时间可分为持续性室性心动过速（发作时间大于 30s）和非持续性室性心动过速（发作时间小于 30s）。室速发生时可出现血流动力学状态的恶化，甚至演变成室扑、室颤，可导致心源性猝死，需要采用积极的治疗抢救措施。室速多见于器质性心脏病,电解质紊乱和某些药物也可诱发,少数特发性室速预后相对较好。

（2）心动过缓型心悸

1）窦性心动过缓:新出现的窦缓,要排除洋地黄、抗心律失常药物、颅内高压症、甲状腺功能减退等情况。如经常出现窦性心动过缓但活动后心率能上升至 90 次 /min 以上,且平时无明显乏力、头晕、黑矇、晕厥、记忆力减退等症状,多半为迷走神经张力过高所致,应定期随访和复查。如长期心动过缓,运动以后心率不能上升至 90 次 /min 以上,且平时经常出现头晕、乏力、记忆力减退甚至黑矇、晕厥等症状,多为传导系统退行性改变所致。

2）二度及三度房室传导阻滞:急性二度及三度房室传导阻滞多见于急性心肌梗死、急性心肌炎或严重电解质紊乱尤其是高血钾症,慢性二度及三度房室传导阻滞则多半为心脏传导系统退行性改变所致。二度及三度房室传导阻滞由于心室率较慢,多伴有明显的血流动力学障碍,患者除心悸之外还有头晕、乏力、黑矇甚至晕厥症状,往往需要紧急处理。

（3）期前收缩型心悸

1）房性期前收缩:激动起源于窦房结以外心房的任何部位。正常成人进行 24h 心电监测,大约 60% 也有房性期前收缩发生。各种器质性心脏病患者均可发生房性期前收缩,并可能是快速性房性心律失常的先兆。心电图检查示期前出现 P 波,形态与窦性 P 波不同,P′-R 间期 >0.12s,期前的 P 波后的 QRS 波群通常无畸形,但有时只有异位 P 波,其后无 QRS 波群,期前收缩后常有不完全代偿间歇。

2）房室交界区性期前收缩:冲动起源于房室交界区,可前向和逆向传导,产生提前发生的 QRS 波群与逆行 P 波。逆行 P 波可位于 QRS 波群之前、之中或之后,QRS 波群形态正常,当发生室内差异性传导,QRS 波群形态可有变化,通常无须治疗。

3）室性期前收缩:希氏束分支以下异位起搏点提前发生的心室激动,多见于中老年。心电图检查可见提前发生的宽大畸形的 QRS 波群,时限多 >0.12s,T 波与 QRS 主波方向相反,后多有完全代偿间歇。

3. 精神心理疾病 心脏神经官能症多发生于体力活动过少的青年及中年女性。心悸是最常见的症状,伴随症状有心前区针刺样疼痛,多位于左前胸乳部,患者常自觉通气不畅、呼吸急促、全身乏力,常在晨起时显著。体格检查时可见精神抑郁、颜面苍白,手足冷汗,可有手指、舌、眼睑震颤,心率和呼吸加速,面热足冷、手背凉、手掌热等,而没有器质性心脏病。

四、初步处理

(一)首诊处理

1. 作为首诊的全科医生,应仔细询问病史和了解心悸发生的前后情况,并进行详细的体格检查以及心电图、动态心电图、心脏超声等检查,对心悸患者进行初步诊断评估和病情判断。

2. 不能明确诊断的患者,应及时转诊上级医院心脏专科进一步诊治。转诊指征见后。

3. 初步对症治疗改善症状 对于心动过速性心律失常,可予以美托洛尔减慢心率;对于伴精神紧张、情绪激动或焦虑者,可适当给予地西泮等镇静剂。首诊应识别血流动力学障碍,如进行性低血压、急性心力衰竭、进行性缺血性胸痛等,及时稳定血流动力学状态,改善症状,必要时送急诊诊治。

(二)后续处理

1. 明确病因,纠正与处理基础疾病和诱因 如出现室上性心动过速可试行刺激迷走神经终止心动过速,无效可转上级医院明确诊断,决定是否行射频消融治疗;有心力衰竭者尽快改善心功能;对于贫血患者应积极抗贫血治疗;对于发热患者进行抗感染和降温处理;甲状腺功能亢进症患者应给予抗甲状腺药物及其他对症治疗。

2. 衡量获益与风险 当心律失常危及生命时应采取积极措施加以控制,并追求抗心律失常治疗的有效性。而对不会威胁生命的心律失常,需要更多考虑治疗措施的安全性,以免出现抗心律失常治疗药物副作用可能引起的新风险。

3. 对心律失常的处理　了解心律失常可能的原因和类型,结合患者的病情确定是否需要抗心律失常药物治疗,采取措施终止心律失常并改善患者症状;恶性室性心律失常终止后一般都要使用药物预防发作,用药过程中还应注意抗心律失常药物的不良反应。

4. 加强一级预防　改善生活方式和环境因素,减少心血管危险因素。包括戒烟、戒酒、降压、控制血脂、控制心力衰竭及糖尿病等;保持适量运动,同时避免高强度及高耐力的运动有助于降低心血管风险,且不增加心房颤动的风险;指导患者学会自测脉搏,了解自己的病情,保持良好心情;对有应激性生活事件、焦虑或抑郁症状的患者,应建议心理治疗。用药指导:嘱患者不能随意停减药物,注意定期复查,根据医嘱调整用药剂量。复诊指导:如安装心脏永久起搏器者,出院后1、3、6个月各随访一次,情况稳定后每半年随访一次。

5. 大多数心悸患者可以在社区门诊进行诊断治疗,临床评估存在严重心律失常风险的患者可转上级医院心脏专科进一步诊治。

(三)常用药物

1. 心律失常用药

(1)盐酸普罗帕酮:口服,每日 3 次,每次 150mg,可根据需要调至 900mg/d。盐酸普罗帕酮属于钠通道阻滞药,用于阵发性室上性、室性心动过速、各类期前收缩的治疗。

(2)盐酸美西律:口服,首次 200~300mg,必要时 2h 后再服 100~200mg,一般维持量每日 400~800mg,分 2~3 次口服。盐酸美西律属于钠通道阻滞药,主要用于室性心律失常的治疗。

(3)美托洛尔:口服,每日 2~3 次,每次 25~50mg,病情严重可适量增量,但每日不宜超过 300mg;缓释片每日 1 次,每次 23.75~47.5mg。美托洛尔属于 β 受体阻滞药,可用于心房颤动控制心室率、室上性快速型心律失常的治疗。

(4)胺碘酮:口服,负荷量每次 0.2g,每日 3 次,可连续应用8~10d;维持量每次 0.1~0.2g,每日 1~3 次,总剂量 0.1~0.4g/d,或每次 0.1~0.2g,每日 1 次或隔日 1 次。胺碘酮属于多通道阻滞剂,可延长复极过程,可用于控制快速房颤、房扑、房性心动过速以及伴有心功能受损的室上性或室性心律失常。用药期间应定期复查肝功能、甲状腺功能及心电图,逐渐减量。

(5)地尔硫䓬:口服,每日 3 次,每次 30~60mg。地尔硫䓬属于钙通道阻滞药,主要用于室上性心动过速的治疗。常见的不良反应有低血压、心动过缓、房室传导阻滞等,用药期间应监测肝、肾功能及定期复查心电图。

2. 改善心肌缺血用药

(1)单硝酸异山梨酯缓释片:口服,每日 1 次,每次 40mg;用于冠心病的长期治疗。

(2)盐酸曲美他嗪片:口服,每日 3 次,每次 20mg;盐酸曲美他嗪通过改善心肌能量代谢实现抗心肌缺血作用。

3. 纠正心力衰竭用药　地高辛:口服,每日 1 次,每次0.125mg。用于急性和慢性心功能不全,控制伴有快速心室率的心房颤动、心房扑动患者的心室率及室上性心动过速。老年人因肝肾功能不全需减少剂量,用药期间应定期监测地高辛、电解质浓度和心电图,注意观察有无洋地黄中毒症状。

(四)社区中医初步诊治

1. 中医辨证论治　心悸是因外感或内伤,致气血阴阳亏虚,心失所养;或痰饮瘀血阻滞,心脉不畅,引起以心中急剧跳动,惊慌不安,甚则不能自主为主要临床表现的一种病证。心悸的病位主要在心,由于心神失养,心神动摇而致悸动不安。但其发病与脾、肾、肺、肝四脏功能失调相关。心悸为本虚标实证,其本为气血不足,阴阳亏损,其标是气滞、血瘀、痰浊、水饮,临床表现多为虚实夹杂之证,当根据虚实轻重之多少,灵活应用益气养血,滋阴温阳,化痰涤饮,行气化瘀,养心安神,重镇安神之法。

2. 中医治疗

(1)心悸虚证由脏腑气血阴阳亏虚、心神失养所致者,治当补益气血,调理阴阳,以求气血调畅、阴平阳秘,并配合应用养心安神之品,促进脏腑功能的恢复。药方:安神定志丸,归脾汤。

(2)心悸实证常因于痰饮、瘀血等所致,治当化痰、涤饮、活血化瘀,并配合应用重镇安神之品,以求邪去正安、心神得宁。药方:桂枝甘草龙骨牡蛎汤。

(3)临床上心悸表现为虚实夹杂时,当根据虚实之多少,攻补兼施,或以功邪为主,或以扶正为主。药方需根据实际情况予以辨证论治。

五、转诊指征

社区医生遇到以下几种情况的心悸,需要转诊至上级医院进一步诊治。

1. 阵发性室上速治疗后仍频繁发作者。

2. 发作持续性室性心动过速者。

3. 房速、房扑及房颤伴快速心室率者。

4. 缓慢性心律失常伴有黑矇或晕厥者。

5. 疑为甲状腺功能亢进症者。

6. 其他原因不明的心悸者。

7. 器质性心脏病引起的心悸应对症处理后转诊。

8. 初诊频发房早、频发室早、房速、房扑、房颤等均建议转至上级医院进行病因检查和诊断。

(易春涛　沈燕雯)

第十五节　恶心与呕吐

病例

患者,女性,62 岁,退休。

【S:Subjective】主观资料

间断恶心呕吐 3d,加重 1d。

患者 3d 前出现恶心、呕吐,每日 3~5 次,呕吐物为胃内容物,量少,非喷射性,食欲明显减退,伴口干,乏力。1d 前出现头痛,嗜睡。无腹痛、腹泻,无发热、寒战、黄疸,无头晕,无耳鸣。未经诊治,自服多潘立酮,症状未明显缓解。家属发现患者神志淡漠,送来我院就诊。

既往糖尿病病史 10 年,1 年前开始胰岛素治疗,未规律监测血糖,5d 前因外出旅游自行停用胰岛素。否认冠心病、脑卒中病史。否认胃肠道相关疾病史。否认传染病接触史。否认肿瘤史,腹部手术史,放疗、化疗病史。母亲有糖尿病。平时未控制饮食、喜食油炸食品,运动不足,不吸烟饮酒,平时对胰岛素治疗有所顾虑,精神焦虑,家庭经济收入稳定,夫妻关系和睦。

【O:Objective】客观资料

1. 体格检查 T 36.2 ℃,P 92 次 /min,R 26 次 /min,BP 110/68mmHg,身高 165cm,体重 80kg。BMI 29.4kg/m^2。

发育正常,体形偏胖,嗜睡。双侧瞳孔等大等圆,对光反射存在。呼吸深快,有烂苹果味,全身皮肤干燥;颈无抵抗;甲状腺无肿大,未触及震颤;双肺呼吸音清;心率 92 次 /min,律齐,未闻及杂音;腹部平软,未见胃肠型及蠕动波;未触及包块,无压痛、反跳痛,肝脾未触及,Murphy 征阴性。肠鸣音 4 次 /min,双下肢不肿。双侧足背动脉搏动减弱,四肢肌力及肌张力正常,神经系统病理反射、脑膜刺激征均阴性。

2. 辅助检查 血常规:WBC 13.8 × 10^9/L,中性粒细胞百分比 68%,Hb 136g/L;尿常规:尿酮体(+++),尿糖(+++);随机血糖:28.6mmol/L。

【A:Assessment】问题评估

1. 目前诊断 呕吐原因待查

　　　　　　2 型糖尿病

　　　　糖尿病酮症酸中毒?

2. 目前存在的健康问题及评价

(1) 老年女性,急性病程,既往有糖尿病。

(2) 血白细胞增高,尿酮体、尿糖增高,随机血糖升高。

(3) 未控制饮食,缺乏运动。

(4) 治疗依从性较差。

(5) 精神焦虑。

【P:Plan】问题处理计划

1. 诊断计划

(1) 完善肝肾功能、电解质、血淀粉酶、胸部 X 线、腹部超声等检查。

（2）完善血酮体、血气分析等检查。

2. 治疗计划

（1）监测生命体征、血糖、尿酮、神志变化。

（2）积极补液：基本原则为"先快后慢、先盐后糖"，待患者清醒后鼓励其多喝水。

（3）胰岛素治疗：给予短效胰岛素 8IU/h（即每小时、每千克体重 0.1IU），血糖下降速度一般以每小时降低 3.9~6.1mmol/L 为宜。病情稳定后过渡到常规皮下注射。

（4）纠正电解质及酸碱平衡失调：补钾应根据血钾和尿量，治疗过程中定期监测血钾和尿量，调整补钾量和速度。一般情况不需补碱，补碱指征 $pH<7.1$，$HCO_3<5mmol/L$，补碱不宜过多过快。

（5）转诊：对症处理后转上级医院明确诊断与治疗。

转归：患者于上级医院明确诊断为"2 型糖尿病、糖尿病酮症酸中毒"。经治疗后症状消失，目前胰岛素联合口服药物治疗。回到社区随访。

3. 全科医生建议

（1）疾病预防：良好控制糖尿病，及时防治感染和其他诱因。

（2）生活方式干预：①糖尿病饮食指导，限制总热量，指导饮食的合理分配原则；②运动指导；③心理指导：注意休息，安抚患者情绪，增强患者治疗信心，减轻心理压力；④提高依从性：规律用药，定期复诊。

（3）自我监测：教育患者学会血糖自我监测；掌握糖尿病急慢性并发症的自我识别。

恶心、呕吐是临床常见症状。恶心为上腹部不适和紧迫欲吐的感觉。可伴有迷走神经兴奋的症状，如皮肤苍白、出汗、流涎、血压降低及心动过缓等，常为呕吐的前奏。一般恶心后随之呕吐，但也可仅有恶心而无呕吐或仅有呕吐而无恶心。呕吐是通过胃的强烈收缩迫使胃或部分小肠的内容物经食管、口腔排出体外的现象。

一、病情判断

恶心与呕吐二者均为复杂的反射动作,可由多种原因引起。按发病机制可归纳为三类:反射性呕吐、中枢性呕吐、前庭障碍性呕吐,见表 2-15-1。

表 2-15-1 呕吐常见病因与分类

分类	常见病因
反射性呕吐	咽部刺激:吸烟、剧咳、鼻咽部炎症
	胃、十二指肠疾病:急慢性胃炎、消化性溃疡、功能性消化不良、幽门梗阻等
	肠道疾病:急性阑尾炎、急性肠炎、肠梗阻、急性出血性坏死性肠炎等
	肝胆胰疾病:急性肝炎、肝硬化、急慢性胆囊炎或胰腺炎等
	腹膜及肠系膜疾病:急性腹膜炎
	其他:肾结石、急性肾盂肾炎、异位妊娠破裂、急性心肌梗死、青光眼等
中枢性呕吐	神经系统疾病:脑炎、脑膜炎、脑脓肿、脑出血、脑栓塞、高血压脑病、偏头痛、脑挫裂伤、颅内血肿、蛛网膜下腔出血、癫痫持续状态等
	全身性疾病:尿毒症、糖尿病酮症酸中毒、甲状腺危象、低血糖、早孕等
	药物反应:某些抗癌药、吗啡等
	中毒:重金属、乙醇、一氧化碳、有机磷农药等中毒
	精神因素:胃神经官能症、癔症、神经性厌食
前庭功能障碍性呕吐	迷路炎、梅尼埃病、晕动病等

恶心、呕吐可能会引起水电解质紊乱,当患者有急性呕吐症状时,应首先评估患者脱水程度,生命体征是否稳定。

上述老年女性,有糖尿病史,未规律监测血糖,5d 前自行停用胰岛素,3d 前出现恶心、呕吐,呼吸道有烂苹果味,神志淡漠,考虑"糖尿病酮症酸中毒"。

二、详细问诊

引起恶心、呕吐的病因错综复杂,因此,患者的病史采集十分重要。在问诊中需要注意确定患者就诊的主要原因、倾听患者对疾病的看法、关注患者的担心和期望,适时反馈。具体要点包括以下几个方面:

1. 起病情况　发病时间、病程、诱因(如体位、进食、药物、精神因素、咽部刺激等)。

2. 病情特点　呕吐发生的时间(晨间、夜间)、发作频率、持续时间、呕吐与饮食的关系、呕吐特点(是否喷射状)、呕吐物的量、呕吐物性质和气味(酸腐味、粪臭味、胆汁、咖啡色等)、缓解与加重因素。

3. 伴随症状　有无腹胀、腹痛;有无腹泻;有无发热、寒战、黄疸;有无食欲减退、疲乏无力;有无头痛、眩晕等。

4. 诊疗经过　详细询问患病以来的诊治经过,包括已做检查、所用药物、剂量、疗效,有助于病情的诊断。

5. 既往病史、家族史　有无高血压、糖尿病、冠心病、脑血管病等病史。有无胃肠道相关疾病史。有无传染病接触史。有无肿瘤史、腹部手术史、放疗、化疗病史。有无晕车晕船史,女性患者的月经史。患者的用药史,尤其是抗生素、抗肿瘤药、吗啡等。有无化学毒物接触史。有无疫区接触史。有无肿瘤家族史。

6. 生活方式及社会心理因素　详细询问患者的饮食结构和运动习惯,是否嗜好辛辣、生冷、高脂饮食;是否运动不足。是否有吸烟、酗酒史。了解患者对呕吐的看法,以及心情是否焦虑。了解家庭成员关系是否和睦,家庭支持度如何,社会人际关系是否和谐。

三、鉴别诊断

常见疾病的特点:

1. 急性胃肠炎　急性胃肠炎所引起的呕吐常伴有发热、腹痛、腹泻等。体格检查可见腹部有轻压痛,结合发病前有不洁饮食可诊断。

2. **急性胰腺炎**　多在饱餐、饮酒后发作,伴中上腹持续性剧痛、发热等。体格检查常见中上腹压痛,血清淀粉酶明显增高可诊断。

3. **急性胆囊炎**　典型发作是在饱食、进食油腻食物后右上腹阵发性疼痛,可向右肩胛部和背部放射,可伴有发热、恶心呕吐。体格检查 Murphy 征阳性,超声检查可诊断。

4. **幽门梗阻**　明显的上腹痛,餐后加重,呕吐后腹痛可略缓解,呕吐物量大,可为宿食,体格检查可见胃蠕动波及震水声。

5. **肠梗阻**　高位梗阻的呕吐出现较早,呕吐频繁,吐出物主要为胃及十二指肠内容物,低位小肠梗阻呕吐出现较晚,初为胃内容物,后期为粪质肠内容物。肠梗阻时常伴有腹痛、腹胀,完全性肠梗阻停止排气排便。机械性肠梗阻体格检查常可见肠型及蠕动波,肠鸣音亢进,有气过水声。腹部 X 线检查可见气胀肠袢和气液平面,结合 X 线检查可做出诊断。

6. **糖尿病酮症酸中毒**　有糖尿病史,发生前常有感染、饮食等诱因,常伴多饮多尿加重、食欲缺乏、腹痛等,严重者可伴神志改变。血糖、尿酮体等检查可明确诊断。

7. **偏头痛**　发作前常有情绪激动、失眠、饮酒等诱因,阵发性单侧头痛,呕吐常呈喷射状,呕吐物为胃内容物,呕吐后头痛可减轻,可伴视觉改变等症状。

8. **颅内压增高**　脑炎、脑膜炎和颅内肿瘤均可引起颅内压增高,呕吐常呈喷射状,无饮食无关,呕吐物为胃内容物,常伴有剧烈头痛和不同程度的意识障碍。脑卒中常出现剧烈的头痛、意识障碍、偏瘫等。

9. **妊娠呕吐**　恶心呕吐常发生于妊娠的早期。呕吐多见于早晨空腹时,常因睡眠紊乱、疲劳、情绪激动等情况而诱发。

10. **精神性呕吐**　精神性呕吐常见于年轻女性,有较明显的精神心理障碍。呕吐发作和精神紧张、忧虑或精神受刺激密切相关。呕吐常发生于进食开始或进食结束时,无恶心,呕吐不费力,呕吐物不多,常为食物或黏液,吐毕又可进食,患者可自我控制或诱发呕吐。

11. 梅尼埃病　最突出的临床表现为发作性旋转性眩晕,伴恶心呕吐、耳鸣、耳聋、眼球震颤等。呕吐常于眩晕后发生,呕吐后眩晕无明显减轻。

恶心、呕吐诊断流程见图 2-15-1。呕吐的病因错综复杂,考虑诊断时应全面考虑,避免漏诊。

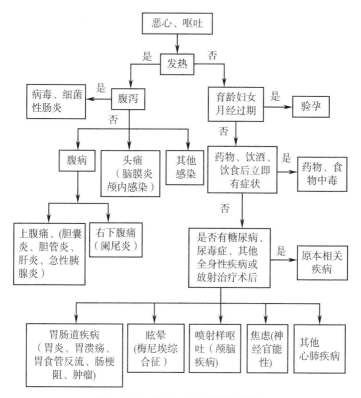

图 2-15-1　恶心、呕吐诊断流程图

四、初步处理

(一)首诊处理

1. 详细询问病史,寻找引起恶心、呕吐的可能诱因和病因。

2. 恶心、呕吐患者体格检查应全面仔细,包括生命体征、全身检查、腹部检查、神经系统检查。应注意神志、营养状态、有无脱水、循环衰竭表现。腹部检查应注意有无胃型、蠕动波、振水音等幽门梗阻表现;有无肠鸣音亢进、肠型等急性肠梗阻表现;有无腹肌紧张、压痛、反跳痛等急腹症表现。此外,还应注意有无腹部肿块、疝等。神经系统检查有无病理反射及腹膜刺激征等。还应注意有无眼球震颤、眼底有无视盘水肿、测量眼压等。

3. 常规进行血常规、尿常规、粪便常规及隐血试验、呕吐物化验、电解质、肾功能、肝功能、血糖等检查,育龄妇女应验孕,必要时转诊行胃镜及黏膜活检。

(二)后续处理

1. 针对病因治疗　在未明确病因前不应盲目应用镇吐药物,明确病因后积极针对病因治疗。

2. 对症治疗　纠正呕吐引起的水、电解质紊乱和酸碱平衡失调。

3. 调整生活方式　避免刺激性的食物,如生冷、辛辣、油腻、高脂饮食等。饮食规律,避免过度饮食。注意环境和个人饮食卫生。避免过量饮酒,生活规律,避免过度劳累。注意保暖,避免受凉。

4. 精神心理治疗　可给予精神性呕吐患者心理指导,帮助患者调整情绪,减轻焦虑。

(三)常用药物

常用止吐药物:

1. 5-HT$_3$受体拮抗剂　通过与消化道黏膜的5-HT$_3$受体相结合而发挥止吐作用。应用于化疗引起的呕吐,包括昂丹司琼、格拉司琼、托烷司琼等。严格控制药物的剂量及间隔时间。

2. 多巴胺受体拮抗剂　甲氧氯普胺可用于多种情况引起的呕吐,但长期反复或大剂量使用,可能引起锥体外系反应。

3. 吩噻嗪类　氯丙嗪抗呕吐作用强大,但对晕动病的呕吐无效,可引起过度镇静。

4. 抗组胺药和抗胆碱药　苯海拉明、东莨菪碱等,此类药物止吐作用较弱,可用于预防晕动病引起的呕吐。

5. 糖皮质激素　地塞米松可以和其他药物联合治疗化疗引起的呕吐。

（四）转诊时机

1. 生命体征不稳定。

2. 呕吐物为咖啡色物,考虑上消化道出血。

3. 脱水症状严重或有酮症酸中毒。

4. 有颅内压上升的征象。

5. 症状持续 1 个月,对治疗反应不理想。

6. 怀疑肿瘤或其他器质性病变需进一步明确诊断者。

（孔　懋）

第十六节　腹　　泻

病例

患者,男,75 岁,退休。

【S：Subjective】主观资料

腹泻 3d。

患者 3d 前食隔夜剩菜后出现腹泻,每日排便 3~5 次,为黄稀便,伴左下腹隐痛,排便后腹痛略缓解,伴恶心,无呕吐,无黏液、脓血,无里急后重、无发热、无头晕、无口干、无意识障碍,未经诊治,患者自发病以来,精神、睡眠可,食欲差,小便正常,体重无明显变化。

否认既往有消化道疾病史,否认高血压、糖尿病、冠心病等病史,否认甲状腺功能亢进症史。否认手术、外伤史。平时饮食不规律,三餐不定时,运动不足,吸烟 40 年,20 支 /d,饮酒 40 年,白酒 50g/d。配偶已去世,独居,精神焦虑。否认胃肠道肿瘤家族史。

【O：Objective】客观资料

1. 体格检查　T 37.0 ℃,P 90 次 /min,R 20 次 /min,BP 100/64mmHg,BMI 25.1kg/m^2。发育正常,营养中等,体格检查合作。浅表淋巴结未及肿大,甲状腺不肿。双肺呼吸音清,未闻及干湿啰音。心率90次/min,律齐,心音有力,未闻及杂音。腹部平软,未及包块,左下腹轻压痛,无反跳痛,肝脾未触及,Murphy征阴性。肠鸣音6次/min,双下肢不肿。四肢肌力及肌张力正常,神经系统病理反射征均阴性。肛门指诊:直肠黏膜光滑,未触及肿物。

2. 辅助检查　血常规:WBC 6.5×10^9/L,中心粒细胞百分比64%,Hb 140g/L;粪常规:WBC 10~12个/HP;粪便培养未做。

【A:Assessment】问题评估

1. 目前诊断　急性腹泻

　　　　　　　急性肠炎?

2. 目前存在健康问题及评价

(1) 老年男性,急性病程。

(2) 便常规可见白细胞,无红细胞,便培养未做,目前考虑细菌性感染腹泻,病原菌未能确定。无脱水征象。

(3) 饮食不规律,缺乏运动。

(4) 吸烟、饮酒。

(5) 独居、有焦虑情绪。

【P:Plan】问题处理计划

1. 诊断计划

(1) 完善血糖、肝肾功能、电解质、血清CEA、腹部超声等检查。

(2) 完善粪便病原学检查。

2. 治疗计划

(1) 非药物治疗:①注意饮食卫生,食用清淡流食或半流食的低渣易消化食物,避免油腻饮食,增加水分的摄入;②适度运动,避免久坐;③戒烟、限制饮酒;④患者为独居老人,联系相关部门提供社会支持;⑤心理指导,注意休息,安抚患者情绪,增强患者治疗信心,减轻心理压力。

(2) 药物治疗:①补液,补充电解质,注意补钾,防止水电解质紊乱;②益生菌调节肠道菌群;③症状不缓解给蒙脱石止泻;④暂不使用抗生素。

3. 全科医生建议　治疗1周,如症状不缓解,转上级医院明确诊断。

转归:患者服药后症状消失,回到社区随访。

腹泻指排便次数增多,粪质稀薄,或带有黏液、脓血或未消化的食物。如解液状便,每日 3 次以上,或每天粪便总量大于 200g,其中粪便含水量大于 80%,则可认为是腹泻。

一、病情判断

腹泻病因复杂,分为急性与慢性两种,急性腹泻起病急,症状多在 2 周内自限,超过 2 个月者属慢性腹泻。当患者有急性腹泻症状时,应评估患者脱水程度,生命体征是否稳定;慢性患者应评估患者水电解质平衡和营养状况。

根据病理生理机制腹泻分为渗透性腹泻、分泌性腹泻、渗出性腹泻、动力异常性腹泻,见表 2-16-1。

表 2-16-1　腹泻发病机制分类

分类	发病机制	特点	病因
渗透性腹泻	肠腔内存在大量高渗食物或药物,体液水分大量进入高渗状态的肠腔	禁食 48h 后腹泻停止或显著减轻	进食高渗性食物、消化不良、胆汁重吸收障碍、肠黏膜面积减少、肠黏膜病变等
分泌性腹泻	肠黏膜受到刺激而致水、电解质分泌过多或吸收受抑	每日大便量 >1L,大便为水样无脓血,禁食 48h 后腹泻仍持续存在	各种细菌肠毒素引起的食物中毒、回肠病变、神经内分泌肿瘤等
渗出性腹泻	肠黏膜完整性受到炎症、溃疡破坏而大量渗出	粪便含有渗出液和血液	感染性肠炎(细菌、病毒、寄生虫等)、炎症性肠病、肿瘤、放射性肠炎等
动力性腹泻	肠蠕动过快,肠内容物未能被充分消化吸收	粪便稀烂或水样,不带渗出物和血液,伴肠鸣音亢进	肠易激综合征、甲亢、糖尿病、胃次全切除术后

上述老年男性,急性腹泻,有不洁饮食史,体格检查腹部轻度压痛,粪便检查可见白细胞,首先考虑急性肠炎。

二、详细问诊

引起腹泻的病因错综复杂,因此,患者的病史采集十分重要。在问诊中需要注意确定患者就诊的主要原因、倾听患者对疾病的看法、关注患者的担心和期望,适时反馈。具体要点:

1. 起病情况 发病时间、病程、诱因(不洁饮食、旅行、大量脂肪餐、精神紧张、药物)。

2. 病情特点 排便次数、排便量、粪便气味、粪便性状(水样、脓血便、果酱样便、糊状)、腹泻与腹痛的关系,有无里急后重,缓解与加重因素。

3. 伴随症状 有无呕吐、腹胀;有无发热;有无食欲减退、疲乏无力;有无头晕、意识障碍等。对于报警征象也应加以询问,如有无贫血、消瘦等。

4. 诊疗经过 详细询问患病以来的诊治经过,包括已做检查,用药、剂量、疗效,有助于病情的诊断。

5. 既往病史、家族史 有无高血压、糖尿病、甲状腺功能亢进症等病史。有无胃肠道相关疾病史。有无结核病史,有无传染病接触史。有无腹部手术史及放射治疗史。患者的用药史,尤其是抗生素、促进胃肠动力药、泻药等。有无化学毒物接触史。近期旅行情况,有无疫区接触史。有无结直肠肿瘤家族史。

6. 生活方式及社会心理因素 详细询问患者的饮食结构和运动习惯,是否嗜好辛辣、生冷、高脂饮食;是否运动不足。是否有烟酒嗜好。了解患者对腹泻的看法,以及心情是否焦虑,是否因疾病影响生活质量。了解家庭成员关系是否和睦,家庭支持度如何,社会人际关系是否和谐。

三、鉴别诊断

腹泻的诊断旨在明确病因。首先,根据病史资料分析是急性腹泻还是慢性腹泻;然后,结合实验室检查从病理生理方面分清是哪一类腹泻。

（一）急性腹泻

急性腹泻病因常见于急性感染性肠炎,多见于各种细菌感染,如志贺菌、空肠弯曲杆菌、沙门菌、产气单胞菌、大肠埃希菌、耶尔森菌等。常有流行病学特点(如不洁食物史或疫区接触史),急性起病常伴发热和腹痛,具有自限性(病程一般为数天至1周,不超过6周);抗菌药物治疗有效;粪便检出病原体可确诊。

（二）慢性腹泻

慢性腹泻常见于炎症性肠病、肠道功能性腹泻、肠道肿瘤及全身性疾病等。

1. **炎症性肠病** 溃疡性结肠炎常见黏液脓血便,大便次数增多明显,伴有里急后重,伴左下腹或下腹隐痛。克罗恩病粪便多为糊状,可有血便,但次数增多及黏液脓血没有溃疡性结肠炎明显,伴右下腹或脐周疼痛。鉴别见表2-16-2。

表2-16-2 溃疡性结肠炎和克罗恩病的鉴别

项目	溃疡性结肠炎	克罗恩病
症状	脓血便多见	有腹泻但脓血便少见
病变分布	病变连续	呈节段性
直肠受累	绝大多数受累	少见
肠腔狭窄	少见,中心性	多见,偏心性
内镜表现	溃疡浅,黏膜弥漫性充血水肿、颗粒状,脆性增加	纵行溃疡、卵石样外观,病变之间黏膜外观正常
活组织检查特征	固有膜全层弥漫性炎症、隐窝脓肿	裂隙状溃疡、非干酪性肉芽肿、黏膜下层淋巴细胞聚集

2. **肠道功能性腹泻** 有持续性或反复排稀便或水样便的症状;患者至少75%的排便不伴有腹痛;除外炎症、感染、肿瘤及其他结构异常等器质性疾病所致的腹泻。对于症状不典型患者,常需结合多种检查手段综合分析来做出诊断。

3. **肠道肿瘤** 排便习惯与粪便形状的改变常为最早出现的症状,多表现为腹泻、便秘,有时腹泻与便秘交替,粪便中带血、脓或黏液便,并常伴有腹部隐痛,病灶越靠近肠道的远端,腹泻症状越明显。结肠镜及黏膜活检可确诊。

4. 全身性疾病 慢性腹泻可能由某些全身疾病引起,如甲状腺功能亢进症、糖尿病、系统性红斑狼疮等,应警惕胃肠道以外的症状和疾病。

四、初步处理

(一)首诊处理

1. 详细询问病史、体格检查,寻找引起腹泻的可能诱因和病因。祛除诱发因素,如抗生素相关腹泻停用相关药物。

2. 腹泻患者体格检查应全面仔细,包括全身检查、腹部检查和直肠指检。腹部检查需特别注意有无腹部压痛、腹部包块。

3. 常规进行血常规、粪便常规及隐血试验、电解质、肾功能等检查,必要时可转诊行粪便培养＋药敏试验、小肠吸收功能试验(D-木糖吸收试验、维生素B_{12}吸收试验、氢呼吸试验)。对于病程较长的老年患者建议行肠镜检查。

(二)后续处理

1. 针对病因治疗 感染性腹泻需针对病原体进行治疗,乳糖不耐受患者需剔除食物中的乳糖成分,炎症性肠病可选用免疫抑剂治疗。

2. 对症治疗 纠正腹泻引起的水、电解质紊乱、营养失衡和酸碱平衡失调。

3. 调整生活方式 避免引起腹泻的食物,如生冷、辛辣、高脂饮食等。饮食规律,避免过度饮食。注意环境和个人饮食卫生。注意保暖,避免受凉。

4. 精神心理治疗 可给予功能性腹泻患者心理指导,帮助患者调整情绪,减轻焦虑。

(三)常用药物

1. 止泻药 腹泻明显的患者可选用洛哌丁胺,但需注意便秘、腹胀等不良反应。轻症者可选用吸附剂,如蒙脱石散。感染性腹泻,在感染未得到控制时,不宜盲目选择止泻药。

2. 益生菌 调节肠道菌群,改善肠道微生态环境,可作为辅助治疗。

3. 抗生素　感染性腹泻,如病原体明确,针对病原体选择抗生素。

(四) 转诊时机

1. 经验性治疗效果不佳的患者。

2. 怀疑有并发症(如脱水严重,电解质紊乱)患者。

3. 有明显报警征象者(如合并便血、消瘦、贫血、腹部包块、头晕、意识障碍等),需转诊上级医院明确诊断。

(孔　懋)

第十七节　便　　秘

病例

患者,女,65 岁,退休教师。

【S:Subjective】主观资料

排便费力 5 年,加重 1 个月。

患者 5 年前无明显诱因逐渐出现便意减少,大便干硬及排便费力,每周排便 1~2 次,大便干硬成球状,深褐色,无脓血,无明显腹痛、腹胀;无恶心、呕吐;无畏寒、发热。未予诊治。1 个月前因骨质疏松服用钙片后排便费力症状加重,近 1 周未排便,伴腹胀,有肛门排气。患者自发病以来精神、饮食可,体重下降 3kg,小便正常。

既往 2 型糖尿病病史 7 年,目前口服格列美脲,2mg,每日一次,血糖控制好。否认高血压、冠心病等病史,否认其他药物长期使用史,否认手术、外伤史。饮食中喜肉食,蔬菜水果少,平常运动少,不嗜烟酒。退休后在家写书,长期久坐,近期因便秘感焦虑,睡眠欠佳。家庭经济收入稳定,夫妻关系和睦。父亲因结肠癌去世。

【O:Objective】客观资料

1. 体格检查　T 36.5 ℃,P 84 次 /min,R 20 次 /min,BP 130/78mmHg,BMI 23.4kg/m^2。发育正常,营养中等,体格检查

合作。皮肤巩膜未见明显黄染,结膜无苍白,浅表淋巴结未及肿大,甲状腺无肿大。双肺呼吸音清,未闻及干湿啰音。心率84次/min,律齐,心音有力,未闻及杂音。腹部平软,未及包块,无明显压痛及反跳痛,肠鸣音4次/min,无压痛,肝脾未触及,Murphy 征阴性。双下肢不肿。四肢肌力及肌张力正常,神经系统病理反射征均阴性。肛门指诊:直肠黏膜光滑,未触及肿物及直肠脱垂,可触及粪块。

2. 辅助检查　血常规:WBC 6.9×10^9/L,Hb 132g/L;便常规:便潜血(-);X 线腹平片可见肠管胀气,未见气液平面。

【A:Assessment】问题评估

1. 目前诊断　便秘

2 型糖尿病

2. 目前存在健康问题及评价

(1)老年女性,有糖尿病、骨质疏松、肿瘤家族史。

(2)饮食热量高,蔬菜水果少,运动少,久坐。

(3)近期开始服用钙剂。

(4)退休教师,经济收入稳定,家庭和睦,依从性良好。

(5)因肿瘤家族史及便秘的症状而感到焦虑,睡眠不足,存在心理压力。

【P:Plan】问题处理计划

1. 诊断计划

(1)完善血脂、血糖、肝肾功能、甲状腺功能、血清 CEA 肿瘤标志物等检查。

(2)完善结肠镜检查、肛管直肠压力测定、排粪造影等检查。

2. 治疗计划

(1)非药物治疗:①增加纤维素和水分的摄入,多食粗粮及新鲜蔬菜;②适度运动,避免久坐;③建立良好的排便习惯,晨起或餐后 2h 内尝试排便,排便时集中注意力,避免干扰;④暂时停用钙剂服用;⑤心理指导,注意休息,安抚患者情绪,增强患者治疗信心,减轻心理压力。

(2)药物治疗:①灌肠剂临时使用;②促动力药莫沙必利5mg,每日 3 次;③乳果糖 15ml,每日 2 次;④益生菌或中成药治疗。

3. 全科医生建议 治疗 1 周,如症状不缓解,转上级医院明确诊断。

转归:患者停服钙剂后便秘症状略有缓解,遵医嘱改变生活方式及服用药物 1 个月后,大便 1d/ 次,大便性状好转。甲状腺功能、血清 CEA 等检查正常。转上级医院行结肠镜检查未见明显异常,诊断为“功能性便秘”,继续社区随访。

便秘表现为排便次数减少、粪便干硬和排便困难。排便次数减少是指每周排便少于 3 次。排便困难包括排便费力、排出困难、排便不尽感、排便费时及需手法辅助排便。慢性便秘的病程至少为 6 个月。流行病学研究显示我国便秘总体患病率为 3%~10%,60 岁异常老年人群患病率为 15%~20%。

一、病情判断

慢性便秘可由多种疾病引起,包括功能性疾病和器质性疾病,药物也可引起便秘。

根据便秘和相关症状轻重及其对生活影响的程度分为轻度、中度、重度。轻度指症状较轻,不影响日常生活,通过整体调整、短时间用药即可恢复正常排便。重度指便秘症状重且持续,严重影响工作、生活,需用药物治疗,不能停药或药物治疗无效;中度则介于轻度和重度之间。

上述老年女性,长期便秘,近期因服用钙剂加重,体格检查未见明显异常,结肠镜检查未见明显异常,首先考虑临床上常见的功能性便秘。

二、详细问诊

引起便秘的病因错综复杂,因此,患者的病史采集十分重要。在问诊中需要注意确定患者就诊的主要原因、倾听患者对疾病的看法、关注患者的担心和期望,适时反馈。具体要点包括:

1. 起病情况 发病时间、病程、诱因(生活环境改变、精神紧张、药物)。

2. 病情特点 便意、便次、排便时间、排便费力的情况以及粪便性状。

3. 伴随症状 有无呕吐、腹胀、腹泻;有无食欲减退、疲乏无力;有无头晕、烦躁失眠等。对于报警征象也应加以询问,有无便血、贫血、消瘦、腹部包块等。

4. 诊疗经过 详细询问患病以来的诊治经过,包括已做检查、所用药物、剂量、疗效,有助于病情的诊断。

5. 既往病史、家族史 有无高血压、糖尿病、甲状腺功能减退症等病史。有无胃肠道相关疾病史。有无传染病接触史。患者的用药史,尤其是有无抗抑郁药、抗组胺药、解痉剂、阿片类药、钙剂、铁剂、止泻药等。有无化学毒物接触史。有无结直肠肿瘤家族史。

6. 生活方式及社会心理因素 详细询问患者的饮食结构和运动习惯,是否存在食量过少、食物精细、食物热量过高、蔬菜水果少、饮水少等习惯;是否运动不足,久坐。是否有烟酒嗜好。了解患者对便秘的看法,以及心情是否焦虑,是否因疾病影响生活质量。了解家庭成员关系是否和睦,家庭支持度如何,社会人际关系是否和谐,是否有突发事件影响。

三、鉴别诊断

便秘诊断旨在寻找病因,在排除器质性便秘的基础上诊断功能性便秘。在诊断过程中,注意与患者共同决策,达成共识。

首先,我们应详细询问患者病史特点并进行针对性体格检查,诊断流程考虑可以分为如下几步展开。

1. 器质性疾病引起便秘 肠道疾病、内分泌和代谢疾病、神经系统疾病、肌肉疾病等多种因素均可引起便秘。对年龄 >40 岁,有报警征象者,应进行必要的实验室、影像学和结肠镜检查,明确便秘是否为器质性疾病所致、是否伴有结直肠形态学表现。报警征象包括便血、粪便隐血试验阳性、贫血、消瘦、明显腹痛、腹部包块、有直肠腺瘤史及结直肠肿瘤家族史。

2. 药物所致便秘 抗抑郁药、抗组胺药、解痉药、阿片类药、钙剂、铁剂、止泻药等多种药物可能引起便秘。应详细询问患者的既往史及药物服用史,以协助诊断。

3. 功能性便秘 排除器质性疾病和药物因素导致的便秘,且符合罗马Ⅲ标准中功能型便秘的诊断标准即可诊断为功能性便秘,见表 2-17-1。

表 2-17-1 罗马Ⅲ标准中功能型便秘的诊断标准

疾病名称	诊断标准
功能性便秘	1. 必须包括以下 2 项或 2 项以上 ①至少 25% 的排便感到费力;②至少 25% 的排便为干粪球或硬粪;③至少 25% 的排便有不尽感;④至少 25% 的排便有肛门直肠梗阻感或堵塞感;⑤至少 25% 的排便需手法辅助;⑥每周排便少于 3 次 2. 不用泻药时很少出现稀便 3. 不符合肠易激综合征的诊断标准

注:诊断前症状出现至少 6 个月,且近 3 个月症状符合以上诊断标准。

对明确诊断为功能性便秘患者可进行初步治疗,经 2~4 周治疗无效患者可考虑进行肠道动力及肛门直肠功能检测以明确便秘分型。功能性便秘根据肠道动力和肛门直肠功能的改变分为 4 型:慢传输型便秘、排便障碍型便秘、混合型便秘和正常传输型便秘。

慢性便秘诊治流程见图 2-17-1。

四、初步处理

(一)首诊处理

1. 详细询问病史、体格检查,寻找引起便秘的可能诱因和病因。祛除诱发因素,如减少或停用相关药物。

2. 慢性便秘患者体格检查应全面仔细,包括全身检查、腹部检查和肛门直肠指检。腹部检查需特别注意有无腹部压痛、腹部包块。

3. 常规进行粪便常规及隐血试验检查。对年龄 >40 岁、有报警征象者,应进行结肠镜检查,重度便秘疑有肠梗阻者应拍摄 X 线腹部平片。

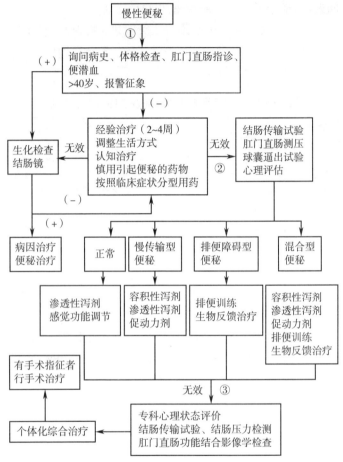

图 2-17-1　慢性便秘诊治流程图
①②③分别代表一级、二级、三级诊治。

（二）后续处理

1. 调整生活方式　合理的膳食、多饮水、适度运动、建立良好的排便习惯。增加纤维素和水分的摄入，推荐每日摄入膳食纤维 25~35g，每日至少饮水 1.5~2.0L。适度运动对久病卧床、运动少的老年患者更有益。建立良好的排便习惯：建议晨起或餐后 2h 尝试排便，排便时集中注意力，减少外界因素干扰。

2. 精神心理治疗　可给予合并精神心理障碍、睡眠障碍的慢性便秘患者心理指导和认知治疗,存在严重精神心理异常的患者应转至精神心理专科接受治疗。

3. 生物反馈 是盆底肌功能障碍所致便秘的有效治疗方法,生物反馈治疗能持续改善患者的便秘症状、心理状况和生活质量。

4. 其他治疗 益生菌、中药(包括中成药制剂和汤剂)、针灸、按摩推拿等治疗能改善便秘症状。

(三)常用药物

选用通便药物时应考虑安全性、药物依赖性以及价效比。避免长期使用刺激性泻药。

1. 容积性泻药 通过滞留粪便中的水分,增加粪便含水量和粪便体积从而起通便作用。主要用于轻度便秘,服药时应补充足够的液体。常用药物包括欧车前、聚卡波非钙、麦麸等。

2. 渗透性泻药 在肠内形成高渗状态,吸收水分,增加粪便体积,刺激肠道蠕动。可用于轻、中度便秘患者,药物包括聚乙二醇、不被吸收的糖类(如乳果糖)和盐类泻药(如硫酸镁),过量应用盐类泻药可引起电解质紊乱,老年人和肾功能减退者应慎用。

3. 刺激性泻药 作用于肠神经刺激性泻药作用于肠神经系统,增强肠道动力和刺激肠道分泌。药物包括比沙可啶、酚酞、蒽醌类药物和蓖麻油等。建议短期、间断使用。

4. 促动力药 作用于肠神经末梢,释放运动性神经递质、拮抗抑制性神经递质或直接作用于平滑肌,增加肠道动力,如普卢卡必利。

5. 灌肠药和栓剂 通过肛内给药,润滑并刺激肠壁,软化粪便,使其易于排出,适用于粪便干结、粪便嵌塞患者临时使用。便秘合并痔者可用复方角菜酸酯制剂。

(四)转诊时机

1. 便秘经 2~4 周经验治疗无效需转诊至上级医院明确诊断者。

2. 怀疑有并发症(如直肠脱垂、粪便嵌顿等)患者。

3. 有明显报警征象者,需转诊上级医院明确诊断。

4. 出现腹痛、呕吐、肛门停止排气排便等症状，疑似肠梗阻者。

（孔　懿）

第十八节　黄　疸

病例

患者男性，50 岁，已婚，大专学历，货车司机。

【S:Subjective】主观资料

间断上腹部疼痛 3 个月，加重 1 周。

患者于 3 个月前进食炸鸡后突然出现上腹部疼痛，向后背及双肩部放射，伴寒战、发热，体温最高为 38.5℃，次日发现巩膜及皮肤黄染，就诊于当地医院，给予抗感染、保肝、利胆等治疗，症状较前缓解。随后 2 个月又有类似症状发作 2 次，仍行抗感染、保肝、利胆等治疗后症状减轻。近 1 周上述症状再次出现，伴皮肤瘙痒，为求进一步诊治就诊于我院。患者自发病以来，精神睡眠欠佳，食欲差，大便颜色变浅，小便尿色深，体重无明显变化。

6 个月前因 "慢性胆囊炎、胆囊结石" 住院保守治疗。否认高血压、冠心病和糖尿病等病史。否认手术、外伤及输血史。否认肝炎史。否认药物过敏史。吸烟史 35 年余，约 40 支 /d；否认饮酒史。饮食不规律，且喜好进食油炸食品。平常运动少。已婚，育有一子。家庭经济收入不稳定，夫妻和睦。否认家族史。

【O:Objective】客观资料

1. 体格检查　T 38.2 ℃，P 74 次 /min，R 18 次 /min，BP 137/89mmHg，BMI 25.6kg/m^2。发育正常，营养中等，体格检查合作。巩膜及皮肤黄染，未见肝掌及蜘蛛痣，浅表淋巴结无病理性肿大。唇红，颈静脉无怒张。双肺呼吸音减弱，未闻及干湿啰音及胸膜摩擦音。心率 74 次 /min，律齐，各瓣膜区未闻及病理性杂音。腹部平软，肝脾于肋下未触及，无压痛、反跳痛及肌紧张,Murphy 征可疑阳性,肝区无叩痛,移动性浊音(−),肠鸣音 3 次/min。双下肢无可凹性水肿。生理反射存在,病理反射未引出,脑膜刺激征阴性。

2. 辅助检查 化验:WBC 11.7×10^9/L、Hb 130g/L、尿胆红素(−)、STB 60μmol/L、CB 36μmol/L、UCB 13μmol/L,AST、ALT 在正常范围。腹部超声提示:肝脏大小形态正常,实质回声欠均匀,胆总管内径约 1.2cm,可见扩大,未见结石影,但未探及十二指肠后端及末端胆总管。

【A:Assessment】问题评估

1. 目前诊断 胆汁淤积性黄疸,胆总管结石?

　　　　　慢性胆囊炎

　　　　　胆囊结石

2. 目前存在健康问题及评价

(1)中年男性,长期吸烟史,饮食不规律,喜好油腻食物,缺乏锻炼,BMI 26.8kg/m^2。

(2)目前血压在正常范围。

(3)患者慢性起病,急性加重,为上腹部疼痛伴发热、黄疸。

(4)货车司机,大专文化,经济收入不稳定,家庭尚和睦,依从性较差。

(5)发病前有进食油腻食物,既往有慢性胆囊炎、胆囊结石病史,近期出现皮肤瘙痒伴黄染。

【P:Plan】问题处理计划

1. 诊断计划

(1)复查血、尿、便常规 +OB、网织红细胞、肝肾功能、电解质、血脂、凝血功能、感染指标(C 反应蛋白、红细胞沉降率)、感染指标(甲、乙、丙、戊型病毒肝炎、HIV 抗体和梅毒抗体)、胰酶两项、尿淀粉酶等化验。

(2)完善腹部超声、上腹部 CT、磁共振胰胆管成像(MRCP),必要时完善经内镜逆行性胰胆管造影(ERCP)取出胆总管结石及外科腹腔镜切除胆囊结石。

2. 治疗计划

(1)非药物治疗:①在饮食方面,宜定时定量,少吃多餐,不宜过饱;②在饮食结构上,严格控制脂肪和含胆固醇食物,如肥肉、油炸食品、动物内脏等;③戒烟、戒酒和避免进食辛辣食物,宜多吃萝卜、青菜、豆类、豆浆、水果等副食。

(2)药物治疗:①苯巴比妥30~60mg,每日3次,7d。②熊去氧胆酸10mg/(kg·d),连续口服6个月以上。③腺苷蛋氨酸,初始治疗:0.5~1g/d,肌内或静脉注射,共两周;维持治疗:1~2g/d,口服。④必要时可应用肾上腺皮质激素10~15mg,每日3次,5~7d(与熊去氧胆酸连用)。

全科医生建议:明确诊断胆总管结石后,尽快转普通外科行手术治疗或转消化内科行内镜介入治疗。

一、病情判断

黄疸(jaundice),由于血清中胆红素升高致使皮肤、黏膜和巩膜发黄的症状。正常血清总胆红素为 1.7~17.1μmol/L,胆红素 17.1~34.2μmol/L 时,临床不易察觉,称为隐性黄疸。超过 34.2μmol/L 时出现临床可见黄疸。根据病因可分为假性黄疸、溶血性黄疸、肝细胞性黄疸、胆汁淤积性黄疸、先天性非溶血性黄疸、妊娠期黄疸。

上述中年男性患者,有长期吸烟史,饮食不规律,喜好油腻食物,缺乏锻炼。患者慢性起病,急性发作,为上腹部疼痛伴发热、黄疸。发病前有进食油腻食物,既往有慢性胆囊炎、胆囊结石病史。首先考虑临床上常见的胆汁淤积性黄疸。

二、详细问诊

(一)问诊特点

引起黄疸的病因错综复杂,因此,对黄疸患者的病史采集十分重要。在问诊中需要注意确定患者就诊的主要原因、了解此次发病的诱因、关注患者的担心和期望以及患者往后的依从性,并注意引导,适时反馈,缓解患者的焦虑。具体要点包括以下几个方面:

1. 起病情况　黄疸的起病缓急程度,发病时间的长短,有无伴随瘙痒、腹痛等症状,大小便的颜色及形状,有无加重或缓解的因素,均需要详细询问。

2. 病情特点

（1）近期有无口服富含胡萝卜素的食物，如胡萝卜、南瓜、橘子汁、空心菜、甘蓝菜、芒果等；有无口服带有黄色素的药物，如米帕林、呋喃类等；有无长期接触紫外线史。考虑假性黄疸可能。

（2）询问有无先天性溶血性贫血，近期有无输血、发热、感染等病史，有无脾大史，有无毒蛇咬伤史等，要考虑溶血性黄疸可能。

（3）有无饮酒史，既往有无肝炎等疾病，需考虑肝细胞型黄疸可能。

（4）发病前有无进食油腻食物，既往有无慢性胆囊炎、胆囊结石等病史。不能排除胆汁淤积性黄疸。

（5）有无先天性疾病及是否为妊娠期，则需考虑先天性非溶血性黄疸和妊娠期黄疸。

3. 伴随症状　有无发热、腹泻，有无皮肤瘙痒，有无肝掌、蜘蛛痣，肝、脾、胆囊是否肿大，有无腹水等。

4. 治疗经过　详细询问患者既往发病时间，病情发生、发展的演变过程，特别是诊治经过，包括既往所用药物、剂量以及疗效，有助于病情的诊断。

5. 既往病史　患者近期有无口服特殊食物或药物史，有无紫外线照射史，有无大量饮酒史，既往有无肝炎或接触肝炎患者，有无输血史，近期有无发热、感染病史，有无毒蛇咬伤史。

（二）全科 RICE 问诊方式

黄疸的原因有很多种，临床上根据病因可分为不同类型，但有些病因明确诊断时需行有创检查。在问诊过程中，要以患者为中心。强调良好的医患关系和患者沟通，更好地了解患者就诊的需求；在诊疗过程中，向患者告知检查的必要性及风险，在提供专业知识的同时，注意与患者共同决策（shared decision making），从而达成共识。

R（Reason）：您今天为什么来？

I（Idea）：您认为自己出了什么问题？

C（Concerns）：您的担忧是什么？

E（Expectations）：我能帮您做些什么？

三、鉴别诊断

在临床上引起黄疸的原因（表2-18-1）有很多,应详细询问患者病史特点,并进行针对性的体格检查,同时辅助相应的检验（表2-18-2）及检查,必要时行肝穿刺活检等有创检查,进行鉴别诊断。

表2-18-1　黄疸的分类及发病原因

类型	常见原因
假性黄疸	1. 食物　胡萝卜、南瓜、橘子汁、空心菜、甘蓝菜、芒果等富含胡萝卜素的食物。 2. 药物　米帕林、呋喃类等。
溶血性黄疸	1. 先天性溶血性黄疸　地中海贫血、遗传性球形红细胞增多症。 2. 后天获得性溶血性黄疸　自身溶血性、新生儿溶血、不同血型输血后溶血、蚕豆病、伯氨喹、蛇毒、阵发性睡眠性血红蛋白尿等引起的溶血。
肝细胞性黄疸	1. 感染　①病毒感染:常见的有甲、乙、丙、丁、戊型肝炎,传染性单核细胞增多症,全身性巨细胞性包涵体病等;②细菌性感染:常见的有细菌性肝脓肿、肝结核、化脓性胆管炎、内毒素血症等;③原虫感染:阿米巴肝脓肿、疟疾等;④螺旋体感染:钩端螺旋体病、回归热等;⑤蠕虫感染:血吸虫病、肝吸虫病。 2. 酒精性肝病　脂肪肝、肝炎及肝硬化。 3. 药物性　如抗结核、真菌、肿瘤、癫痫药物,解热镇痛、抗甲亢、口服降糖药及某些中草药等。 4. 代谢性疾病　甲状腺功能亢进症、肝糖原累积症、淀粉样变性、肝豆状核变性等。 5. 自身免疫性肝病　自身免疫性肝炎、原发性胆汁性肝硬化、原发性硬化性胆管炎等。 6. 肿瘤　原发性和继发性肝癌、其他恶性肝肿瘤。 7. 妊娠相关肝病　妊娠急性脂肪肝。 8. 营养性疾病　恶性营养不良症。 9. 化学药物中毒　碱、砷、有机溶剂等。 10. 肝内浸润性病变　白血病、淋巴瘤。

续表

类型	常见原因
胆汁淤积性黄疸	1. 肝内性　毛细胆管炎性病毒性肝炎、妊娠期特发性黄疸，原发性硬化性胆管炎(肝内型)，原发性胆汁性肝硬化，胆管细胞癌，寄生虫感染(华支睾吸虫病)，肝内胆管结石。 2. 肝外性黄疸　急性梗阻性化脓性胆管炎、硬化性胆管炎、胆总管结石、胰头癌、Vater 壶腹周围癌、胆总管或肝胆管癌、急慢性胰腺炎、胰腺假性囊肿、十二指肠球后溃疡。
先天性非溶血性黄疸	1. Gibert 综合征　肝细胞摄取间接胆红素功能障碍及微粒体内葡糖醛酸转移酶不足，导致血中间接胆红素增高而出现黄疸，这类患者除黄疸外症状不多，肝功能正常。 2. Dubin-Johnson 综合征　肝细胞对直接胆红素及某些阴离子向毛细胆管排泄发生障碍，致血中直接胆红素增加而发生的黄疸。 3. Rotor 综合征　肝细胞对摄取间接胆红素和排泄直接胆红素存在先天性障碍，致血中胆红素增高而出现黄疸。 4. Crigler-Najjar 综合征　肝细胞缺乏葡糖醛酸转移酶，致不能形成直接胆红素，致血中间接胆红素增多而出现黄疸，可产生胆红素脑病，见于新生儿，预后差。 5. Lucey-Drisoll 综合征　患儿在出生后 48h 出现黄疸，可在短时间内出现胆红素脑病。
妊娠期黄疸	1. 妊娠期原发性黄疸(妊娠肝内胆汁淤积)　常在妊娠晚期出现，表现为梗阻性黄疸，分娩后黄疸消失，再次妊娠又出现黄疸，患者自觉症状良好。 2. 妊娠急性脂肪肝　常发生于妊娠晚期，多见于初产妇及妊娠高血压综合征者，可发生肝肾功能不全及弥散性血管内凝血(DIC)。 3. 妊娠高血压综合征　黄疸常在病情危重时出现，妊娠结束后黄疸迅速消失。 4. 妊娠呕吐、严重失水、长期饥饿，代谢性酸中毒引起肝肾功能损害，此种情况下黄疸较轻，纠正水、电解质、酸碱失衡后，黄疸可消退。 5. 药物性肝损害　妊娠时肝脏负担加重，较正常人更易发生肝损害，常规剂量亦有可能引发肝损害。

续表

类型	常见原因
妊娠期黄疸	6. 妊娠合并病毒性肝炎　肝炎发生率为非孕妇的 6 倍，重症肝炎发生率为非孕妇的 66 倍。 7. 宫腔感染、葡萄胎等病理性产科情况也需注意

表 2-18-2　三种黄疸的胆色素代谢检查结果

单位：μmol/L

分类	血清胆红素			尿胆红素	
	CB	UCB	CB/STB	尿胆红素	尿胆原
正常范围	0~6.8	1.7~10.2	0.2~0.4	阴性	0.84~4.2
胆汁淤积性黄疸	明显增加	轻度增加	>0.5	强阳性	减少或缺如
溶血性黄疸	轻度增加	明显增加	<0.2	阴性	明显增加
肝细胞性黄疸	中度增加	中度增加	0~6.8	阳性	正常或轻度增加

注：CB. 直接胆红素；UCB. 间接胆红素；STB. 总胆红素。

四、初步处理

(一)首诊处理

1. 确定诱因和病因　详细询问病史、体格检查，寻找引起黄疸的可能诱因和病因。祛除诱发因素，如避免口服含胡萝卜素的食物、带黄色素的药物等。如果患者有慢性胆囊炎等疾病，应加强对此类疾病的综合管理，包括饮食及药物。对存在感染、输血后溶血、肝炎、肝损伤、胆囊结石等，或有潜在风险者应及时给予对症治疗后，转至相关专科进一步治疗。

2. 确定病变部位和原发病　结合病史、体格检查，初步确定引起黄疸的病因，根据不同的病因选择不同处理方式。必要时向患者交代病情及风险，同患者共同决定治疗方案。

3. 生活指导与心理疏导 规律、清淡、低脂饮食。胆囊结石及慢性胆囊炎的发病与饮食及肥胖有关,故提倡定时、定量的规律进食低脂、清淡饮食。突发的黄疸患者可能会存在一定程度的紧张焦虑、心理压力,应及时给予心理疏导、帮助患者认识疾病,同时树立良好的作息习惯和依从性。

（二）后续处理

1. 对明确病因诊断,保守治疗的患者,可继续使用熊去氧胆酸等治疗,定期复查各项指标及腹部超声。

2. 详细告知有创检查的益处及风险,完善上腹部 CT、磁共振胰胆管成像（MRCP）后,选择外科腹腔镜手术或内镜下 ERCP 治疗。

（三）常用药物

1. 苯巴比妥 30~60mg,每日 3 次,7d。

2. 熊去氧胆酸 10mg/(kg·d),连续口服 6 个月以上。

3. 腺苷蛋氨酸初始治疗:0.5~1g,肌内或静脉注射,共两周;维持治疗:1~2g/d,口服（与熊去氧胆酸联用）。

4. 肾上腺皮质激素 10~15mg,每日 3 次,连用 5~7d。向患者交代使用激素的必要性及副作用,并征其同意后,注意监测血压、血糖变化的情况下,考虑使用肾上腺皮质激素。

（四）转诊时机

全科医生遇到以下黄疸患者时应转诊至上级医院进一步诊治:①出现黄疸、腹痛、寒战高热、神经症状及休克症状;②慢性胆囊炎、胆囊结石急性发作引起黄疸;③出现蜘蛛痣、大量腹水、Courvoisier 征、肝脾大、双下肢可凹性水肿等;④长期口服肝损伤药物;⑤蛇咬伤史。

（冯 玫）

第十九节 血 尿

病例

患者,女性,32 岁,银行职员。

【S:Subjective】主观资料

肉眼血尿 1h。

患者于 1h 前无明显诱因出现肉眼血尿 1 次,为全程浓茶色尿液,内无血丝及血块,伴双下肢轻度水肿,无腹痛,无尿频、尿急及排尿烧灼感,无明显泡沫尿,无腹痛及腰痛,无发热,无皮肤瘙痒,无皮疹,无其他部位出血,半小时前再次排尿为洗肉水样,无其他不适,尿量正常。

患者 3d 前受凉后出现流涕、咳白色黏液痰伴咽痛,自行口服氨咖黄敏胶囊 2 粒 / 次,3 次 /d,服用 3d。目前流涕症状明显减轻,但仍咳白色黏痰及咽痛,无其他不适。

既往史:既往体健,否认高血压、糖尿病、病毒性肝炎、慢性肾炎、泌尿系结石等病史,无手术、外伤史,无输血史,否认已知食物及药物过敏史,否认其他药物使用史。

个人史:生长于上海,长期居住本地,大学毕业后就业于银行系统。否认牛羊犬密切接触史,否认疫区居住史,无烟酒嗜好,否认冶游史。

月经史:14 岁初潮,周期 28~30d,行经 4~5d,末次月经 2020 年 1 月 10 日(就诊时间为 2020 年 1 月 25 日),月经规律,无痛经史,白带量不多,无异味。

婚育史:结婚 9 年,育有 1 女,体健。爱人体健,夫妻关系和睦,否认爱人有性病史。

家族史:父母均健在,有 1 弟 1 妹,均体健,否认家族性遗传病史及其他相关病史。

【O:Objective】客观资料

1. 体格检查 T 36.8 ℃,P 80 次 /min,R 17 次 /min,BP 150/80mmHg。营养状况良好,神志清,精神可,全身皮肤未见皮疹、瘀点及瘀斑,颜面及双眼睑无水肿,口唇红润,双侧扁桃体无肿大,咽部略充血,咽喉壁无滤泡,双肺呼吸音略粗,未闻及明显干湿啰音。心率 80 次 /min,律齐。腹平坦,未见胃肠型及蠕动波。全腹柔软,未触及包块,无肌紧张,无压痛及反跳痛,输尿管走行部位无压痛,肝肾区无叩痛,腹主动脉、肾动脉、髂动脉未闻及血管杂音,双下肢轻度凹陷性水肿。四肢肌力及肌张力正常,神经系统病理反射征均未引出。

2. 辅助检查 尿沉渣示（2020 年 1 月 25 日）：白细胞（LEU）(−)、隐血（BLD）(+++)、尿蛋白（PRO）(++)、葡萄糖（GLU）(−)、亚硝酸盐（NIT）(−)、pH 5.0、尿比重（SG）1.020、尿红细胞（RBC）220 个 /UL、尿白细胞（WBC）8 个 /UL、结晶（CRY）5 个 /UL、正常红细胞 66 个 /UL、异常红细胞 154 个 /UL、红细胞管型（EC）4 个 /UL、白细胞管型（LC）0 个 /UL。

【A：Assessment】问题评估

1. 初步诊断 血尿待查

急性肾小球肾炎?

慢性肾小球肾炎?

泌尿系感染?

2. 患者目前存在的问题

（1）是否为真性血尿。

（2）血尿是肾源性还是非肾源性。

（3）如肾小球源性血尿，需要通过系列的血生化和免疫学检查及肾活检来确诊是哪一类型的肾脏疾病。

【P：Plan】问题处理计划

1. 完善检查

（1）尿液检查：完善尿相差显微镜检查、必要时行尿培养及药敏试验、尿三杯试验。

（2）血液检查：血常规、肝肾功、血脂、血糖、凝血功能试验、血清补体 C_3、C_4、CH_5O、自身抗体、血沉、抗"O"等指标，中老年患者需增加肿瘤标志物检查。

（3）影像学检查：泌尿系超声、腹部平片，必要时完善泌尿系水成像、静脉肾盂造影及肾血管造影。

（4）肾穿刺活检：考虑为肾小球疾病，无肾穿刺活检禁忌证可考虑肾活检，明确病理类型，制订治疗方案，判断患者预后。

2. 治疗

（1）非药物治疗：①注意低盐清淡饮食，多食水果、新鲜蔬菜；②卧床休息至肉眼血尿消失，避免熬夜，保持心情愉悦；③心理指导，安抚患者情绪，减轻心理压力。

（2）药物治疗：引起血尿原因众多，依据不同病因给予相应治疗,运动性血尿停止运动,卧床至血尿消失;药物导致血尿停可疑药物,并监测尿量、尿常规、肝肾功能及血电解质变化;如为泌尿系感染给予抗感染治疗;泌尿系结石给予解痉、止痛、排石、对症等治疗,对结石较大伴肾积水给予转专科行体外碎石、膀胱镜下取石等治疗;对于全身系统性疾病及泌尿系邻近器官疾病导致的血尿针对病因治疗;对于肾源性血尿需要积极控制血压,并完善相关检查区分血尿原因为原发性、继发性还是遗传性导致,依据病因给予不同的治疗方案。血尿原因复杂,凡是达到转诊时机(详见下文"初步处理"内容)的均转专科医生处诊疗,以免延误病情。

3. 全科医生建议 本例患者为青年女性,突出表现为突发肉眼血尿 1h,结合问诊、体格检查及尿沉渣等结果,考虑为泌尿系血尿,且为肾源性可能性大。怀疑或明确诊断肾源性血尿需要行肾穿刺活检,明确病理类型者需要转上级医院专科进一步诊疗。

患者转上级医院肾内科后住院进一步诊治,经行相关检查及肾穿刺活检,明确诊断为"IgA 肾病(Lee 分级 III 级)"。给予氯沙坦钾 50mg/ 次,2 次 /d,口服治疗。住院期间未发生肉眼血尿,出院前复查尿常规:LEU(−)、BLD(+++)、PRO(++)、GLU(−);24h 尿蛋白定量示 1.32g/24h。出院继续给予氯沙坦钾 50mg/ 次,2 次 /d,口服治疗;黄葵胶囊 2.5g/ 次,一日 3 次口服治疗,门诊随访。

4. 患者指导

(1)避免着凉及劳累,避免剧烈运动。

(2)避免加重肾损害的因素:感染、低血容量、脱水、劳累、水电解质和酸碱平衡紊乱、妊娠及应用肾毒性药物(如氨基糖苷类抗生素、含有马兜铃酸中药、非甾体抗炎药、造影剂等)均可能损伤肾,应避免使用或者慎用。

(3)依据肾功能、尿蛋白及尿量等检查结果指导患者饮食及运动。肾功能正常可低盐低脂优质蛋白饮食,肾功能达到慢性肾脏病(CKD)3~5 期,依据透析与非透析治疗方案分别选择低盐低脂优质蛋白饮食及低盐低脂优质低蛋白饮食。

（4）按照医嘱规律用药，控制血压。血压是影响肾脏病进展的独立危险因素，对于 24h 尿蛋白定量 >1g 者，血压控制在 125/75mmHg 以下，24h 尿蛋白定量 <1g 者，血压控制在 130/80mmHg 以下。常用的降压药物有血管紧张素转换酶抑制剂（ACEI）、血管紧张素 Ⅱ 受体拮抗剂（ARB）、长效钙通道阻滞剂（CCB）、利尿剂、β 受体阻滞剂等。由于 ACEI 与 ARB 除具有降低血压作用外，还有减少尿蛋白和延缓肾功能恶化的肾保护作用，应优选。部分患者首次应用 ACEI 与 ARB 两周左右出现血肌酐升高，需要检查有无危险因素，如果未超过基础水平的 30%，仍然可以继续应用。有双侧肾动脉狭窄者禁用。肾功能不全患者应用 ACEI 与 ARB 要慎重，尤其注意防止高血钾，使用 ACEI 与 ARB 类药物应该定期检测血压、肾功能和血钾。

一、病情判断

尿色异常受多种因素影响，红色尿既可以见于全身性疾病或由泌尿系疾病导致，如血尿、血红蛋白尿、肌红蛋白尿，也可由部分药物或食物导致，所以在患者主诉尿色发红时，一定明确是否为真性血尿。血尿是指尿中红细胞增多，10ml 新鲜尿液进行尿沉渣显微镜检查红细胞大于 3 个 / 高倍视野，仅在显微镜见到红细胞尿为镜下血尿，若每升尿液中含有 1ml 以上的血液时，肉眼即可见到尿液呈红色、酱油色或洗肉水样改变称为肉眼血尿，正常情况下健康人尿液中不含红细胞或仅有少量红细胞。引起血尿病因复杂，即可见于生理性如运动性、严寒、高热、重体力劳动引起的一过性血尿，也可见于病理性如各类肾小球疾病、全身性出血性疾病导致的间断发作性或持续性血尿，临床上以病理性血尿多见，绝大多数为泌尿系统疾病引起，小部分为全身性疾病及泌尿系统邻近器官疾病引起。血尿依据血尿来源可分为肾小球疾病引起的肾小球源性血尿、其他疾病引起的非肾小球性血尿；依据是否肉眼可见分为镜下血尿、肉眼血尿。血尿常见病因见表 2-19-1、表 2-19-2。

表 2-19-1　血尿常见病因

病因分类	常见病因
生理性原因	剧烈运动、严寒、高热、重体力劳动等
全身性疾病	血小板减少性紫癜、再生障碍性贫血、白血病、败血症、感染性心内膜炎、弥散性血管内凝血等
泌尿系统邻近器官疾病	急性阑尾炎、盆腔炎、邻近器官肿瘤刺激等
泌尿系统疾病	原发性肾小球肾炎、继发性肾小球肾炎、结石、肿瘤、感染、外伤、遗传性疾病等
理化因素及药物	重金属及动植物毒素中毒、非甾体抗炎药、抗凝剂过量、化疗药物等

表 2-19-2　泌尿系统血尿常见病因

病因	代表性疾病
原发性肾小球肾炎	IgA 肾病、新月体肾炎、系膜增生性肾炎等
继发性肾小球肾炎	过敏性紫癜肾炎、系统性红斑狼疮肾炎、糖尿病性肾病、抗中性粒细胞胞质抗体（ANCA）相关性血管炎等
血管间质性疾病	肾动静脉血栓、肾动脉栓塞、肾梗死间质性肾炎等
遗传性疾病	多囊肾、Alport 综合征、薄基底膜肾病（TBMN）等
其他病因	急性肾盂肾炎、泌尿系结核、泌尿系结石、泌尿系肿瘤、外伤等

　　本例患者为青年女性，突出表现为突发肉眼血尿 1h，为全程无痛血尿，体格检查示 BP 150/80mmHg，咽部略充血，双下肢轻度水肿，行尿沉渣示：白细胞（LEU）(−)、隐血（BLD）(+++)、尿蛋白（PRO）(++)、亚硝酸盐（NIT）(−)、尿红细胞（RBC）220 个 /UL、尿白细胞（WBC）8 个 /UL、正常红细胞 66 个 /UL、异常红细胞 154 个 /UL、红细胞管型（EC）4 个 /UL。结合问诊、体格检查及尿沉渣支持真性血尿。首先考虑临床上常见的泌尿系统疾病，患者尿沉渣示尿红细胞（RBC）220

个/UL、正常红细胞 66 个/UL、异常红细胞 154 个/UL、红细胞管型(EC)4 个/UL 支持肾源性特别是肾小球源性导致的血尿。患者 1 周内有上呼吸道感染病史,以肉眼血尿、高血压为主要临床表现,且在病史中无特殊药物使用史,考虑系膜增殖表现的疾病,其中临床表现中最为突出的特点为与感染同步的肉眼血尿以"IgA 肾病"最为常见。

二、详细问诊

引起血尿的原因复杂,详细的病史采集尤为重要。"尿血"常是患者就诊的主要原因,因此在问诊中需要注意消除患者紧张情绪,关注患者的恐惧感,在接诊中注意倾听并表达关切,采用 RICE 模式问诊,可以多角度、全方位采集病史。除外假性血尿,接诊"尿血"患者的第一步就是明确是否为真性血尿,特别是女性患者尿中带血可能是阴道出血或痔疮出血等尿路以外的血液混入尿中所致,故对女性患者应该注意排除由此引起的"假性血尿",然后再进一步明确每种类型的具体原因。在采集病史时,在明确患者为真性血尿的基础上有意识的采集区分原发性肾小球源性疾病与非肾小球源性疾病的症状,然后针对患者的问题担忧给出解决方案。具体问诊要点包括以下几个方面:

1. 起病情况

(1) R(reason):您今天为什么来?

患者带着尿色突然发红的问题来就诊,"我怎么了""为什么会尿血"。针对这个问题,首先确定是否为真性血尿,追问有无特殊食物、药物使用史,通过尿液检查可除外食物或溶血导致的红色尿液。

(2) I(idea):您认为自己出了什么问题?

患者自认为可能患了严重疾病,包括肿瘤的可能性。接诊的全科医生需要仔细了解发病情况:①血尿的起病缓急,发病时间的长短,是否突然出现,还是既往曾经出现过,血尿出现在排尿的时间段,血尿的颜色、性状,有无明显诱因,有无缓解及加重因素,有无其他部位出血,有无其他伴随症状如腰疼、尿痛等,判断血尿来源。②有无外伤史、剧烈运动史、有无口服避孕药史。③询问既往病史、月经史、婚育史、家族史。

（3）C（concerns）：您的担忧是什么？

患者就诊中会抱着"我生的什么病""这个病严重吗""我为什么生病""如果我不治疗了会有什么严重后果""为什么病变得更糟"等一系列的担忧与疑惑。仔细了解患者的担忧，明确原因，评估疾病的严重程度。

（4）E（expectations）：我能帮您做些什么？

针对患者的担忧，告知患者下一步需要进行的一系列医疗活动，包括进行哪些相关检查，检查的目的、意义，是否有创，以获得患者的信任与合作，并进行必要的心理疏导。明确诊断后告诉患者可能出现的病情变化及可能的预后，减轻患者因对疾病的恐惧导致的不安。

2. 病情特点

（1）本例患者为育龄期女性，表现为突发全程、无痛肉眼血尿伴高血压及双下肢水肿，尿液检查示血尿、蛋白尿的肾炎综合征表现，近期有上呼吸道感染史。

（2）肾小球源性血尿表现为全程、无痛、不凝；非肾小球源性可表现为初始血尿、终末血尿或全程血尿，并可表现为腰疼、腹痛、尿痛等，伴尿内血丝、血块。

（3）肾小球源性血尿多伴蛋白尿、水肿、高血压，非肾小球源性血尿多不具备上述临床表现。在肾小球疾病中系膜增殖表现的疾病如肾脏病理表现为毛细血管内增生性肾炎、新月体肾炎、系膜增殖性肾炎、IgA 肾病、膜增殖性肾炎、局灶节段性肾小球硬化等病变者，均可出现肾小球性血尿。

3. 伴随症状 不同原因的血尿会出现相应的临床症状，伴随不同的临床症状提示血尿的部位及可能的病因，见表2-19-3。

表 2-19-3 血尿伴随症状常见病因

伴随症状	常见病因
疼痛	多见于结石、感染、肾动静脉栓塞、肾梗死、肾癌、多囊肾等

续表

伴随症状	常见病因
膀胱刺激征	尿路感染(急性膀胱炎、急性肾盂肾炎、膀胱结核)、男性前列腺疾病、肿瘤等
发热	感染,如急性肾盂肾炎、肾结核、流行性出血热、感染性心内膜炎等
其他部位出血	ANCA 血管性血管炎、Goodpasture 综合征、系统性红斑狼疮、血液系统疾病如血小板减少性紫癜、抗凝剂过量使用及某些毒物中毒如毒鼠强中毒等
高血压、尿蛋白、水肿	原发性、继发性及遗传性肾小球疾病,如 IgA 肾病、系统性红斑狼疮肾炎等
皮疹、关节痛、血细胞减少	各种自身免疫性肾小球疾病
腹痛、关节痛、黑便、紫癜	过敏性紫癜性肾炎
眼、耳聋异常	Alport 综合征
过敏、发热、血嗜酸细胞、IgE 升高	过敏性间质性肾炎
腰、腹部包块	肾囊肿、肾肿瘤、多囊肾等

4. 治疗经过 详细询问患者发病时间,病情发生、发展的演变过程,特别是发病情况、诊断治疗经过,包括有无诱因、所用药物、剂量以及疗效,有助于病情的诊断。

5. 既往病史及家族史 近期有无剧烈运动、腰腹部外伤史,有无感染病史,特别是呼吸道、肠道感染病史,有无长期用药史,尤其是有无氨基糖苷类药物、抗肿瘤药、水杨酸类药物、避孕药、抗凝剂等使用史,有无化学毒物接触史,有无泌尿系统疾病史,有无吸烟、饮酒嗜好。家族中有无肾脏病、血尿、多囊肾等病史。

三、鉴别诊断

如前所述血尿原因复杂,既可由泌尿系统疾病导致,也可以由全身系统性疾病及泌尿系邻近器官疾病等原因导致,需要鉴别的疾病众多。以血尿为突出表现的临床常见疾病除外伤、肾结核外,青中年女性血尿多见于泌尿系感染、泌尿系结石、肾小球疾病及肾间质疾病,老年女性以泌尿系感染、泌尿系结石、肿瘤及高血压肾损害、药物性肾损害及代谢性疾病多见,老年男性血尿多见于前列腺增生及肿瘤、泌尿系感染、代谢性疾病。临床上根据发病特点、病变部位与性质等分为不同类型。依据是否肉眼可见分为镜下血尿与肉眼血尿,依据血尿来源分为肾小球源性与非肾小球源性,肾小球源性血尿依据病因分为原发性肾脏病与继发性肾脏病。

对于血尿患者的诊断,要有逻辑诊断思维,首先,详细收集患者病史、体格检查、尿液检查等基本资料,确定是否为血尿,并排除假性血尿;然后根据其伴随症状、体征,血尿特点、患者年龄、性别等资料初步判断出血的性质和部位;并进一步行尿红细胞形态学检查以确定是否肾小球源性血尿或非肾小球源性血尿,如肾小球源性血尿可通过系列的血生化和免疫学检查以及肾活检来确诊是哪一类型的肾脏疾病(图2-19-1)。诊断及鉴别诊断流程考虑可以分为如下几步展开。

(一)判断是否为真性血尿

尿色可受药物、食物等多种因素影响,尿色发红不一定就是血尿,需要明确是否为真性血尿。真性血尿尿沉渣显微镜检查红细胞 >3 个高倍镜,肉眼血尿呈满视野的红细胞,将尿液进行离心后,上清液为无色或淡黄色透明,沉渣中有大量红细胞为血尿,离心后上清液仍为红色,沉渣未见红细胞为非真性血尿,可能为食物、药物、血红蛋白、肌红蛋白等因素所致尿色发红。临床上尿试纸检测示潜血阳性但镜检无红细胞是高度提示血红蛋白尿,尿液放置或晒太阳后色变红,镜检无红细胞,联苯胺试验阴性,尿卟胆原试验阳性支持卟啉尿。其他药物、食物导致的红色尿液镜检均无红细胞,且联苯胺试验阴性。

(二)判断是否为全身出血性疾病或邻近泌尿系统的器官损害所致的血尿

98% 的血尿是由泌尿系统疾病引起,2% 的血尿由全身

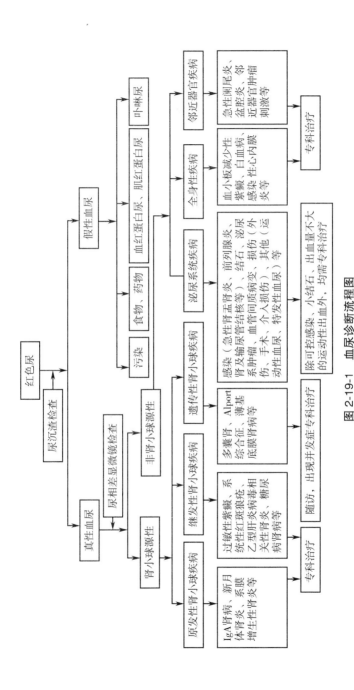

图 2-19-1 血尿诊断流程图

性疾病或泌尿系统邻近器官病变所致。通过对患者的病史采集、体格检查及辅助检查确认患者是否为全身出血性疾病或邻近泌尿系统的器官损害所致的血尿。患者除血尿外，还常伴随其他一些临床表现，如腹痛、发热、其他部位出血、腰部肿块等症状、体征及其他辅助检查异常结果指导血尿定位及定性诊断。

（三）判断是否为肾小球源性血尿

判断血尿是非肾小球性还是肾小球性疾病，明确鉴别两者对血尿的治疗方案的确定具有重要的意义。肾小球源性血尿具有全程、无痛、不凝的特点，行尿沉渣检查可见红细胞管型，用相差显微镜检查尿红细胞形态为变形红细胞，可见棘状红细胞，但是当肾小球病变严重时（如新月体形成）也可出现均一形态正常的红细胞尿。尿红细胞容积分布曲线呈不对称分布，其峰值红细胞容积小于静脉红细胞分布曲线的红细胞容积峰值。

（四）判断肾小球源性血尿为原发性还是继发性肾小球源性血尿

确定为肾小球源性血尿需要进一步明确原发性肾小球疾病，还是继发性肾小球疾病、遗传性疾病等。继发性肾脏病尚可见其他脏器受损的表现如皮疹、关节痛、口腔溃疡、脱发、腹痛、凝血异常等。如过敏性紫癜性肾炎除有尿检异常表现外，还伴有其他伴随症状如皮肤黏膜皮疹、关节痛或腹痛等，结合病史及体格检查可明确临床诊断，其病理诊断需行肾穿刺活检进一步明确病理类型；系统性红斑狼疮肾炎除尿检异常外，还伴有自身抗体 Ds-DNA 抗体、抗 Sm 抗体、抗磷脂抗体阳性等。

（五）血尿与性别、年龄关系

1. 儿童血尿　多见于急性肾炎、遗传性疾病、过敏性紫癜性肾炎、特发性高钙尿、左肾静脉压迫综合征等。

2. 青少年及青年出现血尿　多见于泌尿系感染、结核、结石、风湿性免疫性疾病、原发性肾炎、遗传性疾病等。

3. 中年　多见于原发性肾小球肾炎、继发性肾小球肾炎、肿瘤、结石、感染、代谢性疾病。

4. 老年 多见于肿瘤、代谢性疾病、泌尿系感染。

四、初步处理

（一）首诊处理

血尿原因众多，针对不同病因给予对应治疗。

1. 首先强调生活指导与心理疏导，并给予清淡低盐饮食，对于水肿明显患者，行低盐饮食，适量控制水盐，避免咸菜等食物摄入，控制体重。突发的血尿患者存在一定程度的紧张焦虑、心理压力，及时给予心理疏导、帮助患者改善睡眠、树立信心等。

2. 血压的控制 高血压是肾脏病进展的一个重要的独立危险因素，积极控制血压有利于降低尿蛋白，减缓肾功能进展，保护肾功能。血 Cr≤265μmol/L，且无 ACEI、ARB 类药物使用禁忌证，可给予依那普利、贝那普利、厄贝沙坦、缬沙坦等药物控制血压，抑制心肌的重塑并降低尿蛋白。水肿明显者，除低盐饮食外，可给予口服或静脉利尿剂，如氢氯噻嗪、呋塞米等药物，依据水肿程度调整药物剂量，原则是每天体重下降0.5kg 为宜，期间监测体重及电解质变化，避免电解质紊乱。

3. 对于泌尿系感染、泌尿系结石等诊断明确的血尿患者，给予抗感染治疗、泌尿系结石如结石较小且无肾积水可给予解痉、止痛及药物排石等治疗，结石较大或出现肾积水必须转专科治疗。

4. 对于诊断尚不明确的不要轻易药物治疗，需进一步完善相关检查，明确诊断。对非肾小球性血尿的患者，体格检查及相关辅助检查，除外全身性疾病及邻近器官疾病所致血尿，如不能确诊，或有潜在风险者应及时转至相关专科。对于肾小球源性单纯性肾小球性血尿的患者，目前认为由于大多数患者的病变较轻微，因此可以不进行肾脏的病理检查，但要进行密切的临床随访，但对于血尿伴蛋白尿，表现为肾炎综合征或肾病综合征的患者常需要转上级医院行专科诊疗，如无禁忌证需要进行肾穿刺活检病理检查以确定肾脏病变的组织学类型，指导治疗，判断患者预后。

（二）转诊时机

全科医生遇到以下情况时应转诊至上级医院就诊。

1. 反复发作且诊断不明的血尿。

2. 怀疑或明确诊断为抗凝药物过量、中毒（如毒鼠强中毒）等全身性疾病、怀疑或明确诊断为外伤、血液系统疾病、肿瘤等疾病导致的血尿。

3. 怀疑或明确诊断肾源性血尿需要行肾穿刺活检，明确病理类型者。

4. 肾功能快速进展、血尿伴大量蛋白尿、伴严重高血压、伴心力衰竭、伴电解质酸碱平衡紊乱。

5. 泌尿系肿瘤及较大结石，伴或不伴肾积水。

6. 药物治疗效果不佳，病情未控制，出现肾功能亢进恶化。

（金 磊）

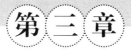

第三章

外科相关性未分化疾病

第一节 乳 腺 肿 块

病例

患者,女性,45 岁,已婚,家庭主妇。

【S:Subjective】主观资料

洗澡自查时发现左乳肿块 2d。

患者 2d 前参加单位组织的妇女健康讲座,回家洗澡自查时发现左乳肿块,于今天来诊。

月经生育史:9 岁来月经,月经正常,未生育。

家族史:母亲 15 年前因乳腺癌离世。

家庭情况:家庭经济收入一般,但稳定,夫妻和睦。

【O:Objective】客观资料

1. 体格检查 双侧乳房等大、对称、形状正常,皮肤无红肿、凹陷、凸起,乳晕正常。左乳内上象限可触及一约 2cm×1.5cm 大小肿块,质硬,边界不清,活动度稍差,右乳未触及异常,双侧乳头无溢液。双侧腋窝未触及肿大淋巴结。

2. 辅助检查

(1) B 超检查示:左乳 9 点钟腺体边缘见一低回声结节,大小 1.8cm×1.2cm,边缘模糊不规整,内见小强光点,周边内部见粗大条状血流,内部 v_{max} 9cm/s,RI 1.0。双侧乳腺增生。双侧腋窝未探及淋巴结肿大。

BI-RADS 分类评估:左侧乳房结节 BI-RADS 5 级,右侧乳腺 BI-RADS 2 级。

提示:1) 左乳 9 点钟实质性结节,乳腺癌待排。

2) 双侧乳腺增生。

(2) 血常规、肝肾功能未见异常。

【A:Assessment 】问题评估

1. 从患者的病史、体征及彩超检查结果,考虑其患乳腺恶性肿瘤。

2. 存在问题及评价

(1) 乳腺癌家族史,心理压力大,乳腺癌恐惧,失眠。

(2) 夫妻和睦,经济收入稳定,及时就医愿望强烈。

【P:Plan】问题处理计划

1. 给予充分的沟通、解释、心理咨询和疏导　解释:告知患者左侧乳房有个小结节,性质需要行穿刺或把结节切下来做病理检查才能确定,需要外科医生做。建议转诊。心理咨询和疏导:对患者关切的问题——是否癌症,进行解答和安慰。告知小结节也可能是良性,即使是恶性,也是较早期,早期乳腺癌完全可能治愈,不用怕。要让患者知道保持良好心态的重要性,藐视它,但也要重视它,表示会为她介绍医术、医德兼优的医生为她诊疗,让她放心。

2. 转诊肿瘤医院或三甲医院肿瘤科,进一步完善检查确诊治疗　专科医生予行左乳肿块穿刺活检,病理为浸润性导管癌;行手术切除并活检,病理诊断为:左乳浸润性导管癌,左腋窝前哨淋巴结 3 个微转移检测阳性(1/3)。免疫组化:ER(+++),HER-2(++),遂行化疗、靶向药物治疗 8 个疗程,他莫昔芬片及中药治疗 5 年。现一般情况良好,多次复查未见复发转移。

一、病情判断

乳腺肿块分良性疾病、良性肿瘤、恶性肿瘤。良性疾病常见的有乳腺小叶增生、乳腺囊性增生症、乳腺导管扩张症等,良性肿瘤常见乳腺纤维腺瘤、乳管内乳头状瘤等,恶性肿瘤有乳腺癌、乳腺肉瘤等。

常在生活中无意发现或体检时发现,详细的问诊和体格检查有助于初步判断肿块结节的良恶性,进一步判断肿块性质有赖于针刺活检病理学检查或者术中肿块快速冷冻病理检查。

二、详细问诊及检查

(一)问诊

1. 发现肿块的方式　体检发现? 自我触摸发现? 因自觉疼痛发现?

2. 病情特点及伴随症状　乳房是否有红肿热痛、是否伴随畏寒发热、肿块是否可自行消退或者缓慢进展增大、肿块大小变化或疼痛是否跟月经周期相关、肿块是否有触痛、乳头是否有溢液、溢液是血性还是咖啡色或透明液。

3. 患病以来一般情况　精神状态、食欲、体重改变、睡眠及大小便情况。

4. 治疗经过　是否行相关检查,治疗经过及疗效。

5. 既往史　是否服用过雌激素类药物、有无乳腺手术史、有无乳腺癌家族病史、婚育史及母乳喂养史情况。

6. 以 RICE 问诊了解患者的就医期望　因乳腺肿块患者绝大多数是不痛的,促使患者就医的原因主要是对癌症的恐惧。但由于对疾病的认知不足或病耻感,对就医的愿望往往表达不好。全科医生可以通过 RICE 问诊得到其就医期望,有利于我们对患者进行心理咨询,缓解或解除患者的恐惧,提高患者就诊满意度。

以前述患者为例,R(Reason)- 就诊原因:乳腺有肿块;I(Idea)- 想法:"肿块是什么病";C(Concern)- 担忧:会不会患癌症? ;E(Expectation)- 期望:尽快排查。

(二)乳房检查

1. 视诊　患者坐位,将两侧乳房完全显露。观察乳房的形状、大小是否对称;乳房表面有无突起或凹陷;乳头的位置有无内缩或抬高;乳房皮肤有无发红、水肿、或橘皮样、湿疹样改变等;乳房浅表静脉是否怒张;乳房皮肤如果有凹陷,让患者两臂高举过头,或用手抬高整个乳房,则可使凹陷部分更为明显。

2. 触诊 根据需要选择坐位或卧位。先检查健侧乳房,再检查患侧,以便对比。四指并拢,用指腹平放在乳房上轻柔触摸,勿用手指去抓捏,否则会将捏起的腺体组织误认为乳腺肿块。其顺序是先触按整个乳房,然后按照既定顺序触按乳房的四个象限:外上(包括腋尾部)、外下、内下、内上及中央区,挤压乳头看有无液体从乳窍溢出。最后触按腋窝、锁骨下及锁骨上区域。若发现乳房内有肿块,则应明确肿块的位置、数目、形状、大小、质地、边界、表面情况、活动度、有无压痛等;鉴别肿块是否与皮肤粘连,可用手指轻轻提起肿块附近的皮肤,以确定有无粘连。乳腺癌多见于外上象限,一般质地硬,边缘较模糊,有的可与皮肤粘连,出现乳头凹陷或橘皮样变;肿块质软、韧,表面光滑,边缘清楚,多为良性。乳头溢液血性提示肿瘤为恶性,淡黄色和咖啡色的乳头溢液多提示乳管内乳头状瘤可能性大。

三、鉴别诊断

(一)鉴别与处理流程

详见图 3-1-1。

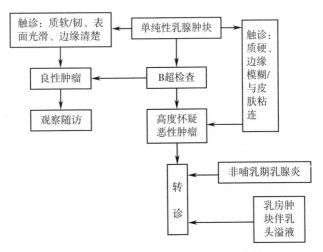

图 3-1-1 乳腺肿块的鉴别与处理流程图

（二）常见乳腺肿块鉴别要点

1. **乳腺癌**　早期乳腺癌在乳房内可触及蚕豆大小的结节，较硬，可活动。一般无明显疼痛，少数有阵发性隐痛、钝痛或刺痛。乳腺肿块处皮肤可有隆起，或局部皮肤呈橘皮样，甚至水肿、变色、湿疹样改变等，乳头近中央伴有乳头回缩。乳头溢液呈血性、浆液血性时应特别注意作进一步检查。雌激素是部分乳腺肿瘤发病的先决条件之一。乳腺癌患者发病年龄为 18~70 岁不等，年龄多在 30~60 岁之间，尤其是使用雌激素替代治疗超过 10 年的女性应注意密切监测。

2. **纤维腺瘤**　常见于青年女性，尤其是 20~25 岁，肿瘤大多为圆形或椭圆形，边界清楚，质韧，表面光滑，活动度大，发展缓慢。对于 40 岁以上女性不能轻易诊断纤维腺瘤，应该排除恶性可能。

3. **乳腺囊性增生病**　多见于中年女性，其特点是乳房胀痛，有时为刺痛或隐痛，疼痛及肿块大小、质地可随月经周期变化，常在月经来潮前几天显著增大，伴有疼痛，月经过后肿块缩小，疼痛消失，肿块或局部乳腺增厚与周围乳腺组织分界不明显。

4. **乳管内乳头状瘤**　好发于 40~45 岁女性，乳晕周围发病多见，常以单侧乳头溢液或乳晕旁结节为首发症状，乳头溢液最常见的是淡黄色和咖啡色液体。由于乳腺导管内乳头状瘤瘤体小，多数情况下摸不到肿块。

5. **乳腺导管扩张症**　多见于 40 岁以上非哺乳期或绝经期女性，常有哺乳障碍史。病变常限于一侧，但亦有两侧乳腺同时受累者。多以乳腺肿块为症状首诊，肿块多位于乳晕深部，边缘不清，早期肿块即与皮肤粘连，常伴乳房轻度疼痛和乳头溢液。乳头溢液有时为本病的首发症状，且为唯一体征。可见单孔或多孔溢液，其性质可为浆液性或血性。

6. **乳腺小叶增生**　多见于 25~40 岁女性，肿块常为多发性，可局限于一侧乳房或两侧乳房，肿块为颗粒状，小如芝麻绿豆，大的集结成块，边界模糊不清，与皮肤和深部组织无粘连。患者常有不同程度乳房胀痛，与月经周期有关，呈周期性，月经期疼痛，月经后疼痛缓解。

四、初步处理

(一) 首诊处理

1. 需详细询问病史并进行双侧乳房检查,了解乳腺肿块一般情况:肿块的位置、数目、形状、大小、质地、边界、表面情况、活动度、有无压痛。

2. 如条件允许,可推荐患者行下列辅助检查

(1) 乳腺彩色 B 超:无创、无辐射操作方便、价格便宜,可进行反复多次检查;适用于所有患者的乳腺癌筛查及乳腺病灶的随访(包括哺乳期及孕妇),在致密型乳腺患者的检查中具有明显优势;可准确分辨乳腺肿块的囊、实性;高分辨率的高档彩超能发现 5mm 以上的结节或肿块。同时也可应用于腋下淋巴结以及乳腺引流区淋巴结的探查。

关于乳腺超声检测分级,美国放射学会 2003 年提出了 BIRADS-US 评估(详见附录9)。

(2) 双乳钼靶:高频数字化的乳腺钼靶 X 线对微小钙化的识别达到 95% 以上;具有对大乳腺及脂肪型乳腺检出率高的特点,可以检出 85%~90% 的 50 岁以上的乳腺癌以及发现临床触诊阴性的乳腺癌。对于以钙化为主要表现的导管内原位癌具有很高的敏感性和特异性。对于以钙化为主要表现而彩超无法发现结节或肿块的患者,可行钼靶 X 线定位。

(3) 针刺细胞学检查:常可对肿块的病理性质做出确诊。

(二) 后续处理

1. 解释和宽慰　恐癌心理,往往是发现乳腺肿块患者真正就诊的原因。作为全科医生,对于患者关切的是否患癌问题要进行解释和安慰。对于患乳房良性疾病的患者,要把检查结果告知并解释不是癌症的理由,对患者进行适当的心理辅导,告知其维持良好心态、保持乳房的清洁卫生、停用外源性雌激素、坚持适当的锻炼健身、进行门诊定期随访(每 3~6 个月一次)。对于高度怀疑恶性肿瘤的患者,也要委婉告知,让患者重视,并通过有效的沟通和心理教育引导,让患者保持较好的心态,愿意接受进一步的检查,明确诊断。

2. 乳腺小叶增生一般无须特殊治疗。

3. 乳腺囊性增生症一般采用非手术治疗方法,可在月经前半期采用温阳补肾的方法,促进黄体生成;而后半期则停用该类药物,改用疏肝理气的治则。绝经前期疼痛明显者,可在月经来潮前服用甲睾酮5mg,每日3次,或在月经来潮前7~10d 口服孕酮 5~10mg,每日 1 次。中西医联合治疗,可收获良好的效果。

(三) 转诊时机

1. 对于高度怀疑乳腺癌的患者,应做好患者的心理支持和咨询辅导,并转诊至肿瘤专科医院或三级医院肿瘤科行进一步检查确诊、治疗。

2. 非哺乳期乳腺炎肿块,应及时转上级医院明确诊断,接受个体化治疗。

3. 乳房肿块伴乳头溢液,应及时转上级医院明确诊断。

(邱卫黎　邱梓瀚)

第二节　甲状腺结节

病例

患者,女性,52 岁,农妇。

【S:Subjective】主观资料

发现双侧甲状腺结节 3 年。

患者 3 年前体检,颈部彩超检查提示:右侧甲状腺见一稍高回声区,约 9mm × 8mm 大小,考虑腺瘤;另见左侧甲状腺多发低回声结节,最大者 7mm × 6mm,考虑增生性结节;到卫生院就诊,甲状腺功能检查示各项指标均在正常范围,全科医生嘱其每 6~12 月进行甲状腺彩超随访检查。后患者每年彩超随访,双侧甲状腺结节无明显变化。半个月前患者再次至卫生院随访,复查彩超示:甲状腺右叶及峡部多发占位,最大 35mm × 24mm,伴部分钙化,考虑腺瘤,但未排除恶变;甲状腺左叶 10mm × 8mm 增生结节。医生遂将其转诊至肿瘤医院进一步诊治,专科医生建议行手术治疗。患者病程中无畏寒发热、颈部疼痛,无吞咽困难、声嘶等不适,无心悸、怕热、盗汗、多汗,无食欲亢进或减退,二便正常,体重基本稳定。

既往史:高血压病史 9 年,血压最高 165/100mmHg,服用氨氯地平片 5mg,每日一次,血压控制在正常范围内。

家境一般,家庭和睦,丈夫和孩子健康。

【O:Objective】客观资料

1. 体格检查 T 36.8 ℃,P 70 次 /min,R 18 次 /min,BP 130/75mmHg。皮肤巩膜无黄染,浅表淋巴结不大。颈软,双侧甲状腺未及肿大,右侧甲状腺可触及约 36mm×25mm 的结节,质硬,边界尚清,无压痛,无囊性感,随咽活动。心、肺和腹部检查无异常体征。双下肢无水肿。

2. 辅助检查

(1)血常规:RBC $4.4×10^{12}$/L,Hb 128g/L,PLT $207×10^9$/L,WBC $5.9×10^9$/L。

(2)甲状腺功能:TT_3 1.7nmol/L,FT_3 4.2pmol/L,TT_4 100.5nmol/L,FT_4 14.6pmol/L,s-TSH 1.77μIU/ml,TG 9.13ng/ml,TGA 25.3IU/ml,TPO 12.2IU/ml,降钙素(CT)<2.0pg/ml。

(3)彩超示:甲状腺右叶及峡部多发占位,最大 36mm×25mm,部分伴钙化,考虑腺瘤可能,不除外恶变;甲状腺左叶 9mm×7mm 低回声结节,增生结节可能。

【A:Assessment】问题评估

1. 根据患者的甲状腺右侧结节质硬,增长较快的病史及体征,B 超检查部分钙化的结果,高血压史,初步考虑:

(1)甲状腺右叶结节恶性待排;甲状腺左叶增生结节可能。

(2)高血压病 2 级。

2. 存在问题及评价

(1)惊恐、忧虑,睡眠早醒,偶有噩梦。

(2)邻里、家庭和睦,经济收入一般。

【P:Plan】问题处理计划

1. 与患者进行充分沟通和疾病相关知识的教育、心理咨询与健康辅导。

解释:告知患者左右甲状腺各有一个小结节,性质需要行穿刺或把结节切下来做病理检查才能确定,需要头颈外科医生处理。建议转诊治疗。咨询、疏导:了解患者就医的愿望,对患者关注的健康问题进行必要的解答,对患者的癌症担忧进行安慰,以及必要的心理健康教育和健康引导,使患者心中释然,有勇气面对癌症,接受进一步的检查排除。

2. 转诊肿瘤专科,进一步完善病理等相关检查,明确诊断,为治疗提供依据。

专科医生建议患者行穿刺活检,细胞学检查结果为高度可疑癌症。住院行手术治疗,术中探查甲状腺右叶上极及近峡部,分别见直径约 1.7cm 和 2.3cm 的质硬结节,左侧见多个小结节,颈部淋巴结未见肿大。完整切除甲状腺右叶及峡部,冰冻切片病理提示:(甲状腺右叶及峡部)滤泡上皮明显增生,倾向乳头状癌(1.7cm 及 2.3cm)。因此,同时切除甲状腺左叶,送检冰冻病理示:(甲状腺左叶)滤泡增生结节。术后石蜡病理报告示:(甲状腺右叶及峡部)乳头状癌(2 枚),癌组织累及甲状腺包膜,切缘未见癌;(甲状腺左叶)滤泡增生结节(3 枚)。

术后患者恢复良好,第 5 天开始予左旋甲状腺素钠片 100μg,口服,每日一次,替代治疗。

术后一个月患者随访复查甲状腺功能示:FT_3 3.8pmol/L, FT_4 15.5pmol/L,TSH 1.33μIU/ml,嘱其继续口服左旋甲状腺素钠片治疗,全科医生协助督促患者定期随访检查甲状腺功能及颈部彩超。

一、病情判断

甲状腺结节,关键是结节良恶性的鉴别。临床上,良性结节较多见,主要包括甲状腺炎、增生结节性疾病和良性肿瘤等;恶性结节以甲状腺癌为主,另外还包括甲状腺淋巴瘤、转移瘤等。

患甲状腺癌的主要危险因素有:

1. 家族史　约5%的甲状腺癌患者有同种类型甲状腺癌。

2. 放射线辐射　是目前唯一确定的致甲状腺癌危险因

素,特别是青少年以前时期有放射线照射史。

3. 结节生长较快。

4. 伴持续性声音嘶哑、发音困难,并可排除声带病变(炎症、息肉等)。

5. 伴颈部淋巴结病理性肿大结节,形状不规则。

6. 伴颈部淋巴结肿大,形状不规则。

7. 结节与周围组织粘连固定。

8. 血清降钙素水平 >100pg/ml。

9. 甲状腺结节的超声检查,分级系统(TI-RADS)提示 TI-RADS 4 类以上。

二、详细问诊

1. 起病情况　是否有上呼吸道感染史、起病缓急、病程长短。

2. 结节特点　结节的部位、数量、大小、形状、质地、活动度,有无疼痛,生长速度及进展变化。

3. 伴随症状　有无甲亢症状,如手抖、怕热、多汗、心悸、消瘦等;有无甲减症状,如怕冷、虚胖、便秘等;有无神经或气管压迫症状,如声嘶、吞咽困难、憋气等。

4. 诊疗经过　是否行相关检查,治疗经过及疗效。

5. 发病以来一般情况　精神状态、食欲、大小便、体重、睡眠等情况。

6. 既往病史及家族史　既往有无放射线照射史或家里装修有绿色、红色等具有较强辐射线的大理石;有无甲状腺癌的家族史;患者来自地区是否为地方性甲状腺肿流行区。

7. 以 RICE 问诊了解患者的就医期望。因甲状腺结节一般是不痛的,促使患者就医的原因主要是对癌症的恐惧、不美观。全科医生应该通过 RICE 问诊了解患者本次就医的愿望,进行必要的心理咨询与辅导,努力缓解患者的恐癌心理,接受进一步的检查。

以前述患者为例,R(reason)-就诊原因:颈部有异常结节;I(idea)-想法:会是什么病? ;C(concern)-担忧:外貌不好看,或会不会患癌症? ;E(expectation)-期望:尽快手术或癌症排查。

三、鉴别诊断

（一）鉴别与处理流程

见图 3-2-1。

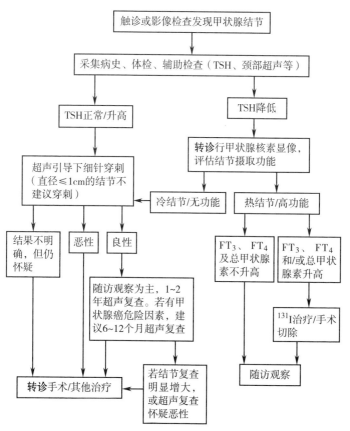

图 3-2-1 甲状腺结节的鉴别与处理流程图

TSH. 促甲状腺素；FT_3. 游离型三碘甲状腺原氨酸；FT_4. 游离型甲状腺素。

（二）甲状腺结节常见疾病鉴别要点

1. 甲状腺腺瘤 分为滤泡状和乳头状，前者多见。多见于 40 岁以下妇女，常常无特异性症状，肿块单发、无痛、表面光滑，活动度好，有包膜，与周围组织界限清楚。

2. 甲状腺癌 非对称性肿块,生长迅速,易出现声音嘶哑、吞咽困难、呼吸困难等压迫症状。按病理类型可分为乳头状癌、滤泡状腺癌、髓样癌和未分化癌。其中髓样癌的血清降钙素水平明显增高。

3. 结节性甲状腺肿 指地方性甲状腺肿和散发性甲状腺肿晚期所形成的多发结节。一般为多发性结节,部分结节可出现功能自主性,表现为手抖怕热、多汗、心悸、消瘦等甲亢症状。

4. 慢性淋巴细胞性甲状腺炎 又称桥本甲状腺炎,多为大龄女性,是一种自身免疫性疾病,多伴甲状腺功能减退,发展缓慢,病程长。常见症状为全身乏力,甲状腺逐渐增大、无痛、质硬、表面光滑,与周围组织不粘连,较大时可有压迫症状。颈部淋巴结一般不肿大。

5. 亚急性甲状腺炎 病前 1~2 周有上呼吸道感染史,多数表现为甲状腺突然肿胀、发硬、吞咽困难及疼痛,并向患侧耳颞处放射,常始于甲状腺一侧,很快向其他腺体处扩展。实验室检查可有血清 T_3、T_4 升高,甲状腺摄取 ^{131}I 降低(分离现象)。

四、初步处理

(一)首诊处理

1. 需详细询问病史、家族史并进行全面体格检查,初步分析甲状腺的功能状态、评估结节的良恶性。

2. 如条件允许,可给予患者辅助检查 甲状腺激素的测定和核素扫描可进一步明确甲状腺的功能状态,X 线和甲状腺 B 超进一步了解肿块的位置和性质,细针穿刺可明确甲状腺结节的良恶性。

甲状腺结节的超声分级系统(TI-RADS),详见附录 10。

(二)后续处理

1. 解释和宽慰 恐癌心理,往往是发现颈部结节患者真正就诊的原因。对于患者关切的是否癌症问题,全科医生要进行解释和安慰。对于估计甲状腺患良性疾病的患者,要把检查结果告知并解释不是癌症的理由,对患者进行适当的心理辅导,定期随访,1~2 年进行超声复查。若有甲状腺癌危险因素,建议 6~12 个月超声复查。

对于高度怀疑恶性肿瘤的,也要委婉告诉患者或家属,小结节的良恶性确诊,需要到上级医院进行穿刺活检或切除肿块行病理检查才能确诊,即使是恶性,估计也是较早期,早期甲状腺癌治愈率还是很高的。通过跟患者及家属的充分沟通、安慰、心理疏导,使患者对甲状腺结节有较好的认识,情绪保持稳定,并接受医生的建议,到上级医院做进一步检查。

2. 针对患者目前的情况给予生活习惯、饮食、运动等相关指导。

3. 积极治疗原发病,进行病因治疗是最重要的,以免遗漏危及生命的严重疾病。

4. 防治并发症。

(三) 转诊时机

1. 甲状腺结节触诊或 B 超检查结果高度提示甲状腺癌可能,因诊断需要到上级医院进一步检查。

2. 甲状腺癌诊断明确,需进行手术治疗或核素治疗等。

3. 甲状腺瘤较大,影响患者形象,或压迫气管引起憋气,或压迫食管造成吞咽梗阻感者。

4. 多发性结节性甲状腺肿,考虑手术治疗。

5. 甲状腺结节伴有甲亢症状。

6. 甲状腺结节突然增大、疼痛。

(邱卫黎　邱梓瀚)

第三节　皮肤局部肿物

病例

患者,男,68 岁,退休。

【S:Subjective】主观资料

后背部肿物 1 周。

患者 1 周前无明显诱因下出现后背局部红肿,伴疼痛,3d 前患者自觉后背硬肿的范围逐渐扩大,疼痛加剧,伴畏寒、发热、全身乏力。

患者发病以来体重无明显变化,二便无殊。

既往有"高血压"病史多年,平素口服氨氯地平片 5mg,每日一次;否认肝炎、结核等传染病史,否认糖尿病、冠心病等其他家族遗传病史,否认过敏史及手术史。

【O:Objective】客观资料

体格检查　T 38.5℃,P 77 次 /min,R 20 次 /min,BP 112/78mmHg。神志清,精神可,双瞳孔等大等圆,对光反射灵敏,双肺呼吸音粗,未闻及干湿性啰音,心率 77 次 /min,律尚齐。腹软,无压痛,肝脾未及,移动性浊音(−)。后背部有一大小约 2.0cm × 2.0cm 椭圆形凸起,暗红色,表面可见多处脓点,中央破溃流脓,触痛明显。

【A:Assessment】问题评估

结合患者症状及体征考虑背部痈、高血压。

【P:Plan】问题处理计划

1. 诊断计划　入院予以二级护理,完善相关辅助检查,如肝肾功能、血常规、脓液细菌培养 + 药敏等。

2. 治疗计划　低盐低脂饮食,抗生素治疗,局麻下"+"或"++"形切开。

转归:患者体温正常,后背部红肿消失,伤口痊愈。

体表肿物是指位于身体表面,发源于皮肤及附属器、皮下及深部软组织而在体表可以触及的肿块,常因可见肿物而就诊。肿物可分为肿瘤性和非肿瘤性肿物两大类。肿瘤性肿物如脂肪瘤、纤维瘤、淋巴管囊肿、血管瘤、皮样囊肿、肉瘤等;非肿瘤性肿物有感染性和非感染性肿物,包括炎症(感染性)、发育异常、增生、退行性变和代谢障碍等。其中,感染性肿物包括感染性结节、囊虫病、结核、结节性红斑等;非感染性肿物包括腱鞘囊肿、痛风结石、慢性滑膜炎等。

一、病情判断

能否正确识别皮肤肿瘤的良恶性十分重要,皮肤良、恶性肿瘤从外观形态、发展速度,到内部的细胞组织等方面有很多不同之处。

(一)皮肤良性肿瘤的常见特点

1. 外观 生长速度缓慢,形状规则、圆形或椭圆边界清楚,表面光滑,活动度较大。无炎症情况下不破溃,肿瘤体积可长期无明显变化,能在局部膨胀式缓慢增大,不向周围的其他组织浸润生长,多无自觉症状,有时也可压迫周围组织而出现相关症状。

2. 组织病理 在普通光学显微镜下,肿瘤细胞与正常细胞的组织形态、结构十分相似。肿块边界清楚,周围多有一层完整包膜。

3. 预后 一般不发展或发展缓慢,无症状的良性肿瘤不需治疗,有症状或影响美观,或者有癌变的可能者,可考虑手术切除。

(二)皮肤恶性肿瘤的常见特点

1. 外观 生长速度快,形状不规则,可在短时间内体积明显增大,触摸时肿块有向深部和周围浸润生长的感觉,一般边界不清或表面凹凸不平,易发生糜烂或溃疡,触摸肿物时可感肿物较硬,活动度小,与皮肤或深部粘连。肿瘤周围可出现卫星状损害。恶性度高的肿瘤还可向近处或远处的皮肤、内脏转移,出现相应症状。

2. 组织病理 恶性肿瘤细胞比正常细胞原始、幼稚,呈多形性,大小不一,细胞核增大,染色深,出现不正常的病理性核分裂,细胞排列紊乱,肿瘤细胞容易松动,并脱离原发灶而向周围组织、血管、淋巴管扩散、转移、侵犯、占据并破坏正常组织。

3. 预后 多数皮肤恶性肿瘤能早期发现,及时手术治疗,多能治愈。但对于恶性程度较高的皮肤鳞癌、恶性黑色素瘤等如诊断不及时、治疗不彻底,很容易局部复发、转移,甚至威胁生命。

(三)皮肤良、恶性肿瘤的互相转化

少数皮肤良性肿瘤可在各种因素的作用下转化为恶性,应引起高度重视。如高危型人乳头瘤病毒感染引起的尖锐湿

疣、疣状表皮发育不良;面积较大的先天性色素痣,易受摩擦刺激的色素痣和反复接受冷冻等物理治疗的色素痣;皮肤日光角化病等。此外,一些非肿瘤性皮肤病也有癌变危险,如着色性干皮病、慢性皮肤溃疡,在陈旧烧伤瘢痕或瘢痕上发生溃疡等。

二、详细问诊

1. 病史 包括患者的年龄、起病诱因等。

2. 肿块属性 包括发生发展、生长速度、变化情况等。

3. 肿块表现 颜色、质地、边界情况、与周边组织器官的关系和活动度等。

4. 皮损表现 包括皮肤厚度、红肿变化、有无出血或流脓等情况。

5. 肿物伴随症状 有无疼痛,有无瘙痒,是否伴有消瘦及其他不适症状。

6. 治疗经过 相关检查结果、治疗经过及疗效情况。

7. 既往病史 有无心、肾、肝、内分泌及过敏性疾病病史及其相关症状,如心悸、气促、呼吸困难、咯血、头晕、失眠、腹胀、腹痛、食欲、体重及尿量变化,有无感染史及家族史。

三、鉴别诊断

常见皮肤肿物的特点:

(一)常见的良性体表肿物

1. 色素痣 为最常见的良性皮肤肿瘤,由黑色素细胞聚集在表皮与真皮的交界处产生。外观常为扁平、突起、疣状颗粒状,也可为其他形状,颜色则可能为棕色、黑色或蓝色。临床上依据黑色素痣的大小将其分成三种:黑色素痣(<2cm,在下半身、背部上半、肩膀、胸部与近端肢体易发)、中间型黑色素痣(介于 2~20cm 间)、巨大黑色素痣(>20cm,以躯干后半部常见,由此可见毛发覆盖,在主体外也可散布卫星式的病灶)。在病理上也可将色素痣分为三种:接合痣(痣细胞局限在表皮、真皮交界部位,属于表皮内的痣)、复合痣(痣细胞不仅分布在表皮质,可向下进入真皮质)、真皮内痣

(痣细胞完全位于真皮质内)。痣的临床长相也和其病理分类有关,接合痣呈现褐色至黑色平坦的斑点,不会突起于皮肤表面;复合痣通常呈现褐色突起的丘疹或结节;真皮内痣则更大、更突起,呈淡褐色或肉色的结节,也就是一般人所谓的"肉痣"。

2. 皮脂腺囊肿　俗称"粉瘤",是指因皮脂腺导管阻塞,腺体内因皮脂腺聚积而形成囊肿,以生长发育旺盛的青年人多见,为常见的皮肤良性肿瘤。该病好发于头皮和颜面部,其次是躯干部,可因毛孔堵塞而继发感染。由于其深浅不一,内容物多少不同,因而其体积大小不等且差距很大,小的如米粒大小,大的如鸡蛋大小,往往被误诊为脂肪瘤、纤维瘤等。皮脂腺囊肿生长十分缓慢,一般可整个切除,但存在一定复发性。

3. 皮样囊肿　属先天性疾患,为错构瘤的一种,是由于偏离原位的皮肤细胞原基所形成的先天性囊肿,常位于皮下,偶见于黏膜下或体内器官。皮样囊肿所在部位较深,不与表层的皮肤相粘连,质柔而韧,有较大张力,其基底部常和深部组织,如筋膜或骨膜等粘连而不可移动,可因长期压迫在局部骨面上形成压迹。

4. 脂肪瘤　是由增生的成熟脂肪组织形成的良性肿瘤,呈扁平分叶状,位于皮下,可以推动,用手指侧相向推挤局部皮肤,可出现橘皮样征。多见于40~50岁的成年人,瘤体质地柔软,呈圆形或分叶状,大小不等,小的如枣大,手摸可触知,大的可隆起皮肤表面,但皮肤表面正常。肿瘤单发或多发,见于体表的任何部位,以肩、背、腹为多见。多见于青年人,好发于下肢,可自觉疼痛,触之有压痛,手术可完整切除,但存在一定复发性。

5. 纤维瘤　也叫神经纤维瘤,好发于年轻人,为常染色体显性遗传疾病,是皮肤及皮下组织常见良性肿瘤,起源于神经外膜、神经束膜或神经内膜,可发生在神经末梢或沿神经干的任何部位。生长缓慢,其特点是多系统、多器官受累,以中枢神经系统最为明显,但也可单独发生。纤维瘤可随着年龄增长而增大、增多,可有局部压痛,如神经纤维瘤侵犯内脏器官即可出现全身症状,如腹部疼痛、感觉神经障碍、癫痫及进行性智力迟钝,以及其他神经及骨骼方面的症状。临床上诊断神经纤维瘤较容易,但也可能与血管瘤、淋巴管瘤等相混淆:血管瘤有压缩性色红或暗黑;淋巴管瘤表面常有透明小颗粒突出,且都无皮肤黑色素沉着。此外,还应与单纯的黑色素斑痣相区别,色素斑痣仅发生在皮肤上,无皮下结节及皮下组织增生。下肢的神经纤维瘤易与"象皮腿"相混淆,也应予以鉴别。

6. 血管瘤 是血管、淋巴管管壁或其周围组织的细胞增生形成的良性肿瘤,多见于婴儿出生时或出生后不久,它起源于残余的胚胎层血管细胞,活跃的内皮样胚芽向邻近组织侵入,形成内皮样条索,经管化后与遗留下的血管相连而形成血管瘤,瘤内血管自成系统,不与周围血管相连。组织学特征一般可分为三种:

(1)毛细血管型血管瘤:肿瘤由大量交织、扩张的毛细血管组成。表现为鲜红或紫红色斑块。与皮肤表面平齐或稍隆起,边界清楚,形状不规则,大小不等。以手指压迫肿瘤时,颜色褪去,压力解除后颜色恢复。

(2)海绵状血管瘤:肿瘤由扩大的血管腔和衬有内皮细胞的血窦组成。血窦大小不一,有如海绵状结构,窦腔内充满静脉血,彼此交通。表现为无自觉症状、生长缓慢的柔软肿块。头低位时,肿块因充血面扩大,恢复正常体位后,即恢复原状。表浅的肿瘤,表面皮肤或黏膜呈青紫色,深部者皮色正常。触诊时肿块柔软,边界不清无压痛。挤压时肿块缩小,压力解除后则恢复原来大小。

(3)蔓状血管瘤:主要由扩张的动脉与静脉吻合而成,肿瘤高起呈念珠状或蚯蚓,扪之有搏动感与震颤感,听诊有吹风样杂音。若将供血的动脉全部压闭,上述搏动及杂音消失。其中以毛细血管瘤及海绵状血管瘤较常见。

7. 腱鞘囊肿 是发生于关节部腱鞘内的囊性肿物,由于关节囊、韧带、腱鞘中的结缔组织退变所致的病症。多发于腕背和足背部。患者多为青壮年,女性多见。内含有无色透明或橙色、淡黄色的浓稠黏液,呈半球样隆起于皮下浅表,柔软可推动,表面光滑,边界清楚,质软,有波动感,无明显自觉症状或有轻微酸痛;囊液充满时,囊壁坚硬,局部可有压痛。触摸时皮下饱满并有波动囊样感,伴有腕部无力、不适或疼痛,多为酸痛或放射性痛,可有一定的功能障碍。腱鞘囊肿属于骨科范畴内。

（二）常见的恶性体表肿物

恶性的皮肤肿瘤分很多种,包括鳞状细胞癌、基底细胞癌和黑素瘤等。

1. 鳞状细胞癌　简称"鳞癌",又名表皮癌,是发生于表皮或附属器细胞的一种恶性肿瘤,癌细胞有不同程度的角化。多见于有鳞状上皮覆盖的部位,如皮肤、口腔唇、食管、子宫颈阴道等处。此外,有些部位如支气管、膀胱、肾盂等处虽无鳞状上皮覆盖,但可通过鳞状上皮化生而形成鳞状细胞癌。鳞癌在外观上常呈菜花状,有时癌组织发生坏死而脱落形成溃疡,产生恶性臭味,若癌细胞向深层发展则形成侵袭性生长。癌细胞也可向远处转移,形成肿瘤。皮肤鳞状细胞癌早期是红色硬结,以后发展后成疣状损害、浸润,常有溃疡、脓性分泌物,常见于颞、前额口唇。

2. 基底细胞癌　多见于老年人,好发于头、面、颈及手背等处,尤其是面部较突出的部位。初起为肤色,渐变为暗褐色浸润小结节,较典型者为蜡样、半透明状结节,有高起卷曲的边缘。破溃常起源于结节中央,向深部组织扩展蔓延,呈大片状侵袭性坏死,可以深达软组织和骨组织,可结黑色坏死性痂。

3. 黑素瘤　是由皮肤和其他器官黑素细胞产生的肿瘤,表现为色素性皮损在数月或数年中发生明显改变。虽其发病率低,但恶性度高,转移发生早,死亡率高,因此早期诊断、早期治疗很重要。恶性黑素瘤多发生于成人,巨大性先天性色素痣继发癌变的病例多见于儿童。临床症状包括出血、瘙痒、压痛、溃疡等,其症状可与发病年龄相关,年轻患者一般表现为瘙痒、皮损的颜色变化和界限扩大,老年患者一般表现为皮损出现溃疡,通常提示预后不良。

（三）与体表肿物相鉴别的疾病

1. 全身性疾病　有些体表可以摸到的肿物,可能是全身性疾病的一部分,如痛风引起的痛风结节。

2. 结核　如颈淋巴结核或脊柱结核易形成窦道或溃疡,在体表表现为体表肿物发生破溃,故除了恶性肿瘤,应想到结核。

3. 恶性淋巴瘤　如在颈部、腹股沟处发现多个硬度较大淋巴结,可融合成团,形成体表肿物。

4. 增生性瘢痕　表现为红色质硬肿物,有些没有明确外伤史即可长出,常发生在胸背部。

四、初步处理

（一）首诊处理

1. 详细询问病史并进行体格检查

（1）体表肿物性质:通过体格检查进一步证实患者主诉的情况,其生长急缓程度,肿物生长在局部还是全身,是否伴有皮肤红肿、脓肿溃疡,以便初步排除恶性可能。

（2）注意肿物实质情况:肿物颜色,边界是否清楚,表面是否光滑,肿物旁皮肤情况等。

（3）全面检查淋巴结、甲状腺、心、肺、肝、脾、肾和血压等。

2. 完善相关检查

一般可用的辅助检查如下。

（1）B超检查:可以判断肿物的位置、大小、质地(实质性还是囊性),彩超有助于直接观察肿物的血液供应情况。

（2）血管造影（DSA）:明确判断肿物的边界、包膜是否完整,周围大血管和神经等重要组织的关系,也可用于了解血管瘤的营养支,术中结扎供应血管,可减少术中出血,有利于血管瘤全部切除。B超和血管造影都可作为治疗前常规检查。

（3）CT检查:CT检查发现脏器有肿瘤时,很难判断是良性还是恶性,特别是在病变早期,PET-CT检查可以根据恶性肿瘤高代谢的特点作出明确诊断。需要提醒的是,虽然PET-CT被认为有较高的准确率,但并非PET-CT检查肿瘤后就不用做其他检查。

（4）磁共振（MRI）:作用仅次于 CT 检查。

（5）X 线片:了解深层瘤体大小、范围或瘤体是否侵袭椎体或软骨有一定价值。

（6）穿刺和组织活检:有相对高的诊断价值。

（二）常用治疗方法

1. 色素痣　常用激光治疗,创伤小、恢复快,一般不留瘢痕,而较大黑痣或有恶变倾向的手术切除美容缝合。

2. 皮脂腺囊肿　最常用的根治方法是局麻下手术切除。另外,CO_2 激光、电离子微创法被认为是治疗无合并感染的囊肿的好方法。由于其操作简单,切口小,出血少,不用缝合,几乎不留瘢痕,复发率低,尤其适合于颜面部皮脂腺囊肿的治疗。

3. 很大的脂肪瘤或多发性脂肪瘤　较小(直径 1cm 内),多发脂肪瘤,一般不需处理。较大者宜行手术切除。

4. 血管瘤　血管瘤的治疗方法很多,应根据肿瘤的类型部位、深浅及病员的年龄等因素而定。常用的方法有手术切除、放射治疗冷冻外科硬化剂注射及激光照射等。

5. 神经纤维瘤　由于该病有一定的恶变率,如果存在于体表,对患者的形象有很大的影响,所以对于该病的治疗一般都以手术切除为主。但手术时要特别注意一些血供丰富的神经纤维瘤,术前需行数字减影或血管造影,避免出血较多。

6. 鳞状细胞癌　手术切除为主,早期根治性切除就可,中晚期以手术、放疗和化疗综合治疗为好。

7. 基底细胞癌　治疗方法很多,最重要的是结合患者的情况选择最佳的治疗方案,常见的治疗方案有以下几种。

（1）外科手术切除:对损害在凹凸不平的特殊部位或侵袭性溃疡很深,不宜做其他治疗时,可做外科手术切除和植皮治疗。

（2）X 线照射:基底细胞癌对放射线比较敏感,且无痛,适于高龄老年人。

（3）电烧术:对于早期较小的基底细胞癌,可做电烧术予以彻底烧除,但愈后易留瘢痕。

(4)液氮冷冻:液氮达 -195℃有极好的破坏作用,对小面积的基底细胞癌可做液氮冷冻治疗。对于大面积的基底细胞癌也能做冷冻治疗,但愈合时间较长。

(5)激光治疗:有人采取二氧化碳激光治疗基底细胞癌取得极佳疗效,愈合快速,术后痛苦较轻,但会留下瘢痕。

(6)外用细胞毒药物治疗:常用于治疗基底细胞癌的细胞毒药物有 5% 氟尿嘧啶,它可以将基底细胞癌坏,但用药甚为痛苦,还会发生红肿等刺激反应。

(7)维 A 酸类:虽然有不良反应和需要长时间的治疗,但有多发性基底细胞癌患者用维 A 酸类治疗的有效案例。

(8)光动力学治疗:光动力学治疗是全身用血卟啉衍生物或双血卟啉之后再用可调的染料激光(波长为 630nm)照射。它用来治疗基底细胞癌效果很好,肿瘤的部分和完全根治率分别为 44% 和 82%,主要不良反应为光敏感。

(9)化学治疗:局部外用氟尿嘧啶可以成功地治疗多发性表浅性基底细胞癌,而且还可以预防继续发生。全身性化疗药物用于治疗大的和侵袭性非转移性基底细胞癌。用顺铂和阿霉素合并或不合并放射性治疗多数是有效的。采用博来霉素治疗也有不同的疗效。

8. 黑素瘤　恶性程度高,死亡率高,一旦确诊,需要尽快手术切除,如有转移,可采用化疗或联合化疗等。

(三) 后续处理

针对患者体表肿物特性,不予以治疗的应给予生活习惯、饮食等相关指导。

1. 避免暴晒,避免长期摩擦,不能任意搔抓。

2. 保持皮肤清洁,利于分泌物排泄。

3. 食物避免重口味,应多吃蔬菜水果。

4. 对肿物要定期随访。

5. 需要手术治疗的要注意提醒患者手术适宜季节及时间,促进伤口愈合。注意指导用抗生素的患者正确使用抗生素。

五、社区中医诊治

体表肿物治疗归属于中医外科,根据体表肿物情况,分类在中医学疮疡(感染性肿物)、瘤(良性体表肿物)、岩(恶性体表肿物)等不同病种、病名中,应该按照中医学相关分类,结合肿物情况和患者四诊情况综合判断处理方案。最常见的有:

1. 气瘤　为皮下可触及的以肿块多发、瘤皮松垂、瘤体柔软为特点的体表肿块,相当于西医的多发性神经纤维瘤、神经纤维瘤结节等。辨证为肺气失宣者,方用通气散坚丸加减治疗;辨证为脾虚痰凝者,方用十全流气饮治疗。

2. 血瘤　是体表血络扩张、纵横丛集而形成的体表肿瘤,相当于西医皮肤血管瘤。辨证为心火妄动者,方用芩连二母丸加减;辨证为肾经火郁者,方用凉血地黄汤加减;辨证为肝经火旺者,方用丹栀逍遥散加减。局部用五妙水仙膏外敷。

3. 肉瘤　是皮下脂肪组织过度增生形成的肿物,相当于西医的脂肪瘤。辨证为脾虚痰湿者,方用二陈汤加减;辨证为肝郁痰凝者,方用十全流气饮加减。外用阳和解凝膏外敷。

4. 脂瘤　是皮肤皮脂腺中皮脂郁积形成的囊肿,相当于西医的皮脂腺囊肿。辨证为痰气凝结者,方用四七汤加减;辨证为痰湿化热者,方用龙胆泻肝汤加减。外用金黄膏外敷。

5. 骨瘤　指骨组织的异常肿大,相当于西医骨的良性肿瘤。需综合处理。

6. 疖　是肌肤浅表部位范围在 3cm 内以色红、灼热、疼痛、突起根浅、肿势局限为特点的急性化脓性炎症。辨证为热毒蕴结者,方用五味消毒饮加减;辨证为暑热浸淫者,方用清暑汤加减;辨证为体虚毒恋者,方用防风通圣散加生地、玄参加减。外用千捶膏贴治。

7. 外痈　以局部光软无头,红肿疼痛,范围在 6~9cm 的急性化脓性炎症。口服汤药因分布部位不同,病情阶段不同处理方法有所区别。总以初起疏散风热为主,方用银翘散加减;热盛以清热解毒为主,酌加黄芩、石膏、山栀子为主;化脓期清热排脓,酌加皂角刺等。外用以金黄膏为常用。

8. 丹毒　以皮肤突然发红、色如涂丹为特点的急性感染性疾病,相当于西医的急性网状淋巴管炎。辨证为风热毒蕴者,方用普济消毒饮加减;辨证为湿毒蕴结者,方用五神汤加减;辨证为胎火蕴毒者,方用黄连解毒汤加减。外用玉露散调敷。

9. 乳岩　是以乳房部出现无痛、无热、皮色不变、质地坚硬、表面凸凹不平为特点的乳房部肿物,常伴乳头溢血、晚期溃烂,相当于西医的乳房部恶性肿瘤。辨证为肝郁痰凝者,方用神效瓜蒌散合开郁散加减;辨证为冲任失调者,方用二仙汤合开郁散加减;辨证为正虚毒炽者,方用八珍汤加入清热解毒消癥之品。外用阿魏消痞膏贴敷。

（张　晨）

第四节　淋巴结肿大

病例

患者,男性,39 岁,软件工程师。

【S:Subjective】主观资料

颈部肿物 1 周。

患者 1 周前进食辛辣食物后出现右颈部皮下肿物一个,轻微疼痛,合并咽部不适,偶咳嗽,无发热、流涕、咳痰、咯血、胸痛等不适。自行网络检索相关信息,自认为炎症可能性大,曾自行服用头孢呋辛,有所好转。但因爷爷肺癌去世,担心相关风险,要求明确诊断。

既往史:慢性咽炎。

生活史:经常加班,作息不规律。性格内向,生活单调,缺乏社交。无烟酒嗜好。

家族史：爷爷因肺癌去世。

【O：Objective】客观资料

1. 体格检查　右颈部胸锁乳突肌中段位置皮下可及蚕豆大肿物一枚，质地软韧、压痛、活动好。咽后壁稍红肿，轻度滤泡增生。

2. 血常规　白细胞计数 $6.5 \times 10^9/L$，中性粒细胞百分比74%。彩超：右颈部皮下可见淋巴结一个，约 $0.8cm \times 0.6cm$，椭圆形，包膜清晰，皮、髓质均匀性扩大，淋巴门居中。

【A：Assessment】问题评估

1. 诊断　急性淋巴结炎
　　　　慢性咽炎急性发作

2. 存在问题及评价

（1）主要就诊原因为肺癌担忧，次要原因为肿块疼痛。

（2）慢性咽炎病史。

（3）发病前进食辛辣食物。

（4）近期加班，作息不规律。

（5）疾病认知能力不足。

【P：Plan】问题处理计划

1. 解释与咨询　病情解释：向患者说明诊断为急性淋巴结炎的依据，并向患者展示血常规和彩超的检查结果，强调急性淋巴结炎治疗不当容易转为慢性，应积极配合治疗。病因解释：说明咽炎与淋巴结炎的关系，心理压力大是易患因素，辛辣饮食是诱发因素，与中医所说的"上火"有一定关系，建议清淡饮食、注意休息、情绪放松。咨询：回应患者关切。解释炎症性淋巴结肿大与癌症性淋巴结肿大的差别；颈部淋巴结与锁骨上淋巴结的位置与引流区域的不同，以及肺癌的临床表现，不考虑肺癌的依据，帮助患者树立正确的健康观念。

2. 生物医学治疗　头孢地尼 100mg，每日 3 次；牛黄解毒片 3 片，每日 3 次；西瓜霜含片 1 片，每日 3 次。

3. 观察与复诊　如出现发热、肿大淋巴结增多、咳嗽咳痰加重等情况或持续超过 4 周，应及时复诊。

一、病情判断

成年人的正常淋巴结直径通常 <1cm,儿童和青春期往往比成人的淋巴结更大。淋巴结肿大是指一个或多个淋巴结肿大,可看到或触及、可有疼痛或压痛。在颈部以及腹股沟触及小的淋巴结可能是正常的,但是在锁骨上窝、腋窝、滑车上或者腘窝通常不应触及淋巴结。

淋巴结肿大可分为泛发性肿大与局限性肿大,前者指颈部、腋窝及腹股沟等多处区域中,有两组以上的淋巴结同时肿大。后者指局限于某一组的淋巴结肿大,泛发性淋巴结肿大可见于某些全身性感染、淋巴瘤、白血病、变态反应性疾病等;局限性淋巴结肿大常见于局灶性感染或恶性肿瘤局部转移。

各部位的淋巴结有相应的引流区域(表 3-4-1),大多数淋巴结肿大均为局限性肿大,了解其引流区域对于查找原发病灶有重要意义。

表 3-4-1　淋巴结的部位及其引流区域

淋巴结部位	引流区域
颌下	口腔、面部
颈部	咽喉部、颈部、头皮
耳前耳后	头皮、耳部、面部
锁骨上	上消化道、胸部、肺
腋窝	乳腺、上肢
腹股沟	盆腔、下肢、会阴

在初级医疗实践过程中,2/3 以上的淋巴结肿大患者是由于非特异性疾病或者上呼吸道感染(病毒性或者细菌性)引起,患有恶性疾病的患者 <1%。在一项研究中,84% 因"淋巴结肿大"转诊的患者为良性诊断。其他 16% 患有恶性疾病(淋巴瘤或者转移性癌)。在良性淋巴结肿大的患者中,63% 为非特异性或者反应性疾病(未发现致病源),其他是由特异性病

因引起,最常见的是感染性单核细胞增多症或者结核病。所以,患有淋巴结肿大的大部分患者为非特异性病因,不需要或极少需要诊断性检查。

详细的病史采集对于确定淋巴结肿大的病因非常重要。患者可能因为淋巴结肿大非常担忧甚至焦虑,认为淋巴结肿大可能是癌症的临床表现。病史的询问有助于排除大部分患者恶性疾病或其他潜在的严重疾病。

二、详细问诊与体格检查

(一)详细问诊

1. 症状的问诊 应注意询问发现淋巴结肿大的方式,病情特点及伴随症状,患病以来的精神、生活状况,治疗经过及效果,与淋巴结肿大相关的既往史、个人史、家族史等。淋巴结肿大经常是某些疾病的继发表现,查找和排查相关疾病,尤为重要。全身症状如发热、盗汗、体重下降等。局部症状如有无疼痛,相应引流区域有无外伤、肿块、疼痛或功能异常等表现。淋巴结肿大临床非常常见,除了少数淋巴结炎有疼痛以外,其他症状较少见。但有极少数可能是严重疾病的外在表现,某些症状可能对此有所提示,习惯上称之为预警症状,问诊中应对此保持警惕。

2. 生活史的问诊 大多数淋巴结肿大为非特异性或上呼吸道感染所致。这些情况往往与生活不规律或饮食不当有关系,也有一些如接触结核患者、疫区旅行史或特定癌症的家族史等,对参考诊断或决定进一步处理有参考意义。

3. 了解患者的就医期望 RICE 问诊的应用。

除去少数严重淋巴结炎导致的疼痛,促使大多数淋巴结肿大患者就诊的主要原因是对恶性肿瘤的担忧甚至恐惧。由于疾病认知水平和病耻感的关系,相当多的患者并不会主动表达这一点,医生主动询问往往能有效提高患者的满意度。

以该患者为例。Reason(原因)- 主要症状:淋巴结肿大疼痛;Idea(想法)- 疾病认知:淋巴结炎;Concern(担忧)- 健康信念:肺癌担忧;Expectation(期望)- 就医目的:肺癌排查。

（二）体格检查

发现一处淋巴结异常后，一定要检查其他部位，以排除全身淋巴结肿大。检查所有淋巴结群都应谨记以下特点：

1. 位置　局部淋巴结肿大提示局部病因，应寻找淋巴结引流区域的病理改变，仔细检查异常淋巴结的引流区域有无皮肤破损、皮疹等。全身淋巴结肿大通常是全身性疾病的表现，应注意有无发热、肝脾大等。颈部及腹股沟淋巴结肿大多为良性病变，而锁骨上窝和肱骨内上髁淋巴结肿大则应高度警惕恶性病变。

2. 大小　异常淋巴结直径通常 >1cm。一项病例系列研究显示，淋巴结 <1cm^2 的患者均无癌症，而淋巴结介于 1~2.25 和 >2.25cm^2 的患者分别有 8% 和 38% 为癌症。

3. 质地　质地坚硬的淋巴结见于引起纤维化（硬化）的恶性肿瘤和既往炎症留下的纤维化。质地坚韧的淋巴结见于淋巴瘤和慢性白血病；而急性白血病中的淋巴结往往较软。

4. 固定　正常淋巴结可在皮下自由移动。异常淋巴结可因癌症侵袭或周围组织的炎症而与相邻组织（如深筋膜）粘连，淋巴结之间也可因同样的过程相互粘连固定。

5. 压痛　压痛提示淋巴结近期快速增大，导致包膜的疼痛感受器受压。压痛一般见于炎症，但也可能是由于淋巴结出血、免疫刺激和恶性肿瘤。

三、鉴别诊断

在全科门诊，从发病率考虑，大多数淋巴结肿大为非特异性或一般性感染，相当多的患者找不到肿大的原因，也无法做出确切诊断。鉴别诊断的目的并不意味着一定可以做出某种确定诊断，更多是对疾病的排查或者鉴别。最经济有效的措施是注重问诊和体格检查对预警症状的查找，在此基础上决定后继处理，提高检出率。

1. 急性淋巴结炎　局限性、疼痛、质软，严重者可有发热、白细胞升高，用抗生素治疗有效。相应引流区域可找到原发病灶。

2. 传染性单核细胞增多症　泛发性(以颈部为常见)、无痛；多发于青少年,发热、咽喉炎、白细胞增多、淋巴细胞比例增高,有异型淋巴细胞,合并肝脾大。

3. 药物热　泛发性、皮疹、关节痛、白细胞增多、血沉快、用抗生素治疗无效。全身情况好,有服用药物史。

4. 急性白血病　泛发性、无痛、高热、贫血、出血、肝脾大,全身情况差。

5. 非特异性慢性淋巴结炎　质韧,局限性,多在颈部、颌下,无疼痛,活动好。不需治疗,观察变化。

6. 淋巴结核　多见于儿童、青年,无痛性、以颈部淋巴结肿大为主、粘连、质地较硬,合并低热、消瘦或其他部位结核,按一般炎症治疗无效,血沉、淋巴结活体组织检查。

7. 恶性肿瘤转移　中老年人高发,无痛性、局限性、质地坚硬、活动度差。相应引流区域可能有相关临床表现。

8. 淋巴瘤　肿大较明显,无痛性、进行性、局限性或泛发性淋巴结肿大,合并发热、出汗,肝脾大。

9. 慢性淋巴细胞性白血病　无痛性、泛发性淋巴结肿大、粘连形成巨大肿块,肝脾大,白细胞明显增多、淋巴细胞比例增多且多为成熟小淋巴细胞。

10. 嗜酸性粒细胞性淋巴肉芽肿　青壮年多见,局限性或泛发性淋巴结肿大、中等硬度,皮肤干燥、色素沉着、皮肤脱屑、萎缩性皮肤病变。嗜酸细胞增多、无贫血及出血表现。

11. 结节病　泛发性、质地坚硬、无粘连、无痛性淋巴结肿大,伴有咳嗽、乏力、发热、盗汗。

四、初步处理

(一)首诊处理

1. 详细询问病史并进行双侧淋巴结检查,了解肿块一般情况　肿块的位置、数目、形状、大小、质地、边界、表面情况、活动度、有无压痛、引流区域有无病变等。

2. 如条件允许,可推荐患者行下列辅助检查

(1)血常规:如有明显疼痛或压痛,特别是合并发热等情

况可明确炎性病变。

（2）局部彩超：超声检查可确认淋巴结病变并排除其他皮下肿物，如脂肪瘤、纤维瘤等。

（二）后继处理

1. 解释病情 相当一部分患者虽然并不考虑严重疾病，但也难以确定淋巴结肿大的确切原因。理论上淋巴结活检是有效的确诊措施，但基于风险和获益的考量，并不是普遍采用的方法。患者需要给予自身状况的合理解释，全科医生掌握一个基于文化背景、简单有效的解释模型，对于提升患者就诊满意度、避免过度检查和转诊很有必要。局部引流区域的炎症病变是常见的病因解释。有时候基于文化背景的解释，也可以得到患者认同，比如"上火"是具有中国特色、普遍被接受的解释，其原因可以为辛辣食物、情绪变化、心理压力、熬夜等。

不管患者自己是否意识到，对癌症的担忧往往是淋巴结肿大真正的就诊原因。对于医生的解释不满意的患者，主动讨论相应区域的癌症能明显提高患者满意度，包括患者所关注癌症的具体种类及其临床表现、癌性淋巴结的特征、促使患者就诊的原因（家人朋友罹患癌症、媒体报道、网络检索信息等）。

2. 如果病史和体格检查提示非恶性病因，如上呼吸道病毒感染伴颈部淋巴结肿大的患者，可能不需要任何处理，仅需观察即可。如果疼痛明显，有明显炎症则给予抗炎治疗。如由局部引流区域病变引起，则应同时予以治疗。

3. 观察与复诊 基于大多数淋巴结肿大并不能找到确切原因，为避免原发病加重或遗漏严重的疾病，患者的自我观察就尤为必要。如果淋巴结肿大的程度、数量、部位等特征发生明显变化，或出现发热、消瘦等新的并发症状应及时复诊，重新评估或检查。

（三）转诊的原则

1. 考虑恶性肿瘤 如果根据淋巴结特征（如质硬、迅速增大、持续增多或位置特殊，如锁骨上淋巴结）、症状（发热、盗汗、体重减轻等全身症状）或患者特征（老年吸烟者的坚硬颈部淋巴结、老年女性的腋窝淋巴结)考虑为恶性肿瘤,则患者应转诊,接受相应恶性肿瘤的检查和评估。

潜在癌症的可能性随年龄增长而迅速增加,特别是头、颈和乳腺的癌症。一项研究显示,40 岁以上的患者的恶性肿瘤风险为 4%,而年轻的患者为 0.4%。这些患者应行影像学检查做进一步评估,具体影像学检查方式取决于怀疑的恶性肿瘤,必要时可以取淋巴结活检。

2. 存在发热等严重合并症又无法解释。

3. 经过合理的治疗,原发病或局部疼痛无改善,淋巴结肿大的数量和程度随时间推移有增加趋势。

4. 患者出现焦虑等情绪异常,多次复诊仍不满意,医患冲突风险增加。

【拓展】

儿童淋巴结肿大

儿童淋巴结肿大在临床很常见,大多数区域的正常淋巴结通常 <1cm,但在腹股沟区域可达 1.5cm,正常淋巴结在 2~10 岁的儿童可能比成人更大。各个区域淋巴结肿大的发生率与年龄有关。枕部淋巴结和耳后淋巴结在婴儿中常见;而颈部和腹股沟淋巴结在 2 岁以后的儿童更常见;锁骨上淋巴结和肱骨内上髁淋巴结肿大在任何年龄段都不多见,应保持警惕。

儿童的淋巴结肿大多数并无临床意义,但极少数可能提示严重的疾病。全科医生处理的目标是避免过度检查及不必要的活检,同时对可能的严重疾病保持警惕。颈部淋巴结肿大有轻微压痛的情况一般为头颈部的炎症引起,单侧肿大通常为细菌感染所致,可给予抗生素治疗,双侧多为病毒感染,无须特殊治疗。大多数患儿的淋巴结炎会在数周后自行消退,腋窝淋巴结肿大多数也与炎症有关。而锁骨上淋巴结肿大与恶性肿瘤关系密切(高达 75%)。肱骨内上髁如排除上肢外伤或感染性病变,也要注意排除恶性病变。

大多数患儿的就诊原因是出于对严重疾病的担忧。对于不伴有其他症状的单区域(非锁骨上和肱骨内上髁)原因不明的淋巴结肿大,给予 2~3 周的观察是安全的。如淋巴结肿

大 >1.5cm,持续超过 6~8 周,且抗生素治疗无效,则应及时转诊进一步检查。

（王剑强）

第四章

疼痛相关性未分化疾病

第一节　头　痛

病例

患者,女性,27岁,自由职业。

【S:Subjective】主观资料

持续性头痛 7d。

患者 7d 前睡觉时感头痛,为右侧颞部针刺样疼痛,疼痛评分 4 分,持续性,坐位时加重,平卧时稍缓解,与饮食无关,伴恶心,无发热畏寒,无视物旋转,无意识丧失。发病以来,患者未服用药物,未至外院进一步诊治,现患者自觉症状未见明显好转,遂来院就诊。饮食可,睡眠可,大小便如常。

既往无殊,无头痛反复发作史,无吸烟、饮酒等不良嗜好,无外伤史。无药物使用史,否认食物药物过敏史。无肿瘤及类似症状家族病史。工作压力不大,家庭关系和睦。

【O:Objective】客观资料

体格检查　T 36.5℃,P 72 次 /min,R 20 次 /min,BP 120/60mmHg。神志清,无皮疹,浅表淋巴结无肿大,肺部听诊无殊,律齐,各瓣膜听诊区未闻及明显杂音,腹软,无压痛及反跳痛,肝脾未及,双下肢无水肿,四肢肌力 V 级,神经系统检查(-)。

【A:Assessment】问题评估

1. 目前诊断　头痛待查?(继发性头痛首先考虑)

2. 头痛首先评估有无危险征象,该患者疼痛持续存在,自患病以来未缓解,需要进一步行影像学检查,排除继发性头痛如颅内感染、颅内占位、血管畸形等可能。同时,该患者头痛的表现利用 ID Migraine 量表评估后,不首先考虑原发性头痛的可能。

【P:Plan】问题处理计划

1. 避免进食诱发头痛的食物,如咖啡、巧克力、乳酪、酒、咖啡、茶叶等的摄入。

2. 放松心情,避免过度紧张。

3. 进一步完善相关检查,如血常规、生化、颅脑 CT、腰椎穿刺等检查。

后续转归

该患者行颅脑 CT 示右侧横窦增宽,两侧横窦、窦汇及部分上矢状窦密度增高,请结合临床。附见:松果体区小囊性灶伴钙化。患者头痛考虑静脉窦血栓形成,予以转神经外科,予以手术治疗。

头痛可见于多种疾病,常见的头痛大部分是复发性的,少部分是慢性的。急性头痛常常是最严重的。根据头痛发生病因,国际头痛协会于 2013 年制定的第 3 版《国际头痛分类》(ICHD-3)将头痛分为三大类:①原发性头痛(the primary headaches):包括偏头痛、紧张型头痛、三叉神经自主神经性头痛等;②继发性头痛(the secondary headaches):包括头颈部外伤、颅颈部血管性因素、颅内非血管性疾病、感染、药物戒断、精神性因素等多种原因所致的头痛;③痛性脑神经病变和其他面痛及其他类型头痛。

一、病情判断

对头痛患者进行评估,首先应查明原因,清楚患者是否需要紧急入院检查治疗,应在询问病史和体格检查时特别注意一些预警信号,即由某些特殊病因所引起的特别症状和体征,使用 SNOOP 来提醒危险信号。

S(Systemic):全身性症状、疾病或状况(如发热、体重减轻、癌症、妊娠、包括 HIV 感染的免疫功能受损状态)。

N(Neurologic):神经系统症状或异常体征(如意识模糊、

警觉性或意识受损、视盘水肿、神经系统定位症状或体征、脑膜刺激征、癫痫发作)。

O(Onset):头痛发作是新发(尤其是 40 岁以上的患者)或突发性(如霹雳样头痛)。

O(Other):其他相关情况或特征(如头部创伤、违禁药品使用或毒物暴露;从睡眠中痛醒、Valsalva 动作使头痛加重或由咳嗽、劳力或性行为诱发头痛)。

P(Previous):既往头痛病史,且头痛进展或发作的频率、严重程度或临床特征发生改变。

一旦出现,应引起警惕,及时进行相应的辅助检查。

二、详细问诊

1. 头痛起病情况　头痛起病的诱因、是否有外伤或药物滥用史、是否有起病先兆、性别、职业、情绪状况。

2. 头痛特点　头痛的次数和发作形式、发生头痛时所处的环境、前驱症状、疼痛的特点(如疼痛部位、性质、发作频率、持续时间、疼痛出现的时间,加重或减轻的因素、活动对疼痛的影响、与食物和酒精的关系、女性与月经周期关系)、有无复发性特点、疼痛的缓解经过。

3. 伴随症状　是否伴有发热、耳鸣、听力减退、恶心呕吐、出汗、口周及四肢麻木、视力改变、平衡失调、精神症状等相关症状。

4. 既往情况　有无急性感染,有无慢性头痛、中耳炎、颅脑疾病及外伤、心血管疾病、严重肝肾疾病,有无糖尿病等病史,有无晕车、晕船及服药史。

5. 其他　是否有偏头痛家族史。

三、鉴别诊断

头痛的诊断流程见图 4-1-1。

常见疾病的特点:

1. 原发性头痛　原发性头痛包括偏头痛、紧张性头痛和丛集性偏头痛。但仅根据一至两次的发作难以鉴别原发性头痛的类型,多次发作则易于诊断(表 4-1-1)。

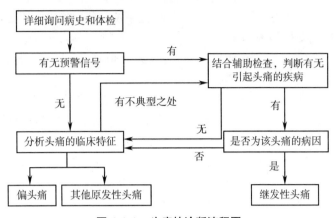

图 4-1-1　头痛的诊断流程图

表 4-1-1　常见头痛的鉴别

	偏头痛	紧张性头痛	丛集性头痛
家族史	多有	可有	多无
性别	女性远多于男性	女性多于男性	男性多于女性
周期性	部分女性与月经有关		有丛集发作期,期间发作,频率为隔日1次到每日多次
持续时间	头痛持续4~72h	不定	头痛持续15~180min
头痛部位	多单侧	多双侧	固定单侧眶部、眶上、颞部
头痛性质	搏动性	压迫、紧缩、钝痛	锐痛、钻痛、难以言表
头痛程度	中重度	轻中度	重度或极重度
活动加重头痛	多有	多无	多无
伴随症状	多有恶心、呕吐、畏光、畏声	多无,可伴食欲缺乏,对光线、声音可觉轻度不适	同侧结膜充血和/或流泪、鼻塞和/或流涕、眼睑水肿、额面部出汗、瞳孔缩小或眼睑下垂

2. **颞动脉炎**　多发于 50~75 岁,女性好发,常有发热、无力等前驱症状,一侧或双侧颞部剧烈头痛,呈灼烧或锤击样,向头顶或枕部放射,夜间或咀嚼可加重;颞动脉搏动减弱或消失;沿颞动脉触痛和视力障碍;血沉增快可临床确诊。本病皮质类固醇治疗有特效,可预防视力丧失,早期疗效尤佳。

3. **头颈部神经炎性头痛**　枕大神经、眶上神经和耳颞神经等,均可因受寒、感染或外伤引起头部神经痛。三叉神经第一支也可因感染、受寒等,引起前头部持续性或伴发短暂加剧的发作痛,称三叉神经炎或症状性三叉神经痛。

4. **脑外伤后头痛**

(1)急性脑外伤性头痛:一般需及时行体格检查及影像学检查,如脑挫裂伤患者外伤性头痛后,除大脑功能发生改变外,还可有脑组织水肿、出血、撕裂,多数伴有外伤性蛛网膜下腔出血。患者伤后昏迷时间较长,清醒后头痛剧烈且持续时间长,并伴有颅内压增高表现,如恶心呕吐等。神经系统检查可定位体征,CT 检查可见有颅内出血和颅骨骨折等,腰穿脑脊液呈血性或镜下有红细胞,严重患者可有脑疝症状和体征。

(2)慢性脑外伤性头痛:是指脑外伤后再次出现的头痛或脑外伤后头痛一度减轻又逐渐加重的头痛,多由于脑外伤后形成的硬膜下血肿或积液所致。临床表现上有不同程度的颅脑外伤史,头痛呈一度缓解或消失于 3 周后又出现头痛且逐渐加重;头痛剧烈时伴恶心呕吐;积液量大时压迫脑实质,可有定位体征。

5. **颅内感染所致头痛**　包括化脓性脑膜炎、结核性脑膜炎、病毒性脑膜炎以及新型隐球菌脑膜炎等引起的头痛,该类患者的头痛是由于脑膜炎症、颅内压升高引起的。

6. **低颅压性头痛**　根据体位性头痛的典型临床特点,必要时行腰穿,测定脑脊液压力降低(<70mmH$_2$O)可以确诊。

7. **脑动脉硬化**　因脑部缺氧引起。头痛多伴神经衰弱表现,有高血压者则有高血压头痛特点,并有轻微神经系统损害体征,眼底和心脏等有动脉硬化征象和血脂增高等。

8. **高血压脑病**　高血压患者如血压骤升而致脑部小动脉痉挛,发生急性脑水肿,可因急性颅内压增高而产生剧烈头痛,眼底可见视网膜动脉痉挛、出血、渗出等。多见于尿毒症和子痫等。

9. **鼻源性头痛**　急慢性鼻炎、鼻窦炎、鼻中隔偏曲可引起鼻源性头痛,头痛50%以上时间发生在白天,上午为重,夜间显著减轻,向前屈身、低头、身体突然晃动、摇头及胸腔压力增高时头痛加重。

10. **耳源性头痛**　急慢性中耳炎、牙痛、急性咽炎、扁桃体炎、鼻咽癌,表现为由病变部位放射引起的疼痛,凡头痛局限于一侧,呈持续进行性发展,无论有无明显耳鼻喉症状均应详细进行专科检查。

11. **其他头痛**

(1) 不明原因头痛:无明显的发作性和特异的伴发症状。此类多为全身性疾患导致颅内外血管扩张引起,如感染、中毒、高热、高血压、各种缺氧状态(脑供血不足、心肺功能不全、贫血、高原反应)以及低血糖等。原发病可诊断。

(2) 颅内动脉瘤引起的头痛:多发于中老年,发作表现类似偏头痛,疼痛一般固定在一侧,疼痛无周期性,部分患者可出现动眼神经麻痹或其他脑神经症状,也可有蛛网膜下腔出血史,脑血管造影可确诊。

(3) 脑血管畸形:多在年轻时开始出现头痛,可有癫痫发作或蛛网膜下腔出血或脑出血史,脑血管造影可确诊。

四、初步处理

(一) 首诊处理

1. 详细询问患者病史特点并进行针对性的体格检查

(1) 除体温、血压等生命体征外,着重检查头面部、颈部和神经系统。注意查看有无皮疹,有无颅周、颈部、鼻窦压痛以及颞动脉、颞颌关节异常。

(2) 对每个患者,特别是初诊患者,均应进行眼底检查明确有无视盘水肿并检查脑膜刺激征。通过意识、言语、脑神经、运动、感觉和反射检查,明确是否存在神经系统受损的体征。

(3) 注意评估患者有无抑郁、焦虑等情况。

2. 一般临床辅助检查

（1）血液检查：血液检查主要用于排除颅内或系统性感染、结缔组织疾病、内环境紊乱、遗传代谢性疾病等引起的头痛，如对 50 岁后新发头痛，需排除巨细胞动脉炎，则应进行红细胞沉降率和 C 反应蛋白的检查。

（2）头部 CT、MRI 检查：影像学检查主要用于脑外伤后疼痛诊断以及怀疑蛛网膜下腔出血以及颅内肿瘤引起的头痛。存在上述任何危险征象的患者均应行影像学检查。

（3）脑电图检查：在对大脑生理功能进行评判时，可以进行脑电图检查，一般可用于排除包括癫痫在内的脑部其他疾患。

（4）经颅多普勒超声扫描（TCD）：TCD 不能鉴别典型和普通型头痛，仅能提供一些血流动力学改变的基础依据，发作期普通偏头痛患者平均峰流速（Vm）下降，血管杂音减弱消失。

（5）腰椎穿刺：腰椎穿刺主要用于排除蛛网膜下腔出血、颅内感染、脑膜癌病及异常颅压所导致的头痛。突然发生的严重头痛，如果 CT 正常仍应进一步行腰椎穿刺以排除蛛网膜下腔出血的可能。怀疑颅内病变，应首先行 CT 扫描或 MRI 等无创检查。

3. 简易原发性头痛筛查工具

偏头痛是全科医生门诊接诊中最常见的原发性头痛综合征。其中一种工具（ID Migraine）可用于初步筛查，该项筛查使用 3 个问题：

过去 3 个月内，你是否在头痛时出现以下情况？

（1）感到恶心或胃部不适。

（2）怕光（比没有头痛时严重很多）。

（3）至少有 1d 因为头痛而影响到工作、学习或需要做事的能力。

如果患者上述 3 个问题中至少 2 个回答是肯定的，则 ID Migraine 筛查为阳性，提示偏头痛可能性大。

（二）后续处理

1. 头痛的防治 应减少可能引发头痛的一切病因，包括避免头、颈部的软组织损伤、感染、避免接触及摄入刺激性食物、避免情绪波动等,同时还应及时诊断及治疗继发头痛的原发性疾病。镇静药、抗癫痫药以及三环类抗抑郁药物对于预防偏头痛、紧张性头痛等原发性头痛发作有一定效果。

2. **避免诱因** 头痛患者应减少巧克力、乳酪、酒、咖啡、茶叶等易诱发疼痛的食物。同时饮食应清淡,忌辛辣刺激、生冷的食物,头痛发作期应禁食火腿、干奶酪、保存过久的野味等食物。注意勿服用易致头痛药物,如避孕药及血管紧张性药物;避免头部着凉,平时注意头部保暖。尽可能减少心理和外在环境的压力。

3. **非药物物理治疗** 包括物理磁疗法、局部冷(热)敷、吸氧等。对慢性头痛呈反复发作者应给予适当地治疗,以控制头痛频繁发作。

4. **转诊指征** 对于急性起病或头痛逐渐加重、合并异常的神经体征如癫痫发作等考虑中枢神经系统疾病引起的头痛,需转诊至专科医师。

(三)常用药物

1. **镇痛** 主要包括非甾体抗炎止痛药、中枢性止痛药和麻醉性止痛药。非甾体抗炎止痛药具有疗效确切、无成瘾性优点,是头痛最常使用的止痛药,这类药物包括阿司匹林、布洛芬、吲哚美辛、对乙酰氨基酚、保泰松、罗非昔布、塞来昔布等。以曲马多为代表的中枢性止痛药,属于二类精神药品,为非麻醉性止痛药,止痛作用比一般的解热止痛药要强,主要用于中、重度头痛和各种术后及癌性病变疼痛等。以吗啡、哌替啶等阿片类药为代表的麻醉性止痛药,止痛作用最强,但长期使用会成瘾。这类药物仅用于晚期癌症患者。除此,还有部分中药复方头痛止痛药,这类药物对于缓解和预防头痛有一定帮助。

(1)索米痛:口服,需要时服用,每次1~2片,每日1~3次。

(2)吲哚美辛:镇痛,首剂量每次25~50mg,继之25mg,每日3次,直到疼痛缓解,可停药;退热,每次6.25~12.5mg,每日不超过3次。

(3)塞来昔布:急性疼痛第1天首剂量400mg,必要时,可再服200mg;随后根据需要,每次200mg,每日2次。

（4）曲马多：口服，每次 100mg，早晚各 1 次。如果止痛不满意，剂量可增加至每次 150mg 或 200mg，每日 2 次。

2. 镇静催眠抗焦虑药

（1）地西泮：口服，抗焦虑、抗癫痫，每次 2.5~10mg，每日 2~4 次。催眠，5~10mg，睡前服。肌内注射或缓慢静脉注射：每次 10~20mg，必要时 4h 后再重复一次。

（2）阿普唑仑：口服，抗焦虑，每次 0.4mg，每日 3 次，按需递增，每日极量 4mg。镇静催眠：0.4~0.8mg，睡前服。抗惊恐，每次 0.4mg，每日 3 次，按需递增，每日极量 10mg。

3. 改善循环

尼莫地平：口服。缺血性脑血管病：每日 80~120mg，分 3 次服用，连服一个月；偏头痛：每日 3 次，每次 40mg，12 周为一个疗程。

（任　文）

第二节　胸　　痛

病例

患者，男性，56 岁，退休工人。

【S：Subjective】主观资料

反复胸痛 5 个月。

患者 5 个月前于快步行走时出现胸痛发作，位于左前胸部，疼痛呈压迫性，可以耐受，持续数分钟，休息后逐渐缓解，无胸闷气促，无咳嗽咳痰，无恶心呕吐，无反酸嗳气，无腹痛腹胀等。患者当时未重视，未到医院就诊。5 个月来患者胸痛症状反复发作，每月 1~2 次，多见于爬 3~4 层楼梯或者快步行走后，性质同前，每次持续数分钟至十余分钟不等，休息后均能逐渐缓解。患者 3d 前曾到当地医院求治，疑诊"冠心病"，但行肌钙蛋白、心电图、胸部 X 线等检查均正常，建议转我院进一步诊治。

既往史：既往有脂肪肝病史 5 年，否认肝炎、结核病史，否认高血压病、心脏病史,否认糖尿病、脑血管病史,否认肾病、肺部疾病史,否认外伤、手术史,否认药物、食物过敏史。

个人史:退休工人,大专文化,性格随和,有长期嗜烟史30余年,平均1包/d,未戒烟,否认嗜酒史,否认药物嗜好史。

家族史:否认二系三代家族性遗传病、传染病、精神病或类似病史。

【O:Objective】客观资料

1. 体格检查　T 36.8 ℃,P 90 次/min,R 16 次/min,BP 136/78mmHg。神志清,精神可,双瞳孔等大等圆,对光反射灵敏,皮肤巩膜无黄染,双肺呼吸音清,未闻及干湿啰音,心率90 次/min,律齐,未闻及杂音,腹软,无压痛,肝脾肋下未及,下肢无水肿,四肢肌力、肌张力正常,病理反射征阴性。

2. 辅助检查　当地医院血尿常规、肌钙蛋白、普通心电图均未见异常,血生化示总胆固醇 5.75mmol/L,甘油三酯 2.42mmol/L。

【A:Assessment】问题评估

首先,根据患者病史、胸痛发作特点、体格检查和当地医院辅助检查,初步考虑冠心病、稳定型心绞痛,因为患者存在冠心病的危险因素:男性、年龄(男性≥45 岁;女性≥55 岁)、吸烟、血脂异常(高胆固醇血症、高甘油三酯血症)等。但患者在当地医院行肌钙蛋白、普通心电图等检查均正常,未见明显冠心病心肌缺血的阳性证据,所以患者需要行动态心电图或者运动负荷心电图等进一步检查,必要时行冠状动脉 CTA、冠状动脉造影等明确诊断。其次,若患者胸痛症状不典型,必要时还需要行胸部 X 线或胸部 CT、胃镜、肝胆 B 超等以进行相关的鉴别诊断。

【P:Plan】问题处理计划

1. 诊断计划　建议患者行运动负荷心电图检查和动态心电图检查。

2. 治疗计划　低脂饮食,阿司匹林片,100mg,每日 1 次;美托洛尔片,25mg,每日 2 次;阿托伐他汀片,20mg,每日 1 次。备用硝酸甘油片,若再次发作心绞痛,且无明显低血压症状时,立即休息并舌下含服硝酸甘油 1 片,必要时至社区全科门诊或上级医院就诊。

3. 健康教育计划

（1）低脂饮食（减少饱和脂肪酸和胆固醇的摄入）。

（2）建议戒烟,控制体重。

（3）适当运动（每日步行 1~2h）,避免剧烈运动,避免情绪激动,保持大便通畅。

（4）建立社区健康档案,定期复诊,监测血压心率,复查心电图、血脂和肝肾功能等。

（5）按时按量服药。

转归:患者当天行运动负荷心电图检查,运动试验阳性,心电图改变表现为 ST 段水平压低超过 0.1mV 持续 2min;第二天动态心电图检查示 ST-T 段改变（在患者快步行走略感胸痛时）,诊断冠心病稳定型心绞痛。患者遵医嘱治疗 3 个月后全科门诊复诊,胸痛偶有发作一次,休息或含服硝酸甘油能缓解。

胸痛主要是指胸前区的疼痛和不适感,患者常主诉闷痛、紧缩感、烧灼感、针刺样痛、压榨感、撕裂样痛、刀割样痛等,以及一些难以描述的症状。胸痛的部位一般指从颈部到胸廓下端的范围内,有时可放射至颌面部、牙齿和咽喉部、肩背部、双上肢或上腹部。

一、病情判断

面对主诉胸痛就诊的患者,首要任务是快速地查看患者生命体征,简要收集临床病史,判别是否存在危险性或者具有潜在的危险性,以决策是否需要立即对患者实施抢救。对于生命体征异常的胸痛患者,包括神志模糊和 / 或意识丧失、面色苍白、大汗及四肢厥冷、低血压（血压 <90/60mmHg）、呼吸急促或困难、低氧血症（SpO_2<90%）,提示为高危患者,需马上紧急处理。在抢救同时,积极明确病因。对于无上述高危临床特征的胸痛患者,需警惕可能潜在的危险性。

对生命体征稳定的胸痛患者,详细的病史询问是病因诊断的关键。大多数情况下,结合临床病史、体格检查以及特定的辅助检查,可以准确判断患者胸痛原因。需要强调的是,临床医师面对每一例胸痛患者,均需优先排查致命性胸痛。

根据胸痛的风险程度,可将胸痛分为致命性胸痛和非致命性胸痛,也可分为心源性胸痛和非心源性胸痛。胸痛的分类与常见病因见表4-2-1。

表4-2-1 胸痛的分类与常见病因

分类	常见病因
致命性胸痛	
心源性	急性冠脉综合征(ACS)、主动脉夹层、心脏压塞、心脏挤压伤(冲击伤)、急性肺栓塞等
非心源性	张力性气胸
非致命性胸痛	
心源性	稳定型心绞痛、急性心包炎、心肌炎、肥厚性梗阻型心肌病、应激性心肌病、主动脉瓣疾病、二尖瓣脱垂等
非心源性	
胸壁疾病	肋软骨炎、肋间神经炎、带状疱疹、急性皮炎、皮下蜂窝织炎、肌炎、肋骨骨折、血液系统疾病所致骨痛(急性白血病、多发性骨髓瘤)等
呼吸系统疾病	肺动脉高压、胸膜炎、自发性气胸、肺炎、急性气管-支气管炎、胸膜肿瘤、肺癌等
消化系统疾病	胃食管反流病(包括反流性食管炎)、食管痉挛、食管裂孔疝、食管癌、急性胰腺炎、胆囊炎、消化性溃疡和穿孔等
心理精神源性	抑郁症、焦虑症、惊恐障碍等
其他	过度通气综合征、颈椎病等

不同病因的胸痛表现多样复杂,风险各不相同,处理也因病而异,若处理不当会延误治疗导致严重后果。因此,全科医生需迅速辨别胸痛性质、准确评估风险,以确保高危胸痛患者得到及时有效的治疗。

二、详细问诊

1. 胸痛的起病情况　胸痛从何时开始,有何诱因,如起病前有无剧烈运动以及外伤等。

2. 胸痛的特点　胸痛的部位、性质、持续时间、加重或缓解因素等。例如:典型的稳定型心绞痛是在胸骨体后的压榨性疼痛,持续数分钟至十余分钟,可因运动而加重,休息或舌下含服硝酸甘油后可缓解;胃食管反流病引起的胸痛是在胸骨下方的灼热性疼痛,持续十分钟至一小时,在饭后躺下时会加重症状,给予抑酸酸剂可缓解症状。

3. 胸痛的伴随症状　许多疾病除胸痛外,常伴有其他症状,在诊断上具有一定价值,如气管、支气管、胸膜疾病所致胸痛常伴有咳嗽;食管疾病所致的胸痛常伴有吞咽困难;肺结核、肺栓塞、原发性肺癌的胸痛伴有咯血。

4. 诊治经过　已行过哪些检查、诊治经过、用药及疗效等。

5. 既往病史　既往有无冠心病、高血压病、高脂血症、动脉硬化或糖尿病等病史,以及治疗和疾病控制情况。近期有无手术史或长期卧床等。

三、鉴别诊断

关于胸痛的鉴别诊断,了解胸痛的特点十分重要,包括:①是否为新发的、急性的和持续性的胸痛;②胸痛的部位、性质、诱发因素和缓解因素;③胸痛的伴随症状等。

(一)常见疾病及特点

1. 致命性胸痛

(1) 急性冠脉综合征:包括 ST 段抬高型心肌梗死(STEMI)、非 ST 段抬高型心肌梗死(NSTEMI)和不稳定型心绞痛(UA),后两者统称为非 ST 段抬高型 ACS(NSTE-ACS)。UA 胸痛诱因和性质与典型的心绞痛相似,但胸痛持续时间更长、程度更重、发作更频繁,或在静息时发作。心肌梗死胸痛持续时间常 >30min,硝酸甘油治疗效果不佳,可伴有恶心、呕吐、大汗、呼吸困难等表现。需注意高龄、糖尿病等患者症状可不典型,还有一部分心肌梗死患者以消化道症状为主要表现,尤其多见于下壁心肌梗死。下壁心肌梗死可出现心动过缓、低血压、晕厥等表现,临床中需仔细鉴别。体征上 UA 患者一般没有异常,少数可出现心率变化,第三或第四心音,或由于乳头肌缺血出现二尖瓣收缩期杂音。心肌梗死患者也可无临床体征,严重患者可出现面色苍白、皮肤湿冷、低血压、奔马律、肺部啰音、休克等。新出现的胸骨左缘收缩期杂音要高度警惕室间隔穿孔。急性心肌梗死时室性心律失常常见,特别要警惕室性心动过速和心室颤动。心动过缓、房室传导阻滞多见于下壁心肌梗死。

（2）主动脉夹层:约半数主动脉夹层由高血压引起,尤其出现在长期血压控制不佳的患者。患者常以骤然发生的剧烈胸痛为主诉,疼痛多为"撕裂样"或"刀割样"难以忍受的持续性锐痛。可伴有烦躁、面色苍白、大汗、四肢厥冷等休克表现。胸痛的部位与夹层的起源部位密切相关。夹层累及主动脉根部,可导致主动脉瓣关闭不全及反流,体格检查可闻及主动脉瓣杂音;夹层累及冠状动脉开口可表现为典型 ACS;夹层破入心包则引起心脏压塞。主动脉 CT 血管成像是首选的影像学检查。经胸壁和／或食管超声心动图可辅助诊断部分累及主动脉根部的患者。部分主动脉夹层患者的胸部 X 线片可见纵隔增宽。对于疑诊主动脉夹层的急性胸痛患者,可按（附录 11）进行危险评分。总分 0 分为低度可疑,1 分为中度可疑,2~3 分为高度可疑。中高度可疑的患者,需行影像学检查确诊。

（3）肺栓塞:临床症状缺乏特异性,呼吸困难及气促是肺栓塞患者最常见的症状,还可表现为胸痛（多为胸膜炎性胸痛）、咯血、烦躁不安,甚至有濒死感等;晕厥或意识丧失可以是肺栓塞的首发或唯一症状。呼吸急促是最常见的体征,可伴发绀、低热。常见心动过速、肺动脉瓣区第二心音（P2）亢进或分裂、颈静脉充盈或异常搏动、三尖瓣收缩期杂音等体征,大面积肺栓塞以低血压和休克为主要表现。患者下肢肿胀、双侧周径不对称、腓肠肌压痛提示患者合并深静脉血栓形成。

多数急性肺栓塞患者血气分析 $PaO_2<80mmHg$ 伴 $PaCO_2$

下降。血浆 D- 二聚体 <500μg/L,可以基本除外急性肺栓塞。患者可有异常心电图表现,包括 V_1~V_4 导联及 Ⅱ、Ⅲ、aVF 导联的 T 波改变及 ST 段异常;部分患者可有 $S_1T_ⅢQ_Ⅲ$ 征(I 导联 S 波加深,Ⅲ 导联出现 Q 波及 T 波倒置)。多排螺旋 CT 肺血管成像对于段以上的肺栓塞具备确诊价值,推荐作为临床首选的影像学检查。肺动脉造影术是诊断的“金标准”,但不作为首选,仅在 CT 检查难以确诊或排除诊断时,或者患者同时需要血流动力学监测时应用。

对疑诊为急性肺栓塞的胸痛患者,可采用简化的 Wells 评分(表 4-2-2)进行临床评估并联合 D- 二聚体进行筛查。临床评估为低度可能的患者,如 D- 二聚体阴性,可基本除外急性肺栓塞。临床评估高度提示急性肺栓塞或 D- 二聚体阳性的患者,建议行影像学检查确诊。

表 4-2-2　简化 Wells 评分

条目	评分 / 分
1. 肺血栓栓塞症或深静脉血栓形成病史	1
2. 4 周内制动或手术	1
3. 活动性肿瘤	1
4. 心率≥110 次 /min	1
5. 咯血	1
6. 深静脉血栓形成的症状或体征	1
7. 其他鉴别诊断的可能性低于肺血栓栓塞症	1

注:总分 0~1 分,肺栓塞低度可能;总分≥2 分,肺栓塞高度可能。

（4）急性气胸:起病急,患者突感一侧胸痛,针刺样或刀割样,持续时间短暂,继而出现胸闷和呼吸困难,伴刺激性咳嗽。张力性气胸时患者烦躁不安、发绀、出冷汗、脉速、虚脱、心律失常,甚至意识不清、呼吸衰竭。典型体征为患侧胸廓饱满、呼吸运动减弱、叩诊鼓音、呼吸音减弱或消失;气管向健侧移位。胸部 X 线示肺外周部分空气,无肺纹理可确诊。

常见致命性胸痛的临床特点可见表 4-2-3。

表 4-2-3 常见致命性胸痛的临床特点

疾病	部位	性质	持续时间	加重或缓解因素	伴随症状和体征	辅助检查
不稳定型心绞痛	胸骨后,可放射至左颈部,下颌,上腹部,肩部或上肢(左侧常见)	压迫感,烧灼感,挤压感,沉重感,消化道症状,比心绞痛严重	常<20min	与心绞痛类似,劳力耐受下降,或静息出现	第三心音或第四心音,或胸痛时有乳头肌功能不全杂音,可出现短暂性心衰	心电图动态变化,动态监测心肌标志物
急性心肌梗死	胸骨下,可能像心绞痛样放射	沉重感,压迫感,烧灼感,紧缩感	≥30min,但可变	休息或硝酸甘油不能缓解	气短,出汗,乏力,恶心,呕吐	心电图动态变化,动态监测心肌标志物
肺栓塞(胸痛常不出现)	胸骨下或肺梗死涉及的区域	膜性(与肺梗死相关)或心绞痛样	突然发作,数分钟到一小时	呼吸可能加重	呼吸困难,呼吸频率增快,心动过速;低血压,大面积栓塞时急性右心衰和肺动脉高压的体征:啰音,胸膜摩擦感,咯血	血气:低氧血症,低二氧化碳血症;胸部X线片无肺淤血;心电图:窦性心动过速,T波改变
主动脉夹层	前胸痛,可向背部放射	极痛苦,撕裂样,刀割样	突然发作不缓解	常见于高血压或有易患因素,如马方综合征	主动脉瓣关闭不全杂音,脉搏或血压不对称;神经功能缺失	胸部X线片可能有纵隔增宽
张力性气胸	单侧	非常尖锐,胸膜性	突然发生,持续数小时	呼吸痛	呼吸困难,烦躁不安,发绀,出冷汗,速脉,甚至神志不清,呼吸衰竭,呼吸音减弱或消失,气管向健侧移位	胸部X线片可确诊

2. 非致命性胸痛

（1）稳定型心绞痛：典型的心绞痛位于胸骨后，呈憋闷感、紧缩感、烧灼感或压榨感等，可放射至颈部、颌面部、肩背部、双上肢或上腹部，一般持续数分钟，休息或含服硝酸甘油后 3~5min 内可缓解。诱发因素包括体力劳动、情绪激动、运动、饱食、寒冷等。

（2）食管疾病：非心源性胸痛中，有半数来自食管病变。其引起的胸痛一般与进食有关，同时还伴有一些消化道症状。食管疾病中以胃食管反流病（GERD）最为常见，其表现为胸骨下方或胸骨后持续疼痛，在进食后发生或进食时疼痛加重。急性食管炎、食管贲门失弛缓症、弥漫性食管痉挛、食管裂孔疝、食管癌、食管憩室等也可引起胸痛。胸痛特点是疼痛常位于胸骨后，多在吞咽时发作或加剧，常伴有吞咽困难。X 线摄片及钡餐、纤维食管镜可帮助确诊。

（3）肥厚型心肌病：常有心前区疼痛，伴有心悸、乏力、晕厥、气急等；多在劳累后发生；心电图呈 ST-T 改变、左室肥厚、异常 Q 波；超声心动图可确诊。

（4）心肌炎：急性心肌炎是年轻人胸痛的重要原因；感冒后发病；胸痛非特异性，不规律，不剧烈，多局限、短暂，伴有心悸、气短等症状。

（5）急性心包炎：一般为稳定的、挤压性的胸骨后疼痛，常伴有胸膜炎表现。咳嗽、深吸气、仰卧可使疼痛加重；而坐起则使疼痛减轻。常可闻及心包摩擦音。

（6）纤维素性胸膜炎：各种病因所致胸膜炎引起的胸痛以纤维素性胸膜炎最明显，呈刺痛或撕裂痛，多位于胸廓下部腋中线附近，随深呼吸加剧，可有胸膜摩擦音和摩擦感；膈胸膜炎可引起下胸部疼痛，常向肩、心前区或腹部放射，并伴有腹壁紧张及压痛而误诊为腹部疾病。

（7）纵隔气肿：纵隔气肿较严重时可引起胸痛，剧痛时可引起呼吸困难、发绀及心动过速，颈部及前胸部可出现皮下气肿；常位于胸骨后区，并放射至背、颈、肩以及上臂等处。

（8）肺炎：球菌性肺炎常波及胸膜，引起胸部刺痛；疼痛随呼吸和咳嗽而加剧；伴有畏寒发热、咳铁锈色痰等症状。

(9) 胸廓出口综合征:本病是由前斜方肌或颈肋异常压迫臂丛神经和锁骨上动脉而产生上肢的感觉、运动和血行的障碍。可有臂痛和前胸痛的表现。体征有尺神经分布区域的感觉减退或过敏、桡动脉脉搏减弱、指端发凉等。颈椎 X 线可显示颈肋及第一肋骨畸形等征象。

(10) 肋软骨痛:位于前胸部,疼痛特征常常为尖利性而范围局限。可为短暂的和闪电样或持续性钝痛。按压肋软骨和胸骨柄关节可致疼痛。Tietze 综合征(肋软骨炎)时有关节红、肿和触压痛。

(11) 肋间神经炎胸痛:呈刺痛或灼痛,沿肋间神经分布,局部有压痛,以脊椎旁、腋中线及胸骨旁显著。

(12) 胸壁痛:由于超负荷的锻炼,肌肉和韧带的扭伤或由于创伤导致的肋骨骨折,伴有局部触痛。

(13) 带状疱疹:骤然起病,沿肋间神经分布,呈粟粒至绿豆大丘疹,继变为水疱,常发生在胸部一侧不越过中线,患部皮肤感觉过敏,呈刀割样剧痛或灼痛。

(14) 腹部脏器疾病:溃疡病穿孔时可引起剧烈的上腹痛,有时也可伴有下胸部疼痛,可有典型的腹部体征;亚急性感染性心内膜炎并发脾梗死,可出现左上腹及左下胸持续性剧痛,疼痛向左肩背部放射,可伴有发热、恶心呕吐、脾大压痛并伴有摩擦音;肝癌、肝炎和肝淤血等引起右下胸痛,但各病均具有其他典型表现。

(15) 颈椎骨关节炎:可引起神经根损伤,疼痛可放射至前臂,偶尔也可引起前胸痛,但这种疼痛在做颈部运动时由于脊椎孔狭窄故可使疼痛加剧,斜位颈椎 X 线摄片可示脊椎孔狭窄则提示本病诊断。

(16) 精神性胸痛:在年轻人和更年期女性出现的胸痛中,功能性胸痛占有相当的比例,常见的有心脏神经官能症、过度通气综合征等。表现多样、易变、短暂或持续;需要注意的是精神性胸痛和器质性胸痛常合并存在,双心病变。

常见非致命性胸痛的临床特点可见表 4-2-4。

(二) 诊断流程图

胸痛患者的临床评估和诊断流程图见图 4-2-1。

表 4-2-4 常见非致命性胸痛的临床特点

病因	疼痛类型	放射痛	疼痛随体位或动作变化	疼痛随进食或饮水变化	体表压痛	硝酸甘油缓解
稳定型心绞痛	内脏性	是	否	否	否	是
非缺血性心源性胸痛	内脏性	是	可有	否	否	否
呼吸系统疾病	内脏性或躯体性	否	累及胸膜时可有	否	否	否
胸壁疾病	躯体性	否	是	否	是	否
消化系统疾病	内脏性	偶有	否	是	否	可能
心理 - 精神性疾病	内脏性或躯体性（可变异）	否	否	否	否	否

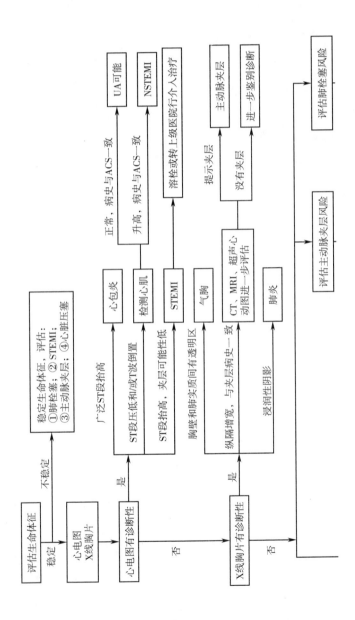

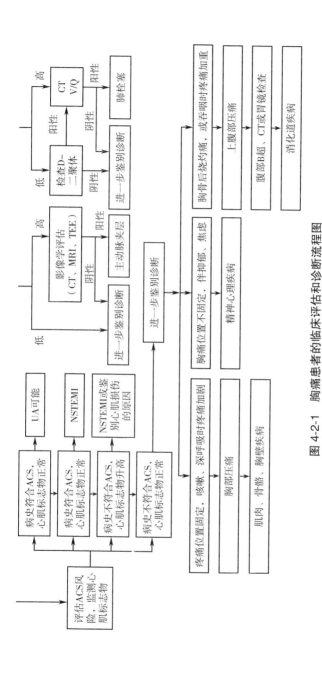

图 4-2-1　胸痛患者的临床评估和诊断流程图

ACS. 急性冠脉综合征；STEMI. ST 段抬高型心肌梗死；NSTEMI. 非 ST 段抬高型心肌梗死；UA. 不稳定型心绞痛；V/Q. 通气／灌注扫描；TEE. 经食道超声心动图。

四、初步处理

（一）首诊处理

1. 考虑致命性胸痛，可能会危及生命，应稳定生命体征后急诊通道处理。紧急处理包括保持气道通畅、心电监护、吸氧、建立静脉通道、维持呼吸与循环稳定、止痛等对症处理和药物治疗。如病因不明，应重点对症支持处理。严重低血压时可静脉滴注去甲肾上腺素 $0.05\sim0.40\mu g/(kg\cdot min)$ 或多巴胺 $5.0\sim20.0\mu g/(kg\cdot min)$。

如病因明确，应尽早给予原发病药物治疗。ACS 无禁忌应给予抗血小板、抗凝、吗啡镇痛、硝酸酯类药物等治疗。急性肺栓塞主要是血流动力学和呼吸支持，并抗凝。主动脉夹层紧急治疗的原则是有效镇痛、控制心率和血压。①镇痛：适当肌内注射或静脉注射阿片类药物（吗啡、哌替啶）；②控制心率和血压：静脉应用 β 受体阻滞剂（如美托洛尔、艾司洛尔等）是最基础的药物治疗方法，对于降压效果不佳者，可在 β 受体阻滞剂的基础上联用一种或多种降压药物，目标为控制收缩压至 $100\sim120mmHg$、心率至 $60\sim80$ 次 /min。张力性气胸需尽快排气，紧急情况下可用大号针头进行胸腔穿刺直接排气，然后再采用闭式引流排气。

2. 在排查致命性胸痛后，需依据患者的具体病史及临床表现特点，结合必要的辅助检查确诊非致命性胸痛。

（1）考虑胸壁病变引起的疼痛：体格检查应注意胸壁皮肤颜色，有无红肿、皮疹，沿胸骨、肋骨和肋间走行，是否有压痛，特别是主诉疼痛的部位。

（2）考虑消化系统引起的疼痛：体格检查注意腹壁张力和压痛情况，有无肌紧张、压痛、反跳痛等腹膜炎症特征，特别注意肝的大小以及胆囊区有无压痛。必要的检查包括胃镜、24h 食管 pH 监测等。

（3）考虑呼吸系统疾病引起的疼痛：听诊有无胸膜摩擦音、啰音，叩诊有无实变等。必要的检查包括胸部 X 线、胸部 CT 等。

（4）考虑心脏心包疾病引起的疼痛：听诊有无心包摩擦

音,各瓣膜听诊区有无病理性的杂音等。必要的检查包括心电图、心肌酶谱、心脏超声等。

3. 对于非致命性胸痛,需要针对具体的疾病给予针对性的治疗。

(1)胸壁疾病:予以口服或局部消炎止痛药物,教育患者适当冰敷或热敷,注意姿势、避免重复伤害。若确诊为带状疱疹,可予抗病毒和营养神经等治疗。

(2)消化系统疾病:予以质子泵抑制剂或 H_2 受体拮抗剂,促胃肠动力药物治疗。

(3)呼吸系统疾病:若有明确的感染,可根据感染的病原体及药物敏感试验结果选择抗菌药物。

(4)稳定型心绞痛:危险因素的控制(戒烟、减重,治疗高血压、糖尿病、高血脂),药物治疗(抗血小板聚集药物、抗心绞痛药物、降血脂药物),经皮冠状动脉介入治疗或冠状动脉旁路移植术。

(二)后续处理

1. 血脂管理 饮食治疗和改善生活方式是血脂异常治疗的基础措施。无论是否选择药物调脂治疗,都必须坚持控制饮食和改善生活方式。建议低脂饮食。改善生活方式包括控制体重、增加体育锻炼、节制饮酒、限盐、增加新鲜果蔬和低脂饮食、避免过度劳累。

2. 血压管理 如果稳定型心绞痛患者血压≥140/90mmHg,在生活方式调整的同时,考虑使用降压药物。降压药物应根据患者具体情况选择,但建议包括 ACEI 或 ARB 和/或 β 受体阻滞剂,治疗目标应 <140/90mmHg。糖尿病患者血压控制目标建议为 130/80mmHg。

3. 血糖管理 对于糖尿病病程较短的稳定型心绞痛患者,HbA_1c 目标值≤7% 是合理的。对年龄较大、糖尿病病程较长、存在低血糖高危因素患者,HbA_1c 目标应控制在 <7.5% 或 <8.0%。对慢性疾病终末期患者,如纽约心脏协会(NYHA)对心功能Ⅲ~Ⅳ级、终末期肾脏病、恶性肿瘤伴有转移、中重度认知功能障碍等患者,HbA_1c 控制目标可适当放宽至 <8.5%。为达到 HbA_1c 的目标值,推荐给予药物治疗。

4. **体育锻炼**　建议稳定型心绞痛患者在日常锻炼强度（如工作间歇的步行，家务劳动）的基础上，每周至少 5d 进行 30~60min 中等强度的有氧锻炼，如健步走，以增强心肺功能。

5. **体重管理**　建议稳定型心绞痛患者通过有计划的锻炼、限制热量摄取和日常运动来控制体重，目标体重指数 18.5~24.9kg/m²。

6. **戒烟**　稳定型心绞痛患者应戒烟，避免被动吸烟，必要时可借助药物戒断。

7. **社会心理因素管理**　对于稳定型心绞痛患者筛查是否其合并抑郁、焦虑、严重失眠等心理障碍，如有指征，建议进行心理治疗或药物治疗。

8. **酒精管理**　如对酒精无禁忌，建议非妊娠期女性每天饮用酒精不超过 15g（相当于 52° 白酒 30ml），男性每天不超过 25g（相当于 52° 白酒 50ml）。

（三）常用药物

1. 缓解症状、改善缺血的药物

（1）β 受体阻滞剂：只要无禁忌证，β 受体阻滞剂应作为稳定型心绞痛患者的初始治疗药物。应用 β 受体阻滞剂治疗期间，心率宜控制在 55~60 次 /min。常用 β 受体阻滞剂药物剂量：酒石酸美托洛尔片（25~100mg/ 次，每日 2 次）、琥珀酸美托洛尔缓释片（47.5~190mg/ 次，每日 1 次）、比索洛尔片（5~10mg/ 次，每日 1 次）、阿罗洛尔片（5~10mg/ 次，每日 2 次）、卡维地洛片（25~50mg/ 次，每日 1 次或 2 次）。

（2）硝酸酯类：心绞痛发作时，可舌下含服硝酸甘油 0.3~0.6mg，每 5min 含服 1 次直至症状缓解，15min 内含服最大剂量不超过 1.2mg。长效硝酸酯类用于降低心绞痛发作的频率和程度，并可能增加运动耐量，但不适用于心绞痛急性发作，而适用于慢性长期治疗。

（3）钙通道阻滞剂：分为二氢吡啶类和非二氢吡啶类，常用二氢吡啶类药物剂量：硝苯地平控释片（30mg/ 次，每日 1 次）、氨氯地平片（5~10mg/ 次，每日 1 次）；常用非二氢吡啶类药物剂量：维拉帕米（普通片 40~80mg/ 次，每日 3 次；缓释片 240mg/ 次，每日 1 次）、地尔硫䓬（普通片 30~60mg/ 次，每日 3

次;缓释片 90mg/ 次,每日 1 次)。

(4)其他药物:曲美他嗪片(20~60mg/ 次,每日 3 次)、尼可地尔(2mg/ 次,每日 3 次)、盐酸伊伐布雷定片(5mg/ 次,每日 2 次)。

2. 预防心肌梗死,改善预后的药物

(1)抗血小板药物

1)环氧化酶抑制剂:阿司匹林是抗血小板治疗的基石。高度疑似 ACS 时嚼服阿司匹林片 300mg,缓解期推荐长期服用阿司匹林片(75~100mg/ 次,每日 1 次)。稳定型心绞痛患者接受 PCI 治疗后,建议给予双联抗血小板药物治疗(即阿司匹林基础上合用 P_2Y_{12} 受体拮抗剂)6 个月。其主要不良反应为胃肠道出血,不能耐受阿司匹林的患者可改用氯吡格雷作为替代治疗。

2)P_2Y_{12} 受体拮抗剂:包括氯吡格雷和替格瑞洛。氯吡格雷:明确 ACS 时嚼服氯吡格雷片 300mg,常用维持剂量为 75mg/ 次,每日 1 次。替格瑞洛:起始剂量为单次负荷量 180mg(90mg×2 片),此后 90mg/ 次,每日 2 次。除非有明确禁忌,本品应与阿司匹林联合用药。

(2)调脂药物:如无禁忌,需依据其血脂基线水平首选起始剂量中等强度的他汀类调脂药物,并将目标值 LDL-C 降至 1.8mmol/L 以下水平。常用他汀类药物剂量:辛伐他汀(20~40mg/ 次,每晚 1 次)、阿托伐他汀(中等强度:10~20mg/ 次,每日 1 次;高强度:40~80mg/ 次,每日 1 次)、瑞舒伐他汀(中等强度:5~10mg/ 次,每晚 1 次;高强度:20mg/ 次,每晚 1 次)、普伐他汀(20~40mg/ 次,每晚 1 次)、氟伐他汀(40~80mg/ 次,每晚 1 次)。

(3)β 受体阻滞剂:对于心肌梗死后的稳定型心绞痛患者,β 受体阻滞剂可能可以减少心血管事件的发生。

(4)ACEI/ARB:对稳定型心绞痛患者,尤其是合并高血压、LVEF≤40%、糖尿病或慢性肾病的高危患者,只要无禁忌证,均可考虑使用 ACEI 或 ARB。常用 ACEI 类药物剂量:卡托普利(12.5~50mg/ 次,每日 3 次)、依那普利(5~10mg/ 次,每日 2 次)、贝那普利(10~20mg/ 次,每日 1 次)。不能耐受 ACEI

类药物者可使用 ARB 类药物。

（四）转诊指征

1. 紧急转诊　应重点识别有致命性危险的疾病导致的胸痛,如急性心肌梗死、主动脉夹层、肺栓塞、张力性气胸等,这部分胸痛患者应在紧急处理后及时转往上级医院进行诊治。当检查出严重器质性疾病时,如肺炎、癌症、溃疡并穿孔等,也应及时转诊上级医院。

2. 普通转诊　慢性稳定性胸痛需要病因诊断、择期检查或治疗等可进行普通转诊。如消化系统疾病需要进行胃镜检查,神经痛或心理精神性疾病需要专科治疗等。

（周　炜）

第三节　腹　　痛

病例

患者,男,41 岁,农民。

【S:Subjective】主观资料

主诉:突发中上腹部疼痛 6h。

现病史:患者 6h 前家中饮酒后突发中上腹部持续性刀割样疼痛,向后背放射,程度较剧,尚能忍受,伴恶心呕吐,呕吐 5~6 次,非喷射样,为胃内容物,无鲜血及咖啡样物,呕吐后腹痛未见明显缓解。无转移性右下腹痛,无腹胀腹泻,无血尿血便,无胸闷气促,无胸痛发热等。6h 期间患者中上腹疼痛持续存在,性质同前,未见明显缓解或加重,患者急来急诊科门诊求治。

既往史:既往有胆囊结石病史,否认肝炎、结核病史,否认高血压病、心脏病史,否认糖尿病、脑血管病史,否认肾病、肺部疾病史,否认外伤、手术史,否认药物、食物过敏史。

个人史:农民,初中文化,性格随和,有长期嗜酒史 10 年,黄酒 125g/d,否认嗜烟史,否认药物嗜好史。

家族史:否认二系三代家族性遗传病、传染病、精神病或类似病史。

【O：Objective】客观资料

1. 体格检查　T 37.3 ℃，P 85 次 /min，R 18 次 /min，BP 120/70mmHg。神志清，精神软，皮肤巩膜无黄染，双肺呼吸音清，未闻及干湿啰音，心率 85 次 /min，律齐，未闻及杂音，腹软，中上腹压痛，无反跳痛，无肌紧张，肝脾肋下未及，肝浊音界存在，Murphy 征（－），移动性浊音（－），肠鸣音 4~5 次 /min，未闻及气过水声，肾区无叩击痛，下肢无水肿。

2. 辅助检查　暂缺。

【A：Assessment】问题评估

患者突发中上腹痛，符合急腹症。应按急腹症的诊断思路进行详细、有重点的问诊和体格检查。上腹部疼痛常来源于胃十二指肠疾病、胆道疾病、胰腺疾病、结肠疾病等。空腔脏器平滑肌收缩引起的腹痛多为阵发性，实质性脏器的疼痛常为持续性。该患者为持续性腹痛发作，符合实质性脏器疾病疼痛特点，但还需考虑空腔脏器穿孔刺激腹膜引起的疼痛。根据患者病史特点和体格检查，腹痛为饮酒后出现，位于中上腹且持续性发作，符合实质性脏器疼痛特点，体检未发现胃或十二指肠穿孔的体征；结合患者既往有胆囊结石病史，应首先考虑急性胰腺炎。

【P：Plan】问题处理计划

1. 诊断计划　建议行淀粉酶和腹部 B 超检查，必要时腹部 CT。

2. 治疗计划　禁食，胃肠减压，监测生命体征，液体复苏，抑制胰腺分泌，抑酸护胃，抗生素抗感染，镇痛等对症支持治疗。

3. 健康教育计划

（1）低脂饮食（减少饱和脂肪酸和胆固醇的摄入），控制体重。

（2）建议戒酒，酗酒者应进行心理干预，彻底戒酒。

（3）建立社区健康档案，定期复查血脂、肝功能、肝胆胰 B 超等。

转归：患者急诊行血淀粉酶和肝胆脾胰肾 B 超检查。

血淀粉酶 370IU/L,肝胆脾胰肾 B 超示胆囊结石,胰腺肿大,
胰尾少量积液,余未见明显异常。请消化内科会诊诊断急
性胰腺炎,予以收住入院。入院后予以禁食,监测生命体征,
液体复苏,奥曲肽抑制胰腺分泌,泮托拉唑抑酸护胃,头孢
曲松 + 甲硝唑抗感染以及对症支持治疗,1 周后患者好转
出院。

　　腹痛是指上起横膈、下至骨盆范围内的疼痛不适感,是临
床常见的一种症状。根据发病缓急和病程长短,一般将其分
为急性腹痛和慢性腹痛。急性腹痛是指既往没有疼痛史的患
者突然出现持续时间在 7d 以内的腹部疼痛,更常用的时间定
义为48h 以内。一般将疼痛持续时间超过 6 个月的患者视为
慢性腹痛。急性和慢性腹痛的病因构成和诊疗原则差异较大。
急性腹痛起病急、病情重、变化快,轻者可呈自限过程,重者可
危及生命。慢性腹痛起病慢、可反复发作,病因不明者,病程
可迁延。在同一或多个病因作用下,急性与慢性腹痛可交替
发生。急慢性腹痛的常见病因见表 4-3-1。

表 4-3-1　急慢性腹痛的常见病因

分类	常见病因
急性腹痛	
腹腔器官急性炎症	急性胃炎、急性肠炎、急性胰腺炎、急性出血性坏死性肠炎、急性胆囊炎、急性阑尾炎等
空腔脏器阻塞或扩张	肠梗阻、肠套叠、胆道结石、胆道蛔虫症、泌尿系结石梗阻等
脏器扭转或破裂	肠扭转、肠绞窄、肠系膜或大网膜扭转、卵巢扭转、肝破裂、脾破裂、异位妊娠破裂等
腹膜炎症	多由胃肠穿孔引起,少部分为自发性腹膜炎
腹腔内血管阻塞	缺血性肠病、夹层腹主动脉瘤和门静脉血栓形成
腹壁疾病	腹壁挫伤、脓肿及腹壁皮肤带状疱疹
胸腔疾病所致腹部牵涉性痛	肺炎、肺梗死、心绞痛、心肌梗死、急性心包炎、胸膜炎、食管裂孔疝、胸椎结核

分类	常见病因
全身性疾病所致的腹痛	腹性过敏性紫癜、糖尿病酮症酸中毒、尿毒症、铅中毒、血卟啉病等
慢性腹痛	
腹腔脏器慢性炎症	反流性食管炎、慢性胃炎、慢性胆囊炎及胆道感染、慢性胰腺炎、结核性腹膜炎、溃疡性结肠炎、Crohn 病
空腔脏器张力变化	胃肠痉挛或胃、肠、胆道运动障碍等
消化性溃疡	胃、十二指肠溃疡
腹腔脏器扭转或梗阻	慢性胃、肠扭转、十二指肠壅滞、慢性假性肠梗阻
脏器包膜牵张	实质性器官因病变肿胀,导致包膜张力增加而发生腹痛,如肝淤血、肝炎、肝脓肿、肝癌等
中毒与代谢障碍	铅中毒、尿毒症等
肿瘤压迫及浸润	恶性肿瘤居多,可能与肿瘤不断长大,压迫与浸润感觉神经有关
胃肠神经功能紊乱	胃肠神经功能症

一、病情判断

腹痛病因复杂,病情进展较快者甚至可危及生命,因此病情判断首先应区分患者是急性腹痛还是慢性腹痛。对急性腹痛患者进行评估时,应按照急诊"降阶梯"思维,从严重疾病到一般疾病,从迅速致命疾病到进展较慢疾病依次鉴别,区分患者是否需要紧急处理或手术治疗,当患者有表4-3-2 所示的红色预警信号时,需紧急处理。而慢性腹痛重点在于区分器质性和功能性疾病,在明确病因的基础上给予相应治疗。

表 4-3-2 腹痛患者红色预警信号

病史	疾病诊断
突然的疼痛	穿孔（溃疡、胰腺、胆囊、空肠、异位妊娠、主动脉夹层破裂等）；急性血管事件（肠系膜血栓形成、主动脉夹层、心肌梗死、肺栓塞）
面色苍白、脉搏细数或生命体征异常（高热、心率增快、血压下降）	穿孔（同上）伴腹腔内脏器官出血及腹膜炎；急性血管事件（见上）；重症胰腺炎；胃肠道出血
腹胀	肠梗阻；肠扭转；中毒性巨结肠；肠缺血；腹主动脉瘤；腹水
腹膜刺激征	穿孔（同上）；重症胰腺炎；肠系膜血栓形成；胰腺炎、憩室炎；胆管炎；脓肿；阑尾炎；盆腔炎性疾病

注：此外，对于儿童或老人，或症状恶化进展快，或长期使用免疫抑制剂者均需要紧急处理。

若患者生命体征稳定，则应对患者腹痛进行更为详细的判断检查分析，其诊断应遵循以下几个方面：

1. 定性诊断　鉴别是内科还是外科疾病引起的腹痛，见表 4-3-3。

表 4-3-3 腹痛的定性诊断

临床表现	内科腹痛	外科腹痛
起病情况	不定	急骤
前驱症状	有	一般无
腹痛	由重到轻、间歇发作、含糊而不固定	由轻到重、由含糊到明确、由局限到弥散
全身中毒反应	先于腹痛出现	
腹膜刺激征		
压痛	±	+
反跳痛	−	+

续表

临床表现	内科腹痛	外科腹痛
肌紧张	±	+
腹膜刺激征演变	片段、减轻或消失	持续、进展
其他部位体征	常有	无

2. 定位诊断　判断是哪个脏器病变引起的腹痛,见表 4-3-4。

表 4-3-4　腹痛的定位诊断

部位	腹内病变	腹外病变
右上腹	肝脏:肝脓肿、肝癌、肝炎等	右膈胸膜炎、右肋间神经痛、心肌梗死、急性右心衰
	胆囊与胆管:胆道蛔虫、胆囊炎和胆管炎、胆石绞痛、胆囊扭转、结肠肝曲、结肠癌梗阻	
左上腹	脾:脾梗死、脾破裂、脾扭转	左膈胸膜炎、左肋间神经痛
	结肠左曲:结肠癌梗阻、结肠左曲缺血	
右下腹	阑尾:急性阑尾炎	脊柱病变(脊髓痨、椎间盘突出、胸腰椎压缩性骨折、椎体结核等)、右侧骶髂关节积脓、带状疱疹等
	回肠:末端回肠炎、回肠憩室炎、克罗恩病	
	卵巢、输卵管:右侧卵巢囊肿扭转、右侧卵巢破裂、右侧输卵管炎	
	肾脏、输尿管:右侧肾结石、输尿管结石、右侧肾盂肾炎	

部位	腹内病变	腹外病变
左下腹	结肠:急性乙状结肠憩室炎、左侧嵌顿性腹股沟疝或股疝、溃疡性结肠炎	左侧骶髂关节积脓等
	卵巢、输卵管:左侧卵巢囊肿扭转、左侧卵巢破裂、左侧输卵管炎	
	肾脏、输尿管:左侧肾结石、输尿管结石、左侧肾盂肾炎	
上中腹	胃十二指肠:急性胃肠炎、急慢性胃炎、急性胃扩张、胃扭转、消化性溃疡和/或穿孔、胃癌穿孔、反流性食管炎	急性心肌梗死、急性心包炎、盆腔炎
	胰腺:胰腺炎、胰腺脓肿	
	小肠:急性出血坏死性小肠炎	
	肠系膜:肠系膜动脉急性梗阻、肠系膜静脉血栓形成、急性肠系膜淋巴结炎	
	腹主动脉和门静脉:腹主动脉瘤、夹层动脉瘤、急性门静脉或肝静脉血栓形成	
下腹部	盆腔炎、异位妊娠破裂、妊娠子宫扭转、卵巢囊肿破裂、黄体破裂、痛经、前列腺炎	
弥漫性或部位不定	腹膜:原发性或继发性腹膜炎 肠:肠穿孔、肠梗阻、肠缺血性病变 大网膜:大网膜扭转	铅或铊中毒、尿毒症、急性血卟啉病、糖尿病酮症酸中毒、腹型过敏性紫癜、腹型癫痫、神经性腹痛、寄生虫(钩虫病、蛔虫病)等

二、详细问诊

1. 腹痛与年龄、性别、职业的关系　幼儿常见原因有先天性畸形、肠套叠、蛔虫病等；青壮年以急性阑尾炎、胰腺炎、消化性溃疡等多见；中老年以胆囊炎、胆石症、恶性肿瘤、心血管疾病多见。重点问诊报警症状如：年龄在 40 岁以上者有无大便习惯或性状改变、消瘦、便血、贫血、腹部包块等；育龄妇女要考虑卵巢囊肿扭转、宫外孕等；有长期铅接触史要考虑铅中毒。

2. 腹痛诱发与缓解情况　急性胃肠炎常有不洁饮食史；胆囊炎或胆石症常有进食油腻食物史；急性胰腺炎常有酗酒或暴饮暴食史；部分机械性肠梗阻与腹部手术有关；腹部受暴力作用引起的剧痛并有休克者，多由肝、脾破裂所致；进食或服用抑酸药可缓解的上腹痛，多与高胃酸分泌有关；解痉药物可缓解的腹痛多由平滑肌痉挛所致；呕吐后可缓解的上腹痛多由胃十二指肠病变引起。

3. 腹痛部位　一般腹痛的部位多为病变所在部位。但注意部分可有放射痛，如胆道疾病可引起右肩胛下区疼痛，放射到腹股沟的阵发性绞痛常为肾盂、输尿管结石，沿皮肤的节段性放射性钝痛，多见于神经根疼痛。弥漫性或部位不定的腹痛多见于急性弥漫性腹膜炎、机械性肠梗阻、急性出血性坏死性肠炎、血卟啉病、铅中毒、腹型过敏性紫癜等。

4. 腹痛程度与性质　腹痛的程度在一定意义上可反映病变的轻重。中上腹持续性隐痛多为慢性胃炎或胃、十二指肠溃疡；胆石症或泌尿系结石常为阵发性绞痛，疼痛剧烈；上腹部持续性钝痛或刀割样疼痛呈阵发性加剧多为急性胰腺炎；突发的中上腹剧烈刀割样或烧灼样痛，多为胃、十二指肠溃疡穿孔；持续性、广泛性剧烈样腹痛伴腹肌紧张或板样强直，提示急性弥漫性腹膜炎；绞痛多由空腔脏器痉挛、扩张或梗阻引起，常见有肠绞痛、胆绞痛等；阵发性剑突下钻顶样疼痛是胆道蛔虫症的表现。持续钝痛可能为实质脏器牵拉或腹膜外刺激所致；隐痛或胀痛可能为脏器轻度扩张或包膜牵扯等所致。

5. 腹痛发作时间　周期性、节律性上腹痛见于胃、十二指肠溃疡；餐后痛可能由消化不良、胆胰疾病或胃部肿瘤所致；饥饿痛发作呈周期性、节律性者见于胃窦、十二指肠溃疡；子宫内膜异位症所致腹痛多与月经周期相关；卵泡破裂所致腹痛常发生在月经间期。

6. 腹痛与体位关系　胃食管反流病患者烧灼痛在卧位或前倾位时明显，直立时减轻；胰腺炎、胰体癌患者仰卧位时疼痛明显，而前倾位或俯卧位时减轻；胃黏膜脱垂患者左侧卧位时疼痛可减轻；十二指肠壅滞症患者膝胸位或俯卧位时可使腹痛及呕吐等症状缓解。

7. 腹痛伴随症状　腹痛伴发热、寒战提示有炎症存在，见于急性胆囊炎、急性梗阻性化脓性胆管炎、肝脓肿和腹腔脓肿，也可见于腹腔外感染性疾病；腹痛伴黄疸多与肝胆胰疾病有关；腹痛伴休克，伴贫血者可能是由腹腔脏器破裂所致，不伴贫血者可见于胃肠穿孔、绞窄性肠梗阻、肠扭转、急性出血性坏死性胰腺炎等；腹痛伴呕吐提示食管、胃肠疾病，呕吐量大时提示胃肠道梗阻；腹痛伴呕血提示消化性溃疡、食管胃底静脉曲张、胃癌等；腹痛伴反酸、嗳气提示消化性溃疡、胃炎或消化不良；腹痛伴腹泻提示消化吸收障碍或肠道炎症、溃疡或肿瘤；腹痛伴血便提示肠套叠、缺血性肠病、溃疡性结肠炎、细菌性痢疾或肠道肿瘤等可能。腹痛伴血尿提示泌尿系统疾病（结石）所致。

8. 既往病史　有消化性溃疡病史要考虑溃疡穿孔；育龄妇女有停经史要考虑宫外孕；有酗酒史要考虑胰腺炎、急性胃炎；有心血管意外史要考虑肠系膜血管栓塞；有腹腔手术史要考虑肠粘连可能。

9. 有以下病史特点，提示功能性腹痛可能性大

（1）病程较长。

（2）腹痛范围弥散，难以准确定位。

（3）腹痛与排便、进食、月经等生理活动无关。

（4）腹痛频繁发作，导致工作生活受限，但发作间期一切如常。

（5）主诉腹痛程度严重，但与客观发现不平行；患者分散注意力时疼痛可减轻，而在讨论病情或检查过程中可加重。

（6）患者用情绪化的语言来形容疼痛症状，如"痛到不想活了"。

（7）常合并明显的焦虑、抑郁情绪，但患者不认可有心理因素参与腹痛，更愿意强调自己症状的真实性，如"我真的很痛"。

（8）频繁就诊，主动要求各种检查（甚至剖腹探查）以完全明确腹痛病因，如"都痛到这个程度了，一定是有什么严重问题"。

（9）期待医生能够完全消除腹痛症状，却疏于自我管理来适应慢性病，如"医生，你一定要想办法解决我的腹痛，我不能再这样痛下去了"。

三、鉴别诊断

（一）常见疾病及特点

1. 急性胃肠炎　腹痛以上腹部与脐周部为主，常呈阵发性，多伴恶心、呕吐、腹泻，亦可有发热。体格检查时可发现上腹部或脐周区有压痛，多无肌紧张，更无反跳痛，肠鸣音可亢进。结合发病前有不洁饮食史不难诊断。

2. 胃、十二指肠溃疡　好发于中青年。腹痛以中上腹部为主，大多为持续性隐痛，多在空腹时发作，进食或服抑酸剂可以缓解为其特点。体格检查可有中上腹压痛，但无肌紧张亦无反跳痛。频繁发作时可伴大便隐血试验阳性。胃肠钡餐检查或内镜检查可以诊断。

若原有胃、十二指肠溃疡病史或有类似症状，突然发生中上腹部剧痛，如刀割样，并迅速扩展至全腹，检查时全腹压痛，腹肌紧张，呈"板样强直"，有反跳痛，肠鸣音消失、肝浊音区缩小或消失，出现气腹和移动性浊音，则提示为胃、十二指肠穿孔。腹部 X 线平片证实膈下有游离气体、腹腔穿刺得炎性渗液诊断可以确定。

3. 急性阑尾炎　中上腹隐痛经数小时后转右下腹痛为急性阑尾炎的特点。可伴发热和恶心。体格检查可在麦氏点有压痛，并可有肌紧张，是阑尾炎的典型体征。结合白细胞总数及中性粒细胞增高，急性阑尾炎的诊断可以明确。

4. 胆囊炎、胆石症　慢性胆囊炎者常感右上腹部隐痛、进食脂肪餐后加剧，并向右肩及肩胛部放射。急性胆囊炎常在脂肪餐后发作，呈右上腹持续性剧痛，向右肩及肩胛部放射,多伴有发热、恶心、呕吐。患胆石症者多同时伴有慢性胆囊炎。胆石进入胆囊管或在胆管中移动时可引起右上腹阵发性绞痛,向右肩及肩胛部放射。体格检查时在右上腹有明显压痛和肌紧张,Murphy 征阳性是胆囊炎的特征。若有黄疸出现说明胆道已有梗阻。急性胆囊炎发作时白细胞总数及中性粒细胞明显增高。超声检查与 X 线检查可以确诊。

5. 急性胰腺炎 多在饱餐后突然发作,中上腹持续性剧痛,常伴有恶心呕吐及发热。上腹部深压痛,肌紧张及反跳痛不明显。血清淀粉酶明显增高可以确诊本病。如腹痛扩展至全腹,并迅速出现休克症状,检查发现全腹压痛,并有肌紧张及反跳痛,甚至发现腹水及脐周、腹侧皮肤青紫斑,则提示为坏死性胰腺炎。CT 检查可见胰腺肿大、周围脂肪层消失。

6. 肠梗阻 儿童以蛔虫症、肠套叠等引起多见,成人以疝或肠粘连引起多见,老人则可由结肠癌等引起。肠梗阻的疼痛多在脐周,呈阵发性绞痛,伴呕吐与停止排便排气。体格检查时可见肠型,腹部压痛明显,肠鸣音亢进,甚至可闻及"气过水声"。X 线平片检查,若发现肠腔充气并有多数液平时,肠梗阻的诊断即可确立。

7. 腹腔脏器破裂 常见的有因外力导致的脾破裂、肝癌结节因外力作用或自发破裂、宫外孕的自发破裂等。发病突然,持续性剧痛涉及全腹,常伴休克。检查时多发现为全腹压痛,可有肌紧张,多有反跳痛,常可发现腹腔积血的体征。腹腔穿刺抽到积血,即可证实为腹腔脏器破裂。若怀疑为宫外孕破裂出血,在腹腔未能穿刺到积血,可穿刺后穹窿部位,常有阳性结果。实时超声检查、甲胎蛋白化验、CT 检查、妇科检查等可有助于常见脏器破裂的鉴别诊断。

8. 输尿管结石 腹痛常突然发生,多在左或右侧腹部呈阵发性绞痛,并向会阴部放射。腹部压痛不明显,疼痛发作后可见血尿为本病的特征,作腹部 X 线摄片、静脉肾盂造影等明确诊断。

9. 急性心肌梗死 见于中老年人,梗死部位如在膈面,尤其面积较大者多有中上腹部痛,其痛多在劳累、紧张或饱餐后突然发作,呈持续性绞痛,并向左肩或双臂内侧部位放射。常伴恶心,可有休克。体检时上腹部可有轻度压痛,无肌紧张和反跳痛,心脏听诊多有心律失常。心电图检查可以确诊本病。

10. 铅中毒　见于长期接触铅粉尘或烟尘的人,偶尔亦可见误服大量铅化合物引起者。阵发性腹绞痛皆为其特征。发作突然,多在脐周部,常伴腹胀、便秘及食欲缺乏等。检查时腹部体征不明显,无固定压痛点,肠鸣音多减弱。齿龈边缘可见铅线,为铅中毒特征性体征。周围血中可见嗜碱性点彩红细胞,血铅和尿铅增高可以确诊。

11. 功能性消化不良　是临床上最常见的一种功能性胃肠病,是指由胃和十二指肠功能紊乱引起的餐后饱胀感、早饱、中上腹痛及中上腹烧灼感等症状,而无器质性疾病的一组临床综合征。

12. 肠易激综合征　是一种以腹痛伴排便习惯改变为特征而无器质性病变的常见功能性肠病,最主要的临床表现是腹痛、排便习惯和粪便性状的改变。

13. 中枢介导的腹痛综合征(centrally mediated abdominal pain syndrome,CAPS)　一种与生理事件(进食、排便、月经等)无关的腹部疼痛,患者症状至少持续 6 个月,疼痛持续或近乎持续,或至少频繁发作,伴随一定程度的日常活动能力减退。疼痛不是伪装的,疼痛不能用其他疾病来解释。

(二)诊断流程图

腹痛诊断流程可参考图 4-3-1。

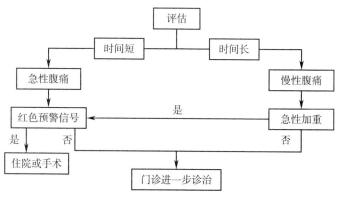

图 4-3-1　腹痛诊断流程图

急性腹痛诊断思路可参考图 4-3-2。

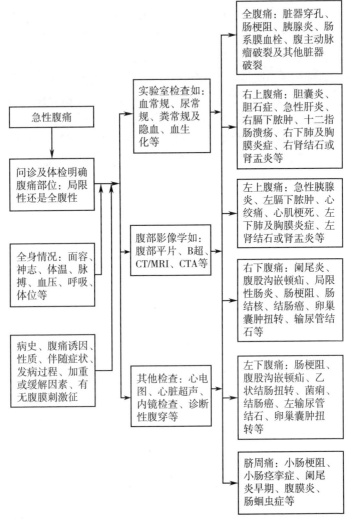

图 4-3-2　急性腹痛诊断思路

慢性腹痛诊断流程图可参考图 4-3-3。

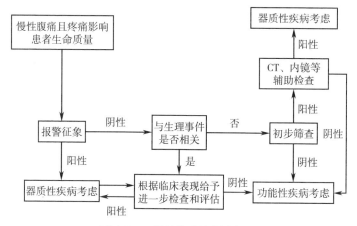

图 4-3-3 慢性腹痛诊断流程图

报警征象包括年龄 >40 岁、便血、粪隐血阳性、贫血、腹部包块、腹腔积液、发热、体重下降、胃肠道肿瘤家族史等；生理事件包括进食、排便、月经等；初步筛查包括外周血常规、尿常规、粪常规、肝肾功能、甲状腺功能、红细胞沉降率或 C 反应蛋白、肿瘤标志物（CA19-9、CA15-5、癌胚抗原）以及腹部超声。

四、初步处理

（一）首诊处理

1. 对于急腹症患者，尽早转诊 对于有红色预警信号，如突然起病且病情较重，伴休克、弥漫性腹膜炎及腹胀等考虑可能会危及生命的疾病，立即送往医院急诊室，同时迅速简要的了解病史。

2. 对于非急症患者，需详细询问病史并进行全面体格检查

（1）视诊：重点观察腹部外形，如有无全腹膨隆或不对称腹胀、腹式呼吸是否受限。机械性肠梗阻可见肠型和蠕动波，肠扭转时腹胀多不对称，麻痹性肠梗阻则腹胀均匀。胃肠型及蠕动波在慢性肠梗阻和腹壁较薄的病例尤为明显。

（2）听诊：注意肠鸣音是否亢进，有无音调改变。在机械性肠梗阻早期，当绞痛发作时，在梗阻部位经常可听到肠鸣音亢进。在麻痹性肠梗阻或机械性肠梗阻并发腹膜炎时，肠蠕动音极度减弱或完全消失。

（3）触诊：主要检查腹部，注意腹肌紧张度的改变，全腹有无压痛反跳痛，腹部是否有包块，肝脾是否肿大。

（4）叩诊：注意有无局部叩击痛，肝浊音界是否存在，有无移动性浊音。

（5）同时还须注意肛门、外生殖器及神经系统病理反射的检查，必要时妇科检查。

3. 根据情况予以辅助检查，一般常用的辅助检查有如下几种

（1）实验室检查

1）血常规：血白细胞总数及中性粒细胞比例升高提示存在炎症；嗜酸性粒细胞升高应考虑腹型过敏性紫癜、寄生虫感染或嗜酸性粒细胞性胃肠炎。

2）尿常规和其他尿液检查：菌尿和脓尿提示泌尿系感染；血尿提示泌尿系结石、肿瘤或外伤；血红蛋白尿提示急性溶血；尿糖和尿酮体阳性提示糖尿病酮症酸中毒；胆红素尿提示梗阻性黄疸；怀疑血卟啉病应查尿卟啉；怀疑铅中毒应查尿铅；怀疑异位妊娠应作妊娠试验。

3）大便常规和隐血试验：大便肉眼观察、隐血试验、镜下常规细胞检查、病菌培养、脂滴检查有助于临床诊断。

4）血生化：血清淀粉酶和脂肪酶高于正常上限 3 倍提示胰腺炎。肝肾功能、血糖、电解质等检查结果异常也有助于明确病因。

5）肿瘤标志物：血清甲胎蛋白和癌胚抗原等肿瘤标志物升高应怀疑肿瘤可能。

6）诊断性穿刺：腹痛诊断不明确且伴有腹腔积液时，应行腹腔穿刺检查。肉眼观察腹腔积液即可初步判断是否有腹腔出血或感染，常规及生化检查可明确腹腔积液性质，必要时可作涂片、病理细胞学检查、细菌培养等。阴道后穹窿穿刺发现不凝血应怀疑异位妊娠破裂、黄体破裂出血可能。

（2）影像学检查

1）X 线：发现膈下游离气体有助于诊断胃肠穿孔；肠腔积气、扩张和多个气液平面有助于诊断肠梗阻；X 线钡剂造影或钡餐灌肠检查可以发现消化性溃疡和消化道肿瘤等。

2）超声：有助于发现胆道结石、胆管扩张、肝胆胰脾大、腹腔肿瘤、腹腔囊肿、腹腔积液等；宫外孕时，可见宫腔外孕囊或盆腔积液。

3）CT 和 MRI：对腹腔内实质脏器的外伤、炎症、脓肿、血管性疾病、肿瘤等均有较高的诊断价值。

4）内镜：应用胃肠镜可以直接观察消化道病变；内镜逆行胰胆管造影（ERCP）和超声内镜（EUS）检查有助于胆道和胰腺疾病的诊断；膀胱镜可用于诊断膀胱炎症、结石或肿瘤；腹腔镜检查对腹腔炎症、肿瘤或粘连有较高诊断价值。

（3）其他检查　心电图检查有助于鉴别心绞痛、心肌梗死引起的腹痛；脑电图检查可用于诊断腹型癫痫；血管造影可用于诊断肠系膜上静脉血栓形成等内脏血管病变。

（二）后续处理

1. 气道维护、呼吸和循环维护　吸氧、静脉输液补充有效血容量，纠正水、电解质和酸碱平衡紊乱等。若有休克，需积极抢救，因出血引起者尚可酌情输血。

2. 若怀疑有胃肠道梗阻、穿孔、急性胰腺炎、胃扩张等应立即禁食，并用胃肠减压，同时予以输液治疗。

3. 止痛剂　小剂量吗啡（5mg 或 0.1mg/kg）能缓解患者腹痛，减少其烦躁，放松腹肌，有助于发现腹部阳性体征，不会延误临床诊断或影响手术决定，是安全和人道的。

4. 灌肠和泻药　未能排除肠坏死、肠穿孔等情况下，不宜使用。

5. 抗生素　有明确感染灶时，应予以抗生素。

6. 手术探查　经密切观察和积极治疗后，腹痛不缓解，腹部体征不减轻，全身情况无好转反而加重时，对诊断不明、有危及生命的腹腔内出血、穿孔、肠梗阻、严重腹膜炎等情况时，可考虑开腹探查，挽救生命。

（三）常用药物

1. 抗胆碱能药

（1）阿托品：口服，0.3~0.6mg/ 次，每日 3 次；极量 1mg/ 次，每日 3 次。皮下注射、肌内注射或静脉注射，0.3~0.5mg/ 次，极量 2mg/ 次。

（2）丁溴东莨菪碱：口服，1~2粒/次，每日3次，或1粒/次，每日3~5次。

（3）消旋山莨菪碱：口服，5~10mg/次，每日3次；针剂：成人每次肌内注射5~10mg，小儿0.1~0.2mg/kg，每日1~2次。

2. 解痉药

（1）亚硫酸氢钠甲萘醌：肌内注射，每次8~16mg。

（2）匹维溴铵：选择性作用于胃肠道平滑肌的钙拮抗剂，能够缓解平滑肌痉挛，降低内脏高敏感性，对腹痛有一定疗效。用法：口服50mg/次，每日3次。

3. 抑制胃酸分泌药

（1）H_2受体拮抗剂：雷尼替丁，治疗剂量150mg/次，每日2次；维持剂量150mg/次，每晚1次。法莫替丁，治疗剂量20mg/次，每日2次；维持剂量20mg/次，每晚1次。西咪替丁，治疗剂量400mg/次，每日2次；维持剂量400mg/次，每晚1次。

（2）质子泵抑制剂：奥美拉唑口服，治疗剂量20mg/次，每日1次；维持剂量20mg/次，每日1次。泮托拉唑口服，治疗剂量40mg/次，每日1次；维持剂量20mg/次，每日1次。兰索拉唑口服，治疗剂量30mg/次，每日1次；维持剂量30mg/次，每日1次。艾司奥美拉唑口服，治疗剂量40mg/次，每日1次；维持剂量20mg/次，每日1次。雷贝拉唑口服，治疗剂量20mg/次，每日1次；维持剂量10mg/次，每日1次。

（3）制酸剂治疗疗程：十二指肠溃疡4~6周、胃溃疡6~8周，维持治疗用药剂量可以减半，根据病情可维持3~6个月，长者可维持1~2年或更长。

4. 常用胃黏膜保护剂

（1）胶体果胶铋：口服，2粒/次，每日4次，餐前半小时服用与睡前服用。

（2）硫糖铝：嚼服，片剂1.0g/次，每日3~4次；混悬液5~10ml/次，每日2~4次，饭前1h及睡前。

（3）铝碳酸镁：嚼服，在饭后1~2h，睡前或胃部不适时嚼服1~2片。推荐服法：1~2片/次，每日3~4次。

5. 生长抑素及类似物

（1）生长抑素：轻症胰腺炎可予以生长抑素 250μg/h，持续静脉滴注 3d；重症胰腺炎在起病 48h 内予以生长抑素 500μg/h，3~4d 后分别减量为 250μg/h，疗程 4~5d。

（2）奥曲肽：轻症胰腺炎可予以奥曲肽 25μg/h，持续静脉滴注 3d；重症胰腺炎在起病 48h 内予以生长抑素 50μg/h，3~4d 后分别减量为 25μg/h，疗程 4~5d。

6. 镇痛药　应用这类药物须遵循 WHO 的疼痛三阶梯治疗原则：Ⅰ类用药首选非甾体抗炎药（NSAID）或对乙酰氨基酚，后者不良反应较 NSAID 更少；Ⅱ类用药可选择弱阿片类药物，如曲马多；Ⅲ类用药可考虑强阿片类药物，如哌替啶和吗啡，但应控制剂量，注意不良反应并避免成瘾。

（1）曲马多：口服或肌内注射，50~100mg/ 次，每日 2~3 次；最大剂量不超过 400mg/d。静脉、皮下、肌内注射，50~100mg/ 次，每日不超过 400mg。

（2）盐酸哌替啶：肌内注射，50~100mg/ 次，一日 100~400mg；极量：150mg/ 次，每日 600mg。

（3）吗啡：皮下注射，成人常用量 5~15mg/ 次；静脉注射，成人镇痛时常用量 5~10mg/ 次。

7. CAPS 治疗用药　目前对 CAPS 的首选药物是三环类抗抑郁药和 5- 羟色胺去甲肾上腺素再摄取抑制剂。

（1）三环类抗抑郁药：是最常用的治疗器质性或功能性疼痛综合征的药物，包括阿米替林、丙咪嗪、多虑平和地昔帕明等。镇痛作用可能与抗焦虑作用无关，给药应从小剂量开始，主要不良反应包括嗜睡、易激惹、便秘、尿潴留、低血压、口干、失眠等。

（2）5- 羟色胺去甲肾上腺素再摄取抑制剂：镇痛效果弱于三环类抗抑郁药，但改善情绪的作用强于三环类抗抑郁药。这类药物以度洛西汀、文拉法辛、米纳普伦等为代表。不良反应包括恶心、腹泻、失眠、震颤、性功能障碍等。

8. 中成药物　慢性腹痛的常用中成药物包括气滞胃痛颗粒、摩罗丹、胃苏颗粒、荜铃胃痛颗粒、胃复春、三九胃泰颗粒等。

（四）转诊指征

1. 急性腹痛患者如果出现红色预警信号，在紧急处理后应及时转往上级医院进行诊治。

2. 腹痛经一般对症治疗 6h 无缓解者。

3. 慢性腹痛原因不明者。

（周　炜）

第四节　腰　痛

病例

患者，男性，52 岁，自由职业者。

【S：Subjective】主观资料

主诉：反复右侧腰痛 1 月余，加重 1 周余。

现病史：患者 1 个月前久坐后站起时突然出现右侧腰部疼痛，呈电击样痛，沿右下肢外侧放射至踝部，右臀部明显，疼痛评分 5 分，伴右小腿外侧麻木不适，缓慢行走 10min 后可自行缓解，弯腰不受限。无畏寒发热，无咳嗽咳痰，无头晕头痛，无肢体肿胀，无心慌，无胸痛，无胸闷气促，无恶心呕吐，无腹痛腹泻，无大小便失禁，无夜间疼痛，无晨僵，无关节痛等不适，查腰椎 MR 平扫：腰椎退行性变。腰椎间盘变性；$L_2 \sim L_3$ 椎间盘膨出；$L_4 \sim L_5$ 椎间盘突出（右后型）。考虑腰椎间盘突出，予止痛、营养神经等对症治疗，期间患者每天久坐后上诉症状反复发作。

1 周余前患者晨起站立时出现右侧腰腿部疼痛加剧，不能直立，无法行走，NRS 评分 7 分，沿右下肢外侧放射至足背部，转换各种体位后均不缓解，身体右转、咳嗽或打喷嚏时加重。伴右小腿外侧皮肤麻木不适，触觉减退，无畏寒发热，无胸闷气促，无腹痛腹胀，无大小便失禁等不适。外院予激素抗炎、甘露醇脱水治疗后上述症状缓解不明显。现为进一步诊疗，门诊拟"腰椎间盘突出"收住入院。

起病来，神志清，精神可，睡眠及胃纳一般，二便无殊，近半年体重无明显变化。

既往史:患者过去体质良好。否认无高血压、糖尿病、肿瘤、关节痛、眼部疾患史,近期无感染;曾短期使用激素,未超过 1 个月,无长期用药史,无毒品使用史;过敏史:无。

个人史:无饮酒习惯。有吸烟习惯,吸卷烟,每日 30 支,已吸 30 年,未戒。有久坐习惯,平素工作压力大,缺少运动。

婚育史:患者于 25 岁结婚,配偶身体健康。育有 1 女,体健。

家族史:家族中无类似患者。父亲死于淋巴瘤。母亲体健。否认遗传性疾病。

【O:Objective】客观资料

1. 体格检查　T 36.8 ℃,R 20 次 /min,P 71 次 /min,BP 140/71mmHg。中度肥胖,卧床,皮肤、淋巴结、心肺、腹部体格检查(−),腰椎活动受限,腰椎压痛(+),右腿直腿抬高试验(+),右腿 4 字试验(−),右小腿外侧触觉减退,可触及足背动脉搏动,双下肢无水肿,右侧踝反射未引出。

2. 辅助检查　腰椎 MR 平扫:腰椎退行性变。腰椎间盘变性;L_2~L_3 椎间盘膨出;L_4~L_5 椎间盘突出(右后型)。

【A:Assessment】问题评估

1. 诊断　腰椎间盘突出。

2. 鉴别诊断　椎管狭窄、马尾综合征、脊髓病、系统性疾病(如肿瘤等)引起的腰痛。

3. 患者目前存在的问题　腰痛,影响行走。

【P:Plan】问题处理计划

1. 骨科会诊,手术。

2. 健康教育　戒烟,控制体重,术后根据自身承受能力逐步增加运动。

转归:经骨科手术治疗后好转出院。

一、病情判断

腰痛(low back pain),亦可称为腰腿痛或腰背痛,是位于肋缘以下、臀横纹以上及两侧腋中线之间区域内的疼痛与不适,伴或不伴大腿牵扯痛;指临床上表现为以腰痛为主,有时连带腿痛的一组常见症状,并非单一疾病。根据腰痛症状的持续时间分为急性腰痛(<6 周)、亚急性腰痛(6~12 周)、慢性腰痛(>12 周)。

可根据患者疼痛部位、症状发作频率和疼痛持续时间以及既往症状、就诊史、治疗反应史、体格检查结果等,识别可能存在的危险或严重情况。具体包括以下三个问题:

1. 患者是否是全身性疾病引起腰痛? 当出现以下情况,提示可能存在全身性疾病引起的腰痛:癌症病史、年龄超过50 岁、无法解释的体重减轻、疼痛时间超过 1 个月、夜间疼痛、既往治疗无效、腹主动脉瘤病史。

2. 患者是否存在神经功能损伤的情况? 主要为椎间盘突出症、椎管狭窄、马尾综合征和脊髓病等。

3. 患者是否存在导致慢性致残性疼痛的社会心理应激情况? 出现以下情况,往往提示存在这种情况:既往反复治疗失败的病史,从事耗费体力的工作、久坐不动的工作或心理负担重的工作,教育程度较低、对工作不满意,物质滥用以及存在心理问题(如焦虑和抑郁症等)。

二、详细问诊

(一)起病情况及病情特点

起病情况及病情特点包括腰痛部位、疼痛性质、持续时间和发作频率、严重程度、诱因、加重和缓解因素。

1. 部位 腰痛部位是定位于背部,还是多个位置发作;高于膝的疼痛提示臀部病理性疼痛;从腿部放射至膝的疼痛提示坐骨神经疼痛(通常是起因于椎间盘突出症 L_4~L_5,S_1 神经根的刺激或压迫);腹部或骨盆疼痛提示内脏来源。

2. 疼痛性质 电击样或冲击样疼痛见于椎间盘突出症;持续性和夜间疼痛如休息时加重,可能提示恶性肿瘤性疼痛,如休息时改善,可提示机械性疼痛;绞痛多为牵涉痛,可见于内脏器官病变;撕裂感疼痛可见于主动脉夹层动脉瘤。

3. 持续时间和发作频率 突然发病可由骨折或损伤引起;持续性、渐进性疼痛,如 >1 个月的老年患者可见于恶性肿瘤,>3 个月的年轻患者可见于强直性脊柱炎;周期性疼痛可见于子宫内膜异位症。

4. **严重程度**　可通过疼痛评分(如视觉模拟评分表)评估疼痛严重程度;此外也可以通过了解疼痛是否运动、睡眠、工作及日常活动来判断疼痛严重程度。

5. **诱因**　外伤、提重物后出现腰痛提示骨骼肌肉损伤引起。

6. **加重和缓解因素**　早晨疼痛加重且与晨僵相关可见于强直性脊柱炎;站立时有腿部疼痛,且咳嗽/步行加剧提示椎管狭窄引起的神经源性间歇性跛行;向前弯曲或坐下时,疼痛如改善则提示腰椎管狭窄或腰椎滑脱,如加重则提示椎间盘突出;运动后疼痛改善提示强直性脊柱炎或非特异性病因;进食时,疼痛改善提示消化性溃疡,疼痛恶化提示胰腺炎、胆囊疾病或其他内脏器官。

(二)伴随症状

腹痛提示内脏病因;恶心或呕吐提示胰腺炎、消化性溃疡、阑尾炎;发热提示骨髓炎、恶性肿瘤或感染有关的腹腔或盆腔病因;排尿困难提示泌尿系疾患。

(三)既往病史

有癌症个人史的患者中新发背部疼痛,病因应首先考虑恶性肿瘤;使用糖皮质激素治疗大于1个月应注意有无压缩性骨折;使用注射毒品或最近有感染应注意有无骨髓炎或椎旁脓肿。

(四)其他

此外还需了解患者对疼痛的态度、发病前从事工作以及其提供的其他信息(如单位和家庭中的人际关系等)。

三、鉴别诊断

腰痛涉及的病因较多,主要分为无神经根型腰痛、神经根型腰痛和全身性疾病引起的腰痛三大类。

无神经根型腰痛主要包括非特异性腰痛、退行性疾病、腰椎滑脱症和椎体骨折,其中75%~80%为非特异性腰痛。神经根型腰痛主要包括腰椎间盘突出症、椎管狭窄和马尾综合征等,其中最常见的为腰椎间盘突出症。全身性疾病引起的腰痛包括癌症/肿瘤、脊柱感染、强直性脊柱炎、骨质疏松性压缩性骨折、腹主动脉瘤和肾脏/胃肠道/泌尿生殖系统疾病等。

主要疾病特点如下：

（一）神经根型腰痛

1. 椎间盘突出症　椎间盘突出症常见于 30~50 岁患者，主要表现为坐骨神经痛（多为锐痛或烧灼痛，可沿腿的后面或侧面向下放射，通常放射至足或脚踝）；伴有麻木或麻刺感，休息并不能缓解；通常随咳嗽、打喷嚏等动作加剧。

2. 椎管狭窄　椎管狭窄多见于年龄 >65 岁患者，主要表现为腰痛、一过性腿部麻刺感、神经源性跛行（行走诱发的小腿和下肢远端局限性疼痛）。

3. 马尾综合征　马尾综合征表现为肠或膀胱功能障碍，尿潴留和充盈性尿失禁，鞍区感觉缺失、双侧坐骨神经痛和腿部无力，常由肿瘤或严重的中央型椎间盘突出引起。

4. 脊髓病　脊髓病主要是脊髓尾部 L_1 或 L_2 以上的腰椎脊髓压迫，表现为下肢无力和影响脊髓的肿瘤、感染或严重的退行性改变引起的痉挛。

（二）全身性疾病引起的腰痛

1. 恶性肿瘤　恶性肿瘤中 96% 为转移瘤。主要症状包括肿瘤病史、不能解释的体质量减轻；另外，静息痛、夜间痛、保守治疗 1 个月后症状无明显好转，以及红细胞沉降率升高、全身不适、进行性症状等表现。

2. 感染　感染可有高热、夜间疼痛加重、细菌感染史、长期静脉用药史、长期激素使用史、旅行史，存在尿路或皮肤感染等表现。

3. 压缩性骨折　压缩性骨折可能存在创伤史（包括老年患者用力咳嗽导致的创伤）、骨质疏松、长期的激素使用史或免疫缺陷、椎体出现后凸畸形等。

4. 强直性脊柱炎　强直性脊柱炎者往往发病年龄 ≤40 岁，起病隐袭，随运动而改善，休息时无改善，夜间疼痛（起床时改善），上述 5 项中有 4 项阳性反应且大于 3 个月的背痛。

四、初步处理

(一) 首诊处理

对于腰痛患者,体格检查的目的在于发现一些提示需要进行影像学检查和 / 或其他评估的特征,而不是初步诊断。主要体格检查包括背部和姿势视诊、脊柱活动范围检查、脊椎触诊(背部触诊主要评估椎体或软组织压痛情况,椎体压痛对于诊断脊柱感染具有敏感性,但无特异性),对于有腿部症状的患者,需进一步行神经系统的体格检查(主要为了评估神经根病,尤其需注意 L_5、S_1 神经)。此外,当存在持续性疼痛或相关病史高度提示存在全身性疾病(尤其是恶性肿瘤)时,应进行乳腺、前列腺、淋巴结检查;对于存在运动诱发性小腿疼痛的年纪较大患者,应行周围脉搏检查排除血管性跛行。

大多数急性腰痛患者为非特异性腰痛,经过详细的病史询问和体格检查后未发现异常情况,多无须进行实验室检查和影像学检查。仅怀疑特异性腰痛时,针对可疑疾病进行针对性检查,其中影像学检查应仅用于严重的或进行性神经功能障碍的患者,或根据病史和体格检查怀疑存在严重的基础疾病时应用。

(二) 后续处理

对于非特异性腰痛,无论是否接受特异性治疗,4~8 周后多可获得改善。可根据患者偏好、费用和治疗条件,选择浅表热疗、按摩、针刺疗法和脊柱推拿等非药物治疗。

对于急性腰痛患者,一般不建议卧床休息,应对活动做出最低程度的调整,尽早恢复日常活动。卧床休息患者的疼痛比活动者更严重,且恢复慢。

一般无须推荐急性腰痛患者进行锻炼或理疗,但如患者有发展为慢性腰痛的危险因素(如功能或健康状况不佳,同时患有精神心理问题),则锻炼或理疗可能对其有效,可作推荐。

(三) 药物治疗

1. 初始治疗　对于无 NSAID 禁忌证的急性、亚急性或慢性腰痛急性恶化者,首选 NSAID。可选用布洛芬(400~600mg,

一日 4 次）或萘普生（250~500mg，一日 2 次），根据患者的耐受情况降低剂量。但需注意 NSAID 可能引起明显的肾、胃肠道和心血管不良反应，尤其常见于年长患者。

若无其他安全选择，且对乙酰氨基酚可能是副作用最小的情况下，可选择对乙酰氨基酚止痛治疗，但既往研究证据显示其在急性腰痛中的治疗效果并未优于安慰剂。其主要问题是肝毒性。

2. 二线治疗 初始药物治疗难以缓解疼痛时，建议加用非苯二氮䓬类肌松药，如乙哌立松等。其主要副作用是镇静和头晕。对于不能在白天耐受肌松药的患者，可在白天使用 NSAID 或对乙酰氨基酚，睡前使用肌松药。对于 NSAID 治疗无效的慢性腰痛，建议使用曲马多或度洛西汀作为二线药物。

3. 难治性或严重疼痛 难治性或严重疼痛可使用阿片类药物和曲马多，但其证据有限，仅用于其他药物不能充分缓解症状或有其他药物禁忌者。

4. 其他药物 此外还可使用抗抑郁药物、糖皮质激素、局部用药、草药等。但此类证据均有限。

（四）转诊时机

当出现马尾综合征、疑似脊髓压迫，进行性或严重的神经功能障碍，则需及时将患者转诊至神经外科或骨科医生处就诊；若存在以下任意情况，也可能需要将患者转至神经专科医生或物理治疗师处：保守治疗 4~6 周后仍存在运动神经功能障碍；对于直腿抬高试验阳性与临床表现一致且心理-社会-环境良好的患者（如期望切合实际并且没有抑郁、物质滥用和过度躯体化），若 4~6 周后仍存在持续性坐骨神经痛、感觉障碍或者反射消失。

（刘　颖）

第五节　关　节　痛

病例

患者，女性，55 岁，已婚，初中学历，农民。

【S:Subjective】主观资料

主诉:间断多关节疼痛 5 年,加重半年。

现病史:患者 5 年来劳累后出现双膝关节疼痛,休息后可缓解,近半年病情加重伴双腕、双手掌指关节、近端指间关节、双肘关节疼痛,伴低热、关节肿胀、僵硬,晨起为著,持续时间约为 1h,活动后可减轻,有口干、眼干,无脱发、光过敏、面部蝶形红斑,无口腔溃疡、牙齿脱落,未予重视。为求进一步诊治遂来我院就诊。近来患者精神食欲尚可,睡眠一般,大小便正常,体重无明显变化。

既往史:既往体健,否认高血压、冠心病和糖尿病等病史,否认长期药物服用史。否认手术、外伤史,否认输血史。否认食物、药物过敏史。

个人史:平素饮食清淡,运动少,不嗜烟酒,睡眠欠佳。生活环境中无噪声暴露。家庭经济收入一般,夫妻和睦。

月经婚育史:已婚,育有 1 子 1 女,5 年前停经,有明显潮热症状。

家族史:否认家族遗传史。

【O:Objective】客观资料

1. 体格检查　T 37.7 ℃,P 75 次 /min,R 16 次 /min,BP 137/89mmHg,BMI 22.6kg/m²。发育正常,营养中等,体格检查合作。双瞳孔等大等圆,对光反射灵敏。双肺呼吸音清,未闻及干湿啰音及胸膜摩擦音。心率 75 次 /min,律齐,心音有力,未闻及病理性杂音。腹部平软,压痛(−),肝脾肋下未触及。双手、双腕、双肘关节活动受限伴肿胀,压痛(+);双膝关节皮肤无明显红肿及骨性肥大,压痛(+),局部皮肤温度无明显升高,研磨试验(+),浮髌试验(−)。前后抽屉试验、侧方应力试验(−)。双侧大腿、小腿周径无异常。双下肢无可凹性水肿。脊柱呈生理弯曲,各椎体及椎旁肌肉压痛(−),生理反射存在,病理反射未引出,病理征(−)。

2. 辅助检查　血细胞分析:WBC 9×10^9/L,中性粒细胞百分比 70%,血沉 30mm/h,双手、双腕关节 X 线片:可见骨质疏松及关节间隙变窄。双膝关节 X 线片:关节间隙变窄。

【A：Assessment】问题评估

1. 目前诊断

　　　　　类风湿性关节炎

　　　　　双膝骨关节炎

2. 患者目前存在的问题

（1）患者慢性起病，病程时间长。

（2）绝经期女性，平素少食含钙食物，缺乏户外运动。

（3）初中文化，经济收入一般，家庭和睦，依从性可。

【P：Plan】问题处理计划

1. 诊断计划　完善 CRP、类风湿因子、抗核抗体、免疫球蛋白、补体、血清尿酸、抗链球菌溶血素"O"试验等。必要时可完善关节 MRI 检查。

2. 治疗计划

（1）非药物治疗：①注意清淡饮食，多食含钙食物及水果、新鲜蔬菜；②适当户外运动，注意休息，避免熬夜，保持心情愉悦；③心理指导，安抚患者情绪，减轻心理压力。

（2）对症治疗：吲哚美辛，口服，首剂每次 25~50mg，继之 25mg，每日 3 次，缓解疼痛症状。

3. 健康教育计划

（1）均衡饮食；注意关节保暖。

（2）精神放松、保持愉快心情。

（3）选择适当运动方式如步行、运动器材，但避免剧烈运动，避免爬山、上下楼梯，控制体重。

（4）按时按量服药。

一、病情判断

关节痛是由关节本身或全身性病变所引起的关节周围疾病，是临床常见的症状之一，根据病程分为急性关节痛和慢性关节痛。急性关节痛常常急性起病，由关节内病变、肌腱附着点炎症、关节周围组织急性发炎等引起。慢性关节痛是风湿免疫性疾病的主要表现，但也可以见于非风湿免疫性疾病患者，疼痛常常持续 3~6 个月。风湿性疾病包括自身免疫性疾病和非自身免疫性疾病，而非风湿病的慢性关节痛则包括肿瘤性、感染性、内分泌性、神经性、功能性等。

二、详细问诊

引起关节疼痛的疾病种类繁多,病因复杂,既可以是单纯的关节病变,也可以是全身疾病的局部表现。判断关节痛时,应首先区分是急性关节痛还是慢性关节痛,根据紧迫程度进行处理。

(一)问诊特点

1. 一般情况 年龄、性别、职业、家庭居住环境。

2. 起病情况与患病时间 疼痛出现的急缓程度,病程时间长短。

3. 疼痛的部位特点 多关节或单关节,大关节或小关节,对称性或非对称性,是否牵扯到脊柱中轴。

4. 疼痛的性质、持续时间及程度、发病频率,加重及缓解的因素。

5. 诱因 外伤、手术、劳累、着凉、感染等。

6. 伴随症状 皮温、颜色的改变,红肿,高热,畏寒、寒战,低热、乏力、盗汗、消瘦、食欲下降,活动障碍、功能受限、关节畸形、晨僵,皮肤红斑、光过敏,皮肤紫癜、腹痛腹泻,注意它们出现的先后次序。

7. 病情的发展与演变 关节肿痛症状有无加重或减轻,有无其他新症状出现。

8. 诊治经过 既往检查、诊断、服用药物及治疗效果等。

9. 流行病接触史 所生活或工作的地区是否为该病的高发区(如牧区、高寒地区),或是否有高发区旅居史,是否有寄生虫感染接触史(如宠物)。

10. 既往病史及家族史 是否有先天性或遗传性因素。

(二)采用全科 RICE 问诊方式

从人的整体性出发,将患者作为一个既有生理属性又有社会属性的"完整人",更深入地了解疾病对患者生活的影响,以及患者对疾病的想法和观念。以患者为中心。强调良好的医患关系和患者沟通,更好地了解患者就诊的需求。

R(reason):您今天为什么来?

I(idea):您认为自己出了什么问题?

C(concerns):您的担忧是什么?

E(expectations):我能帮您做些什么?

三、鉴别诊断

1. 外伤

(1)急性损伤:因外力碰撞关节导致关节过度伸展扭曲,关节骨质、肌肉、韧带等结构损伤,造成关节脱位或骨折,血管破裂出血,组织液渗出,关节肿胀疼痛。

(2)慢性损伤:持续的慢性机械损伤,或急性外伤后关节面破损留下粗糙瘢痕,使关节润滑作用消失,长期摩擦关节面,产生慢性损伤。关节长期负重,使关节软骨及关节面破坏。关节活动过度,可造成关节软骨的累积性损伤。关节扭伤处理不当或骨折愈合不良,畸形愈合所致负重不平衡,造成关节慢性损伤。

2. 感染　如外伤后细菌侵入关节;败血症时细菌经血液到达关节内;关节邻近骨髓炎、软组织炎症、脓肿蔓延至关节内;关节穿刺时消毒不严或将关节外细菌带入关节内等。常见的病原菌有葡萄球菌、肺炎链球菌、脑膜炎球菌、结核分枝杆菌和梅毒螺旋体等。

3. 变态反应　因病原微生物及其产物、药物、异种血清与血液中的抗体形成免疫复合物,流经关节沉积在关节腔引起组织损伤和关节病变,如细菌性痢疾,过敏性紫癜,结核分枝杆菌感染后反应性关节炎等。

4. 自身免疫

(1)类风湿性关节炎:慢性起病,可发生于任何年龄,80%发病于35~50岁,女性患者2~3倍于男性。其特点是对称性多关节肿痛,尤其是腕关节、掌指关节和近端指间关节受累,关节晨僵大于1h。

(2)强直性脊柱炎:多见于青少年,男性多见。主要侵犯骶髂关节及脊柱关节,外周关节受累以非对称性的下肢大关节炎为主,较少累及手关节,X线检查可见骶髂关节骨质破坏、关节融合;严重者可见脊柱韧带钙化,导致关节融合呈

"竹节样"变,90% 以上有 HLA-B27 阳性,RF 阴性。

（3）系统性红斑狼疮:以年轻女性多见。可表现为持续的关节疼痛,也可表现为急性或亚急性游走性多关节炎,一般不出现侵蚀性关节损害,应注意鉴别。除关节症状外,常有其他系统的症状,如蝶形红斑等。

5. 骨关节炎　分为原发性和继发性。原发性无明显局部病因,主要为增龄性改变,多见于中老年人,主要累及膝、脊柱等负重关节,手骨关节炎多累及远端指间关节,部分累及近端指间关节。而继发性多有创伤、感染或先天性畸形等基础病变,并与吸烟、肥胖、重体力劳动和不适当运动有关。

6. 代谢性骨关节病

（1）维生素 D 代谢障碍所致的骨质软化性骨关节病,如阳光照射不足、消化不良、维生素 D 缺乏和磷摄入不足等。

（2）脂质代谢障碍所致的高脂血症性关节病,骨膜和关节腔组织脂蛋白转运代谢障碍性关节炎;嘌呤代谢障碍所致的痛风。

（3）某些代谢内分泌疾病如糖尿病性骨病,皮质醇增多症性骨病,甲状腺或甲状旁腺疾病引起的骨关节病均可出现关节疼痛。

（4）各种病因所致的骨质疏松性关节病,如老年性、失用性骨质疏松。

7. 骨关节肿瘤　包括良性肿瘤和恶性肿瘤。良性肿瘤有骨样骨瘤、骨软骨瘤、骨巨细胞瘤和骨纤维异常增殖症等。恶性骨肿瘤有骨肉瘤、软骨肉瘤、骨纤维肉瘤、滑膜肉瘤和转移性骨肿瘤等。

8. 药物性关节病

（1）急性痛风可由口服利尿剂,促尿酸排泄药物等诱发。

（2）大剂量长期应用皮质激素可诱发股骨头坏死、产生髋关节疼痛。

（3）关节内反复注射皮质激素可引起关节软骨的破坏性改变而导致关节疼痛。

（4）大剂量应用右旋糖酐铁可使类风湿性关节炎症状加重。

类风湿性关节炎的诊疗流程见图 4-5-1。

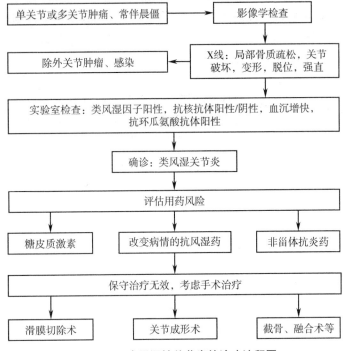

图 4-5-1 类风湿性关节炎的诊疗流程图

四、初步处理

(一)首诊处理

1. 明确病因,针对病因处理

(1)视诊:观察关节部位有无红肿隆起、静脉怒张、窦道癫痕、肌肉萎缩、畸形、关节半脱位等情况,结合触诊了解两侧是否对称、等长,是否有关节积液如膝关节的浮髌试验,是检查关节积液的常用方法。步态往往也是表明关节疾患的重要表现,如跛行、鸭行步态、跳跃步态、呆步及麻痹性步态、痉挛性步态等。

(2)触诊:关节有无压痛,周围肌肉收缩和关节活动度情况的检查,两侧要进行对比肢体测量。

(3)听诊:某些关节病变可有关节活动时弹响。

2. 常用临床检查

（1）类风湿因子：RF 在类风湿性关节炎中的阳性率为 80% 左右，是诊断 RA 的重要血清学指标之一，但并非唯一标准。应注意，RF 并非 RA 的特异性抗体，在干燥综合征约 50%，系统性红斑狼疮约 30%，及其他自身免疫性疾病，感染性疾病等均可出现。

（2）红细胞沉降率：血沉是测定各种风湿病和炎症性疾病的最简便而又重要的检测手段，血沉增快可见于急性风湿热、急性感染、活动性结核病、类风湿性关节炎、系统性红斑狼疮、皮肌炎、恶性肿瘤等多种疾病。定期检查血沉，可有助于推断疾病转归。对某些疾病的鉴别有一定帮助。

（3）抗链球菌溶血素"O"试验：如抗链球菌溶血素"O"效价高至 500IU 以上，表明患者在近期曾感染溶血性链球菌，常用以协助诊断风湿热。必须注意的是，有溶血、高胆固醇血症、黄疸和血清污染或细菌感染者，皆可使抗链球菌溶血素"O"增高。

（4）免疫球蛋白和补体：该测定可用于观察免疫功能状况，对结缔组织疾患，如肝病，自身免疫性疾病，慢性细菌、病毒及寄生虫感染，肿瘤等的诊断有一定的帮助。

（5）X 线片：主要查看骨质的变化，特别是对关节部位骨肿瘤、骨质破坏畸形、软组织肿胀，有明显的诊断意义。CT 及 MRI 也是检查关节病变新的方法，除对骨质显像之外，对关节内的软组织结构能够显像及诊断半月板损伤有其先进之处。

（二）后续处理

1. 适当锻炼　恢复期、慢性期适当进行和缓的体育锻炼，如保健操、气功、太极拳、散步、游泳等，对于维持关节功能大有好处。但应避免对关节负荷过重的运动，如爬山、上下楼梯等。

2. 预防和控制感染　有些关节痛是由感染引起的，如感染性关节炎、风湿性关节炎、结核性关节炎等。有些自身免疫性关节病可因患者全身感染而加重，如类风湿性关节炎、系统性红斑狼疮等。因此，预防和控制感染对于预防缓解关节痛大有裨益。

3. 减轻关节负荷 肥胖患者注意减肥。急性期应当注意减轻疼痛关节负荷。下肢关节有病变时可用拐杖、手杖等辅助,以求减轻关节的负担。

4. 选择合适的穿戴 高跟鞋等不合适的鞋子会使足、膝部关节炎加重。护腕、护膝等对于保护关节,缓解疼痛均有益处。

5. 追踪患者病情 如患者入院或住院治疗,与专科医生取得联系,详细了解患者的临床诊断、治疗经过、检查结果以及医嘱,并于患者病后第一天或出院后第一天进行探视患者,询问疾病改善、康复情况。

对于出院后需长期调理的患者,应监督其遵医嘱执行,并定期监测相关指标。

(三)常用药物

根据具体情况选择合理的药物治疗方案,常用的药物有:

1. 非甾体抗炎药(NSAID)

(1)吲哚美辛:口服。①抗风湿,初始剂量每次 25~50mg,每日 2~3 次,每日最大量不应超过 150mg;②镇痛,首剂每次 25~50mg,继之 25mg,每日 3 次,直到疼痛缓解,可停药。直肠给药:每次 50~100mg,每日 1 次。

(2)美洛昔康:口服。类风湿性关节炎:每次 7.5~15mg,每日 1 次。每日总剂量不得超过 15mg。

2. 改变病情抗风湿药

(1)柳氮磺吡啶:口服。类风湿性关节炎:一次从 250~500mg 开始,每日 3 次,之后渐增至 750mg,每日 3 次,如疗效不明显可增至每日 3g。

(2)甲氨蝶呤:口服。一次 7.5~20mg,每周 1 次,服用时注意补充叶酸。需向患者着重强调每周一次的给药频率,注意检测不良反应。

(3)来氟米特:口服。类风湿性关节炎:每日 1 次。口服每日 10mg 或 20mg。在使用本药治疗期间可继续使用非甾体抗炎药或低剂量类固醇皮质激素。注意药物不良反应,孕妇禁用,备孕需停用 1 年。

3. 激素

（1）复方倍他米松：用于骨关节炎局部用药。关节内注射：大关节 1ml，中关节 0.5~1ml，小关节 0.25~0.5ml，可在 2~4h 内解除骨关节炎伴发的疼痛、困扰及僵硬症状。

（2）醋酸泼尼松片：口服。用于类风湿性关节炎活动期治疗，原则为小剂量、短疗程，每日 10~20mg（2~4 片）。必须同时应用抗风湿药物（disease-modifying anti-rheumatic drugs，DMARDs），仅作为 DMARDs 的"桥梁治疗"。有关节外表现，如伴有心、肺、眼、神经等系统受累，特别是继发血管炎的 RA 患者，需应用中到大量激素治疗，每日 40~60mg（8~12 片），病情稳定后逐渐减量。

糖皮质激素的应用，需在临床医生指导下服用并监测血压、血糖、电解质等相关指标变化，酌情调整药量。

（四）转诊时机

全科医生遇到以下情况时，应转诊至上级医院就诊。

1. 明确诊断的重症炎症性疾病，并需要立即手术治疗者。

2. 骨性关节炎合并软骨、软组织损伤者。

3. 类风湿性关节炎合并系统损害或全身症状较重者。

4. 脊柱疾病合并椎管狭窄、椎体滑脱、结核、肿瘤、骨折者。

5. 存在相关炎症但不能除外其他疾病者。

6. 怀疑存在化脓性或严重感染者。

7. 幼年性关节炎者。

（冯　玫）

第五章

妇科相关性未分化疾病

第一节 月经不规则

病例

患者,女性,28岁,已婚,大学学历,高中老师。

【S:Subjective】主观资料

停经47d。

患者末次月经 XX 月 XX 日,停经47d,无恶心呕吐,无头晕乏力,无腰酸腹痛,无乳房胀痛,无颜面部痤疮,自测尿妊娠试验(−)。近期未服用激素类药物和避孕药。患者进食可,二便如常,体重无明显变化。

既往体健,否认高血压、冠心病和糖尿病等病史。否认手术、外伤史。否认食物药物过敏史。饮食规律,无不良嗜好。

月经初潮13岁,平素月经周期规律,30d左右,一年中偶尔出现1~2次月经周期延长至40d左右,经期5d,经量中等,无痛经。

2年前结婚,夫妻关系和睦,婚后使用工具避孕,目前暂无生育要求,孕0产0。

【O:Objective】客观资料

1. 体格检查 T 36.5 ℃,P 75 次 /min,R 16 次 /min,BP 137/80mmHg,身高 160cm,体重 50kg,BMI 19.5kg/m^2。发育正常,营养中等,体格检查合作。双肺呼吸音清,未闻及干湿啰音。心率 75 次 /min,律齐,心音有力,未闻及杂音。腹部平软,无压痛,肝脾未触及,双下肢不肿。双侧乳房无溢乳。

2. 专科检查　外阴已婚未产式,外阴发育正常,阴毛分布呈倒三角形,阴道畅,阴道壁黏膜色泽正常,未见赘生物,阴道内见少量白色稀薄分泌物,宫颈光滑,大小正常,未见赘生物,子宫前位,正常大小,质地中等,活动度可,无压痛,双侧附件未触及包块,无明显增厚,无明显压痛。

3. 辅助检查　①尿妊娠试验(阴性);②子宫附件 B 超检查提示:子宫前位,大小为 6.5cm × 5.2cm × 4.0cm,宫区回声均匀,双层内膜厚约 8mm,双侧卵巢大小正常,未见发育卵泡,彩色多普勒血流检查未见明显异常。盆腔未见明显液性暗区。

【A:Assessment】问题评估

根据患者症状和体征及辅助检查,排除妊娠可能,结合患者既往偶有月经稀发、未服用激素类药物和避孕药等,初步诊断:月经不规则。

【P:Plan】问题处理计划

1. 诊断计划　查生殖激素、甲状腺功能及抗体。

2. 治疗计划　予以地屈孕酮片 10mg 口服,2 次 /d × 10d。

3. 健康教育计划

(1) 精神放松,保持愉快心情。

(2) 规律饮食,充足睡眠。

(3) 合理运动,保持相对稳定体重。

(4) 尽量减少咖啡、浓茶的摄入。

(5) 服药期间,定时服药,饭前空腹或饭后 1h 服药。

(6) 服药 5d 停药,停药 3~5d,月经来潮,如果停药 7d 月经仍未转,及时复诊。

转归

1. 患者遵医嘱服用地屈孕酮片 10d,停药 3d 后月经来潮,量及形状均同既往月经,无腰酸腹痛等不适。

2. 一个月后电话随访,患者月经已经再次来潮,周期 30d,量及形状均同既往月经。

一、病情判断

月经不规则是妇科常见疾病,是月经出现异常的总称,指的是正常月经的周期频率、规律、经期长度、经期出血量中的任何 1 项出现异常,通常由下丘脑 - 垂体 - 卵巢轴功能异常或靶器官效应异常所致。具体包含了月经稀发、月经频发、月经过多、月经过少、月经淋漓不尽、闭经等。部分患者在进行一系列检查后,并没有严重的器质性病变和生殖内分泌疾病,而是由于服用减肥药、避孕药、精神类药物导致月经异常,也有部分患者由于工作压力大、精神紧张、失眠等日常生活不规律导致月经一过性异常,这些患者往往在停止服药或解除诱发因素之后,或者经过基础治疗后短时间内月经就能恢复正常。本章节就这些一过性月经不规则的临床诊疗进行具体阐述,而明确有器质性病变或生殖内分泌疾病则建议转妇产科专科进行进一步诊疗,不在本章节中讨论具体诊疗方案。

二、详细问诊

细致的病史采集是评估月经不规则患者最重要的环节。所有出现月经异常症状的患者如果是处于育龄期,首先应先排除妊娠相关疾病。然后根据患者不同的具体症状,评估患者为哪一种类型的月经异常:月经稀发、月经频发、月经过多、月经过少、月经淋漓不尽、闭经。再进一步明确每种类型的具体原因。

(一)问诊特点

1. 起病情况　出现异常的时间、具体性质、有无规律、有无先兆、有无诱因、病情演变和进展情况等。

2. 伴随症状　有无恶心呕吐、有无腰酸腹痛、有无体重变化、有无失眠、有无头晕乏力等。

3. 既往病史　有无高血压、糖尿病、肝炎、结核史,有无血液系统、风湿免疫系统疾病史,有无手术外伤史,近期有无特殊服药史(减肥药、避孕药、精神类)。

4. 个人史　工作性质、有无吸烟酗酒史。

5. 月经史　初潮年龄、既往月经周期、既往经期时间、月经量(以卫生巾数量估算)、末次月经时间、前次月经时间。

6. 婚育史　婚姻状况、性生活状况、避孕方式、孕产流产情况、目前有无生育要求。

（二）采用全科 RICE 问诊方式

以患者为中心，从生物 - 心理 - 社会等层面，深入了解疾病对患者生活的影响，以及患者的想法和期望，更好地了解患者就诊的需求。

R（reason）:您今天为什么来？

I（idea）:您认为自己出了什么问题？

C（concerns）:您的担忧是什么？

E（expectations）:我能帮您做些什么？

三、鉴别诊断及处理

（一）我们应详细询问患者病史特点并进行分类，见表 5-1-1。

表 5-1-1　月经不规则的分类

类型	症状	问诊重点
月经稀发	月经周期较既往月经延长一周以上	排除妊娠、服药史、减肥史
月经频发	月经周期较既往月经缩短一周以上	月经性状、服药史
月经过多	月经量较既往月经明显增加	量的估算、排除妊娠、既往疾病
月经过少	月经量较既往月经明显减少	量的估算、排除妊娠、体重变化
月经淋漓不尽	月经期延长至 7d 以上	月经性状及量、服药史、伴随症状
闭经	月经 3 个月及以上未来潮	排除妊娠、情绪及体重变化、服药史

（二）针对不同类型的月经不规则，进行相关的鉴别诊断及基本处理，见图 5-1-1。

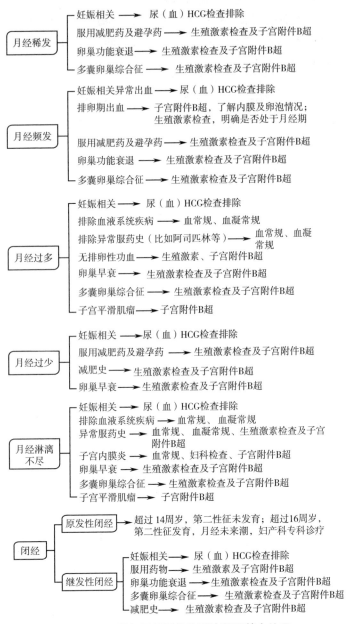

图 5-1-1　月经不规则的鉴别诊断及基本处理

HCG. 人绒毛膜促性腺激素。

四、处理

（一）月经稀发

1. **首诊处理**　详细询问并记录病史,特别是月经婚育史和异常服药史,进行妊娠试验、生殖激素、子宫附件 B 超检查。

2. **后续处理**　无诱因或者有异常服药史,检查未见明显异常者。予以黄体酮针 20mg,肌内注射,1 次 /d×5d,或者地屈孕酮片 10mg,口服,2 次 /d×10d,治疗调整月经周期。

3. **健康宣教**

（1）精神放松,保持愉快心情。

（2）规律饮食,充足睡眠。

（3）合理运动,保持相对稳定体重。

（4）医生指导下服用避孕药。

（5）如果反复多次出现月经稀发,及时到妇产科专科进一步诊疗。

4. **常用药物**　黄体酮胶囊、地屈孕酮片、黄体酮针。

5. **转诊**　以下情况转上级医院处理:①卵巢功能衰退者、多囊卵巢综合征患者;②初步治疗后月经未来潮,未恢复正常月经周期者;③有减肥药以及避孕药服用史,且检查异常者。

（二）月经频发

1. **首诊处理**　详细询问并记录病史,特别是月经婚育史和异常服药史,进行妊娠试验、生殖激素、子宫附件 B 超检查。

2. **后续处理**　①考虑为排卵期出血者,排卵后 1d 或下次月经前 10~14d 开始,予以黄体酮针 20mg,肌内注射,1 次 /d,用 5d;或者地屈孕酮片 10mg,口服,2 次 /d,用 10d,调整月经周期。②有减肥药以及避孕药服用史,检查无异常者,停药,予以雌孕激素序贯治疗。月经第 5 天开始戊酸雌二醇 1mg,口服,1 次 /d,用 21d,月经第 16 天开始地屈孕酮片 10mg,口服,2 次 /d,用 10d。

3. **健康宣教**

（1）精神放松,保持愉快心情。

（2）规律饮食,充足睡眠。

（3）合理运动,保持相对稳定体重。

（4）医生指导下服用药物。

4. 药物常用 黄体酮胶囊、地屈孕酮片、黄体酮针、戊酸雌二醇片。

5. 转诊 以下情况需要转上级专科处理:①卵巢功能衰退者、多囊卵巢综合征患者;②初步治疗后月经未恢复正常月经周期者;③有减肥药以及避孕药服用史,且检查异常者。

（三）月经过多

1. 首诊处理 详细询问并记录病史,特别是月经婚育史和异常服药史,进行血常规、血凝常规、妊娠试验、生殖激素、子宫附件 B 超检查。

2. 后续处理 无排卵性功血者,根据患者体内有无一定水平雌激素及血红蛋白情况选择药物。

（1）孕激素:地屈孕酮片 10mg,口服,2 次 /d,用 10d。适合有一定雌激素水平,血红蛋白 >80g/L,生命体征平稳者。

（2）雌激素:戊酸雌二醇 2mg,口服,每 6~8h 一次,止血后,每 3 天递减 1/3 量,直至维持量。后续加用孕激素促使子宫内膜转化。

3. 健康宣教

（1）精神放松,保持愉快心情。

（2）规律饮食,充足睡眠。

（3）注意经期卫生,经期避免剧烈运动。

（4）月经量明显增多,及时就诊。

4. 药物常用 地屈孕酮片、戊酸雌二醇片。

5. 转诊 以下情况转上级医院处理:①药物治疗后出血量无明显减少者;② B 超检查提示子宫内膜明显增厚者;③卵巢功能衰退者、多囊卵巢综合征、子宫平滑肌瘤患者;④异常服药史者或者血常规、血凝超过异常者。

（四）月经过少

1. 首诊处理 详细询问并记录病史,特别是月经婚育史和异常服药史,进行妊娠试验、生殖激素、子宫附件 B 超检查。

2. 后续处理 检查结果正常,建议停药、恢复正常饮食,观察月经变化,随访。也可在月经第 16 天开始地屈孕酮片

10mg,口服,2 次/d,用 10d 促进子宫内膜转化脱落。

3. 健康宣教

（1）精神放松,保持愉快心情。

（2）规律饮食,充足睡眠。

（3）注意经期卫生,经期避免剧烈运动,避免饮用冰冷食物。

（4）在医生指导下服用避孕药、减肥药等。

4. 药物常用 地屈孕酮片。

5. 转诊 有以下情况转上级医院:①有服药史或减肥史者,检查结果异常;②卵巢功能衰退者。

（五）月经淋漓不尽

1. 首诊处理 详细询问并记录病史,特别是月经婚育史、异常服药史、有无宫内节育器,并且注意询问有无腹痛等伴随症状,进行血常规、血凝常规、妊娠试验、生殖激素、子宫附件 B 超检查。

2. 后续处理 明确为月经期且检查无异常者,无基础疾病史。予以止血药口服治疗,如氨甲苯酸片 1 片,口服,3 次/d,服用 3d。

3. 健康宣教

（1）精神放松,保持愉快心情。

（2）规律饮食,充足睡眠。

（3）注意经期卫生,经期避免剧烈运动。

（4）经期避免过度食用活血药物及食物。

（5）经期避免性生活。

（6）积极治疗生殖系统炎症。

4. 药物常用 氨甲苯酸片 1 片,口服,3 次/d,服用 3d。

5. 转诊 有以下情况转上级医院:①子宫内膜炎患者,主诉有下腹隐痛者;②卵巢功能衰退者、多囊卵巢综合征、子宫平滑肌瘤患者;③放置宫内节育器者,如反复多次出现月经淋漓不尽;④异常服药史者或者血常规、凝血功能异常者;⑤口服止血药 3d 后症状仍无改善者。

（六）闭经

1. 首诊处理 详细询问并记录病史,特别是月经婚育史、异常服药史,初步判断闭经类型,进行妊娠试验、生殖激素、子宫附件 B 超检查。

2. 后续处理

（1）偶尔出现闭经,无明显诱因,检查无明显异常者。予以黄体酮针 20mg,肌内注射,1 次 /d×5d;或者地屈孕酮片 10mg,口服,2 次 /d×10d 治疗。

（2）有服药史或减肥史者。检查结果无明显异常,停药、恢复正常饮食,予以黄体酮针 20mg,肌内注射,1 次 /d×5d;或者地屈孕酮片 10mg,口服,2 次 /d×10d 治疗。

3. 健康宣教

（1）精神放松,保持愉快心情。

（2）规律饮食,充足睡眠。

（3）科学减重,在医生指导下服用避孕药等药物。

（4）多次出现闭经,妇产科专科进一步诊疗。

4. 药物常用　黄体酮针、地屈孕酮片。

5. 转诊指征　遇到以下 3 种情况,转妇产科专科进一步治疗。

（1）药物治疗停药后 3~7d,月经未来潮。

（2）服药史或减肥史者,检查结果异常。

（3）卵巢功能衰退者、多囊卵巢综合征者。

（王　静　郑若姮）

第二节　阴道异常出血

病例

患者,女性,53 岁,退休工人。

【S:Subjective】主观资料

主诉:停经 3 年,阴道出血一周。

现病史:3 年前,由于其父亲发生脑出血,又遇工作紧张压力大,患者月经突然停止,之后经常出现面部阵发性潮红、上半身及头部阵发性潮热、出汗,无头晕、头痛、心慌、胸闷;无情绪沮丧、体重下降,无腹痛、腹泻、腹胀;未经过雌激素治疗。每年单位进行体检,B超提示:子宫有 1.2cm×1.3cm 肌瘤,因已经停经,未做任何处理。一周前,无明显诱因发现阴道有少量出血,色暗红,轻微下腹痛,自觉疲乏,没有明显的消瘦,否认近一周有性生活,无外阴钝挫伤,未进行任何妇科检查。一周来精神紧张,食欲尚可,饮食结构合理,口味偏咸,好运动,快走或者游泳,每周 3 次,家庭和睦,二便正常。

既往史:无高血压病、糖尿病病史,否认肿瘤病史,否认肝炎、结核病史,否认手术外伤史,否认过敏史。

个人史:月经初潮 13 岁,孕 2 产 1,50 岁绝经。

家族史:父亲有高血压病、脑出血病、血脂异常病史,无肿瘤家族史。

【O:Objective】客观资料

1. 体格检查 T 36.3℃,P 74 次/min,BP 130/80mmHg,R 18 次/min。神清,精神可,双侧锁骨上淋巴结、双侧腋下淋巴结无肿大,双肺呼吸音清,未闻及干湿啰音,心率 74 次/min,律齐,各瓣膜听诊区未闻及病理性杂音,腹软无包块,无压痛、反跳痛、肌紧张,肝脾肋下未触及。双侧腹股沟淋巴无肿大,双下肢无水肿,双足背动脉搏动良好,四肢活动度好,肌力及肌张力正常,神经系统病理反射未引出。

2. 辅助检查 血糖、血脂、血尿常规、心电图、肝肾功能正常。

【A:Assessment】问题评估

1. 阴道异常出血原因待查 子宫颈癌? 子宫内膜癌?

2. 患者目前存在的问题

患者一般情况尚可,绝经 3 年,口味偏咸,一周来因阴道异常出血而精神紧张。

【P:Plan】问题处理计划

1. 立即转诊三甲医院妇科,做妇科相关检查以确诊宫颈或子宫内膜癌。

2. 非药物干预,放松心情,嘱咐马上去三甲医院妇科就诊,检查结果一定及时与家庭医生反馈。平时减少盐的摄入。

一、病情判断

阴道异常出血是女性健康中最常见的临床问题之一,目前还没有关于引起阴道异常出血各种原因频率的统计数据。可能与独立因素或者与激素周期相关,正常的月经周期出血持续时间平均为 4d(2~7d),月经量为 30~60ml 的血液。如果与正常的月经出血相比,在月经量、频率或者时间方面出现变化,则认为是不正常的。异常阴道出血常见妇女生殖道任何部位,包括宫体、宫颈、阴道、处女膜、阴道前庭和外阴均可发生出血,虽然绝大多数出血来自宫体,但不论其来自何处,除正常月经外均笼统地称为"阴道异常出血"。

1. 判断是否有妊娠 / 异位妊娠?

2. 判断患者是处于初潮期? 生育年龄期? 围绝经期? 绝经后期?

3. 判断是属于排卵性出血还是无排卵性出血。证实是排卵周期:月经规律,经前不适,痛经,周期中期基础体温升高,黄体中期血清孕酮 >5ng/ml(1ng/ml=3.18nmol/L),排卵试剂盒测试显示出现黄体生成素波峰。

4. 判断是月经过多、子宫不规则出血还是性交后出血?

(1) 月经过多(经期大量出血)通常由子宫肌瘤、子宫腺病、出血体质、甲状腺疾病、慢性肝病或肾脏疾病引起。

(2) 子宫不规则出血是不规则、非经期的子宫出血,通常由宫颈 / 子宫内膜息肉或癌症、宫颈炎或无排卵引起。

(3) 性交后出血常见于宫颈炎、宫颈息肉、脱垂性肌瘤或癌症。

5. 绝经后出血是子宫内膜癌或宫颈癌引起,除非可以证明不是。此外,它也可以发生在激素替代治疗的前 6~12 月。

二、详细问诊

1. 起病情况 发作起始时间及诱因。

2. 病情特点 确定患者的年龄,针对该年龄段常见的出血病因进行针对性问诊出血的性质(阴道出血的时间间隔模式、持续时间、是否性交后、出血量),如果患者处于绝经期前,需要获取患者正常的月经模式。如果处于绝经期,获得简要的月经史即可,包括绝经的时间以及此前的月经时间间隔。确定患者出血是来源于阴道,而不是从胃肠道或泌尿道出血。

3. 伴随症状 记录伴随症状,描述伴随症状与主要症状之间的相互关系,如失血造成心动过速、低血压、头部飘忽感、头晕或者晕厥而虚弱。异位妊娠患者可能有剧烈的腹痛以及妊娠部位出血等典型表现或者更微妙的临床表现,如轻度腹部不适以及轻微出血等症状。发病以来一般情况,如精神状态、睡眠、食欲、大小便、体重变化等。

4. 治疗经过 发病以来诊治经过及结果,记录患者发病后接受的检查与治疗的详细经过及效果。

5. 既往病史 既往是否有过出血性疾病的个人史或者家族病史,有无高血压、冠心病、糖尿病、肾病、肝病、甲状腺疾病、血液系统疾病、凝血异常疾病等。女性患者要详细记录月经情况,如月经量、月经时间及月经期持续时间,判断有无月经紊乱,已闭经者详细记录停经时间及有无特殊停经原因。用药史,比如可以引起出血的药物,阿司匹林、氯吡格雷等。

6. 问诊 RICE 见表 5-2-1。

表 5-2-1 问诊与沟通技巧(RICE)

问题	实施
今天因为什么来就诊?(R)	倾听患者对症状的描述
你对这个出血是怎么看的?(I)	探寻患者对本病看法
你最担心什么呢?(C)	在适当的时候,安抚患者的情绪
你希望得到什么样的帮助?(E)	探寻患者的期待

三、鉴别诊断

(一)阴道异常出血鉴别诊断要点

异常阴道出血的病因取决于患者的年龄以及生育状况。虽然绝大部分异常出血是功能失调性子宫出血(dysfunctional uterine bleeding,DUB),但是这是一种排除性诊断。妊娠、畸形生殖道、全身性疾病以及药物（如口服避孕药）都可能引起异常阴道出血。

1. 初潮前期　异物、外伤、性早熟、性虐待、尿道脱垂、阴道或外阴肿瘤（21% 为恶性），在初潮后青少年中，最常见的异常出血原因是妊娠、无排卵和出血体质。

2. 生育年龄期　无排卵、妊娠、宫颈/子宫内膜息肉、宫颈癌、子宫肌腺病、出血体质、子宫肌瘤、含铜宫内节育器（IUD）或孕激素突破性出血。无排卵的原因：下丘脑垂体轴不成熟、多囊卵巢综合征、先天性肾上腺增生、神经性厌食症/贪食症、高泌乳素血症、未控制好的糖尿病、垂体腺瘤、甲状腺疾病、肝硬化、药物（甲氧氯普胺、吩噻嗪类、抗癫痫药、抗精神病药、三环类抗抑郁药）或特发性无排卵。

3. 围绝经期　无排卵、子宫内膜癌、宫颈癌/息肉、子宫内膜息肉、子宫肌腺病、宫颈炎、子宫肌瘤。

4. 绝经后期　子宫内膜癌、宫颈癌、激素替代治疗的前6~12 个月。

5. 全身性疾病

（1）内分泌疾病（甲状腺功能减退症、高泌乳素血症、库欣综合征 19% 的青少年患者；多囊卵巢综合征、肾上腺皮质功能减退）。

（2）凝血功能障碍者。

（3）血小板减少症。

（4）von Willebrand 病。

（5）白血病。

（6）肾病、尿毒症。

（7）重度肝硬化。

6. 医源性因素（药物）　抗凝治疗、宫内节育器、激素治疗（口服、外用或注射避孕药；雌激素替代疗法、选择性雌激素受体调节药）、精神药物。

7. 报警重症　异位妊娠、妇科肿瘤、严重出血体质。

（二）阴道出血鉴别诊断流程

见图 5-2-1。

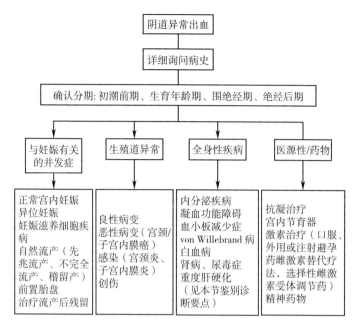

图 5-2-1 阴道出血鉴别诊断流程图

四、初步处理

(一) 首诊处理

1. 详细询问病史、体格检查,发现引起患者阴道异常出血的可能原因,如果是正常月经过多,那么,给予相对应的药物治疗。如果是阴道急性大出血,在对症处理、维持生命体征的同时,马上转至上一级医院妇科进行处理。如果遇到不能马上确定诊断,但具有潜在风险的慢性阴道异常出血,或者需进一步检查治疗者,也应该马上转至上一级医院的妇科处理。

2. 在社区医院,对于长期使用有导致阴道出血副作用药物的患者,充分评估后,换用其他类药物,并积极治疗系统疾病;如病情需要不能换用药物,建议使用最小的有效剂量,并随时观察病情的变化。

3. 多数阴道异常出血患者均有心理恐惧、障碍,应给予足够地重视和积极地心理疏导,解释病情,解除患者的担心,帮助患者建立对疾病和目前治疗的正确认识,避免心身疾病的发生。

4. 如果是已经明确子宫颈或子宫内膜良性病变的咨询者,建议宫腔镜下切除是最好的选择。

5. 如果是已经明确诊断子宫肌瘤的咨询者,建议对无症状且无贫血的患者行期待性治疗,可行子宫全切术、肌瘤切除术、子宫动脉栓塞术,对黏膜下肌瘤采取每月注射亮丙瑞林缩小肌瘤或宫腔镜下切除的方法。

6. 如果是已经明确诊断宫颈或子宫内膜癌的咨询者,建议患者遵从已经就诊做出诊断的医院的治疗方案进行。

(二) 后续处理

1. 药物处理　见常用药物。

2. 非药物处理　有针对性进行情绪、心理、饮食、运动、性生活、女性生殖道保健等生活方式指导。改变食物与行为习惯,根据患者存在的不良生活方式危险因素,调整饮食结构、注意饮食平衡、粗细搭配,多吃富含维生素 C 和粗纤维的新鲜蔬菜和水果,每餐有充足的优质肉类蛋白(不超过生肉 2 两、鱼、虾、鸡肉首选,猪、牛、羊次之),非肉类蛋白可选择鸡蛋和牛奶,少量、多次适当饮水,避免无节制的暴饮,清淡为宜,不宜进食辛辣等刺激性食物。调整环境温湿度,坚持有氧锻炼,每次 30~45min,每周 3~5 次。保持乐观情绪,按时起居,保持正常的生殖道卫生与保健。

3. 随访与管理　根据病情需要(术后或者药物治疗后),制订面对面或者电话随访计划,监测患者用药依从性、药物不良反应和相关生化、辅助检查指标的变化和饮食、运动、心理平衡、健康教育知识知晓和行为改变情况。

(三) 常用药物

1. 治疗月经过多的药物

(1) 非甾体抗炎药(前列腺素抑制剂):甲芬那酸 500mg,每日 3 次(月经前 4d 开始使用直至月经结束)或萘普生 500mg 即服,然后每日 3 次,口服 250mg,或布洛芬 800mg 即服,然后每 6~8h 服用 400mg。

(2) 联合型雌孕激素口服避孕药:这是重要的一线治疗药物,如:5μg 雌激素 +1mg 妇康片。

（3）孕激素：尤其是那些不排卵的患者，连续 14d 使用妇康片，每日 5~15mg（第 15~28 日）或每日 20~30mg 的醋酸甲羟孕酮，从第 5~25 日试着使用孕激素（排卵患者），或无效从第 15~28 日开始治疗。

（4）达那唑：建议用于短期治疗（≤6 个月）严重的月经量过多，剂量为 100~200mg/d，停经。应用达那唑治疗利弊各半，有效证据是子宫内膜活检。

（5）抗纤维溶解药：氨甲环酸每日口服 4 次，每次 1g 从月经后 1~4d 开始服用。

（6）促性腺激素释放激素激动剂：通过注入喷鼻剂（那法瑞林）或每月皮下注射戈舍瑞林 3.6mg（Zoladex）以诱导医疗"更年期"，3~6 个月，或在手术前 1~2 个月应用。

（7）孕激素相关性黄体素：如 20%~50% 服用左炔诺孕酮宫内节育系统的患者 1 年后闭经。

2. 急性月经量过多（急性大出血）

每 2h 口服炔诺酮 5~10mg，直到出血停止，然后连续服药 14d，每日 2 次或 3 次，每次 5mg（或每日 10mg）。或每 8h 口服醋酸甲羟孕酮 20mg，连续 7d，然后连续服药 21d，每日 20mg。或前 7d 每 8h 服用复合口服避孕药（炔雌醇 35μg+ 炔诺酮 1mg），再连续服用 21d，每日 1 次。

（四）转诊时机

1. 急性阴道大出血。

2. 持续的阴道异常出血和性交后出血，而没有任何异常症状的女性。

3. 阴道异常出血和 / 或性交后出血，且子宫颈涂片异常的女性。

4. 子宫颈上皮外翻的女性。

5. 为了排除子宫内的病变。

6. 患者对最初的治疗无反应。

7. 存在潜在疾病的迹象，如子宫内膜异位症、系统性红斑狼疮。

8. 有手术指征（主要的或是次要的）。

9. 初期判断有异位妊娠、妇科肿瘤、严重出血体质的女性。

10. 不能马上确定诊断,但具有潜在风险的慢性阴道异常出血,或者需进一步检查治疗者。

(刘向红)

第三节 白 带 异 常

病例

患者,女性,35 岁,已婚,大专学历,销售公司职员。

【S:Subjective】主观资料

白带增多 3d。

患者 3d 前无明显诱因下出现白带增多,色白偏黄,浓稠,无外阴瘙痒,无外阴红肿,无阴道流液,无白带异味,无腰酸腹痛,无尿频尿急,无月经异常,未自行使用药物。患者进食可,二便如常,体重无明显变化。

既往体健,否认重大疾病史,否认手术外伤史,否认食物药物过敏史,无不良嗜好,否认冶游史。

月经初潮 13 岁,平素月经周期规律,30d 左右,经期 5d,经量中等,无痛经。末次月经:XX 月 XX 日(半月前)。

5 年前结婚,夫妻关系和睦,4 年前足月顺产一健康女婴,目前体健。2 年前停经 2 个月行人流术,术程顺利。目前工具避孕。

【O:Objectinve】客观资料

1. 体格检查 T 36.5℃,P 75 次/min,R 16 次/min,BP 137/80mmHg,身高 162cm,体重 50kg。发育正常,营养中等,体格检查合作。双肺呼吸音清,未闻及干湿啰音。心率 75 次/min,律齐,心音有力,未闻及杂音。腹部平软,无压痛,肝脾未触及,双下肢不肿。

2. 专科检查 外阴已婚已产式,外阴发育正常,阴毛分布呈倒三角形,阴道畅,阴道壁黏膜略充血,阴道内见较多偏黄分泌物,质稠,宫颈光滑,大小正常,未见赘生物,子宫前位,正常大小,质地中等,活动度可,无压痛,双侧附件未触及包块,无明显增厚,无明显压痛。

3. 辅助检查

(1)白带常规检查提示:pH 4.7、阴道清洁度Ⅲ度、霉菌(−)、滴虫(−)、胺试验(−)、线索细胞(−)。

(2)子宫附件 B 超检查提示:子宫前位,大小正常,宫区回声均匀,双层内膜厚约 10mm,双侧卵巢大小正常。盆腔未见明显液性暗区。

【A:Assessment】问题评估

根据患者症状和体征及辅助检查,基本考虑阴道炎,具体病原体不明确。

【P:Plan】问题处理计划

1. 诊断计划　宫颈分泌物支原体、衣原体、淋球菌培养检测。

2. 治疗计划　予以甲硝唑栓 1 片,塞阴道深处,1 次 /d,共 7d。

3. 健康教育计划　①保持外阴清洁,勤换内裤;②避免穿紧身裤;③饮食规律,睡眠充足;④治疗期间禁性生活;⑤用药后来院复诊。

转归

1. 宫颈支原体、衣原体、淋球菌检查阴性。

2. 用药 7d 后,白带量减少,色白,无外阴瘙痒,无白带异味等不适。

3. 复查白带常规提示:pH 4.7,阴道清洁度Ⅰ度,霉菌(−),滴虫(−),胺试验(−),线索细胞(−)。

4. 建议患者如再出现白带异常,可以进一步进行阴道分泌物培养 + 药敏检查。

一、病情判断

白带是从女性阴道里流出来的一种带有黏性的白色液体,它是由子宫颈腺体、子宫内膜腺体分泌物和阴道黏膜的渗出液混合而成,其形成与雌激素作用有关。正常的白带呈白色稀糊状或者蛋清样,高度黏稠,无腥臭味,量少,对妇女健康无不良影响,称之为生理性白带。正常情况下,白带的质与量随月经周期而改变。月经干净后,白带量少、色白,呈糊状。在月经中期卵泡发育成熟即将排卵时,白带增多,透明,蛋清样或者水样,有一定的黏性。排卵1~2d后,白带变黏稠,量少,色白。

生殖道出现炎症,特别是阴道炎和急性宫颈炎或发生癌变时,白带数量显著增多且性状亦有改变,称为病理性白带。白带异常表现在白带量、颜色、气味等的异常,并且往往在出现白带异常的同时,出现外阴瘙痒、腰酸腹痛等伴随症状。

外阴及阴道炎症是妇科最常见疾病,各年龄组均可发病。外阴阴道与尿道、肛门毗邻,局部潮湿,易受污染;生育年龄妇女性生活较频繁,且外阴阴道为分娩、宫腔操作的必经之地,容易受到损伤及外界病原体的感染;绝经后妇女及婴幼儿雌激素水平低,局部抵抗力下降,也易发生感染。正常阴道内有病原体寄居形成阴道正常微生物群,正常阴道内虽然有多种细菌存在,但是由于阴道与这些菌群之间形成生态平衡并不致病,在某种因素的影响下可以导致某些致病菌成为优势菌,引起炎症。

二、详细问诊

(一)采用 RICE 问诊方式

以患者为中心,从生物-心理-社会等层面上,深入了解疾病对患者生活的影响,以及患者对疾病的想法和观念,并了解患者就诊的需求。

R(reason):您今天为什么来?

I(idea):您认为自己出了什么问题?

C(concerns):您的担忧是什么?

E(expectations):我能帮您做些什么?

(二)问诊要点

1. 起病情况 在白带出现异常的情况下,了解诱因很重要,比如白带异常常见的诱因是性生活后出现的。部分患者处于致病菌成为优势菌的过程中,但是在白带的检查中不能查到明确的优势菌,也就是说不能明确诊断疾病的阶段,我们在临床上根据患者的症状和体征及时作出初步诊断以及基础治疗干预,以达到阻止进一步发展为疾病的目的,缓解患者的不适症状。

2. 白带异常的特点　表现为量的改变,量多或量少;颜色的改变,黄色或咖啡色或灰色;气味的改变,腥臭味或酸臭味;性状的改变,水样或者豆腐渣样或者脓性或者泡沫状。

3. 伴随症状　有无外阴瘙痒,有无外阴红肿,有无外阴肿痛,有无腰酸腹痛,有无尿频尿急,有无月经异常等。

4. 治疗经过　详细询问患者发病时间,病情发生、发展的演变过程,诊断治疗经过,包括所用药物、剂量以及疗效。

5. 既往病史　近期有无劳累、情绪波动和压力等;有无高血压、糖尿病等;有无用药史,特别是抗生素、免疫抑制剂等;有无冶游史;有无妇科手术史;有无外出长途旅行史;有无妇科基础疾病史,特别是慢性宫颈炎、盆腔炎、子宫肌瘤等病史;有无放置宫内节育器;性伴侣有无外生殖器不适;性伴侣有无包皮过长。

三、鉴别诊断

白带异常的鉴别诊断见表 5-3-1。

表 5-3-1　白带异常的鉴别诊断

白带异常特点	初步考虑疾病
灰黄色或黄白色泡沫状	滴虫性阴道炎
白色凝乳状或白色豆渣状	外阴阴道假丝酵母菌病
匀质灰白色鱼腥味	细菌性阴道病
脓性、黄色或黄绿色	淋病奈瑟菌感染
血性白带	宫颈癌、子宫内膜癌
水样白带	输卵管癌

(一)白带量异常

1. 白带量增加　颜色、性状、气味无殊,无外阴瘙痒、无外阴红肿、无腰酸腹痛、无畏寒发热等伴随症状,无基础疾病史。

（1）卵巢功能失调　生殖激素检查及子宫附件 B 超检查了解排卵情况。

（2）宫颈病变　行宫颈脱落细胞检查排除肿瘤。

（3）子宫黏膜下肌瘤　子宫附件 B 超检查。

2. 白带量减少　伴或不伴外阴瘙痒,无外阴红肿、无腰酸腹痛、无畏寒发热等伴随症状,无基础疾病史。

（1）卵巢功能失调　生殖激素检查及子宫附件 B 超检查了解卵巢功能情况,是否存在卵巢功能减退情况。

（2）有无存在外阴阴道使用外洗药物进行过度清洁,嘱患者停药随访。

（二）白带颜色、性状、气味异常

1. 细菌性阴道病　为多种致病菌共同作用的结果,厌氧菌感染为主的混合性细菌感染,厌氧菌增殖同时产生胺类物质,阴道分泌物增多并出现臭味。

（1）症状　白带增多,黄色、乳白色、灰色分泌物,或者脓性分泌物,腥臭味。

（2）体征　阴道及宫颈黏膜无充血或红肿,白带增多。

（3）辅助检查　白带常规检查提示 pH>4.5,胺试验（+）,线索细胞（+）。

2. 外阴阴道假丝酵母菌病　是由假丝酵母菌引起的常见外阴阴道炎症。白假丝酵母菌为条件致病菌,10%~20% 非孕妇女及 30% 孕妇阴道中有此菌寄生。但菌量少,呈酵母相,并不引起症状,只有在全身及阴道局部免疫能力下降、假丝酵母菌大量繁殖并转变为菌丝相,才出现症状。

（1）诱因　应用广谱抗生素、妊娠、糖尿病、大量应用免疫抑制剂等。

（2）症状　豆腐渣样或乳酪状白带,伴有外阴瘙痒、外阴红肿痛。

（3）体征　外阴红肿,阴道壁白色片状、块状黏稠凝乳状物覆盖。

（4）辅助检查　白带常规检查提示霉菌（+）。

3. 滴虫性阴道炎　毛滴虫感染导致,25%~50% 患者感染初期没有明显症状。

（1）症状　外灰黄色或黄白色泡沫状白带,部分伴有腥臭味,伴有外阴瘙痒。

（2）体征　阴道及宫颈黏膜红肿,常出现散在的红色斑点或草莓样出血点。

（3）辅助检查　白带常规检查提示滴虫(+),或者进行培养。

4. 萎缩性阴道炎　卵巢功能减退,雌激素水平下降,阴道黏膜变薄,壁萎缩,导致阴道上皮抵御感染能力下降,致病菌入侵引起的阴道炎症。

（1）症状　血性或灰色白带,伴有外阴阴道灼热、干燥、瘙痒及疼痛。

（2）体征　阴道黏膜充血,或有散在出血点。

（3）辅助检查　白带常规检查提示大量白细胞。

（4）鉴别诊断　排除宫颈、子宫、输卵管病变。

四、处理

（一）白带量增加

1. 首诊处理　详细询问病史及外阴瘙痒等伴随症状,进行生殖激素、宫颈脱落细胞、子宫附件 B 超、白带常规检查。

2. 后续处理　检查未发现明显异常,随访,进行宣教。

3. 常用药物　洁尔阴洗液。

4. 转诊时机　首诊予以相关检查,如有异常,转妇产科专科进一步诊疗。

5. 健康宣教

（1）注意个人卫生,勤换内裤。

（2）避免穿紧身裤。

（二）白带量减少

1. 首诊处理　详细询问病史,进行子宫附件 B 超、生殖激素、白带常规检查。

2. 后续处理　检查未发现明显异常,随访,进行宣教。

3. 常用药物　无。

4. 转诊时机　首诊予以相关检查,如有异常,转妇产科专科进一步诊疗。

5. 健康宣教

（1）注意个人卫生，勤换内裤。

（2）避免穿紧身裤。

（3）避免过度清洁。

（三）白带颜色、性状、气味异常

1. 首诊处理　详细询问病史，关注诱因及异常服药史，明确白带异常的特点以及伴随症状，进行白带常规检查。如果出现血性白带，还需进行宫颈脱落细胞检查及子宫附件 B 超检查。

2. 后续处理　症状、体征异常，辅助检查未见明显异常者。

（1）白带增多，颜色异常，或者呈现脓性，腥臭味。阴道及宫颈黏膜无充血或红肿，分泌物增多。处理：甲硝唑片 1 片，口服，2 次/d，服 7d；甲硝唑栓 1 粒，塞阴道，1 次/d，用 7d。

健康宣教：①注意个人卫生，勤换内裤；②避免穿紧身裤；③治疗期间禁性生活；④用药症状如无缓解，建议转妇产科进一步诊疗。

（2）豆腐渣样或乳酪状白带，伴有外阴瘙痒、外阴红肿痛。阴道壁红肿，可见白色片状、块状黏稠凝乳状物覆盖。处理：解除诱因；硝酸咪康唑栓或者克霉唑栓 1 枚，塞阴道，1 次/d，用 7d。

健康宣教：①解除诱因；②注意个人卫生，勤换内裤，尽量晒干衣裤；③避免穿紧身裤；④治疗期间禁性生活；⑤用药后症状无缓解，或反复发作，转妇产科进一步诊疗。

（3）外灰黄色或黄白色泡沫状白带，部分伴有腥臭味，伴有外阴瘙痒。阴道及宫颈黏膜红肿，常出现散在的红色斑点或草莓样出血点。处理：甲硝唑片 1 片，口服，2 次/d，用 7d；甲硝唑栓 1 枚，塞阴道，1 次/d，用 7d；性伴侣治疗，治疗期间禁止性生活。

健康宣教：①注意个人卫生，勤换内裤，尽量晒干衣裤；②性伴侣治疗，治疗期间禁止性生活或戴避孕套；③卫生用具需要消毒，清洗衣裤和家人分开；④用药一周后，妇产科复查，进一步诊疗。

（4）绝经后，血性或灰色白带，伴有外阴阴道灼热、干燥、瘙痒及疼痛。阴道黏膜充血，或有散在出血点。处理：甲硝唑栓 1 颗，塞阴道，1 次 /d，用 7d。雌激素软膏，1~2 次 /d，外用，用 14d。

健康宣教：①勤换内裤；②用药期间，定期到妇产科专科门诊复诊；③饮食合理，睡眠充足。

3. 常用药物　甲硝唑片、甲硝唑栓、克霉唑栓。

4. 转诊时机　白带常规、子宫附件 B 超、宫颈脱落细胞检查等辅助检查异常；经治疗 1 周后，无明显缓解者。转诊妇产科进一步诊疗。

（王　静　郑若姮）

第六章

心理相关性未分化疾病

第一节　焦虑状态

病例

患者,女性,36 岁,已婚,研究生学历,律师。

【S:Subjective】主观资料

肌肉紧张 7 个月。

患者 7 个月前无明显诱因频繁出现全身肌肉紧张,多于孩子哭闹、紧张、劳累等情境容易发作,每次休息后可于十分钟到数小时逐渐好转,睡眠欠佳,经常半夜醒来不能再入睡,未予诊治。

既往体健,否认高血压、甲亢和糖尿病等病史。否认手术、外伤史。除周末偶尔喝一杯酒以外否认使用其他物质。工作压力较大,平常运动少。已婚,育有一子,现 8 个月,哺乳期,自孩子出生后难以集中精力工作,经常担心很多事,如国际关系、孩子成长、丈夫健康、股票市场等。患者及其丈夫均为律师,家庭经济收入稳定,夫妻和睦。

【O:Objective】客观资料

1. **体格检查**　T 36.2 ℃,P 80 次 /min,R 16 次 /min,BP 130/88mmHg,BMI 20.6kg/m²。发育正常,营养中等,体格检查合作,坐立不安。双肺呼吸音清,未闻及干湿啰音。心率 80 次 /min,律齐,心音有力,各瓣膜听诊区未闻及杂音。腹部平软,无压痛,肝脾未触及。双下肢不肿。四肢肌力、肌张力正常,生理反射存在,病理反射未引出,脑膜刺激征阴性。

2. 辅助检查　血常规、甲状腺功能、肝肾功能均在正常范围。90s 4 问题询问法:回答阳性有 3 项。广泛性焦虑筛查量表(GAD-7):12 分。

【A:Assessment】问题评估

1. 目前诊断　焦虑状态

　　　　　　广泛性焦虑障碍待除外

2. 目前存在健康问题及评价

(1)青年女性,哺乳期。

(2)工作压力较大,缺乏运动。

(3)缓慢起病,对生活很多问题有过分且不合理的担心。

(4)睡眠障碍,未治疗。

(5)因疾病严重影响工作及生活质量。

【P:Plan】问题处理计划

1. 诊断计划　转诊上级医院行进一步精神心理测评。

2. 治疗计划

(1)非药物治疗:①注意生活饮食规律。②注意休息,避免熬夜,保持心情愉悦。③健康教育:向患者及家属讲解焦虑相关知识,介绍简单的心理调节和心理疏导方式,避免对疾病的过度担忧。④心理指导:安抚患者情绪,改变患者不合理的认知,减轻心理压力;嘱患者家属陪同就诊,加强家庭支持。

(2)药物治疗:睡眠障碍严重时应用调节睡眠药物,首选苯二氮䓬类,小剂量起始。

(3)转诊:转诊到上级医院精神心理专科,行相应评估、诊断后决定药物治疗方案。

(4)签约与随访:家庭医生签约,转诊后 2 周内主动电话随访,了解患者在上级医院诊治情况。患者诊断为广泛性焦虑障碍,因哺乳期不愿应用药物治疗,定期在心理科门诊接受心理指导。

一、病情判断

焦虑障碍(anxiety disorder),是一组以焦虑综合征为主要临床相的精神障碍,表现为精神症状和躯体症状,包括惊恐障碍、广泛性焦虑障碍、社交焦虑障碍、特定恐怖症、广场恐怖症、分离焦虑障碍、物质/药物导致焦虑障碍、其他躯体疾病导致的焦虑障碍等,符合精神科相关疾病诊断标准。

焦虑状态一般指严重程度度达中等或以上,超出患者承受或调节能力,对生活和社会功能造成影响,需要医学处理的状况,广义上包括已达焦虑障碍诊断标准的患者。

上述青年女性患者,哺乳期,生活压力大,主要表现为对现实生活中的很多问题过分和不合理的担心,伴有肌肉紧张、失眠、坐立不安,严重影响工作及生活质量。否认有躯体疾病及药物滥用史,初步考虑广泛性焦虑障碍诊断。

二、详细问诊和检查

(一)问诊

焦虑患者除情感、认知症状外,经常伴有全身症状或多系统自主神经功能失调症状,可以不同躯体不适主诉出现在不同临床科室的门诊中,可独立出现或与躯体疾病共同出现,需对患者的躯体症状、情感症状和心理行为症状等进行详细问诊,认真鉴别并综合评估。具体要点包括以下几个方面:

1. 起病情况　症状出现的缓急、发病时间的长短,病情如何演变等。此外需注意询问有无诱因,如慢性躯体疾病、慢性疼痛、心理社会事件、围绝经期女性等。

2. 病情特点

(1)自主神经功能失调症状:焦虑患者常以失眠、疼痛、头晕、乏力等全身症状以及心悸、胸闷、呼吸困难、腹痛、腹泻、尿频等自主神经功能失调症状就诊,需围绕症状进行详细问诊,以除外躯体病。

(2)情感症状:多数患者更多关注躯体症状导致的痛苦及其不良后果,一般很少诉及情绪体验。焦虑的情感症状多表现为与处境不符的紧张不安、过分担心、害怕或恐惧、易怒等。

(3)心理行为症状:常见有坐立不安、搓手顿足、颤抖、身体发紧僵硬、深长呼吸、经常叹气、反复询问、言语急促、注意力难集中等。

3. 注意除外躯体疾病伴发焦虑　神经系统疾病、心血管疾病、消化系统疾病、内分泌系统疾病等多种躯体疾病均有可能出现焦虑，女性绝经、妊娠分娩期间和肿瘤患者、耳鼻喉科患者也易出现明显的焦虑、抑郁与躯体化症状，某些抗精神病药物、抗癫痫药物、抗结核药物、降压药、糖皮质激素等在治疗过程中也可引起焦虑抑郁。在问诊中需要进行详细的问诊以明确或除外诊断。

4. 治疗经过　详细询问患者发病时间，病情发生、发展的演变过程，特别是诊断治疗经过，包括所用药物、剂量以及疗效，有助于病情的诊断。

5. 既往史、个人史和家族史　需询问早年心理发育、个性特征、酒精或药物依赖情况等线索，既往是否有类似症状及其发作频率，有无精神障碍家族史等。

（二）体格检查

需对患者进行包括神经系统在内的全面体格检查，以排除躯体疾病引发的症状。

（三）辅助检查

无针对抑郁障碍的特异性检查，需注意除外躯体疾病引发的症状，如甲状腺激素水平、心电图等。

三、诊断与鉴别诊断

（一）诊断

焦虑的诊断首先应明确有无躯体疾病，如患者的症状不能完全由躯体疾病解释，应进一步围绕诱因、既往史、家族史等展开问诊，应用量表等简便、快速的测量工具对可疑症状者进行筛查及严重程度评估，如"90s 4 问题询问法"、广泛性焦虑筛查量表（GAD-7）、焦虑自评量表（SAS）、汉密尔顿焦虑量表（HAMA）等。对患者生活和社会功能造成明显影响的中度以上焦虑可诊断为焦虑状态。

对焦虑障碍的识别和区分有助于患者得到重视和恰当的处理，但一般不主张非精神科医生做出焦虑障碍诊断。全科医生可根据流程对有焦虑主诉的患者进行初始评估（图 6-1-1），以指导转诊和进一步处理。

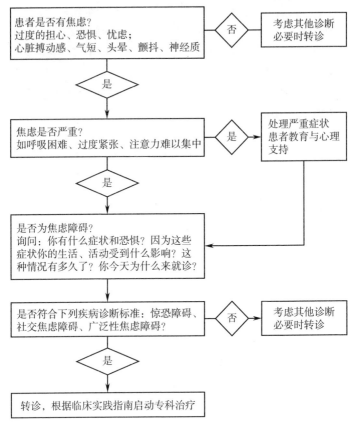

图 6-1-1　有焦虑症状患者初始评估流程图

(二) 鉴别诊断

1. 物质滥用　疑似存在物质滥用障碍的可能,如摄入大量酒精及大麻或其他成瘾物质;有苯二氮䓬类药物滥用史;存在应用酒精缓解焦虑的行为模式;有酒精或药物使用问题的个人史或家族史等。可通过某种物质或药物(如滥用的药物、接触毒素)是否与焦虑在病因学上相关来做出判断。

2. 抑郁症　抑郁和焦虑是不同的临床综合征,经常同时出现,且具有一些共同的症状。有焦虑症状的患者需要进行抑郁症的筛查,如符合抑郁症的标准需优先考虑并治疗抑郁症。

3. 精神分裂症　部分精神分裂症患者早期常见有阶段

性焦虑和神经质性特征，随着病情进展逐渐出现怪异行为、难以理解的想法、异常的感知、行为退缩等。

4. 躯体疾病　某些躯体疾病可被误认为是焦虑障碍的症状。对所有病例都应该注意除外躯体疾病，尤其是没有焦虑的明显心理原因或既往没有焦虑病史时。基于病史、体格检查和实验室检查可判断患者是否为躯体疾病的生理效应。

四、初步处理

（一）首诊处理

1. 除外躯体疾病　根据患者症状进行鉴别诊断，必要时完善相关检查进一步鉴别是躯体疾病引起的症状，还是焦虑所导致的躯体化症状。

2. 确定焦虑状态诊断，恰当转诊　如简便量表评估程度为中度以上，建议转心理或精神专科进行疾病诊断，明确是否符合焦虑状态及判断相应的焦虑障碍类型。

3. 明确病因和诱因　患者的焦虑很多都与患病事件、诊疗经过对患者心理方面的影响有关，需建立良好的医患关系和沟通技巧，积极寻找和治疗病因和诱因。

4. 患者教育与心理支持　向患者解释症状出现的可能原因，加强与患者的沟通，积极寻找问题出现潜在的原因，尽可能解除患者的顾虑，指导患者用恰当的方式缓解压力和放松，告诉患者得到持续的心理支持方式和渠道。

（二）后续处理

1. 治疗原则　焦虑障碍的发生、发展是生物 - 心理 - 社会因素综合的结果，需采取生物、心理、社会的综合治疗原则。在强调规范化治疗的同时，还强调个体化、以人为本的全病程治疗原则。治疗目标包括控制急性症状、防止和减少复发、促进功能恢复。

2. 心理治疗　是焦虑状态的主要治疗方法，支持性心理治疗适用于所有焦虑障碍，可持久改善症状，安全性好，尤其适用于妊娠、哺乳期妇女以及伴有躯体疾病的患者。对于病程短、症状轻的患者，单一支持性或解释性心理治疗即能奏效。

3. 健康教育与社区康复 全科医生应认识到焦虑与躯体化既与躯体疾病有关，又与患者人格特征、认知特点、应对方式、应激事件、社会支持、经济状况等社会心理因素有关，需根据患者具体情况给予相应的患者教育和心理支持，同时寻求必要的家庭和社会支持，充分利用社会机构、社区、义工等力量进行全方位的康复。

4. 随访管理 对诊断焦虑状态的患者，病情稳定者每年至少随访 4 次，病情不稳定者需加强随访次数。每次随访时应对患者进行危险性评估，定期检查患者的精神状况、情绪变化、服药情况、人际交往和生活工作情况等。

（三）常用药物

需由精神专科医生根据患者的具体情况选择合理的药物治疗方案，常用的药物有：

1. 选择性 5- 羟色胺再摄取抑制剂，一线推荐，如艾司西酞普兰、氟伏沙明、西酞普兰、氟西汀、帕罗西汀、舍曲林，通常 2~4 周后才起效。

2. 选择性 5- 羟色胺和去甲肾上腺素再摄取抑制剂，一线推荐，如文拉法辛、度洛西汀。

3. 5- 羟色胺 1A 受体部分激动剂，如丁螺环酮、坦度螺酮，适用于各种焦虑障碍，对惊恐障碍无效，2~4 周起效。

4. 三环类抗抑郁药物，二线推荐，如阿米替林、多塞平、氯米帕明等。

5. 复合制剂氟哌噻吨美利曲辛，不建议长期使用。

6. 苯二氮䓬类药物，二线推荐，不宜单一长期使用。

7. β 受体阻滞剂，如普萘洛尔，辅助用于社交焦虑障碍，宜在亲临恐惧现场前 1h 服药，间断使用。

8. 中草药如缬草属植物具有一定的抗焦虑作用，但其有效性和安全性仍需进一步研究。

（四）转诊时机

全科医生遇到以下情况时应转诊至上级医院就诊：

1. 特殊人群出现的焦虑障碍，如儿童、青少年、老年患者、妊娠期和哺乳期患者，以及合并严重躯体疾病者。

2. 存在共病问题，如酒精依赖、精神分裂症、双相情感障碍等。

3. 病情重,存在消极观念及自杀行为者。

4. 经治疗 4 周以上,病情无好转的患者,或治疗过程中出现严重药物不良反应,或依从性不好的患者。

(马　力)

第二节　抑 郁 状 态

病例

患者,女性,68 岁,已婚,小学学历,退休。

【S:Subjective】主观资料

记忆力下降 6 个月,间断头痛 1 个月。

患者 6 个月前自觉记忆力下降明显,情绪容易激动。一个月前好友脑出血去世后上述症状加重,并开始失眠,不敢独处,担心害怕,坐立不安,自觉头痛,呈持续性,程度不重,不伴恶心、呕吐,伴食欲缺乏。

既往高血压病史 20 年,血压最高达 180/110mmHg,坚持服用降压 0 号治疗,血压控制好。否认手术、外伤史,不吸烟,不饮酒。无精神病家族史。平常运动少,以往性格开朗。患者及其丈夫均已退休,育一子一女,均体健。和爱人同住,有退休工资,夫妻和睦。

【O:Objective】客观资料

1. 体格检查　T 36.5 ℃,P 70 次 /min,R 16 次 /min,BP 140/88mmHg,BMI 27.1kg/m^2。发育正常,体格检查合作。双肺呼吸音清,未闻及干湿啰音。心率 70 次 /min,律齐,心音有力,各瓣膜听诊区未闻及杂音。腹部平软,无压痛,肝脾未触及。双下肢不肿。生理反射存在,病理反射未引出,脑膜刺激征阴性。

2. 辅助检查　血常规、甲状腺功能、肝肾功能均正常范围。90s 4 问题询问法:回答阳性有 4 项。患者健康问卷抑郁量表(PHQ-9):14 分。

【A:Assessment】问题评估

1. 目前诊断　高血压病 3 级　极高危

　　　　　　抑郁状态待除外

2. 目前存在健康问题及评价

(1) 老年女性,缺乏运动。

(2) 高血压病史,坚持用药,血压控制好。

(3) 体形肥胖。

(4) 睡眠障碍。

(5) 经济收入稳定,家庭和睦,依从性良好。

(6) 经历心理事件后出现症状,缓慢起病。

(7) 因疾病严重影响生活质量。

【P:Plan】问题处理计划

1. 诊断计划

(1) 转诊进行全面的神经系统检查除外神经系统疾病。

(2) 多导睡眠监测明确患者睡眠障碍是否与抑郁相关。

(3) 行精神心理测评明确抑郁诊断。

2. 治疗计划

(1) 非药物治疗:①适当运动,生活饮食规律;②加强与子女、朋友等的沟通,增加社会活动;③健康教育,向患者及家属讲解目前疾病及评估情况,改变患者不合理的认知,避免对疾病的过度担忧;④安抚患者情绪,介绍简单的心理调节和心理疏导方式,减轻心理压力。

(2) 药物治疗:停用降压 0 号,改为氯沙坦氢氯噻嗪 1 片,每日一次;适当应用调节睡眠药物。

3. 全科医生建议　转诊上级医院。

转诊后 2 周主动电话随访,了解到患者转诊到上级医院后查颅脑 MRI 提示颅内多发点状缺血灶,心理测评提示汉密尔顿抑郁量表(HAMD-17)20 分,汉密尔顿焦虑量表(HAMA)18 分,简易精神状态检查(MMSE)29 分,诊断为血管性抑郁,经规范抗抑郁药物治疗后症状有明显缓解,目前坚持用药。

一、病情判断

抑郁障碍(depressive disorder),是由于各种原因引起的以显著持久的心境低落为主要表现的一类心境或情感障碍,可伴有不同程度的认知和行为改变,包括破坏性心境失调障碍、抑郁症(depression)、持续性抑郁障碍、经前期心绪不良障碍、物质/药物诱发的抑郁障碍、躯体疾病所致的抑郁障碍等亚型。抑郁症是抑郁障碍的一种典型状况,符合抑郁发作标准至少2周,有显著情感、认知和自主神经功能改变等症状。

抑郁状态指严重程度达中等或以上,超出患者所能承受或自我调整能力,并对其生活和社会功能造成影响,但不一定达到或符合精神病的具体诊断标准。

上述老年女性患者,记忆力下降、情绪容易激动6个月,1个月前经历心理应激事件后症状加重,并出现失眠、不敢独处、担心害怕、头痛、食欲缺乏等症状,既往高血压病史,结合量表评估结果初步考虑抑郁状态诊断。

二、详细问诊与检查

(一)问诊

抑郁状态病因复杂,症状轻重不一,具有明显的异质性和复杂性,且常伴有躯体疾病,两者也可能互为因果,问诊时需围绕症状展开,着重询问患者的睡眠、食欲、体重、心境、快感、乏力、激越、迟滞、注意、自卑和自责、轻生观念等内容,同时关注引起抑郁的心理、家庭和社会因素,以筛查抑郁综合征。

1. 起病情况 症状出现的缓急、发病时间的长短,病情如何演变等。注意询问可能的诱因,包括药物副作用、痛苦的情感事件、躯体疾病、家族遗传史等。

2. 症状特点

(1)核心症状:大部分时间总感到不开心甚至痛苦,兴趣及愉快感减退或丧失,对以往喜好的事物与活动不再感兴趣。对前途丧失信心、悲观失望、自我评价低等,严重者有消极念头或行为。

(2)非核心症状:①生理症状,如体重减轻、睡眠障碍、食欲减退、闭经等;②焦虑症状,如明显的紧张不安、运动性激越等;③其他症状,如犹豫不决,自我贬低等认知异常。

3. 注意除外躯体疾病和共病 多系统慢性躯体疾病、某些药物(包括处方药和非处方药)副作用、物质依赖也可出现，需要进行详细的问诊以助诊断和鉴别诊断。老年抑郁患者还需进行认知功能、躯体疾病和神经系统疾病相关症状等询问。

4. 治疗经过 详细询问患者发病时间，病情发生、发展的演变过程，特别是诊断治疗经过，包括所用药物、剂量以及疗效，有助于病情的综合评估。

5. 既往病史和家族史 需询问患者既往有无类似症状、发作频率、是否有自杀意念、酒精或药物使用等线索。老年患者还需询问营养、日常生活能力和功能状态、家庭状况和社会支持等情况。需询问有无抑郁、自杀或其他精神障碍家族史。

在问诊的过程中，全科医生还需仔细观察患者的言谈举止和面部表情，以觉察患者内心的情感活动。如患者手足无措、言语急促、肢体颤抖、愁眉苦脸、叹息等，这些非语言性的行为活动表现更能真实地反映患者的情感。必要时还可询问患者的家属、朋友、看护者等以便于对患者进行全面评估。

(二)体格检查

需对患者进行包括神经系统在内的全面体格检查，以排除躯体疾病引发的症状。

(三)辅助检查

无针对抑郁障碍的特异性检查，需注意除外躯体疾病引发的症状，如血糖、甲状腺激素水平、心电图、颅脑 CT 等。

三、诊断与鉴别诊断

(一)诊断

抑郁的诊断主要依靠典型的临床表现，但既往的抑郁病史和家族史对确诊也有帮助。情绪低落、兴趣和愉悦感丧失，精力不足或疲劳感以及自伤或自杀观念、行为是识别抑郁的重要线索。

当患者出现用躯体疾病不能完全解释的症状时，推荐采用患者健康问卷抑郁量表(PHQ-9)的前两项，或抑郁的"90s 4 问题询问法"进行快速初步筛查。有测评人员及条件的可选用汉密尔顿抑郁量表(HAMD-17)等他评量表。若 PHQ-9 量表 2 项均为阳性或"90s 4 问题询问法"4 项均为阳性，则需进行进一步抑郁评估与疾病诊断。对患者生活和社会功能造成影响的中度以上抑郁均可诊断为抑郁状态。

（二）鉴别诊断

1. 躯体疾病　很多躯体疾病可伴发或导致抑郁障碍,如果心境低落不是某一特定躯体疾病直接的病理生理结果则应诊断为抑郁。

2. 神经系统疾病　最常导致抑郁的神经系统疾病包括帕金森病、痴呆、癫痫、脑血管病和肿瘤,抑郁障碍也会使神经系统疾病的诊治更加复杂和困难,诱发或加重神经系统疾病。神经系统检查和必要的辅助检查如脑电图、CT 或磁共振检查有利于鉴别。

3. 双相抑郁　指患者同时具有躁狂和抑郁的情况出现,可能的预测指标包括早年(25 岁以前)发病,女性,抑郁频繁发作,双相障碍家族史,情感旺盛气质,不典型发作、伴精神病性症状或季节性发作,物质滥用或边缘性人格。心境障碍问卷(MDQ)、轻躁狂症状清单(HCL-33)有助于识别双相抑郁。

四、初步处理

（一）首诊处理

1. 根据症状除外或诊断可能存在的躯体疾病。

2. 初步确定抑郁状态诊断　依靠典型的临床表现和简便的量表评估初步确定患者抑郁状态诊断是否可以成立。

3. 明确病因和诱因　积极寻找和抑郁相关的病因和诱因,如药物、精神心理事件、慢性躯体疾病等。

4. 判断是否需要转诊到精神、心理专科　如简便量表评估程度为中度以上,建议转诊。

5. 患者教育与心理疏导　加强与患者的沟通,进行心理疏导,鼓励患者规律起居、参加娱乐活动、增加人际交往等,加强体育锻炼,丰富生活内容。

（二）后续处理

1. 治疗目标　缓解症状达到临床治愈,最大限度减少病残率与自杀率,提高生命质量,恢复社会功能,预防复发。

2. 心理治疗　常用的心理治疗包括支持性心理治疗、精神动力学治疗、认知行为治疗等。

3. 健康教育与社区康复　开展针对患者和家属的健康教育,主要内容包括针对患者亲属和照料者,强调抑郁障碍发生的早期表现,如何早发现、早治疗、防范自杀行为和减少复发;在疾病康复期如何关心和护理患者,减少环境中的应激因素,同时又不能使患者困入“患者”角色难以摆脱。联合相关部门对抑郁障碍人群采取有效预防和及时干预,提供更多的科学就医信息,组织以专科医师、护士、心理咨询人员、社会工作者和康复治疗师为基础的服务分队,逐步形成集治疗、预防、干预、康复和宣传于一体的新型社区精神卫生网络。

4. 随访管理　对社区精神患者实行个案管理。对诊断抑郁障碍的患者,病情稳定者每年至少随访 4 次,病情不稳定者需加强随访次数。每次随访时应对患者进行危险性评估和分级管理,定期检查患者的精神状况,包括感觉、知觉、思维、情感和意志行为、自知力等,询问患者的躯体疾病、社会功能、服药情况及各项实验室检查结果等。

(三) 常用药物

需根据患者的具体情况选择合理的药物治疗方案,必要时可联合用药,常用的药物有:

1. 一线药物　①选择性 5-羟色胺再摄取抑制剂(SSRIs),如西酞普兰、氟西汀、帕罗西汀、舍曲林、氟伏沙明、艾司西酞普兰;②选择性 5-羟色胺和去甲肾上腺素再摄取抑制剂(SNRI),如文拉法辛、度洛西汀和地文拉法辛;③去甲肾上腺素能和选择性 5-羟色胺能抗抑郁药,如米氮平。

2. 其他药物　如安非他酮、阿戈美拉汀、氢溴酸伏硫西汀,此外还有三环和四环类抗抑郁药阿米替林、多塞平、氯米帕明、马普替林、曲唑酮、瑞波西汀等。

(四) 转诊时机

全科医生遇到以下情况时应转诊至上级医院就诊:

1. 怀疑有情绪低落、兴趣减退、食欲下降者,或反复出现躯体不适,且多次检查未发现躯体疾病者。

2. 已确诊者出现情绪波动,否认有病,拒绝服药,有悲观绝望、自杀企图或行为者。

3. 抑郁伴有精神病性症状、伴有物质依赖或戒断、严重自我忽视或拒食、对他人造成威胁、难治性抑郁及需要精神科住院的其他情况。

4. 出现药物副作用需要调整药物治疗方案者。

（马 力）

第三节 睡 眠 障 碍

病例

患者,男性,80 岁,退休,中学教师。

【S:Subjective】主观资料

睡眠障碍 1 年半。

患者 1 年半前妻子去世后反复睡眠易醒,每晚 9 点入睡,此后 1~2h 即醒一次,总睡眠时间约 5h。约凌晨 4 点起床。担心睡眠不足。无夜尿增多,无打鼾。日间易犯困,注意力、记忆力稍减退,无紧张、不安、情绪低落。无猝倒发作。未服助眠药。食欲、二便、体重均正常。

既往高血压病 14 年,服地尔硫䓬,90mg,每日一次,血压控制 130~140/70~90mmHg;冠心病 10 年,规律口服阿托伐他汀,20mg,每晚一次,氯吡格雷,50mg,每日一次。患者对疾病无特殊看法,不担心疾病的影响,希望按医生的方案治疗。无外伤、手术史。无药物、食物过敏史。饮食清淡,不嗜烟、酒。生活环境安静。平常运动少。妻子患抑郁症去世。育一子二女,大女儿同住一小区,另外一儿一女定居国外。无高血压、糖尿病家族史。家庭经济好,家庭和睦。独居。

【O:Objective】客观资料

1. 体格检查 T 36.7 ℃,P 62 次 /min,R 19 次 /min,BP 112/62mmHg,BMI 22.6kg/m^2。营养中等,精神好。颜面无畸形,鼻中隔无偏曲。颈围 30cm。咽腔无狭窄、扁桃体无肿大、悬雍垂无粗大。甲状腺无肿大,双肺叩诊清音,未闻及干湿啰音。下肢无水肿。失眠严重指数(ISI):15 分;匹兹堡睡眠质量指数(PSQI):13 分;Hamilton 焦虑评分:7 分(可能有焦虑),Hamilton 抑郁评分:7 分(正常)。

2. 辅助检查　血脂、空腹血糖、餐后 2h 血糖、HbA_1C、肝肾功能、CRP 均正常。心电图:正常。

【A:Assessment】问题评估

1. 目前诊断　失眠症,焦虑状态

　　　　　　　高血压病(1 级,极高危)

　　　　　　　冠状动脉粥样硬化性心脏病

2. 目前存在的健康问题及评价

(1)危险因素:失眠,焦虑,缺乏运动,独居。

(2)患者失眠与焦虑共病,日间犯困,存在跌倒风险。

(3)患者依从性好,血压控制良好,规范服用冠心病药物,发生心脑血管等事件风险较小。

(4)文化高,经济好,家庭和睦。无社会环境影响睡眠。

【P:Plan】问题处理计划

1. 诊断计划

(1)完善甲状腺功能、多导睡眠图,颈部血管超声,动态心电图,心脏彩超检查等。

(2)定期复查血脂(注意是否达标)、肌酸激酶、肝肾功能、血糖。

2. 治疗计划

(1)非药物治疗:①睡眠卫生教育;②认知治疗;③睡眠限制;④心理辅导。

(2)药物治疗:地尔硫䓬,90mg,每日一次;阿托伐他汀,20mg,每日一次;氯吡格雷,50mg,每日一次;艾司西酞普兰,10mg,每日一次。右佐匹克隆 2mg 睡前服。

3. 全科医生建议　保持睡眠卫生习惯,适当有氧运动,建议患者与女儿同住。必要时心理科会诊。

转归:经一周治疗后睡眠效率提升至 86%,ISI 9 分,PSQI 8 分。两周后停右佐匹克隆。

睡眠在维持我们的身心健康中起着关键作用。正常人的睡眠可分为两个时相,即非快速眼动(non rapid eye movement,NREM)和快速眼动(rapid eye movement,REM)。睡眠先从

NREM 开始,经过一段时间后进入 REM,整个睡眠周期中 NREM 和 REM 睡眠交替出现,一个 NREM 和一个 REM 组成一个睡眠周期,每夜 4~6 个周期,其中 NREM 占 75%~80%,REM 占 20%~25%。NREM 的特征是全身代谢减慢、肌张力低和心理活动最少。REM 的特征是自主神经不稳定,多梦,肌张力进一步降低,各种感觉功能明显减退。

睡眠障碍是一组经常影响良好睡眠能力的疾病。如果睡眠障碍不及时控制将导致机体产生一系列的病理生理变化,诱发更严重的躯体和心理疾病,影响认知,降低生活与工作质量。引起睡眠障碍的原因很多,包括生理、心理、环境因素、精神疾病、躯体疾病以及治疗用药等。《国际睡眠障碍分类》(第三版)(ICSD-3)将睡眠障碍分为七个主要类别:失眠症、睡眠相关的呼吸障碍、中枢性嗜睡障碍、昼夜节律睡眠障碍、异睡症、睡眠相关的运动障碍、其他睡眠障碍。

一、病情判断

正常睡眠:一个健康的年轻人,理想时间是 7.5~8h;延迟 <30min;睡眠中的清醒时间通常 <5%。量表评估对睡眠质量与睡眠障碍严重程度有参考价值(见附录 12~14,17~18)。发作性睡病增加跌倒、车祸风险。快速眼动睡眠障碍(RBD)夜间的行为异常(如挥拳、踢脚、跳跃、下床等)可能伤害他人或自身;阻塞性睡眠呼吸暂停低通气综合征病情严重程度(见附录 16)可以使用多导睡眠图(polysomnography,PSG)客观评价,中重度 OSA 增加机动车事故、精神障碍、心脑血管疾病、代谢综合征、2 型糖尿病、非酒精性脂肪性肝病等风险。睡眠障碍存在严重共病:如抑郁、心力衰竭、心肌梗死、脑卒中、严重心律失常等,需尽早转上级医院诊治。

二、详细问诊

1. 起病情况　有无明确诱因[如生活事件、躯体疾病、心理健康状况和兴奋剂(安非他明、伪麻黄碱、可卡因或咖啡因)等]。第一次睡眠障碍发生时的背景、表现、持续时间和演变过程。

2. 睡眠史 从傍晚到卧床入睡前的行为和心理活动；睡眠环境，卧室温度、湿度、光照、寝具等；睡眠 - 唤醒时间；睡眠障碍症状的表现形式（如入睡困难、睡眠维持困难还是清晨易唤醒）、持续时间和频率，发作的时间变化（突然、渐进、间歇性）和夜间变化程度；症状缓解或加重的因素；患者对睡眠障碍的看法？对睡眠有什么期望？睡眠日记、睡眠问卷及使用结构化或半结构化问诊（表 6-3-1）可以帮助医生收集有关睡眠障碍的重要细节。家庭成员或者同睡者补充病史，提供录音 / 录像等睡眠记录。

表 6-3-1　失眠结构化问诊及其临床意义

问题	潜在的临床意义
您是什么时候开始失眠的？	区分慢性失眠（需要使用认知行为疗法和 / 或催眠药进行治疗），短暂性失眠（持续时间少于一周），急性失眠（持续时间少于一个月）
您多久失眠一次？	确定失眠的严重程度和可能的治疗选择；每周一次或更短时间发生的失眠可以根据需要使用催眠药
在平常和周末，您通常几点去睡，几点起床？	区分失眠和睡眠时相延迟综合征；帮助确定是否有合并症或其他压力因素影响睡眠
您的睡眠环境如何（温度、光线、噪音水平）？	帮助确定失眠的诱发因素；帮助解决睡眠卫生和刺激控制措施以治疗失眠
睡觉前您的活动是什么（晚餐、运动、卧室活动）？	
您对睡眠有什么看法（需要怎样做才能一夜安眠）？	有助于认知行为疗法
您对睡眠有什么期望？	
您还有其他疾病或心理健康状况吗？	识别可能引起或加剧失眠的抑郁症或其他医学 / 精神疾病
您服用什么药物，包括非处方睡眠辅助品？	解决药物治疗计划和对治疗的误解

问题	潜在的临床意义
您是否使用兴奋剂,如咖啡因或尼古丁? 你喝多少酒?	解决睡眠卫生和刺激控制措施以治疗失眠
您白天的身体状况如何?	与失眠有关的功能障碍评估
您还有其他睡眠障碍的问题吗?	解决可能加剧失眠的合并症

3. 伴随症状

(1) 与睡眠相关的症状:有无打鼾、呼吸暂停、憋醒、心悸;有无气短、呼吸困难或经常变换体位;有无夜间恐惧、周期性肢体抽动、夜游、谵语;有无鲜活或暴力的梦境,并出现不同程度的行为动作甚至暴力行为;静息或睡觉时,腿上是否有不舒适、不安的感觉,需要通过走动来缓解。有无情绪(如大笑)触发的肌肉无力、猝倒发作。

(2) 睡眠障碍对日间功能的影响:有无疲劳或全身不适;有无注意力、注意维持能力或记忆力减退;有无学习、工作和/或社交能力下降;有无情绪波动或易激惹;是否日间思睡、疲倦;工作或驾驶过程中是否错误倾向增加;是否对睡眠过度关注。

4. 一般情况 对心理、精神的影响、食欲/体重变化、大小便情况。

5. 诊治经过 患病以来的诊疗经过,包括已做的检查、所用药物、剂量、疗效。

6. 既往史、个人史、婚育史、家族史 有无躯体疾病(甲状腺功能亢进症、甲状腺功能减退症、肢端肥大症;缺铁、终末期肾病等)、精神障碍疾患。女性患者还应评估月经周期、妊娠期、更年期。有无药物滥用或酗酒史。一级亲属中睡眠紊乱、精神障碍、严重或慢性躯体疾病史。人格因素、职业特点(高危人群:专业驾驶员;工作时间/昼夜节律因素:轮班和夜间工作)。

三、鉴别诊断

(一)睡眠障碍的诊断流程

见图 6-3-1。

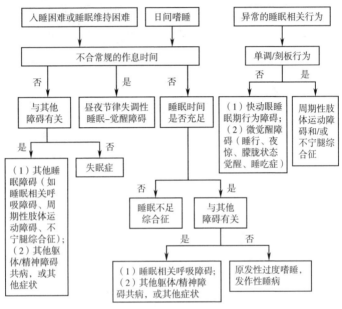

图 6-3-1 睡眠障碍的诊断流程图

(二)常见疾病特点

1. 失眠症 失眠症是以频繁而持续的入睡困难和/或睡眠维持障碍,并导致睡眠感不满意为特征的睡眠障碍。主要表现为入睡时间超过 30min、整夜觉醒次数 >2 次、早醒、睡眠质量下降及总睡眠时间减少(通常少于 6h),同时伴有日间功能障碍,出现日间困倦疲劳、注意力不集中、记忆力减退,伴有紧张、不安、强迫、情绪低落。失眠症可孤立存在或与精神障碍、躯体疾病或物质滥用共病。主要危险因素有:老年、女性、既往失眠史、遗传因素、应激及生活事件、个性特征(如神经质、内化性、焦虑特性及完美主义)、对环境的失眠反应性、精神障碍等。无特殊体征。主要依靠睡眠日志、量表评估诊断。

失眠症诊断流程见图 6-3-2。

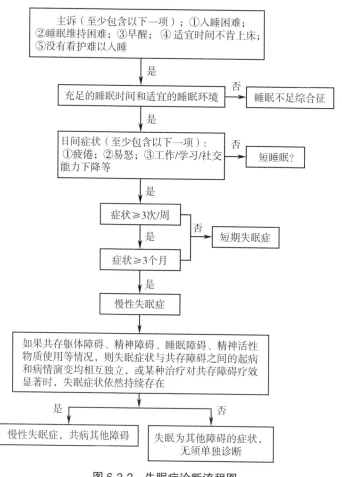

图 6-3-2　失眠症诊断流程图

2. 发作性睡病　发作性睡病是一种相对罕见的自身免疫性疾病。通常于 10~30 岁起病。经典症状为白天难以遏制的困倦和睡眠发作,持续几分钟到数小时不等,不能被充分的睡眠所完全缓解,症状持续至少 3 个月以上。猝倒发作是本病的特征性症状,表现为觉醒时躯体随意肌突然失去张力而摔倒,持续几秒钟,偶可达几分钟,无意识丧失。猝倒发作通常由积极情绪触发,大笑最常见,生气、愤怒、恐惧及体育活动也可诱发。60% 的发作性睡病患者中,嗜睡开始后三到五年内会出现猝倒发作。出现夜间睡眠障碍者,最具特征性的是与梦境相关的入睡前幻觉和睡眠瘫痪。儿童会表现不典型症状,持续的全身乏力、做鬼脸、震颤或吐舌头。多次小睡睡眠潜伏期试验(MSLT)、PSG有助诊断。

3. 阻塞性睡眠呼吸暂停低通气综合征　阻塞性睡眠呼吸暂停低通气综合征是由于反复发生上呼吸道狭窄或阻塞,出现睡眠打鼾、呼吸暂停及日间嗜睡等症状,常伴夜尿增多,醒来时口干,咽干。还可出现睡眠行为异常,如夜间恐惧、周期性肢体抽动、夜游、谵语等。体格检查可能发现咽腔狭窄、扁桃体肿大、悬雍垂粗大、腺样体增生。

主要危险因素有:①年龄,在老年人中更普遍;②男性;③肥胖及颈围增粗;④扁桃体和腺样体肿大,尤其是在儿童中;⑤颅颌面畸形影响颌骨大小;⑥长期大量饮酒及服用镇静药物。

可应用Epworth嗜睡量表(见附录13)或者Stop-BANG中文问卷(见附录18)识别OSA高危患者。整夜PSG监测是诊断OSA的标准手段。

4. 不安腿综合征　不安腿综合征(restless legs syndrome, RLS)发病机制还不清楚。目前发现与RLS相关的最常见疾病包括全身铁缺乏、肾衰竭、神经系统疾病(多发性硬化症、帕金森病)、妊娠。小部分有RLS家族史。男:女=1:2。其特征是在不活动期间,特别是晚上,出现强烈活动双腿的愿望,伴肢体远端不适感(如麻木、蚁走、蠕动、烧灼、疼痛、酸痛、痉挛等),活动、捶打后可部分或全部缓解,严重程度可通过量表评估(见附录15)。在睡眠期间,大多数患有RLS的患者具有特征性的肢体运动,称为周期性肢体运动(PLMS),表现为睡眠时重复出现刻板的髋、膝、踝关节的三联屈曲致使趾背伸。体格检查和辅助检查通常无异常。用PSG检测入睡期的肢体运动、夜间PLMS是目前唯一有效的客观指标。多巴胺受体激动剂治疗有效。

四、初步处理

(一)首诊处理

1. 详细询问病史、体格检查,筛查量表评估,发现引起睡眠障碍的可能诱因与原因。

2. 条件许可,完善相关检查 心电图、脑电图、多导睡眠图、可视多导睡眠图、多次睡眠潜伏期测试。血常规、C反应蛋白、甲状腺功能、肝肾功能、铁蛋白和维生素 B_{12},必要时颅脑 CT/MRI 检查。

（二）后续处理

1. 睡眠卫生教育和心理行为治疗 ①睡眠卫生:首先让患者及其家属(尤其同床伴侣)了解睡眠卫生知识,消除失眠带来的恐惧,养成良好的睡眠习惯,保持生活规律。避免咖啡因饮料,吸烟和酒精。②认知治疗:帮助患者认识到自己对于睡眠的错误认知,以及对失眠问题的非理性信念与态度。

2. 慢性失眠患者的其他非药物治疗 还包括:①睡眠限制。以平均睡眠时间为基础,每周调整在床上的时间。上一周的平均睡眠效率 >90% 的情况下,下一周的就寝时间延长 30min,<80%,下周的就寝时间则缩短 30min。②刺激控制疗法。要求患者不要从事除床上睡眠以外的任何活动,并在 15~30min 内无法入睡的情况下起床。③松弛疗法、音乐疗法、催眠疗法等。

3. 对未干预的中重度 OSA、发作性睡病患者应尽量避免较危险的体育活动,如登山、游泳、驾车及操作机械等。

4. OSA 患者有效控制体重、戒烟、戒酒,睡前勿饱食,慎用镇静、催眠等药物、适当运动、尽可能侧卧睡眠等。针对病因治疗。无创持续气道正压(CPAP)是成人 OSA 的首选治疗手段。中重度 OSA 同时有症状、合并症、共病(心力衰竭、COPD 恶化或脑卒中)患者应积极启动 CPAP 治疗。其他治疗包括口腔矫正器、手术治疗等。

（三）常用药物

主要介绍失眠症用药,其他睡眠障碍疾患建议转专科诊疗。

1. 药物选择流程 见图 6-3-3。

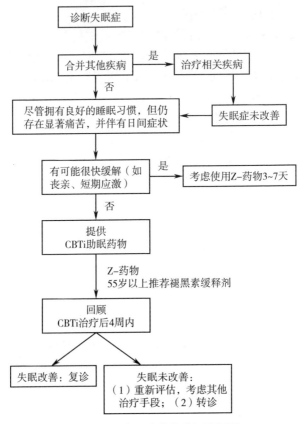

图 6-3-3 失眠症药物选择流程图

CBTi. 失眠认知行为治疗；Z- 药物. 通常以 Z 字母开头的非苯二氮䓬类药物。

2. **药物使用原则** 由于多数睡眠药物长期服用会有药物依赖及停药反弹，原则上按需、间断、足量给药，每周服药3~5d，而不是连续每晚用药。需长期药物治疗的患者宜"按需服药"，即预期入睡困难时，在上床前 5~10min 服用；上床30min 后仍不能入睡时服用；比通常起床时间提前≥5h 醒来，且无法再次入睡时服用（仅适合使用短半衰期的药物）。抗抑郁药不能采用间歇疗程的方法。短于 4 周的药物干预可选择连续治疗；超过 4 周的药物干预需要每个月评估。常用睡眠药物有苯二氮䓬类、Z- 药物（通常以 Z 字母开头的非苯二氮䓬类药物）、褪黑素受体激动剂。控释褪黑激素和多塞平是老年人的一线药物。如果一线药物无效,则应保留 Z- 药物。

3. 常用处方睡眠药物见表 6-3-2。

表 6-3-2　常用处方睡眠药物

药物	成人剂量 / 用法	主要适应证
苯二氮䓬类		
艾司唑仑 *	0.5~2mg,睡前口服	睡眠维持障碍
氟西泮 *	15~30mg,睡前口服	
氯硝西泮	2~4mg,睡前服	
三唑仑 *	0.125~0.25mg,睡前口服	入睡困难
阿普唑仑	0.4~0.8mg,睡前口服	入睡困难或睡眠维持障碍
替马西泮 *	7.5~30mg,睡前口服	
地西泮	5~10mg,睡前口服	
Z- 药物		
右佐匹克隆 *	1~3mg,睡前口服	睡眠维持障碍
唑吡坦 *	5~10mg,睡前口服	
唑吡坦缓释片 *	6.25~12.5mg,睡前口服	
扎莱普隆 *	5~10mg,睡前口服	入睡困难
唑吡坦舌下含片 *	1.75 或 3.5mg,舌下含服	夜醒 #
褪黑素受体激动剂		
雷美尔通 *	8mg,睡前口服	入睡困难
阿戈美拉汀	25~50mg,睡前口服	合并抑郁症状的失眠
抗抑郁药		
小剂量多塞平 *	3~6mg,睡前口服	睡眠维持障碍

注:带 * 为 FDA 批准药物;# 仅适用于比计划起床时间提早 3~4h 醒来,无法再次入睡者。

(四)转诊时机

全科医生遇到以下睡眠障碍情况时应转诊至上级医院就诊。

1. 睡眠障碍原因不明,需要进一步明确诊断的。

2. 怀疑相关的合并症(躯体疾病,精神障碍)导致睡眠障碍。

3. 患者对治疗反应差。

(徐国焱)

第七章

五官科相关性未分化疾病

第一节 视力障碍

患者,女性,77 岁,已婚,家庭主妇。

【S:Subjective】主观资料

左眼视物模糊 5 年,加重 1 个月。

患者 5 年来无明显诱因左眼视物逐渐模糊,无眼红、眼痛、眼胀,无视物范围缩小,无眼痛、畏光、流泪,无头痛、恶心、呕吐,未诊治。近 1 个月来,左眼视物模糊加重,影响日常生活,到社区卫生服务中心就诊。发病以来,精神、睡眠、大小便正常,体重无变化。

既往高血压、心房颤动病史 12 年,规律服氨氯地平 5mg,每日一次。未服抗凝、抗血小板药物。无糖尿病等病史。否认手术、外伤史,否认近视史。否认长期激素使用史。无药物过敏史。小学文化,饮食清淡,不嗜烟酒。平常运动少。已婚,育两女一子。家庭收入较好,夫妻和睦,全家人陪伴就诊。担心永久失明,城镇居民医保。

【O:Objective】客观资料

1. **体格检查** T 36.7 ℃,P 68 次 /min,R 19 次 /min,BP 128/78mmHg,BMI 23.2kg/m²。甲状腺无肿大。双肺未闻及啰音,心率 75 次 /min,心律绝对不齐,各瓣膜区未闻及杂音。腹部、神经系统检查无异常。眼科检查:双眼裸眼视力,右 0.7,

左 0.2,右眼矫正 1.0,左眼无法矫正。双眼红绿色觉正常,光定位正常。双眼睑形态正常,眼球无突出及凹陷,向各个方向活动到位,角膜透明,前房清,瞳孔等大等圆,直径约 3mm,对光反射灵敏,虹膜正常。右眼晶体稍混浊。眼底视盘边界清,颜色正常,A/V=1/2,视网膜无异常,未见出血或渗出,黄斑中心反光可见,左眼晶体核性混浊,眼底窥不清。

2. 辅助检查　非接触眼压:右眼 14mmHg,左眼 13mmHg。

【A:Assessment】问题评估

1. 目前诊断　年龄相关性白内障

　　　　　　　高血压病(1 级　极高危)

　　　　　　　心房颤动

2. 目前存在健康问题及评价

(1)老年女性,缺乏运动。

(2)目前血压控制在正常范围。CHA_2DS_2-VASc 评分 4 分,出血 HAS-BLED 评分 1 分,目前未服抗凝药,存在较高脑卒中风险。

(3)患者单眼视物模糊,存在跌倒风险。

(4)家庭主妇,经济收入较好,家庭和睦,依从性良好。

(5)睡眠正常,存在心理压力。

【P:Plan】问题处理计划

1. 诊断计划

(1)完善血常规、血脂、血糖、凝血全套、肝肾功能、尿蛋白及甲状腺功能等检查。

(2)完善眼部 B 超、光学相干断层扫描(OCTA)、心电图、颈动脉彩色多普勒、心脏彩超等检查。

2. 治疗计划

(1)非药物治疗:①低盐饮食;②视力纠正后适度开展适合老年人的运动,如打太极拳、慢步等;③心理指导;④口服抗凝药健康教育。

(2)药物治疗:氨氯地平 5mg 每日 1 次;术后 24h 可考虑开始抗凝治疗。

3. 全科医生建议　口服非维生素 K 依赖抗凝药物时应注意观察大便颜色及皮肤出血、鼻衄等出血状况,半年查血常规、凝血、肝肾功能一次。必要时转诊心血管内科。

转归：患者转三甲医院眼科住院进一步评估后，行左眼超声乳化白内障摘除人工晶状体植入术。术后患者左眼视力恢复至1.0。血糖、血脂、颈动脉彩色多普勒、心脏彩超正常。术后一周开始服达比加群，110mg，每日2次，随访半年无不适。左眼视力保持。

视力障碍是眼球、视神经及其传导通路或枕叶视皮质发生的功能性或器质性病变导致的不同程度的视功能损害的总称。可表现为单纯视物模糊，眼前漂浮物或黑影遮挡，视物范围缩小或视物变小，视物变形扭曲，视物重影等，也可表现为上述症状混合，同时伴有其他症状。

一、病情判断

视力障碍可以是逐渐发生也可以突然发生，可以是暂时性也可以是永久性，可以是视力部分丧失或者完全丧失。视力障碍是否可逆，取决于病因、是否及时发现、及时诊疗。随着视力障碍的发展，会影响工作、阅读、驾驶、识别面部等日常生活能力，增加跌倒风险。婴幼儿、幼儿、儿童和青少年视力障碍，会影响他们的学习、沟通能力，甚至造成心理障碍。常见急性视力下降需要48h内（具体时间建议咨询眼科专家）。转诊眼科处理的情况有：眼内压大于21mmHg伴有眼痛；有眼部外伤史；眼睛流泪、发红、疼痛；突发、无痛性视力下降；伴恶心和呕吐；出现头痛、眼肌麻痹和精神状态改变；中央视力下降、眼前漂浮物或黑点，伴有闪光；眼球运动疼痛、色觉减退或视功能消失等。

二、详细问诊

导致视力障碍的病因很多，可以是眼局部因素，也可以是全身因素，需要详细的病史采集。由于视力障碍可为单眼或双眼，在问诊过程中需加以区分。对于患者描述的其他无关症状需加以适当引导。应特别注意单眼视力障碍患者在描述症状时可能由于好眼的掩盖而造成信息误差，问诊过程需重点关注以下方面。

1. 起病情况　视力障碍的发病时间与缓急,是突发还是渐进性视力下降,是夜间还是全天视力下降,视力下降表现为视近物不清、视远物不清还是视近物与远物均不清,发病时有无诱因或前驱症状,视力障碍表现为轻微的视物不清还是严重影响生活自理,甚至只有光感或无光感。是中心视力下降还是周围视力下降。

2. 伴随症状　是否伴有眼痛、畏光、流泪;是否视物范围缩小、眼前固定黑影遮挡;视物变形时间与范围;是否视物重影;是否有闪光感、眼前漂浮物。是否有眼球转动痛;是否伴恶心和呕吐;有无头痛、精神状态改变;有无色觉改变。

3. 治疗经过　应详细询问患者的诊疗经过,有无局部或全身用药及其他干预措施,效果如何,部分治疗可能掩盖视力障碍的进展特征,而不当的处理措施可能加重视力障碍。

4. 既往病史　是否存在高血压、糖尿病、血脂异常、恶性肿瘤、甲状腺功能亢进症等病史,血压、血糖、血脂等控制情况如何,近期有无眼部外伤、感染,有无口服抗结核、驱虫或化疗药物等,有无自身免疫病及传染病史,有无化学毒物接触史,有无吸烟、饮酒嗜好。亲属中有无类似病史。

5. 儿童视力筛查　由于父母或照顾者未能及时发现,或者只有单侧视力下降,儿童视力下降往往表现不明显。弱视会导致终生永久性视力受损,最好在儿童早期得到最佳治疗。需详细询问儿童视力情况和家族史,如屈光不正,屈光参差,斜视,弱视,先天性白内障/青光眼等,以及是否早产、唐氏综合征和脑瘫。在初级保健中规范的视力筛查(表7-1-1)有助于早期发现儿童视力问题。

三、鉴别诊断

常见视力障碍的原因有年龄相关性白内障、黄斑变性、青光眼、视网膜脱离、飞蚊症、屈光不正等。在诊疗过程中,需加以鉴别。见图7-1-1。

表 7-1-1 儿童视力筛查的适当方法和参考标准

方法	转诊指征	推荐年龄					
		新生儿~6个月	6~12个月	1~3岁	3~4岁	4~5岁	5岁后每1~2年
眼底红光反射	消失、变白、变暗、变混浊或双眼不对称	▲	▲	▲	▲	▲	▲
外眼检查	外形异常(如上睑下垂)	▲	▲	▲	▲	▲	▲
瞳孔检查	变形、双侧不等大、对光反射迟钝或双侧不一致	▲	▲	▲	▲	▲	▲
注视和追随	无法注视和追随	≥3个月的合作婴儿	▲	▲			
角膜映光	不对称或移位		▲	▲	▲	▲	▲
仪器筛查*	不满足筛查标准时			▲	▲	▲	▲
遮盖试验	注视眼运动				▲	▲	▲
远视力(单眼)	任一眼低于 20/50 或两眼相差大于 2 行					▲	▲
	任一眼低于 20/40						▲
	20/30 行视标识别低于 3/5 或两眼相差大于 2 行						▲

注:对于能够可靠参与的儿童,主观视力测试优于基于仪器的筛查。基于仪器的筛查对于一些年幼的孩子和发育迟缓的孩子很有用。

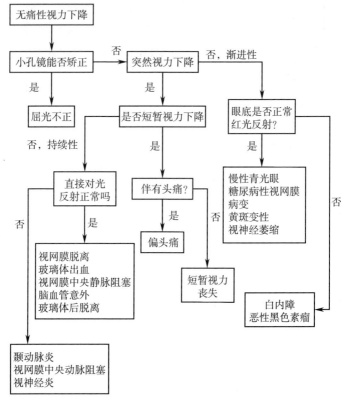

图 7-1-1 无痛性视力下降鉴别诊断流程图

常见疾病的特点：

1. 屈光不正 包括近视、散光、远视、老视等，在青少年中近视尤为常见，可伴有散光，表现为视远物不清，戴镜可矫正；而远视导致的视近物及远物不清还可能伴有弱视，戴镜如无法矫正，需注意排除其他异常；老视多表现为视近物不清，但如存在晶体膨胀等因素则可表现为屈光性近视。

2. 年龄相关性白内障 老年人多见，为渐进性视物不清，在初始阶段部分患者因晶体膨胀表现为近视，戴镜可矫正视力，但随着晶体混浊的进展，视力逐渐下降，矫正不提高，体格检查可见晶体透明度下降，皮质或核混浊，成熟期白内障尤为明显。白内障超声乳化或白内障囊外摘除术联合人工晶状体植入术可获得满意的效果。

3. 年龄相关性黄斑变性　多发生于 50 岁以上人群,是导致严重不可逆视力障碍的主要原因。表现渐进性视力下降,视物变形,视野中央固定黑影遮挡,色觉异常等。吸烟已成为主要的可改变的危险因素。主要治疗:抗氧化剂、维生素和促吸收剂,玻璃体内注射抗血管内皮生长因子药物,类固醇皮质激素抗炎,光动力疗法和激光光凝手术等。

4. 青光眼　是第一位不可逆致盲眼病。由于病理性眼压升高导致进行性视神经损害、最终损伤视力。典型表现为视物模糊、眼胀和头痛。原发性闭角型青光眼急性发作期,眼压通常≥30mmHg。出现结膜充血、角膜水肿或混浊、前房浅、瞳孔散大(4~9mm)、对光的反应较差等征象提示眼压明显升高;需在最短时间内控制眼压,开放前房角以挽救视力和保护视神经。

5. 视网膜脱离　可见于各年龄段人群。常见病因:高度近视、糖尿病视网膜病变、严重的眼外伤、既往有眼部手术及家族史。典型表现为眼前漂浮物、闪光感、固定黑影遮挡、视野缺损、视物变形、视力下降。通过检眼镜、眼部 B 超有助于诊断。

6. 视网膜动脉阻塞　常见病因有动脉粥样硬化栓塞、视网膜中央动脉痉挛、视网膜中央动脉周围炎等。表现为患眼突发无痛性视力显著下降。某些病例发病前有阵发性黑矇史。眼部检查:患眼瞳孔散大,直接对光反射极度迟缓,间接光反射存在。眼底表现视网膜弥漫性水肿混浊,后极部尤为明显,水肿混浊呈苍白色或乳白色,中心凹呈樱桃红斑。视网膜动、静脉变细,严重阻塞病例,视网膜动脉和静脉均可见节段性血柱。通过眼底荧光素血管造影、OCTA 有助于诊断。

7. 飞蚊症　是中老年人常见的视觉异常,主要表现为眼前漂浮物,甚至中心视力下降等。主要病因为玻璃体液化和后脱离。应注意与视网膜脱离出现的视物遮挡相鉴别,后者为大片的视物遮挡,可伴有视力突然下降,眼前黑影伴闪光感。

四、初步处理

（一）首诊处理

1. 视力评估　在视力障碍中，排除全身病变后视力评估是病情评估最为重要的环节，评估视力有助于判断可能的视力障碍病因，评估中应注意对好眼的遮盖，存在屈光不正的患者应戴镜矫正，戴镜后仍不提高或没有戴镜的患者可予以小孔镜判断是否存在屈光不正因素。

2. 详细询问病史、体格检查　检查视野、色觉。眼睑有无内、外翻，倒睫；眼球有无突出或凹陷；眼球位置有无异常。眼眶周围能否触及肿物，眼球转动是否受限。角膜有无血管翳、浸润、溃疡、瘢痕、异物；虹膜颜色有无脱失、纹理有无不清，有无结节、萎缩、前后粘连、新生血管、震颤（注意双眼对比）。晶状体是否存在，位置及透明度如何。检查瞳孔大小、形状及对光反应的灵敏度。玻璃体及眼底检查：在暗室内用直接或间接检眼镜进行检查，观察玻璃体有无混浊、出血、液化变性、异物等。检查眼底应注意视盘、视网膜血管、黄斑及眼底全貌，有无炎症、出血、渗出、血管变性畸形等。全身检查应着重于神经、内分泌和心血管系统。

3. 初步处理　多数视力障碍患者需要相应专科进一步评估，但在患者转诊前可予以初步处理。急性青光眼患者可给予药物缩瞳（患眼 1% 毛果芸香碱每 15min 滴眼 1 次，每次 1 滴），急性高眼压时，应联合使用高渗脱水剂（如 20% 甘露醇每日每千克体重 1~1.5g 快速静滴，需在眼科专家指导下使用）以及抑制房水生成的药物（如碳酸酐酶抑制剂）。眼外伤患者给予清创和包扎。视网膜脱离及玻璃体积血患者可指导其卧位减少头部、眼球活动，予促吸收剂或止血剂，双眼遮盖，卧床休息。

4. 生活指导与心理疏导　视力障碍患者可能不同程度影响生活，在评估视力后应着重进行生活指导，防止因视力障碍导致其他继发损害，如跌倒等；应注意心理疏导，尤其对于不可逆性视力损害患者。

（二）转诊时机

全科医生遇到以下视力障碍情况时应转诊至上级医院就诊。

1. 急性视力下降者(联系眼科专家,立即,24 或 48h 内紧急转诊)。

2. 进行性视力下降者。

3. 全身系统病变引起的视力下降,如糖尿病视网膜病变玻璃体积血,急进性高血压眼底病变,枕叶视皮质梗死等。

4. 药物治疗效果不佳,需进一步处理者。

（徐国焱　徐　巍）

第二节　听力下降

病例

患者,女性,50 岁,已婚,大专学历,公司职员。

【S:Subjective】主观资料

左耳听力下降 1d。

患者 1d 前因加班熬夜,晨起后感左耳听力下降,伴左耳耳鸣、闷胀感,无耳痛、耳道流液、流血,无视物旋转,无头痛、呕吐,无肢体麻木、无力,无鼻出血。尝试休息后未觉好转,遂来我院就诊。近来患者进食可,二便如常,体重无明显变化。

既往体健,否认高血压、冠心病和糖尿病等病史。否认手术、外伤史。否认耳毒性药物服用史、药物过敏史。否认近期上呼吸道感染史。饮食清淡,不嗜烟酒。1 年前绝经。近期工作压力较大,睡眠欠佳。生活环境中无噪声暴露。平常运动少。已婚,育有一子。家庭经济收入稳定,夫妻和睦。否认家族中耳聋病史。

【O:Objective】客观资料

1. **体格检查**　T 36.5 ℃,P 75 次/min,R 16 次/min,BP 137/89mmHg,BMI 22.6kg/m²。发育正常,营养中等,体格检查

合作。耳周皮肤无疱疹、红肿,双侧外耳道通畅,见少许盯聍。乳突区无压痛。口角不歪,伸舌居中。双肺呼吸音清,未闻及干湿啰音。心率 87 次 /min,律齐,心音有力,未闻及杂音。腹部平软,无压痛,肝脾未触及。双下肢不肿。生理反射存在,病理反射未引出,脑膜刺激征阴性。

2. 辅助检查　耳内镜:双侧外耳道少许盯聍,鼓膜完整稍内陷,振动良好,鼓室未见明显积液。音叉韦伯试验偏右。纯音听阈示:左耳全频中重度感音神经听力损失,右耳听力未见明显异常。声导抗示:双耳鼓室 A 型。颅脑 CT:颅内平扫未见明显异常。

【A:Assessment】问题评估

1. 目前诊断　突发性听力下降。

2. 目前存在健康问题及评价

(1)中年女性,缺乏运动。

(2)目前血压在正常范围。

(3)患者急起发病,为左侧听力突然下降。

(4)公司职员,大专文化,经济收入稳定,家庭和睦,依从性良好。

(5)发病前有过度劳累,睡眠不足,存在心理压力。

【P:Plan】问题处理计划

1. 诊断计划

(1)完善血脂、血糖、肝肾功能及甲状腺功能等指标。

(2)完善颈部血管超声,必要时,一周后完善内耳 MRI 检查。

2. 治疗计划

(1)非药物治疗:①注意清淡饮食,多食水果、新鲜蔬菜;②避免接触噪声,注意保持耳部清洁干燥,避免过度挖耳;③注意休息,避免熬夜,保持心情愉悦;④心理指导,安抚患者情绪,减轻心理压力。

(2)药物治疗:醋酸泼尼松片 20mg,晨起顿服,连服 3d;血塞通胶囊 100mg,每日 3 次;甲钴胺片 0.5mg,每日 3 次。

3. 全科医生建议　治疗 3d,如症状不缓解,转耳鼻喉专科。

转归:患者转耳鼻喉科后住院诊治。血生化、凝血功能及内耳道 MRI 检查均无异常,明确诊断为"突发性耳聋"。予糖皮质激素、改善内耳微循环及营养神经等治疗。住院 9d,听力明显改善后出院。给予甲钴胺、银杏叶提取物片继续口服治疗,门诊随访。

一、病情判断

听力下降(hearing loss),是听觉器官及听觉传导通路发生器质性或功能性病变导致不同程度听力损害的总称,医学上也称之为耳聋。根据发生部位与性质可分为:传导性、感音神经性、混合性听力下降;根据听力下降的程度又可分为轻度、中度、重度、极重度;按发病时间特点分为突发性、进行性和波动性听力下降;按照听力下降出现的时间,又分为先天性和后天性。其病因复杂。临床上主要表现为听力损失,伴有不同程度的语言、认知、情感和社会交流能力的下降等。

上述中年女性患者,突发性单侧听力下降,除外劳累、精神紧张无其他明确诱因,体格检查未见外耳、中耳异常表现,纯音测听提示患侧神经中重度听力下降,首先考虑临床上常见的突发性听力下降。

二、详细问诊

引起听力下降的病因错综复杂,因此,对听力下降患者的病史采集十分重要。在问诊中需要注意确定患者就诊的主要原因、倾听患者对听力下降的看法、关注患者的担心和期望,并注意引导,适时反馈,表达关切。具体要点包括以下几个方面:

1. 起病情况　听力下降的起病缓急,如何进展,病情演变。发病时间的长短,是否突然出现,还是逐渐出现,是单侧还是双侧,表现为嘈杂环境下听力下降,还是在安静环境中同样严重等,均需要详细询问。

2. 病情特点

(1)传导因素导致的听力下降:外耳道疖肿、中耳炎、外耳道异物、耵聍栓塞、鼓膜穿孔，或外耳道占位等，引起传导至内耳的声能减弱，要考虑传导性因素导致的听力下降。

（2）感音神经性听力下降：由耳蜗、听神经或听觉神经中枢受损等因素引起，则要考虑感音神经听力下降。糖尿病、高脂血症、甲状腺功能减退症、药物、遗传性、先天性因素所致的听力下降，通常病程时间长，伴有原发疾病相关临床表现。

（3）突发性聋：表现为突然发生的听力下降，多为单侧发病，极少数双侧发病，常伴有耳鸣、耳闷感或眩晕等，部分患者会有焦虑、睡眠障碍等心理因素。

3. 伴随症状　有无耳鸣、眩晕，有无局部疼痛，有无耳道流血、流液，有无周围性面瘫，有无发热、头痛等颅内感染症状。

4. 治疗经过　详细询问患者发病时间，病情发生、发展的演变过程，特别是诊断治疗经过，包括所用药物、剂量以及疗效，有助于病情的诊断。

5. 既往病史　近期有无劳累、情绪波动和压力等。有无上呼吸道感染。耳内异物，如飞虫进入、有无游泳或洗澡时外耳道进水等。有无进行潜水或乘坐飞机等导致耳内压力迅速变化的活动。有无用力挖耳，或采耳，有无耳部手术外伤史。有无高血压、糖尿病、甲状腺功能减退症等。患者的用药史，尤其是有无氨基糖苷类药物、抗肿瘤药、水杨酸类药物等。有无化学毒物接触史。有无吸烟、饮酒嗜好。有无听力损失家族史。

三、鉴别诊断

听力下降的原因复杂多样，临床上根据病变部位与性质、发病特点、疾病出现时间等分为不同类型，但仍有较多听力下降的病因难以明确。在诊断过程中，注意与患者共同决策（shared decision making），达成共识。

1. 传导性听力下降　指传音结构病变导致声音传导障碍引起的听力下降，其病因相对明确。

（1）外耳疾病：先天性畸形、闭锁，后天性因素包括外耳道耵聍、炎症、异物、肿瘤、胆脂瘤、外伤等均可导致外耳道的堵塞、狭窄或闭锁而引起听力损失。

（2）中耳疾病：急、慢性中耳炎，鼓膜炎症，炎症渗出导致耳道狭窄、阻塞，甚至鼓膜穿孔，引起听力减退。听骨链病变、先天性畸形、炎症、肿瘤、外伤等导致听骨链传导障碍。

（3）内耳疾病：内耳免疫疾病、迷路积水、迷路骨化导致的耳硬化症等，临床上较为少见。

2. 感音神经性听力下降　指声音感受与神经传导冲动传递障碍引起的听力下降。

（1）药物性因素：常见的耳毒性药物有氨基糖苷类抗生素（如链霉素、庆大霉素、阿卡米星等）、利尿剂、抗肿瘤药、水杨酸类药物等。

（2）全身因素：高血压与动脉硬化、糖尿病、慢性肾炎与肾衰竭、系统性红斑狼疮、甲状腺功能低下、高脂血症、红细胞增多症、白血病等。

（3）病毒感染：腮腺炎病毒、单纯疱疹病毒、水痘-带状疱疹病毒、巨细胞病毒、流感病毒等感染后侵犯听神经而导致听力损失。

（4）老年性听力下降：具有遗传易感性，随着年龄增加出现双耳对称性、缓慢进展的以高频听力下降为主的听力损失，表现为听得见，但听不清，尤其在噪声环境下。

（5）噪音性听力下降：处于过量噪声环境后所出现的听力下降，可伴耳鸣、头晕、失眠等全身症状，开始可以是暂时性的，如持续处于噪声环境则可能造成永久性听力损害。

（6）后循环缺血：起病迅速，除听力下降外，常伴有头晕、眩晕、恶心、呕吐、肢体麻木、无力等神经系统症状。

（7）听神经瘤：早期多表现为单侧听力下降、耳鸣，或仅有耳鸣，也可伴眩晕、恶心、呕吐等。根据颅脑 MRI 检查可诊断，临床中应避免漏诊。

（8）梅尼埃病：一般为波动性听力下降，常以发作性眩晕为主要表现，眩晕持续时间 20min~12h，至少发作 2 次，可伴耳鸣、耳闷胀感。

3. 混合性听力下降　指兼具传声系统和感音神经系统

两者病变的听力下降,外耳疾病、中耳疾病合并内耳疾病均可表现为混合型。

四、初步处理

(一)首诊处理

1. 确定诱因和病因 详细询问病史、体格检查,寻找引起听力下降的可能诱因和病因。祛除诱发因素,比如远离噪声刺激,避免使用氨基糖苷类等耳毒性药物。如果患者有高血压、高血脂、糖尿病等疾病,应加强对此类慢性疾病的综合管理。对存在外耳道局部感染或腮腺炎者,积极抗感染治疗。如不能确诊,或有潜在风险者应及时转至相关专科。

2. 确定病变部位和原发病 结合病史、体格检查,初步确定引起听力下降的病变是外耳道、中耳道还是内耳,根据不同部位选择不同处理方式。同时,强调对原发病的治疗。

3. 生活指导与心理疏导 低盐饮食,有助于减轻可能的膜迷路积水,有利于血压的控制。多数听力下降患者存在内心孤独感,突发的听力下降患者更存在一定程度的紧张焦虑、心理压力,常伴有一定的睡眠障碍等,应重视听力下降带给患者心理上的影响,及时给予心理疏导、帮助患者改善睡眠、树立信心等。

(二)后续处理

1. 对明确病因诊断的听力下降患者,可针对具体疾病采取针对性治疗。例如:取出栓塞外耳道的耵聍、停用耳毒性药物、积极治疗外耳道感染等。

2. 针对突发的听力下降,应及时给予糖皮质激素、血管扩张药、抗凝及营养神经治疗。如疗效不佳,建议转至具备高压氧治疗条件的上级医院行高压氧治疗。

3. 对经过积极治疗,效果仍不明显、或无法治愈者,可在经过充分听力学评估后,考虑佩戴助听器。

(三)常用药物

根据听力下降的具体情况选择合理的药物治疗方案,常用的药物有:

1. 糖皮质激素 对突发听力下降者,在无糖皮质激素使用禁忌证前提下,可予使用。口服:醋酸泼尼松片,按 $1mg/(kg\cdot d)$(最大剂量不超过 60mg/d),晨起顿服,连用 3d,如有效,再用 2d 后停药,不必逐渐减量,如无效则直接停药。静脉给药:甲泼尼龙 40mg,或地塞米松 10mg,疗程同口服。激素治疗首先建议全身给药,对于有高血压、糖尿病等病史患者,需征其同意后,注意监测血压、血糖变化的情况下,考虑使用糖皮质激素。

2. 血管扩张药 此类药物种类较多。前列地尔,属于微小动脉扩张药,生理盐水 20ml+ 前列地尔 10μg,静脉注射,每日一次。

3. 其他药物 维生素 B_{12} 类制剂,如甲钴胺片,0.5mg,口服,每日 3 次。

(四)转诊时机

全科医生遇到以下听力下降情况时应转诊至上级医院就诊。

1. 怀疑或明确诊断为突发性耳聋者。

2. 进行性或波动性听力损失者。

3. 同时伴耳痛、耳漏、耳鸣、眩晕等症状较重者。

4. 严重或复杂听觉系统或全身系统引起的听力下降,如鼻咽癌、甲状腺功能减退症、中枢神经系统或血管性疾病者。

5. 药物治疗效果不佳或需选佩助听器、人工耳蜗植入者。

(任天成)

第三节 鼻 出 血

病例

患者,男性,16 岁,高一学生。

【S:Subjective】主观资料

右侧鼻出血半小时。

患者半小时前在用力擤鼻涕后出现右侧鼻出血,自行仰头按压鼻翼数分钟及自行填塞餐巾后,仍有鼻出血,总出血约20ml。无头痛头晕,无发热,无咳嗽咳痰,无全身瘀斑瘀点。遂在同学陪同下来我院就诊。近来患者进食可,二便如常,体重无明显变化。

既往体健,曾有2次"鼻出血"史,均发生在天气干燥时、用力咳嗽及擤鼻涕后,自行仰头按压鼻翼数分钟后均可好转。否认高血压、心脏病等疾病史。否认手术、外伤史。否认近期药物服用史,否认药物过敏史,否认近期上呼吸道感染史。不吸烟不饮酒。近期学习压力较大,睡眠可。平常缺少运动,饮食均衡。无家族性易出血病史。

【O:Objective】客观资料

1. 体格检查 T 36.6 ℃,P 88 次/min,R 16 次/min,BP 135/80mmHg,BMI 20.2kg/m²。精神紧张,发育正常,营养中等,体格检查合作。鼻外观正常,皮肤无红肿,右侧鼻腔餐巾纸填塞,少许渗血,双肺呼吸音清,未闻及干湿啰音。心率88 次/min,律齐,未闻及杂音。腹部平软,无压痛,肝脾未触及,双下肢不肿。全身皮肤未见瘀点、瘀斑。

2. 专科检查 见右侧鼻中隔前下部黏膜充血、糜烂,可见活动性出血。

【A:Assessment】问题评估

1. 目前诊断 右侧鼻出血。

2. 目前存在健康问题及评价

(1)青少年男性,突发鼻出血,自行止血效果不佳。

(2)既往有2次鼻出血病史,简单按压后可止血。

(3)目前血压在正常范围。

(4)患者及陪同者精神紧张。有一定文化程度,配合及依从性良好。

(5)发病时均处于秋冬季,天气干燥。

【P:Plan】问题处理计划

1. 诊断计划

(1)询问病史同时寻找出血部位,迅速完成止血。

(2)止血处理后,测量血压及心率,完善血常规、凝血功能、毛细血管脆性实验等检查,必要时完善鼻部CT/MRI

检查。

2. 治疗计划

（1）非药物治疗：①安抚患者,消除其紧张情绪;②避免用力咳嗽、擤鼻涕等;③保持鼻腔湿润。

（2）局部处理：采用坐位或半坐位,先将鼻腔内填塞物和血块取出,用1% 麻黄碱棉片收缩鼻腔黏膜,约 5min 后取出,详细检查鼻腔及鼻咽。见鼻中隔前下方活动性出血,予凡士林纱条填塞止血。

3. 全科医生建议　嘱患者 24~48h 后取出鼻腔填塞物。如填塞后仍有出血,随时来院,必要时转耳鼻喉专科。

一、病情判断

鼻出血(epistaxis)是临床上常见的症状之一。儿童及青少年鼻出血常见于鼻腔前部、鼻中隔前下方利特尔区(little area),40 岁以上的中老年人鼻出血常见于鼻腔后部。儿童鼻出血常与鼻腔干燥、鼻腔异物、变态反应、血液系统疾病、肾脏疾病以及饮食不均衡等因素有关;成人鼻出血常见于心血管疾病、非甾体抗炎药物的应用及酗酒等因素。鼻出血一般见于单侧鼻腔出血,也可为双侧出血;可反复间歇出血,也可为持续性出血。出血量多少不一,轻者可为涕中带血,重者甚至可引起失血性休克。

该青少年男性患者,鼻腔在干燥空气的刺激性下,用力擤鼻涕或咳嗽时发生血管破裂出血。血常规、凝血功能及血管脆性实验正常,考虑单纯鼻部出血。

二、病因

鼻出血的病因可由单纯鼻部因素引起,也可由全身因素所致(如表 7-3-1)。此外,临床上还可见一部分患者,在疾病的全过程中,不能找到可能的出血原因,但在鼻出血控制后未再发生出血,此类鼻出血称为特发性出血。

表 7-3-1 鼻出血的病因

因素	病因
局部	创伤（包括手术创伤）
	鼻腔鼻窦炎症
	鼻部肿瘤
	解剖变异
	血管畸形
全身	心血管疾病
	急性发热性传染病
	凝血功能障碍（血液系统疾病、肝肾功能障碍、非甾体抗炎药的应用、酗酒）
	内分泌疾病
	遗传性出血性毛细血管扩张症

（一）局部原因

出血部位多在鼻腔前段，常限于一侧。

1. 外伤 鼻骨骨折，鼻腔、鼻窦手术或外伤、严重的头部外伤均可引起鼻出血。剧烈咳嗽、用力擤鼻、挖鼻过深及插鼻饲管也可发生鼻出血。

2. 鼻腔鼻窦炎症 急慢性鼻炎、干燥性鼻炎、鼻腔及鼻窦的真菌感染都可引起鼻出血，出血量一般不多。萎缩性鼻炎常在清除鼻痂、挖鼻或用力擤出痂皮时可发生少量出血。结核、狼疮、麻风及梅毒、鼻白喉等疾病，也可发生鼻出血。

3. 鼻腔、鼻窦及鼻咽部的肿瘤 鼻中隔毛细血管瘤、鼻咽血管纤维瘤、鼻腔或鼻窦的恶性肿瘤、出血性息肉最易发生鼻出血。前两病引起的鼻出血量常较大。需进一步完善鼻部CT、MRI 等检查。

4. 解剖变异 鼻中隔各型偏曲、以及由此诱发的鼻中隔溃疡、穿孔可引起鼻出血。

5. 血管畸形

（二）全身原因

全身原因所致的鼻出血多为双侧,有时可为某些全身性疾病的首发症状。

1. 心血管疾病　为全身因素中最重要的原因。

（1）动脉压增高:常见病因有高血压,动脉硬化,伴有高血压的子痫等。其他因素如用力过猛、情绪剧烈波动、气压急剧改变等,均可因一过性动脉压升高而发生鼻出血。单侧出血多见,色鲜红,常位于鼻腔后段或中段,或鼻腔前段近鼻顶处,来势凶猛,但又可突然自行停止。

（2）静脉压增高:常见于二尖瓣狭窄,胸腔、纵隔和颈部巨大肿块,支气管肺炎,肺气肿,肺心病,充血性心力衰竭等。

2. 急性发热性传染病　鼻出血常发生于发热期,多因高热、鼻黏膜剧烈充血、肿胀、发干致毛细血管破裂出血。出血量较少,部位多在鼻腔前段。如流行性感冒、上呼吸道感染、出血热、麻疹、疟疾、猩红热、伤寒及腮腺炎等。

3. 凝血功能障碍

（1）凝血机制异常:如血友病、纤维蛋白形成异常或大量应用抗凝血药物等。

（2）血小板质或量异常:如各型白血病、再生障碍性贫血、血小板减少性紫癜等。

（3）肝、肾疾病和风湿热　肝硬化发生鼻出血者较常见,风湿热引起的鼻出血多见于儿童。

4. 内分泌疾病　女性青春发育期和月经期可发生鼻出血和先兆性鼻出血;经绝期或妊娠期最后 3 个月亦可发生鼻出血,可能与毛细血管脆性增加有关。

5. 遗传性出血性毛细血管扩张症　此病为显性遗传病,常有家族史。患者常以鼻出血为首发症状,并反复发生鼻出血。

另外,维生素 C、维生素 K、维生素 B_2、维生素 P 和钙缺乏,许多化学药物如磷、汞、砷、苯等中毒,均可引鼻出血。

三、问诊

1. 在询问病史时,要迅速问清是哪一侧鼻腔出血,或哪一侧先出血,出血量和出血的速度;此次鼻出血有无自觉病因,有无其他伴随症状。

2. 既往有无鼻出血病史。

3. 同时根据出血情况,综合患者的血压、脉搏等一般症状来估计失血量,并判断有无失血性休克。

成人急性失血量达500ml时,可出现头昏、乏力、口渴、面色苍白等症状;失血量在500~1 000ml时,可出现出汗、血压下降、心率加快等休克前期症状。在问诊中需要注意倾听患者对鼻出血的看法和主要病因、关注患者的担心和期望,并注意引导,适时反馈,表达关切。

四、检查

询问病史的同时,根据具体情况,进行局部和全身检查。目的在于确定出血部位和查明出血原因。

1. 确定出血部位　用1%麻黄碱棉片收缩鼻腔黏膜,首先从出血的一侧鼻腔仔细寻找出血点。要注意观察鼻腔黏膜表面有无充血、糜烂、溃疡、静脉曲张及血痂附着等,必要时用卷棉子轻轻摩擦利特尔区或其他可疑血处,观察有无再出血。鼻腔后段出血,常迅速流入咽部,从口吐出。通过前鼻镜检查,多不能发现出血部位,可行鼻内镜或纤维鼻咽镜检查。或用麻黄碱棉片填塞于下鼻道后段,观察出血能否止住,片刻后取出棉片,视其上有无血迹来进行判断。鼻窦内出血,血液常自中鼻道或嗅裂流出,如不能看清出血部位,可用麻黄碱棉片两块,分别填置于中鼻道与嗅裂中,片刻后取出,如见哪块棉片有血迹,即可判断血从何处流出。对于出血量较多的活动性出血,可借助于吸引器吸引头从前向后吸除鼻腔内血液,以判断出血部位。

2. 查明出血的原因　在止血处理后,还要进一步检查寻找病因,治疗原发病,以达到真正止血。如询问过去病史及家族史,完善必要的全身检查:监测血压、心率,完善血常规、凝血系列及毛细血管脆性试验,必要时完善鼻部CT/MRI、数字减影血管造影术(DSA)等检查,甚至需请有关科室共同会诊或转上一级医院,共同寻找病因。

五、初步处理

鼻出血一般属于急症,在出血剧烈的情况下,患者及其陪同者多有精神紧张,医生需安抚患者紧张情绪,避免因精神因素引起血压增高,使出血加剧。鼻出血治疗原则:维持生命体征平稳、根据病情选择恰当的止血方法、针对出血原因进行治疗。若患者已休克,则需先按休克进行急救。

首先取出鼻腔内填塞物及血凝块,以 1% 麻黄碱棉片收缩鼻腔黏膜,2~5min 后取出,详细检查鼻腔及鼻咽部,根据出血状况和出血部位,选择合理的止血方法,如压迫止血、烧灼法、鼻腔填塞术等。出血点明确,应采取电凝止血;若不具备内镜诊疗条件,建议采用指压止血法或鼻腔填塞止血;危重患者,应在保证患者生命体征安全的情况下,必要时转上级医院进一步诊治。鼻出血的处理流程见图 7-3-1。

(一)局部治疗

1. 指压法　适应证是鼻腔前部的出血,尤其是儿童和青少年。嘱患者取坐位、头部略前倾,用手指捏紧两侧鼻翼10~15min,也可在颈部、头部施行冷敷,减少出血。并嘱患者吐出口内血液,以免误咽。

2. 局部药物应用　对利特尔区少量渗血者,可用棉片浸以 1% 麻黄素、1% 肾上腺素、凝血质或凝血酶,紧塞鼻腔中5min~2h;渗血较多者,可选用各种止血海绵浸于凝血酶溶液中。对鼻腔后段出血,可在翼腭窝缓缓注入含有 0.1% 肾上腺素的 2% 利多卡因 2~3ml 止血;对反复发作的鼻中隔前段出血,可使用 50% 葡萄糖、70% 酒精等硬化剂黏膜内点状注射止血。

3. 电凝法　适应证是出血点明确的患者。一般双极电凝 <10W、单极电凝 <25W。位于鼻中隔相同部位两侧黏膜的出血,不要同时进行处理,避免造成鼻中隔穿孔。

4. 鼻腔填塞术　包括前鼻孔填塞术和后鼻孔填塞术。

(1)前鼻孔填塞术:适应证是内镜检查出血部位不明、无内镜诊疗条件、或全身疾病引起的弥漫性出血者。方法如下:用无菌凡士林纱条、高分子膨胀海绵、可吸收止血材料及气囊或水球囊等材料填塞,在 24~48h 内取出填塞物。填塞期间可

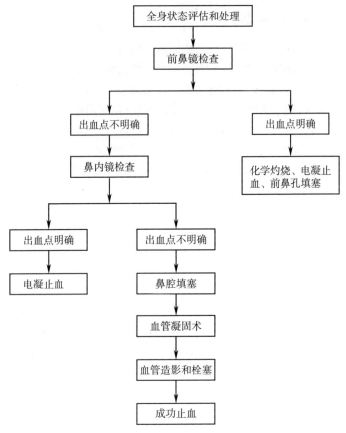

图 7-3-1　鼻出血的处理流程图

酌情使用抗菌药物。

（2）后鼻孔填塞术：适应证是鼻孔填塞出血不能控制者。一般应在 3d 内取出填塞物。填塞期间应使用抗菌药物。

5. 血管凝固（结扎）术　适应证是经内镜检查出血部位不明或经鼻腔填塞无效者。

6. 血管栓塞术　适应证是上述方法均不能控制的严重鼻出血或头颅外伤所致的严重鼻出血。

（二）全身治疗

1. 镇静剂　安抚患者紧张情绪，必要时使用镇静剂如安定、异丙嗪等，以减少出血。

2. 维持生命体征平稳 对于严重的鼻出血,应密切注意监测心率、血压,必要时予以补液治疗。如出现失血性休克,应及时进行抗休克治疗;若失血引起血红蛋白低于 70g/L 时,可考虑输血治疗。

3. 原发病治疗 对于凝血功能障碍引起的黏膜弥漫性出血,可使用止血剂。动脉性出血不建议应用。如有其他明确的出血病因,如高血压,应选择积极适当的治疗措施,治疗原发疾病。

六、转诊时机

全科医生遇到以下鼻出血情况时应转诊至上级医院就诊。

1. 头颅外伤引起的大出血者。

2. 严重鼻出血、且原因不明者。

3. 全身疾病引起的鼻出血止血效不佳者。

4. 出现失血性休克经积极补液不能好转者,或需要输血治疗者。

(刘晓芳)

第四节 咽 喉 痛

病例

患者,男性,7 岁,学生。

【S:Subjective】主观资料

咽痛伴乏力 2d。

患者于 2d 前受凉后开始出现咽痛,吞咽时疼痛加剧,有发热,伴全身乏力,头昏,无鼻塞流涕,无恶心呕吐,无咳嗽咳痰,无心悸气促,在社区卫生服务站输液治疗后,无明显缓解,遂来我院,查扁桃体Ⅲ度肿大。患者起病来神志清,精神可,饮食佳,睡眠安,大便小便正常。

平素体质一般,否认"肝炎、结核"等传染性病史,否认有食物、药物过敏史。无手术、外伤史,无输血、献血史,预防接种史正规进行。

【O:Objective】客观资料

1. 体格检查　T 37.8 ℃,P 80 次 /min,R 20 次 /min,BP 126/78mmHg。神志清,精神差,口腔黏膜红润,无溃疡,咽部充血,扁桃体Ⅲ度肿大,无糜烂面。胸廓对称无畸形,无肋间隙增宽及变窄,双侧呼吸活动度一致,听诊双肺呼吸音粗,未闻及明显干湿啰音。心前区无隆起,心界无扩大,心率 80 次 /min,节律整齐,心脏听诊区未闻及明显杂音,肠鸣音可。

2. 辅助检查　RBC 4.41×10^{12}/L,WBC 14.9×10^9/L,Hb 126g/L,PLT 198×10^9/L;CRP 16.63mg/L。

【A:Assessment】问题评估

首先,根据患者症状及体征确定患者是咽部疼痛,结合血常规检查,考虑急性扁桃体炎。

【P:Plan】问题处理计划

1. 诊断计划　入院予以二级护理,清淡饮食,并完善相关辅助检查,如肝肾功能、胸部 X 线等。

2. 治疗计划　抗生素应用,雾化吸入(每日 1 次)疗法,化痰止咳等对症支持治疗。

3. 健康教育计划　饮食清淡;强身健体;远离有害气体;注意保暖;保持室内环境干净整洁和空气流通。

转归:患者 1 周后体温平稳,无咽痛和乏力感,精神可,食欲佳。

咽喉痛(sore throat)是一种最常见的病症,或为咽喉部疾病所致,或为咽部邻近器官疾病引起,也可以是全身疾病的伴随症状。常表现为刺痛、钝痛、烧灼痛、隐痛、胀痛、跳痛等。

一、病情判断

咽喉痛程度视疾病的性质、程度和患者对疼痛的敏感度而异。临床上可见自发性咽喉痛和继发性咽喉痛,自发性咽喉痛在咽部无任何动作的平静状态时出现,常局限于咽喉部某一部位,多由咽喉部疾病所引起,继发性咽喉痛多因吞咽、进食或压舌板等所引起。细致的病史采集和体格检查是评估患者咽喉痛原因的第一步。首先,医师应该细致询问患者具体疼痛性质、程度和患者对疼痛的敏感度。其次,根据疼痛强度简易描述量表(VRS)表述咽喉疼痛程度(表7-4-1)。

表7-4-1 疼痛强度简易描述量表(VRS)

疼痛强度简易描述量表(VRS)是将疼痛测量尺与口述评分法相结合而成。分为五级:无痛、轻度痛、中度痛、重度痛、剧痛。

√	轻度痛指患者疼痛完全不影响睡眠
√	中度痛指疼痛影响睡眠,但仍可自然入睡
√	重度痛指导致不能睡眠或睡眠中痛醒,需用药物或其他手段辅助睡眠
√	剧痛指痛不欲生、生不如死的感觉

二、详细问诊

1. 起病情况 发病时间、起病形式、有无先兆和规律、咽喉疼痛的性质和程度、持续时间、发病频率、原因、诱因、病程、病情演变和进展情况等。

2. 伴随症状 如有无发热、畏寒、头痛、恶心、呕吐、耳鸣、耳聋、面瘫、吞咽困难、感觉障碍等症状,以及它们与咽喉痛出现的先后次序等。

3. 既往病史、家族史 心脑血管疾病、咽喉部外伤史、感染、中毒等既往史和有关家族史等。

三、鉴别诊断及处理

常见疾病特点:

(一)咽喉部炎症

1. 急性咽炎 急性咽炎是咽黏膜、黏膜下组织的急性炎症,多累及咽部淋巴组织,多由病毒感染、细菌感染等引起,可行咽拭子培养和抗体测定,明确病因。无全身症状或症状较轻,可局部应用含漱液、含片及中成药,针对病因适当选择口服抗病毒或抗生素。全身症状较重伴高热,可静脉应用抗病毒或抗生素。

2. **慢性咽炎**　慢性咽炎多因反复急性咽炎发作、呼吸道慢性炎症、烟酒过度、粉尘等因素引起。咽部有异物感、灼热感、干燥感或微痛感，晨起出现频繁的刺激性咳嗽，伴恶心。针对病因，要改变不良的生活习惯；可应用中成药含片；常用复方氯己定等漱口液含漱。

3. **急性扁桃体炎**　急性扁桃炎是腭扁桃体的急性非特异性炎症，乙型溶血性链球菌是本病的主要致病菌，临床表现为剧烈咽痛常放射至耳部，可伴有畏寒、发热、头痛、食欲下降、乏力等。患者咽部黏膜呈弥漫性充血，腭扁桃体肿大，表面可见黄白色脓点。抗生素应用为主要治疗方法，首选青霉素。

4. **慢性扁桃体炎**　多由急性扁桃体炎反复发作或因扁桃体隐窝引流不畅，窝内细菌、病毒滋生感染演变为慢性炎症。患者常有咽痛，咽内发干、发痒、异物感、刺激性咳嗽等。非手术治疗是抗菌药物结合免疫疗法等；手术疗法即施行扁桃体切除术。

5. **急性腺样体炎**　急性腺样体炎多见于3~10岁儿童，常继发于急性上呼吸道感染，患儿常突发高热，体温可高达40℃，鼻咽部隐痛、头痛、全身不适。纤维电子鼻咽镜检查，可见腺样体充血肿大，表面有渗出物。患儿应卧床休息，多饮水，高热及时使用退热剂；症状较重者选用足量抗生素。

6. **扁桃体周围脓肿**　发生在扁桃体周间隙内的化脓性炎症，多见于青、中年患者。起初如急性扁桃体炎症症状，3~4d后，发热仍持续或加重，一侧咽痛加剧，吞咽困难，重症者有张口困难，同侧下颌下淋巴结肿大，全身乏力、食欲减退、肌酸痛、便秘等。早期可见一侧舌腭弓显著充血，超声诊断有助于鉴别，穿刺抽出脓液即可确定诊断。在脓肿形成前，选用足量抗生素及适量的糖皮质激素控制炎症；脓肿形成后穿刺抽液，切开排脓，扁桃体切除。

7. **咽后脓肿**　咽后隙的化脓性炎症，小儿多见，急性期畏寒、高热、咳嗽、吞咽困难、拒食、吸奶时啼哭。影像学CT检查有助于诊断，一旦确诊，立即切开排脓，治疗上应用足量抗生素控制感染。基层医院条件有限无法手术，可反复穿刺抽脓治疗。

8. 咽旁脓肿　咽旁隙的化脓性炎症,早期为蜂窝组织炎,后形成脓肿。临床上主要表现为咽痛及颈侧剧烈疼痛,吞咽障碍,言语不清,伴有高热、畏寒、头痛、乏力等。患者颈项僵直,患侧下颌下区及下颌角后方肿胀,触诊坚硬并有压痛。颈部 B 超或 CT 可发现脓肿形成。脓肿形成前,给予足量抗生素和适量糖皮质激素等药物治疗;脓肿形成后需要切开排脓。

9. 急性会厌炎　又称急性声门上喉炎,是一种危及生命的严重感染,可引起喉阻塞而窒息死亡。成人和儿童均可患本病,感染为主要原因。患者常有剧烈咽痛,吞咽时加重,伴有畏寒发热,体温多在 38~39℃,严重者有呼吸困难,检查口咽可无异常,电子鼻咽镜检查可明确有无急性会厌炎。治疗上予以全身应用足量抗生素和糖皮质激素,如有严重呼吸困难,应立即气管切开。

10. 急性喉炎　急性喉炎是喉黏膜的急性卡他性炎症,常发生于感冒之后,通常先有病毒入侵,继发细菌感染。临床表现为声音嘶哑、咳嗽、喉痛,间接喉镜、电子鼻咽镜可见喉黏膜急性充血、肿胀,双侧对称。建议患者尽量少讲话,使声带休息,雾化吸入减轻喉部水肿,病情较重,予以全身应用抗生素或糖皮质激素或者针对病毒性感染加用抗病毒治疗。

(二) 咽喉部异物、灼伤、外伤

1. 咽异物、咽灼伤　异物坠入咽部造成的咽部刺痛感称为咽异物,可因匆忙进食、精神异常、企图自杀等原因引起。误咽高温液体或化学腐蚀剂导致咽部灼伤。详细询问病史、结合口咽视诊、鼻咽镜检查均可确诊,应立即取出异物,灼伤者应立即给予中和疗法,严重者可予以气管切开术。

2. 喉外伤　喉外伤临床上包括两类:①喉的外伤,包括闭合性喉外伤(如喉挫伤)、开放性喉外伤(如切割、刺伤、火器伤);②喉的内部伤,如喉烫伤、烧灼伤、气管插管损伤。此类损伤均有不同程度的咽部疼痛感,确诊不难。治疗上对症处理。

（三）咽喉部肿瘤、结核、梅毒

1. 咽喉部肿瘤　咽喉部肿瘤包括鼻咽癌、扁桃体恶性肿瘤、喉癌等。主要表现为声嘶、异物感、吞咽困难，病理检查可确诊。

2. 咽喉部结核　主要症状为咽喉部疼痛和声嘶。电子鼻咽镜和喉镜可见，活检可做鉴别。胸部 X 线检查，多伴有进行性肺结核。

3. 咽喉部梅毒　患者可出现声嘶，咽喉痛较轻。血清学检查及咽喉部活检可确诊。

（四）其他疾病

1. 舌咽神经痛引起的咽喉痛　多是一侧疼痛，且疼痛较剧烈，没有一定的原因，在使用消炎药以后症状没有明显改善，此时，多建议使用治疗三叉神经痛的止痛药消除疼痛。

2. 茎突过长导致的咽喉痛　咽部一侧疼痛，吞咽时疼痛更加明显，与舌咽神经痛不同的是，这种疼痛会在咽部同一侧上下放射。X 线平片可确诊。

3. 口腔溃疡引起的咽喉痛　口腔溃疡引起的咽喉疼痛，由维生素缺乏等原因导致的，它是自愈性疾病，在 7~10d 内就会愈合，在发病过程中，会引发咽部持续性疼痛。而一些恶性的、经久不愈的口腔溃疡，需要积极治疗。

4. 某些外界刺激也会引起咽部疼痛　如食用过多瓜子使咽喉受到刺激，引发淋巴组织非炎症性疼痛，多喝点水或服用点祛火中药就会好转。

5. 心肌梗死出现咽喉痛　如找不到明确原因，并伴有胸闷、出汗或恶心症状时，要警惕心肌梗死的发生。这是因为咽喉和心脏的神经受到同一节段脊神经的支配，当心肌缺血、缺氧时，产生的乳酸、丙酮酸、磷酸等酸性物质及多肽类物质，会刺激神经产生疼痛，并扩散至咽部的迷走神经，诱发咽喉疼痛症状。因此，有高血压、冠心病的老人出现咽喉疼痛时要当心，最好卧床休息，避免精神过度紧张，舌下含服硝酸甘油，并立即就医。

四、社区中医诊治

（一）扁桃体炎

1. 中医处方　生大黄 6g、制附片 6g、细辛 1g、元明粉 5g、姜半夏 5g、生甘草 3g,3 剂,每日一剂,水煎早晚分服。见腹泻即停药,咽痛、扁桃体肿大均愈。如扁桃体化脓,或周围脓肿可加败酱草 20g、薏苡仁 20g。

2. 穴位贴敷　吴茱萸研末,醋调贴双足涌泉穴,外用胶布固定,临卧时穴位贴敷,晨起取下。患者高热时加入黄连,便结时加入生大黄。

3. 局部用药　月石 9g、青黛 3g、煅石膏 15g、珍珠粉 1g研粉,取适量吹患处。

（二）急性咽炎

根据辨证选用山豆根、射干、牛蒡子、白僵蚕等。

（三）慢性咽炎

1. 以干痒为主者,可用玄参 9g、麦冬 9g、菊花 3g、炙甘草3g 代茶饮用。

2. 辨证为气滞痰结,即中医病名"梅核气"者,可用半夏厚朴汤加味。

（四）咽后脓肿、咽旁脓肿

以山豆根 5g、薏苡仁 20g、附子 6g、败酱草 20g、露蜂房6g、桔梗 10g、生甘草 6g,水煎服。

（五）急性会厌炎

辨证以瘀血为主者,选用会厌逐瘀汤加减。

（张　晨）

第五节　牙龈出血

病例

患者,女性,21 岁,未婚,公务员。

【S：Subjective】主观资料

主诉：反复晨起牙龈出血 3 周。

现病史：患者于 3 周前无明显诱因出现晨起时牙龈自发性出血，经冷水漱口出血可止。自觉出血有加重趋势，于今天来诊。

月经婚姻史：13 岁来月经，月经史无特殊，未婚。

家境情况：经济收入一般，邻里、家庭和睦。

【O：Objective】客观资料

1. 体格检查 T 36.7 ℃，P 75 次 /min，R 18 次 /min，BP 115/70mmHg，体重 49kg。走路来诊，神清，发育正常，自主体位。双下肢可见散在瘀点、瘀斑。皮肤、巩膜无黄染。全身表浅淋巴结未及。唇色无发绀，伸舌居中，颈软，胸骨无压痛，双肺呼吸音清，未闻及干湿啰音，心律 75 次 /min，律齐。腹平软，无压痛反跳痛，肝脾肋下均未及。双下肢无水肿，关节无畸形。未引出病理征。

2. 辅助检查

血常规：WBC 5.1×10^9/L，RBC 4.1×10^{12}/L，Hb 144g/L，PLT 23.0×10^9/L。

复查血常规：WBC 4.8×10^9/L，RBC 4.0×10^{12}/L，Hb 142g/L，PLT 20.0×10^9/L。

肝功能：总蛋白（TP）63.5g/L，白蛋白（ALB）39.9g/L，谷丙转氨酶（ALT）17IU/L，谷草转氨酶（AST）14IU/L，总胆红素（TB）6μmol/L，直接胆红素（DB）4.9μmol/L。

肾功能：尿素氮（BUN）4.73mmol/L，肌酐（Cr）79μmol/L，尿酸（UA）250μmol/L。

腹部彩超：肝胆胰脾未见异常。

心电图：窦性心律。

胸部 X 线片：未见异常。

【A：Assessment】问题评估

1. 患者近期没有急性感染、过敏史，否认用药史，否认外伤、既往无肝病史，瘀点瘀斑出现在双下肢，牙龈出血量不多，能自止，无内脏或中枢系统出血表现。综合辅助检查结果，初步考虑患者患有血小板减少症（原发免疫性血小板减少症可能）。

2. 存在问题及评价

（1）血常规显示血小板明显减少，需进一步检查明确诊断、进行规范治疗。

（2）经济收入一般，邻里、家庭和睦。

（3）惧怕大出血危及生命，要求医生尽快为其治疗，对进一步检查治疗产生疑虑不安，怀疑是否患上白血病。

【P：Plan】问题处理计划

1. 与患者进行充分沟通、解释、心理咨询及引导　向患者进行病情的分析，说明初步考虑血小板减少症的依据，并向患者展示血常规、肝肾功能和彩超的检查结果，但要分型，以便有针对性的有效治疗，让患者明白需要转诊的原因。并进行健康教育和预防出血：①应卧床休息，选择柔软、宽松的衣物，以避免皮肤紫癜加重；②避免剧烈运动；③避免食多刺、坚硬食物；④保持大便通畅，避免用力屏气；⑤保持口腔清洁，预防口腔感染。如有口腔黏膜与牙龈出血，应加强口腔护理，勤漱口。咨询、引导：回应患者关切。解释血小板减少症与白血病的区别，以及白血病的临床表现，不考虑白血病的依据，解除患者疑癌恐癌的心理负担，增强患者战胜疾病的信心。

2. 因患者血小板两次检查提示血小板明显下降，全科医生说服其转诊三甲综合医院血液科。专科医生让患者卧床休息，避免创伤，每天进行口腔护理，并进一步行相关实验室检查。血小板计数在 $(20\sim30)\times10^{12}$/L 之间。外周血涂片示：N 76%、LY 21%、MO 5%。出凝血系列示：PT 10.4s，INR 0.97，APTT 30.1s，RF（−）；抗核抗体（ANA）、抗双链脱氧核糖核酸抗体（ds-DNA），抗可溶性抗原（ENA）抗体、ENA 多肽 7 项均阴性；抗中性粒细胞胞浆抗体（ANCA）：髓过氧化物（MPO）-ANCA、比较蛋白酶 3（PR3）-ANCA 均阴性；ESR 20mm/h；甲状腺功能及抗体在正常范围；乙肝表面抗原（−）；丙肝抗体（−）；人类免疫缺陷病毒（HIV）阴性。血小板抗体：血小板相关免疫球蛋白 G 55.2ng/10^7PA；血小板相关免疫球蛋白 M 5.8ng/10^7PA；血小板相关免疫球蛋白 A 5.8ng/10^7PA 正常范围。骨髓穿刺检查示:增生正常,巨核细胞易见,粒系占比为 61.0%,各阶段细胞均可见。巨核细胞分类 25 只,幼巨核3/25,颗粒巨 20/25,产板巨 2/25。

综合相关检查,确诊患者患有原发免疫性血小板减少症。给予静脉滴注丙种球蛋白,20g,每日一次 ×5d;静脉滴注地塞米松 10mg,每日一次;重组人血小板生成素 1.5 万单位,皮下注射,每日一次。血小板计数逐日稳步回升,治疗第 9 天血小板升至 90×10^9/L,改口服泼尼松片 50mg,每日一次;重组人血小板生成素减量至 1.5 万单位,每周两次。患者未再有牙龈出血和新发出血点,双下肢瘀点、瘀斑逐渐消退。

出院后患者每周到全科门诊复查血常规,血小板计数逐步上升至正常范围,未再出现皮肤瘀点瘀斑、牙龈出血、鼻腔出血等表现,专科门诊医生给予确认,泼尼松口服逐步减量,停用重组人血小板生成素,大约 3 个半月停服泼尼松。停药后患者每周到社区全科医生处复诊,复查血常规,血小板计数保持在正常范围:(120~135)×10^9/L。

一、病情判断

牙龈出血是临床常见症状之一,是指牙龈自发性或受轻微刺激引起的流血。轻者表现为仅在刷牙、吮吸、咀嚼较硬食物时唾液带有血,重者表现为牙龈受轻微刺激即出血较多,甚至自发性出血。牙龈出血严重程度与多种因素相关,应结合病史、体征、血液相关检查评估其危险程度,以便采取相应处理措施。

牙龈出血的危险因素如下。

1. 局部因素:①菌斑、牙石的局部刺激引起慢性牙龈炎,如菌斑性牙龈炎、牙周炎等。②非菌斑牙石因素,如化学、机械、不良充填体、不良矫治器、不良修复体等的刺激下引发的局部炎症,如牙周炎、增生性龈炎等。③牙龈组织过敏。牙龈接触过敏原而引发过敏反应,牙龈红肿且极易出血。如浆细胞性龈炎。④牙龈外伤。

2. 全身因素:①血小板因素。由于血小板的数量或质量异常所致。常见于血液病(如再生障碍性贫血、白血病)、免疫性疾病(如原发免疫性血小板减少症、自身免疫新溶血性贫血伴血小板减少)、遗传性疾病(如 Fanconi 综合征、巨大血小板综合征、Epstein 综合征)。②血管性因素。由于多种因素导致的血管壁损伤或通透性增加,血液外渗。常见于过敏性紫癜、败血症、遗传性出血性毛细血管扩张症、异常蛋白血症。③凝血机制障碍。包括凝血因子缺乏、血液中有抗凝物或纤维蛋白溶解亢进,常见于血友病、维生素 K 缺乏及某些肝脏疾病。

二、详细问诊

1. 起病情况　是否有感染史,有无慢性牙周炎、牙结石、修复体、充填体、矫治器,有无牙龈外伤、服用抗凝药物等,有无不良的口腔卫生习惯、抽烟等,起病缓急,病程长短。

2. 出血特点　了解出血的部位、出血速度、出血量。

3. 伴随症状　有头晕、心悸、口渴、乏力等。

4. 诊疗经过　是否行相关检查,治疗经过及疗效。

5. 发病以来一般情况　月经情况,精神状态、食欲、大小便、体重、睡眠等情况。

6. 既往病史及家族史　既往有无血液病、过敏性疾病、高血压、糖尿病、心脑血管疾病、肝肾功能异常、其他肿瘤病等;有无放射线照射史或家里装修有绿色、红色等具有较强辐射线的大理石;有无甲醛、苯等密切接触史,父母、兄弟姐妹有无血友病或类似出血、皮肤紫癜史。

7. 以 RICE 问诊了解患者的就诊期望。因牙龈出血患者绝大多数是不痛的,促使患者就诊的原因主要是出血对生命安全产生恐惧。由于对疾病的认知不足,对就医的愿望常常表达不佳,全科医生可以通过 RICE 问诊了解得到,有利于我们对患者进行心理咨询,有效缓解或解除患者的恐惧,提高患者就诊满意度。

以前述患者为例,R(reason)就诊原因:牙龈出血;I(idea)想法:会是什么病？;C(concern)担忧:会不会大出血危及生命？是否血液病？;E(expectation)期望:尽快确诊治疗。

三、鉴别诊断

（一）鉴别与处理流程

见图 7-5-1。

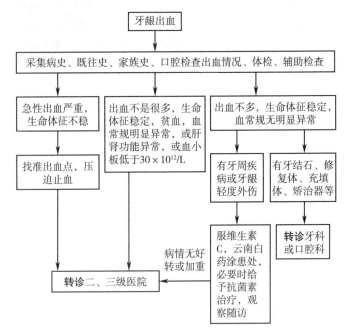

图 7-5-1　牙龈出血的鉴别与处理流程图

（二）牙龈出血常见疾病鉴别要点

1. 慢性龈炎　又称边缘性龈炎，主要是龈缘附近牙面上堆积的牙菌斑引起的牙龈慢性炎症，其他的牙石、食物嵌塞、不良修复体、充填体、矫治器等均可促使菌斑堆积，引发或加重牙龈炎症。病损一般局限于游离缘、龈乳头，以前牙区为主，牙龈变为鲜红或暗红色，牙龈乳头圆钝肥大，甚至呈球状增生，盖过部分牙面，点彩消失，表面光亮，患者常因刷牙或咬硬东西时牙龈出血而就诊，但一般没有自发性出血，皮肤黏膜没有瘀点、瘀斑。血常规正常。慢性龈炎也可因青春期、妊娠期激素的影响而加重。牙龈炎向深部牙周组织扩张引起慢性牙周炎。

2. **原发免疫性血小板减少症（ITP）**　约占出血性疾病总数的 1/3，青壮年患者占绝大多数，女性约为男性的 2 倍。出血症状以鼻出血、牙龈出血、月经过多、血尿为多见，紫癜以四肢为主。ITP 诊断为临床排除诊断，诊断要点：①至少两次检查血小板数减少，血细胞形态正常；②一般脾脏不大；③骨髓检查示巨核细胞数正常或增多，有成熟障碍；④排除其他继发性血小板减少症。

3. **过敏性紫癜**　患者多为儿童或青年，冬春季为发病高峰，发病特点为皮肤紫癜伴有渗出性病变，实验室止血和凝血机制检查无明显变化。感染、药物、食物等可能为其致敏原，但绝大多数查不出致敏原；皮肤紫癜呈对称性分布，患部主要为四肢和臀部，尤以四肢伸侧明显，多伴有关节、腹部、肾脏的症状。

4. **血友病**　是常见的一组先天性凝血因子缺乏所致的凝血功能障碍的出血性疾病。常常幼年发病，持续终生，反复轻伤出血不止，甚至自发出血，大关节、下肢关节及其附带肌群出血多见，多有家族史，女性血友病罕见。实验室检查：出血时间正常、全血凝血时间延长，血小板计数、凝血酶原时间、血浆纤维蛋白原含量、血钙含量均正常，凝血酶原消耗不良、凝血活酶生成纠正实验异常及束臂试验阴性等。

5. **再生障碍性贫血**　是一组由化学、生物、放射线或不明原因引起的骨髓造血功能障碍。临床表现主要为贫血、出血（如牙龈出血、皮肤黏膜瘀点瘀斑）、感染。无明显肝、脾、淋巴结肿大。血常规显示：全血细胞减少，网织红细胞绝对值减少；骨髓检查至少一个部位增生不良。

四、初步处理

（一）首诊处理

1. **详细询问病史**　询问有无外伤、高血压、服药等诱因。有无头晕、口渴、乏力、心悸等伴随症状。了解既往有没有高血压病、口腔疾病、耳鼻喉疾病、血液病、肝炎、心血管系统及过敏性疾病史，了解血友病等遗传病家族史。

2. **体格检查**　体检时应注意出血的部位、性质、程度。

如急性出血严重,首先要止血,同时检查体温、呼吸、效率、脉搏、血压、血氧饱和度等生命体征,了解气道是否通畅。仔细检查身体其他部位皮肤黏膜有没有出血点或瘀斑,并结合病史进行重点体格检查,再行其他部位检查。

3. 辅助检查

(1)血常规、肝肾功能、凝血功能、甲状腺功能及球蛋白。初步了解出血是否全身性因素所致。

(2)彩色 B 超检查:了解肝、胆、胰、脾、肾及甲状腺等情况,是否是引起出血的病因。

(二)后续处理

处理原则:选择恰当止血方法,针对出血原因进行治疗。危重患者,及时转诊上级医院诊疗。

1. 进行关心、安慰、解析等心理干预,缓解患者烦躁恐惧心理。

2. 积极进行止血治疗 牙周疾病引起的出血一般量不多,容易止血;外伤或全身性疾病引起的出血量有时较多,出血期应找出出血点,可采用指压法等压迫止血,有条件的可采取电凝止血。如有口腔内填塞物,应先取出,洗出所有血凝块,可以 1% 丁卡因棉球收缩、麻醉牙龈黏膜,并进行止血。

3. 如出血是牙周疾病(如牙周炎、牙龈炎等)引起的,炎症较重,可用1%~3% 过氧化氢液冲洗龈沟,碘制剂沟内上药,必要时可用抗菌漱口剂氯己定含漱。

4. 要对患者进行口腔健康教育,让患者学会正确的刷牙方法,牙签、牙线的合理使用等。坚持早晚刷牙、饭后漱口,防控菌斑、牙石形成,不抽烟,不熬夜。

5. 防治并发症,如心脏病、脑卒中、糖尿病、胃溃疡、肺炎等。

(三)转诊时机

1. 有牙石、不良修复体、充填体、矫治器等引发或加重牙龈炎症,可转诊牙科或口腔科。

2. 牙龈瘤应转诊上级医院口腔科或头颈外科。

3. 严重牙龈出血伴贫血和休克。

4. 怀疑是全身性疾病引起的血小板异常性出血(如白血

病、再生障碍性贫血）、凝血功能障碍出血（维生素 K_1 缺乏、肝硬化）、血管性紫癜（如败血症）。

5. 怀疑遗传病（如血友病等）。

（邱卫黎　邱梓瀚）

第六节　牙　　痛

病例

患者,女,64 岁,农民。

【S:Subjective】主观资料

右下牙槽脊牙龈疼痛 1 个月,呈阵发性发作,每次痛数分钟至 10 多分钟不等,刷牙及进食时可激发痛。但洗脸说话无明显影响,有时夜间亦有较重的疼痛,并觉右侧头痛,曾在某医院就诊,诊断为三叉神经痛,予以卡马西平片 0.1g,2 次 /d,口服 2 周无明显效果。发病以来,大小便可,饮食佳,近期体重无明显变化。

平素体健,否认肝炎、结核等传染病史,否认高血压、冠心病等其他家族遗传病史,否认过敏史及手术史。

【O:Objective】客观资料

1. 体格检查　T 36.6℃,P 79 次 /min,R 18 次 /min,BP 132/78mmHg。神志清,精神可,无皮疹,双瞳孔等大等圆,对光反射灵敏,浅表淋巴结未触及,巩膜不黄,双晶体稍浑浊,颈软,颈静脉无怒张,双肺呼吸音粗,未闻及干湿啰音,心率 79 次 /min,律尚齐。腹软,无压痛,肝脾未及,移动性浊音（-）,神经系统检查（-）。

2. 专科检查　567 缺失,牙槽脊未见异常,轻触缺牙区牙龈及颊、舌侧黏膜,未发现“板机点”;4 楔形缺损已穿髓,但无探痛,叩诊（±）,冷、热试验患者诉缺牙区牙槽脊有痛感,刺激移去后疼痛立即消失;余牙未及缺损,叩诊及冷热试验亦无异常反应。

【A：Assessment】问题评估

我们结合患者症状及检查，考虑牙髓部分坏死。

【P：Plan】问题处理计划

1. 诊断计划　入院予以二级护理，如肝肾功能、血常规、X线等检查。

2. 治疗计划　予以开髓，无疼痛反应，但扩大针伸入根管 2/3 处有较明显的痛感。为防止误诊，征得患者同意，在无麻醉下用扩大针快速捻转拔髓，再用冷、热水试验无疼痛反应。甲醛甲酚处理根管后立即作根充。

转归：术后 3d 电话复诊未再出现疼痛。

一、病情判断

牙痛是临床上常见的症状，但是牙痛的引发原因较为复杂。因此，在诊疗过程中，必须了解和掌握以下几个方面：一是了解牙痛的部位；二是了解疼痛的病程；三是区别疼痛的性质，是自发性或激发性，阵发性或突发性等；四是检查口腔颌面部有无和疼痛有关的病损；五是询问患者有无与疼痛发生相关的其他因素；六是注意患者年龄、性别和神经类型、精神状况，需要时进一步检查，可疑部位可行 X 射线做进一步确诊。找出病因，给予诊治，才能除其痛苦，不得盲目从事，牙痛就拔，后果不堪设想。

二、详细问诊

（一）问诊特点

1. 起病情况　发病时间、起病形式、有无先兆和规律、牙痛的部位和性质、是否有口腔颌面部疼痛、持续时间、发病频率、原因、诱因、病程、病情演变和进展情况等。

2. 伴随症状　如有无头痛、恶心、呕吐、耳鸣、耳聋、面瘫、吞咽困难、感觉障碍和肢体瘫痪或抽搐等症状，以及它们与牙痛出现的先后次序等。

3. 既往病史、家族史　心脑血管疾病、耳部疾病、颅脑外伤史、呼吸道感染、中毒等既往史和有关家族史等。

（二）全科问诊模式

1. 时间　疼痛多久呀？以前有过这样的疼痛吗？

2. 位置　疼痛在何部位？是哪些牙齿？除了牙齿有没有其他位置也有疼痛？

3. 性质　像什么样的痛？是有东西刺激以后疼痛还是就是那个部位疼痛呀？是钝痛还是锐痛？

4. 规律　什么时间开始痛？是持续痛还是阵发痛？是变化不定还是疼痛有特殊的模式？

5. 伴随症状　有没有什么其他不适？

6. 刺激缓解因素　有什么可以使疼痛加重或缓解的吗？

三、鉴别诊断

（一）牙源性引起的牙痛

1. 龋病　患者主诉:有酸、甜、冷、热类食物刺激时引起疼痛,刺激去除后,疼痛消失。临床上按牙体破坏的程度分为浅、中、深三度龋。"浅龋"患者很少有主诉,对甜、酸、温度刺激有敏感现象为"中龋",接近牙髓,对食物嵌入和温度刺激均有激发痛为"深龋"。

2. 牙髓炎　牙髓炎可分为急性牙髓炎和慢性牙髓炎两种(即可复性与不可复性),慢性牙髓炎在肌体抵抗力低时也可呈急性发作,临床上以慢性牙髓炎急性发作为多见。严重的牙痛主要表现为急性牙髓炎,患者往往疼痛难忍、坐立不安,其性质为阵发的尖锐疼痛,病变范围越广,间隙时间越短,可至睡中痛醒,有放射痛,一般不能指出牙位,可有轻度叩痛、咀嚼痛,晚期伴叩痛、放射痛、夜间痛和阵发性加剧的反射痛,头位放低时加剧痛,进入化脓期,冷水可减轻疼痛。检查时,可发现磨损症状,深龋洞、牙体缺损、楔状缺损、畸形中央尖微裂、牙折,牙周病晚期伴深龋袋等。诊断的依据是疼痛的特性,发现有可能引起牙髓炎的患牙,可用温度测试法确定,牙髓炎应与三叉神经痛、上颌窦炎、髓石引起的疼痛相鉴别,慢性闭锁性牙髓炎还应与深龋和牙髓充血相鉴别。

3. 牙髓充血　牙髓充血的临床特征是:对冷热有明显过敏反应,特别对冷过敏显著,冷空气、冷水、冷食物进入龋洞中,会立即引起尖锐的、短暂的疼痛,当刺激去除后,疼痛很快消失或缓解。诊断的依据是:只有激发痛、没有自发痛,疼痛时间短。检查时常见龋病、磨耗、楔状缺损和牙折等。

4. 根尖周炎　临床上一般分为急性根尖炎和慢性根尖炎两大类型。原发性急性根尖炎较少,大多数都是慢性根尖炎急性发作。急性根尖炎者多为死髓牙,探诊无感觉,持续性钝痛,无明显叩痛,初期咬紧有舒适感,渐则咀嚼疼痛,患牙有浮起感并松动,患者能指出患牙部位。慢性根尖炎多为死髓牙,一般无自觉症状,可在相应根尖部牙龈或牙槽黏膜,甚至在皮肤上见到瘘管,可有反复发作史。检查发现,深龋洞、牙体缺损、牙折或创伤性咬合,有明显叩痛,在急性期时,局部根尖软组织有充血、肿胀和压痛,或并发牙槽脓肿及蜂窝织炎。

5. 牙周炎　是最常见的一种慢性牙周炎症。由于本病没有明显的症状,到晚期牙周组织破坏严重,牙齿松动或出现急性症状时才来就医。诊断本病的依据和其临床特点多为持续性钝痛,程度轻重不一,若牙周脓肿形成则疼痛加剧。检查可发现口腔卫生不良。牙龈缘红肿易出血,牙结石堆积,牙周袋形成并溢脓,牙有不同程度的松动,在鉴别诊断中,应与缘龈炎、牙周变性、创伤性牙周炎相区别。

6. 冠周炎　下颌第三磨牙冠周炎,常在下颌第三磨牙区感到胀痛,多发于 18~30 岁年轻人,疼痛剧烈时可放射至耳郭部,有不同程度的张口受限,若冠周脓肿形成或伴发颌间感染时,则常伴有面部肿胀。检查可见患侧第三磨牙阻生或部分阻生,周围龈组织红肿压痛,或龈瓣下盲袋有脓液溢出。局部淋巴结肿大,压痛,常伴有全身发烧不适,白细胞增高等症状。有时不一定发生在下颌第三磨牙,可发生在其他牙齿萌出困难。由于上右第 8 压迫上齿槽神经而导致上右第 7 牙髓神经发生缺血和代谢障碍,乃至切断牙髓神经后(开髓)疼痛即可消失,冠周炎易误诊为感染性牙髓神经炎。

7. 牙髓腔结石　疼痛时频似三叉神经痛,但无板机点,有的患者找不出原因,只在摄片时发现髓石,乃至去髓和干髓,则疼痛消失。因而,推断髓不是压迫神经末梢引起疼痛的原因,这种临床上实验治疗的方法,做出最后的鉴别是可行的。

（二）非牙源性引起的牙痛

1. 三叉神经痛　三叉神经痛是一种比较常见而顽固的神经痛，主要是在三叉神经分布区域内，具有反复发作、阵发性剧烈的闪电式、短暂剧烈疼痛，疼痛时持续数秒或数分钟后突然停止。疼痛性质如电击刀割、烧灼或撕裂样痛，可激发痛区而引起，因此，牙齿、牙龈、上下唇、鼻翼、口角及颊部黏膜等处会一触即发，故患者不敢触及三叉神经分布区，应与牙痛作鉴别。

2. 急性上颌窦炎　疼痛局限于面颊部，有时放射至眼窝或上颌后牙持续性胀痛、灼痛伴沉重的压迫感，患者鼻孔多有分泌物，局部压迫或头部降低时疼痛加剧，一般有慢性上颌窦炎史，常伴有全身症状。

3. 颌骨的恶性肿瘤　当肿瘤压迫和侵犯神经时产生疼痛，相应的神经分布区有发麻的感觉时，应注意与牙痛区别，尤其上颌窦、翼腭凹区的肿瘤较为隐匿，要注意检查。

4. 心源性牙痛　心源性是一种牵涉痛，是指少数冠心病患者出现不典型的心绞痛或心肌梗死而引起的牙齿疼痛。心绞痛典型表现为胸骨上段或中段后压榨样疼痛，可波及心前区，放射至左肩、左臂内侧，或至左侧下颌部、牙齿或后背部。临床检查一般无异常，发作时心率加快，血压升高。发作时心电图表现为 ST 段抬高、压低。冠心病和牙病是老年人高发疾病，冠心病发病过程中心血管病症迟发而牙痛明显，临床检查无引起疼痛的患牙，服用止痛药效果不明显时，应引起医生的警惕。

5. 丛集性头痛　丛集性头痛又称为组胺性头痛，好发于男性青壮年。疼痛位于单侧眼眶、眶上或颞部，常波及多颗牙齿，容易与上颌前磨牙、磨牙的牙源性疼痛混淆，疼痛性质表现为尖锐痛。患者发作时由于疼痛剧烈，往往出现躁动不安，不能卧床休息，表现为特有的踱步，常用拳头捶打头部甚至以头撞墙。伴有同侧结膜充血、流泪、鼻塞、流涕、前额和面部出汗，还可有同侧瞳孔缩小、眼睑下垂和水肿等。疼痛可由于饮酒以及冷风、热风刺激等引发，疼痛发作具有典型的周期性。

6. 偏头痛　偏头痛是一种常见的血管神经性头痛,有时头痛发作与牙源性疾病所产生的牵涉性头痛不易分辨。月经周期、精神紧张、过度劳累、气候骤变、强光刺激、烈日照射、低血糖、食物以及酒精等会诱发发作。搏动性头痛是偏头痛的特征,临床中应注意询问患者是否有长时间的同一部位疼痛反复发作情况,睡眠能否使疼痛缓解,另外如果是女性患者要注意是否在月经期等,帮助鉴别诊断。

7. 唾液腺疾病　由于感染、创伤、涎石症、囊性病变或肿瘤等原因,导致唾液腺出现病变,早期症状不典型,往往表现为咀嚼食物过程中出现中重度疼痛和肿胀,患者常以为是牙齿原因前来就诊,其中以涎石症引发的临床症状最为多见。涎石症常发生在颌下腺,主要表现为下颌后牙区的尖锐牵拉样疼痛,咬合及进食时加重。临床检查无明显牙齿疾患,可见颌下腺区域肿胀、压痛,颌下腺导管口充血、肿胀,挤压腺体时无唾液流出,急性发作时可有脓液自导管口溢出等。通过 X 线片和造影等辅助检查可明确诊断。

8. 非典型性牙痛　非典型性牙痛亦称原发性牙痛、神经性牙痛、幻觉性牙痛、持续性牙痛或持续性口牙痛,是一类病因不清的口腔颌面部疼痛。非典型性牙痛需要排除其他疾病才能做出最终诊断,牙科治疗常诱发或加重非典型性牙痛的症状,疼痛程度为中至重度。患者常常可以明确指出疼痛的牙齿或位置,但对其进行治疗后,包括摘除牙髓甚至拔除患牙疼痛仍不缓解。非典型性牙痛患者有明显的抑郁、躯体化和焦虑等心理状态,因此常伴有情绪低落和偏头痛等。

(三)其他因素引起的牙痛

龋齿内充填物脱落或悬突、撕裂。此外,一些全身性病也会引起牙痛,如白血病由于牙髓中有大量白细胞浸润,也会有牙痛症状。牙骨质瘤、牙骨质钙化上右 54,左上 45,下右 54,下左 45 畸形,上右 2、上左 2 舌侧窝深均会引起牙痛。

四、初步处理

(一)首诊处理

1. 对于危及生命的牙痛,应及时送往综合性医院急诊室。

2. 对于非急症且能及时到达患者家中的情况,需详细采集病史并进行体格检查。区分牙痛类型,对于牙源性牙痛,建议专科就诊;未危及患者生命并进行详细的病史询问,针对具体的疾病给予针对性的治疗,对于非牙源性牙痛进行下一诊疗计划,明确牙痛原因,针对治疗。

(二)后续处理

1. 牙源性牙痛　建议转至口腔科专科治疗。

2. 心源性牙痛　建议应用硝酸甘油,并立即转至心内科进一步治疗。

3. 三叉神经痛　卡马西平、苯妥英钠是治疗三叉神经痛常用的口服药物,疗效肯定。然而不良反应也较多,如胃肠道症状、骨髓抑制、白细胞减少、共济失调、眩晕等。所以,用药剂量要严格控制,既要缓解疼痛,又要减少不良反应。对药物治疗无效的患者,可采用手术治疗,如周围神经撕脱术、脊神经根切断术,或采用局部注射麻醉剂或无水酒精等进行周围神经干的封闭治疗等。

4. 急性上颌窦炎　上颌窦反复冲洗,配合抗炎治疗。

5. 非典型性牙痛　与患者心理状况有密切关系,三环类抗抑郁药结合心理治疗。

6. 丛集性头痛及偏头痛建议至神经内科治疗;唾液腺疾病建议至耳鼻喉科就诊。

(三)生活方式指导

1. 养成早晚刷牙,饭后漱口的良好习惯。

2. 善待受伤牙齿。

3. 睡前不宜吃糖饼干之类的淀粉食物。

4. 勿吃过硬食物,少吃过酸、过冷、过热、食物。

五、社区中医诊治

牙痛(三叉神经痛、丛集性头痛、偏头痛、非典型性牙痛)以针灸处理疗效迅速。

1. 风热牙痛　牙痛阵发性加重,龈肿,遇风发作,患处得冷则减,受热则痛重,形寒身热,口渴,舌红苔白干,脉浮数。治宜疏风清热,通络止痛。处方合谷、颊车、下关,毫针泻法。

2. **胃火牙痛** 牙痛剧烈,齿龈红肿,或出脓血,甚则痛连腮颊,咀嚼困难,口臭、便秘,舌红苔黄而燥,脉弦数。治宜清胃泻火,通络止痛。处方内庭、合谷、颊车、下关,毫针泻法。

3. **肾虚牙痛** 牙痛隐隐,时作时止,牙龈微红肿,久则龈肉萎缩,牙齿松动,咬物无力,午后加重,腰脊酸软,手足心热,舌红少苔,脉细数。治宜益肾滋阴,通络止痛。处方太溪、合谷、颊车、下关,太溪毫针补法,余用泻法。

其余牙痛配合全身辨证处理。

（张　晨）

第八章

社区常见急性未分化疾病

第一节 呼吸困难

病例

患者,男性,69 岁,已婚,个体经商。

【S:Subjective】主观资料

呼吸困难 6d。

患者 6d 前受凉后渐感呼吸困难,伴胸闷,活动后加重。咳嗽、咳黄色黏痰,畏寒发热,测量体温最高 37.8℃,伴纳差乏力。无胸痛、心悸,无夜间阵发性呼吸困难,无双下肢水肿,无意识障碍、大小便失禁等症状。自服头孢呋辛、厄多司坦片等药物治疗未见明显好转,遂来我院就诊。近来患者进食减少,二便如常,夜间睡眠欠佳,体重无明显变化。

既往慢性阻塞性肺疾病 20 余年,反复因受凉、季节交替时出现咳嗽、咳黄色黏痰,每年持续 2~3 月,多次就诊当地医院,诊断慢性阻塞性肺疾病,近 2~3 年每年有 1~2 次住院诊治,给予抗感染、化痰平喘等治疗可好转。否认高血压、冠心病和糖尿病等病史。否认手术、外伤史。否认药物过敏史。吸烟 30 年,每日 30 支左右,无饮酒嗜好,已戒烟 10 年。已婚,育有一子。家庭经济收入稳定,夫妻和睦。父母已故,兄弟姐妹健在。否认有 2 周内外出其他国家、地区及流感、肺炎发热疾患接触史。

【O：Objective】客观资料

1. 体格检查　T 37.5℃，P 90 次 /min，R 22 次 /min，BP 138/88mmHg，BMI 22.9kg/m²。发育正常，营养可，神志清，体格检查合作。口角不歪，伸舌居中。球结膜充血，口唇发绀，颈静脉无怒张；两侧胸廓对称呈桶状，肋间隙增宽，两肺叩诊呈过清音，两肺呼吸音低，两下肺闻及干湿啰音；心率 90 次 /min，律齐，无杂音，腹软，无压痛、反跳痛。双下肢无水肿。生理反射存在，病理反射未引出。

2. 辅助检查　血常规：WBC 14.2×10^9/L，中性粒细胞百分比 86.9%，Hb 136g/L，PLT 354×10^9/L。血气分析：pH 7.35，$PaCO_2$ 41.0mmHg，PaO_2 56.5mmHg，C 反应蛋白 182mg/L，D- 二聚体 375μg/ml，肝功能：ALB 35g/L，ALT 32IU/L，AST 43IU/L。

腹部 B 超：肝、胆、胰腺、脾脏、肾脏未见异常。

心脏彩超：心脏各房室大小正常，三尖瓣少量反流。

心电图：窦性心律，肺型 P 波。

胸部 CT：双下肺纹理增多、紊乱，双肺透亮度增加，肺大疱形成散在炎性病灶伴胸膜增厚。

肺功能（吸入支气管舒张剂沙丁胺醇后）：第 1 秒用力呼出容量 / 用力肺活量（FEV1/FVC）65%，FEV1 占预计值 68%。

【A：Assessment】问题评估

1. 目前诊断　慢性阻塞性肺疾病（COPD）急性加重期
Ⅰ型呼吸衰竭

2. 目前需关注的健康问题及评价

（1）危险因素：吸烟史 30 年，每日 30 支左右。

（2）慢性阻塞性肺疾病 20 余年，呼吸困难 6d，伴咳嗽、咳黄色黏痰，畏寒发热，实验室、影像学检查支持慢性阻塞性肺疾病急性加重期，呼吸衰竭诊断，为病情不稳定致肺源性呼吸困难。

（3）患者慢性病知识缺乏，需关注患者喜好，加强健康教育，提高自我管理能力及按医嘱定期随访。

（4）患者经济收入稳定，夫妻和睦，依从性较好。

【P：Plan】问题处理计划

1. 诊断计划

（1）全面评估病情及生命体征,首先筛查是否存在致命性呼吸困难。详细询问患者病情进展、病史特点及最近使用药物治疗情况。

（2）完善、动态观察:血常规、C反应蛋白、血气分析、D-二聚体、血生化及痰液检查,必要时复查心电图、胸部CT等检查。

（3）使用mMRC呼吸困难量表及慢性阻塞性肺疾病评估测试CAT量表,结合气流受限分级、急性加重病史,对患者进行进一步综合评估,患者为慢性阻塞性肺疾病D组。

2. 治疗计划

（1）氧疗:调整氧流量,改善低氧血症,血氧浓度SpO_2达到90%以上。

（2）支气管扩张剂:患者喘息明显,首选通过小型雾化吸入器吸入短效β_2受体激动剂 + 糖皮质激素,联合或不联合短效抗胆碱能受体拮抗剂。病情稳定后长效抗胆碱药(LAMA)或长效β_2受体激动剂(LABA),或LAMA联合LABA。

（3）糖皮质激素:静脉甲强龙40mg/d,连续5d。

（4）抗生素:根据当地常见病原菌类型及痰检药物敏感实验选用抗生素。本患者选用头孢曲松2.0g/d,连续7~10d,观察疗效。

（5）综合治疗:维持水、电解质平衡,加强营养支持,酌情使用抗凝剂,治疗合并症等。

（6）动态观察生命体征,出现呼吸困难呼吸衰竭加重,需转呼吸专科进行呼吸机辅助通气治疗。

3. 健康教育计划

（1）防控疾患高危因素,戒烟,包括职业防护。

（2）加强肺功能及呼吸科专科筛查及进一步检查。

（3）掌握吸入器使用技术,提高依从性。

（4）纳入社区慢性病规范化管理,按时规律、长期遵医嘱用药及自我管理。

（5）按医嘱于每年秋末接种流感疫苗,每5年接种肺炎链球菌多糖疫苗。

转归:此例患者慢性阻塞性肺疾病病史 20 余年,目前评估为慢性阻塞性肺疾病 D 组。此次细菌感染导致病情急性加重,并出现Ⅰ型呼吸衰竭。在进行初步治疗的同时,会诊后转诊呼吸内科进一步诊治。住院完善 D- 二聚体、心脏超声、胸部 CT 等检查排除肺栓塞可能,予以加强药物抗感染、改善通气及对症、支持治疗基础上无创呼吸机辅助通气治疗,住院 10d,病情稳定后出院,转回社区纳入慢性阻塞性肺疾病规范管理。1 周后,患者至全科门诊就诊,症状明显好转,嘱其长期规范化治疗,沙美特罗氟替卡松 50/500,1 吸,2 次 /d,3 个月后复查肺功能评估,明确升或降阶梯治疗。

一、病情判断

呼吸困难是患者主观上有氧气不足或呼吸费力的感觉;而客观上表现为呼吸频率、深度和节律的改变。按病程分为急性呼吸困难与慢性呼吸困难;急性呼吸困难是指病程 3 周以内的呼吸困难,慢性呼吸困难是指持续 3 周以上的呼吸困难。

呼吸困难是社区常见急症,是未分化疾病早期的常见症状之一,病因构成复杂,疾病早期往往呈现未分化状态,极易被误诊误治。文献报道,9%~13% 社区成人出现呼吸困难症状,≥70 岁者中 25%~37% 有呼吸困难症状。呼吸困难患者首先要进行生命体征的监测,进行肺部和心脏的详细体检,尤其是心肺的视触叩听,出现阳性体征对诊断具有重要提示。

突发、严重的呼吸困难常见于急性左心衰、张力性气胸、急性肺栓塞、急性呼吸窘迫综合征(ARDS)及哮喘、慢性阻塞性肺疾病的急性发作、呼吸道异物等,需监测生命体征紧急处理后转诊专科进一步诊治。此外,呼吸困难伴有意识障碍、发绀、血压不稳定等表现时亦提示病情危重需紧急抢救。

二、详细问诊

1. 起病特点　询问起病的急缓、与活动、体位的关系,如快速发生的呼吸困难多见于急性左心衰竭、支气管哮喘、喉水肿等,严重左心衰竭引起的会出现被迫端坐位。

2. 存在的基础疾病 如高血压、心脑血管疾患、肺疾病、肾病、代谢性疾病病史和有无药物、毒物摄入史及头痛、意识障碍、颅脑外伤史。若为突发且是小儿,应询问有无异物吸入。

3. 发生的时间 夜间出现的呼吸困难常见于左心功能衰竭;冬春季加重多见于慢性阻塞性肺疾病;季节相关的多见于哮喘。

4. 伴随症状、体征等

(1)呼吸困难伴发热:多见于感染性疾病,如肺炎、肺脓肿、胸膜炎等。

(2)呼吸困难伴干咳:见于胸膜炎、肺纤维化等。

(3)呼吸困难伴咯血:常见于肺栓塞、心力衰竭、肺癌等。

(4)哮鸣音:双肺有哮鸣音见于哮喘;持续存在的局限性哮鸣音见于气道狭窄,如气道内肿物。

(5)杵状指:常见于慢性化脓性肺部疾病,如支气管扩张、肺脓肿等,也见于肺间质纤维。

5. 呼吸困难发生的相关背景因素,包括生活方式、心理、家庭、社区、社会背景等。

6. 询问和引导患者的就医行为,并了解就医的想法、忧虑及期望。

三、鉴别诊断及处理

呼吸困难鉴别诊断及处理详见图 8-1-1。

四、初步处理

呼吸困难患者经初步评估,考虑为哮喘或 COPD 急性发作、肺栓塞、心衰等危及生命,以及在做初步诊断后需进一步诊治者应转至有抢救条件的医疗机构。全科医生处理呼吸困难患者重在鉴别诊断,辨识疾患轻重缓急并做初步处理,详见图 8-1-2。

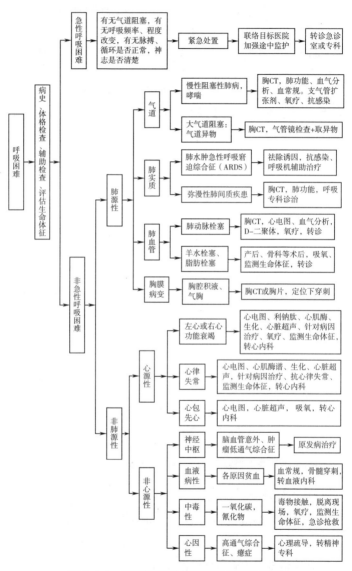

图 8-1-1 呼吸困难鉴别诊断及处理流程图

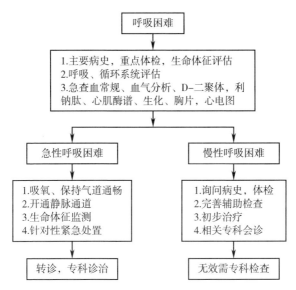

图 8-1-2　呼吸困难处理流程图

（一）首诊处理

1. 紧急处理可能会危及生命的呼吸困难,并立即送往医院急诊室或目标医院。如突然出现的严重呼吸困难、伴有血流动力学紊乱和意识改变需监测生命体征,生命支持治疗后;急性左心衰竭时应采取坐位、双下肢下垂、吸氧,根据病因采用利尿、扩血管等处理后;哮喘和慢性阻塞性肺疾病等急性发作或加重,吸氧、吸入支气管舒张剂、静脉糖皮质激素使用后;张力性气胸应患侧第二肋间粗大针头穿刺排气后。以上均经急救处理后尽快转诊。

2. 对于未危及患者生命的呼吸困难,可参照图 8-1-1 呼吸困难鉴别诊断及处理流程,详细询问病史,针对病因治疗。呼吸系统、心血管疾病是导致呼吸困难的最多见病因,占呼吸困难病因 75%。如考虑是支气管哮喘,可首选吸入沙丁胺醇或布地奈德福莫特罗 160/4.5μg 观察疗效;左心功能不全可选用利尿剂呋塞米、肾素 - 血管紧张素系统抑制剂等口服。病因未明避免应用镇静剂以免发生危险。

3. 氧疗　针对呼吸系统、心血管疾病,采用不同的氧疗措施。血气分析只表现为低氧血症或黏膜和皮肤发绀的 Ⅰ 型呼吸衰竭患者,可调整吸氧浓度或面罩吸氧,直到 SpO_2 达到 90% 以上;对于有二氧化碳潴留的Ⅱ型呼吸衰竭患者,可采用持续低流量吸氧(氧流量 1~3L/min)。

(二)后续处理

1. 病因治疗　呼吸困难多有基础疾患,如慢性心肺疾病所致呼吸困难在病因明确后,应实施相应的慢性病管理策略。

2. 康复治疗　戒烟、限酒,调整生活方式。避免过于疲劳,教育患者家庭成员,消除不良心理刺激;饮食宜清淡,适当补充营养,多食含钾镁元素的食物;针对患者目前的情况给予呼吸操锻炼等运动康复指导。

3. 慢性病健康管理指导　纳入社区慢性病规范化管理,随访 3~6 个月一次,复查心电图、生化指标。按医嘱接种流感疫苗和肺炎疫苗,积极预防呼吸道感染。

4. 做好双向转诊及出院后序贯治疗　详细了解患者的临床诊断、治疗经过、检查结果以及医嘱,出院后第一天进行访视,并建立档案。应监督按时规律、长期遵嘱用药及自我管理。

(三)常用药物

1. β_2 受体激动剂

(1)沙丁胺醇:急救、缓解用药,按需使用。经口腔吸入,可通过小型雾化吸入器、借助储雾罐吸入。每次 100~200μg,24h 不超过 8~12 喷。

(2)特布他林:急救、缓解用药。首选吸入,剂量、使用方法同沙丁胺醇气雾剂。口服制剂:每日 3 次,每次 2.5mg(1 片)。

2. 氨茶碱口服　每次 0.1~0.2g(1-2 片),每日 2~3 次;极量:每次 0.5g(5 片),每日 1g(10 片)。静推:每次 0.125~0.25g,静脉滴注:每次 0.25~0.5g,每日 0.5~1g。注射极量每次 0.5g,每日 1g。

3. 抗胆碱药物　异丙托溴铵气雾剂:每日 4 次,每次 2 喷。吸入溶液:每日 3~4 次,每次 20~40μg。

4. 支气管扩张剂、其他

(1)复方甲氧那明:饭后口服,每日 3 次,每次 1~2 粒,可根据年龄与病情适当减低剂量。

（2）孟鲁司特：口服，每日 1 次，每次 1 片（10mg）。哮喘患者应在睡前服用。

5. 激素类

（1）布地奈德吸入溶液：推荐剂量为每日 2~3 次，每次 1~2mg；气雾剂：推荐起始剂量为每次 200~400μg，每日 2 次，最高推荐剂量为每日 2 次，每次 800μg。

（2）氟替卡松：每次 100~1 000μg，每日 2 次吸入，每次 2 撤。

6. 地高辛　0.125~0.25mg，每日 1 次。老年、肾功能受损者、低体重患者可 0.125mg，每日 1 次或隔日 1 次，应监测地高辛血药浓度，建议维持在 0.5~0.9μg/L。

7. 利尿剂

（1）呋塞米：起始剂量为口服 20~40mg，每日 1 次，每日最大剂量 120~160mg，每日常用剂量 20~80mg。注意见尿补钾。

（2）螺内酯：起始剂量为口服 10~20mg，每日 1 次，至少观察 2 周后再加量，目标剂量 20~40mg，每日 1 次。

（3）氢氯噻嗪：起始剂量每次 12.5~25mg，每日 1~2 次服用，每日最大剂量 100mg，每日常用剂量 25~50mg。

（4）托拉塞米：起始剂量为每次 10mg，每日一次，每日最大剂量 100mg，每日常用剂量 10~40mg。无尿的患者禁用本品。

五、转诊指征

1. 突发呼吸困难考虑可能会危及生命者，监测生命体征，尽快转诊。

2. 需要到上级医院完善检查明确病因时，需及时转诊至上级医院。

3. 基础疾病病情加重，初始治疗失败时，转诊至上级医院进一步诊治。

4. 针对原发病需要专科进一步机械辅助通气、介入手术治疗者。

（贺　群）

第二节　晕　　厥

病例

患者,女性,未婚,25 岁,公司职员。

【S:Subjective】主观资料

晕厥 1 次。

患者因淋雨后痛经加重,下腹部绞痛不缓解,半小时前在家中出现头晕,站立不稳,黑矇,随即突发晕厥,呼之不应,无发热、寒战、胸闷、心悸、呼吸困难、牙关紧闭、四肢抽搐,无面色青紫、大汗淋漓,无大小便失禁,持续约 30s 意识恢复,仍有头晕、乏力症状,遂来门诊就诊。

近期工作劳累,精神紧张,睡眠质量较差,精神、食欲尚可,大小便正常,体重无明显变化。

既往体健,否认先天性心脏病、高血压、糖尿病等疾病史,否认热性惊厥、癫痫、颅脑外伤史。否认其他外伤、手术、输血史。否认药物、食物过敏史。否认烟酒、咖啡、浓茶嗜好。平素久坐,很少运动。未婚未育,13 岁初潮,月经不规律,周期 25~40d,经期 3~5d,常有痛经,月经量少,颜色暗红,偶有血块,间断服用"布洛芬"治疗。否认家族类似疾病、肿瘤、遗传病史。

【O:Objective】客观资料

1. 体格检查　体温 36.2 ℃,呼吸 16 次 /min,直立血压 102/60mmHg,心率 65 次 /min;卧位血压 106/70mmHg,心率 62 次 /min,身高 162cm,体重 42kg,BMI 16.0kg/m^2。步入诊室。发育正常,体形偏瘦,面色略苍白,神志清楚,对答切题,呼吸平稳,体格检查合作。全身皮肤黏膜无皮疹、瘀点、瘀斑,浅表淋巴结未触及。头颅无畸形,头皮无血肿,双侧瞳孔等大等圆,直径 3mm,对光反射灵敏,鼻唇沟对称,伸舌居中。颈软,无抵抗,气管居中,甲状腺不大。双肺呼吸音清,未闻及干湿啰音。心界不大,心率 62 次 /min,律齐,心音有力,各瓣膜听诊区未闻及杂音,未闻及心包摩擦音。腹软,全腹无压痛、反跳痛,未及包块,肠鸣音 5 次 /min。脊柱四肢无畸形,双下肢无水肿,四肢肌力、肌张力正常,共济运动无异常,布鲁辛斯基征、克尼格征、病理征阴性。

2. 辅助检查

血常规:白细胞 6.40×10^9/L,血红蛋白 128g/L,血小板 259×10^9/L。

尿常规:未见异常。

随机指尖血糖:6.5mmol/L(餐后 3h)。

指尖血氧饱和度:96%。

心电图:窦性心律,正常心电图。

【A:Assessment】问题评估

1. 初步诊断　晕厥查因:血管迷走性晕厥?

青年女性,既往体健,既往有明显痛经史,此次劳累、淋雨后加重,下腹部绞痛不缓解,而后出现晕厥症状,意识短时间自行恢复,未遗留后遗症,体格检查未见异常,直立位、卧位血压无明显改变,神经系统体格检查未见明显异常,综合考虑为血管迷走性晕厥。

2. 目前存在的健康问题

(1)月经不调,痛经。

(2)工作劳累,精神紧张。

(3)缺乏运动,体形偏瘦。

【P:Plan】问题处理计划

1. 诊断计划　完善生化指标、心肌酶、甲状腺功能、脑电图、24h 动态血压监测、直立倾斜试验,必要时完善颅脑 CT 或 MRI 检查。

2. 治疗计划

(1)非药物治疗:①劳逸结合,避免过度劳累。②中医、妇科专科就诊,调理痛经。③加强营养摄入,增加运动量,适当增重,增强体质。

(2)药物治疗:疼痛剧烈时,尽早服用非甾体抗炎药,及时止痛。

3. 健康教育

(1)出现晕厥前兆时,及时倚靠、下蹲或平躺,避免摔伤。

(2)适当增加运动,尤其对双上肢及双腿肌肉进行抗压训练,增加肌肉力量,预防跌倒发生。

转归:患者直立倾斜试验阳性、生化指标、心肌酶、甲状腺功能、24h 动态血压监测、脑电图未见明显异常,目前正在中医师处调理治疗。

晕厥(syncope)是指全脑血液低灌注导致的短暂意识丧失,可有先兆症状,如黑矇、乏力、出汗等,发作特点为迅速、一过性、自限性,并能够完全恢复。

一、病情判断

晕厥在日常生活中多见,国外研究显示,普通人群中约50% 一生中发生过一次晕厥,短时间内能够恢复,很少遗留后遗症。全科医生接诊晕厥患者,需对病情进行初步评估,包括以下 3 个方面:①判断是否为晕厥;②明确晕厥病因;③评估危险分层。

(一)判断是否为晕厥

确定晕厥需符合以下 4 个条件:

1. 存在完全的意识丧失,晕厥发作时可发生尿失禁,罕有大便失禁。

2. 意识丧失迅速且短暂,也称为短暂性意识丧失(transient loss of consciousness,TLOC),一般持续 20~30s 即可恢复。

3. 发作时存在姿势性肌张力降低,可因肌张力降低而跌倒。

4. 意识自行、完全恢复,没有遗留后遗症。

(二)明确晕厥病因

病因分为 3 大类:神经介导性晕厥、直立性低血压晕厥和心源性晕厥。

1. 神经介导性晕厥 又称反射性晕厥。为自主神经功能过度反应,引起周围血管扩张和或心动过缓,血压下降、脑血管灌注不足而出现晕厥。包括血管迷走性晕厥(vasovagal syncope,VVS)、情境性晕厥、颈动脉窦综合征、不典型反射性晕厥。

2. 直立性低血压晕厥 直立性低血压(orthostatic hypotension,OH),又称直立不耐受综合征。为自主神经功能调节障碍,交感传出通路活动慢性受损,出现血管、心率、心肌收缩力调节功能异常,改变体位为直立时,血压下降而出现晕厥。包括自主神经调节失常综合征、药物诱导的 OH、血容量不足诱导的 OH。

3. 心源性晕厥　为心脏电传导异常、各种器质性心脏疾病导致的有效循环血量下降,从而引发晕厥。包括心律失常性和器质性心血管病晕厥。

(三) 评估危险分层

对于晕厥患者,首选要判断是心源性晕厥,还是非心源性晕厥。

一般情况下,心源性晕厥属于高危晕厥。非心源性晕厥,包括神经介导性晕厥、直立性低血压晕厥。神经介导性晕厥预后良好,直立性低血压晕厥预后与病因有关。心源性晕厥与非心源性晕厥临床特征见表 8-2-1。

表 8-2-1　心源性晕厥和非心源性晕厥临床特征

临床特征	心源性晕厥	非心源性晕厥
年龄	年龄 >60 岁	年轻
性别	多见于男性	多见于女性
诱因	多有运动、劳累、压力大等诱因	诱因常为特定的,如疼痛、医疗操作等
情境因素	无	咳嗽、排尿、排便等
前驱症状	常无前驱症状	常有前驱症状,如恶心、呕吐等
与运动的关系	多在运动中发生	多在运动后发生
与体位的关系	与体位无关	与体位有关
发作频率	发作频率少	同一症状频繁发作
心脏病史	常伴有	不伴有
心脏体格检查	可有异常	正常

二、详细问诊

问诊特点

1. 起病情况　晕厥发生时间,有无明确诱因,如疼痛、剧烈咳嗽、用力排便、转头、吹奏乐器等,有无体位改变、情绪改变、医疗操作等。

2. 晕厥前期症状　有无黑矇、胸闷、胸痛、心悸、呼吸困难、喘憋、恶心、呕吐、饥饿感、乏力、出汗、手抖等。

3. 晕厥时症状　晕厥持续时间、缓解方式;有无意识障碍、呼之不应;有无四肢抽搐、眼神凝视、面色发绀、呕吐、大小便失禁等。

4. 晕厥后症状　恢复意识后有无乏力、意识恍惚、头晕、头痛、恶心、呕吐、四肢肌力减退、麻木、视力、听力、言语障碍等。

5. 既往病史、家族史　既往有无癫痫、高血压、糖尿病、心脏病、脑血管病、肾脏病、癔症、肾上腺疾病、甲状腺相关疾病;手术、外伤史等病史;既往有无晕厥史,晕厥的处理方案;近期有无急性病患病史,如急性胃肠炎、严重感染性疾病等;平素用药情况和近期有无特殊药物使用史,如β受体阻滞剂、利尿药、三环抗抑郁药、可卡因、吩噻嗪类药物等。

6. 个人史　有无吸烟、饮酒史;药物、食物过敏及可疑过敏原接触史;女性月经、生育史。

7. 家族史　家族中有无类似疾病发作史,有无家族猝死病史,有无遗传病史、心脑血管疾病、肿瘤病史等。

三、鉴别诊断及处理

对于晕厥患者,可以按照如下方案进行诊断、鉴别诊断和处理。

(一)鉴别非晕厥性疾病

晕厥表现为短暂意识丧失,需要和其他相关疾病鉴别。

1. 癫痫　晕厥合并抽搐常表现为肢体不规则小抽动,不同步、对称,持续时间非常短,小于10s;癫痫大发作时常为四肢强直、痉挛性、对称、持久性四肢抖动,记忆丧失,无前驱症状及情景刺激;癫痫小发作多不倒地,只是一过性失去意识,发作完毕可继续原有活动,部分难以发现。

2. 短暂性脑缺血发作(TIA) 发作的时间多小于1h,前循环TIA多为一过性黑矇,合并的视力障碍、肢体障碍、感觉障碍等为单侧;后循环TIA多伴眩晕、行走站立不稳、视觉异常、可伴言语不清、耳鸣等症状,但两种TIA多无意识丧失,如合并意识丧失,持续时间通常较长。

3. 昏迷 晕厥引发的意识丧失时间短、光痛刺激后有反应,深浅反射存在,可以自行苏醒;昏迷是重度意识障碍,无自知力,光刺激、痛刺激不能觉醒,深浅反射可存在或消失。例如:低血糖昏迷常见于使用胰岛素治疗的糖尿病患者,伴心慌、手抖、出汗、饥饿感、焦虑等症状,随机血糖低于正常。

4. 心因性假性晕厥 没有真正意识丧失,发作期间可有自知力——心里明白,常有精神刺激的诱因,先兆较少,发作持续时间长,可以频繁发作,发作时血压不低、心率不慢。

5. 跌倒发作 患者行走或站立时,无任何先兆突然摔倒在地,常有突发腿部肌肉无力感,发作后无并发症状,时间短暂,无意识丧失,与前庭功能障碍、小脑疾病、椎体外系功能异常有关。

6. 颅内或蛛网膜下腔出血 意识不是立即丧失,逐步出现,多伴头痛、恶心或呕吐,有脑膜刺激征,神经系统体格检查阳性。

(二)鉴别晕厥病因类型

1. 神经介导性晕厥 分为血管迷走性晕厥、情境性晕厥、颈动脉窦综合征、不典型反射性晕厥。

(1)血管迷走性晕厥:为最常见的病因,多见于年轻女性,既往无基础心脏病史,可以有类似发作的家族史。发作前常有诱因,如情感刺激、疼痛、抽血和输液等医疗操作,典型表现为晕厥前面色苍白、出汗、恶心、眩晕或头晕、耳鸣,晕厥时意识丧失、血压骤降、脉搏缓慢无力,持续约几秒到几十秒,自行苏醒或平卧后苏醒;意识恢复后多无后遗症,症状可反复发作。

(2)情境性晕厥:既往无基础心脏病史,前驱症状可不典型,晕厥在特定情景下发作,如咳嗽、喷嚏、吞咽、排尿、大笑、吹奏管乐器等,多在站立位或坐位发作,恢复后常无明显不适。瓦氏实验阳性可协助诊断。

(3)颈动脉窦综合征:常见于老年人,为颈动脉窦受压后出现的晕厥,多在急剧转头、颈部受压如衣领过紧时出现。颈动脉窦按摩试验阳性可协助诊断。

(4)不典型反射性晕厥:如无前驱症状、无明显诱因、不典型临床表现,无器质性心脏病,排除其他晕厥病因,直立倾斜试验出现阳性结果可协助诊断。

2. 直立性低血压晕厥　多与自主神经功能调节紊乱、药物作用或血容量不足导致血压异常有关,具有以下特点:①多于卧位或坐位、蹲位快速起立时出现;②无前驱症状;③起立时血压骤降、平卧缓解;④体位激发试验阳性。卧位或坐位突然直立时收缩压下降≥20mmHg、舒张压下降≥10mmHg或收缩压降至<90mmHg。瓦氏实验、24h动态血压监测或家庭血压监测可助于判断。直立性低血压晕厥常见以下3种病因:

(1)血容量不足:各种原因引起的血容量不足,如出血、呕吐、腹泻、出汗、尿量增多等;可见于青年虚弱体质或健康人群,补充血容量可纠正。

(2)自主神经调节失常综合征:包括原发和继发性自主神经功能调节失常。原发性自主神经调节失常如单纯自主神经功能障碍、帕金森病、多系统萎缩等;继发性自主神经调节失常见于糖尿病、血管淀粉样变性、脊髓损伤、自身免疫性自主神经病变等,常因压力感受器反射弧受累等导致,伴乏力、疲劳、头晕、麻木等其他神经功能损害及原发疾病表现;瓦氏实验可协助诊断。

(3)药物诱导的直立性低血压晕厥:如血管扩张剂、利尿剂、吩噻嗪类、抗抑郁药等,因药物扩张血管、减少血容量、神经节阻滞或副作用等,导致服药期间血压下降(血压<90/60mmHg或较基础血压下降过多过快),可伴头晕、眩晕、乏力、嗜睡等不适;停药或对症处理后缓解。

3. 心源性晕厥　属于高危型晕厥,既往多有器质性心脏病或心律失常病史,病变导致心搏出量急性骤减、脑灌注量不足引发晕厥。运动、用力、情绪剧烈波动、小儿哭闹、跑跳等可诱发和加重,发作与体位无关,卧位也可出现,心电图、24h 动态心电图、超声心动图、冠状动脉造影等助于诊断。常见以下两种类型:

(1)心律失常性晕厥:可见于各种原因引起的严重心动过速或心动过缓,常有以下心电图表现:①清醒及非运动状态下持续窦性心动过缓(<40 次 /min)或者窦性停搏 >3s;②反复窦房传导阻滞、二度 II 型和三度房室传导阻滞;③交替性或同时左右束支传导阻滞;④室性心动过速、阵发性室上性心动过速、非持续性多形性室性心动过速合并长或短 QT 间期;⑤心脏起搏器或埋藏式心脏转复除颤器故障伴心脏停搏。晕厥发作时无以上心电图改变可排除心律失常性晕厥。

(2)器质性心血管病性晕厥:见于急性心肌梗死、主动脉瓣严重狭窄、心房黏液瘤、左心房巨大血栓、夹层动脉瘤、先天性心脏病如法洛四联症等。心电图、心肌酶、心脏影像学等检查可协助诊断。

四、初步处理

(一)首诊处理

快速询问病史,判断病情,针对性处理。

(1)既往有类似发作史且诊断明确,针对性治疗或者转诊专科医院治疗。

(2)首次发作,社区卫生服务中心对症治疗后,仍建议转专科医院进一步明确晕厥的病因。

(3)诊断不明确、高危型晕厥、生命体征不平稳、晕厥造成较严重损害者,速转诊专科医院进一步诊治。

(二)体格检查

1. 注意生命体征 体温、血压、脉搏、呼吸、神志、意识状态。如患者持续血压 <90/60mmHg、意识模糊或昏迷、瞳孔改变、对光反射消失等,稳定生命体征,迅速转诊。

2. 重点体格检查 一般情况如面容、神志、皮肤黏膜等;关注心脏听诊,注意心率、心律、心音、心脏杂音、异常心音、额外心音如奔马律、开瓣音、喀喇音等,有无心包摩擦音等;腹主动脉有无杂音;四肢肌力、肌张力有无改变,有无外伤骨折;有无神经系统病理征、脑膜刺激征等。

(三)辅助检查

1. 在社区卫生服务机构,根据情况可行血常规、心电图、随机血糖、生化指标、血氧饱和度等检查。

2. 专科医院常用的辅助检查

(1)体位激发试验:包括直立倾斜试验、卧立位试验,冠心病、严重主动脉狭窄、肥厚梗阻型心肌病、妊娠患者禁忌。

1)直立倾斜试验:受试者先平卧 5~10min,随后快速平稳倾斜至 60°~70° 头高位,监测血压及心率变化。阳性结果如下:①血压或心率显著下降伴晕厥、意识丧失或晕厥前兆,提示神经介导性晕厥;②基础试验倾斜后收缩压缓慢进行性降低,提示直立性低血压晕厥;③基础试验倾斜最初 10min 内心率超 120 次 /min 或持续增加大于 30 次 /min 且收缩压下降 <30mmHg 提示体位性心动过速综合征。

2)卧立位试验:即平卧位和站立 3min 时分别测上臂血压,如果站立后血压进行性降低,收缩压降低≥20mmHg 或低至 90mmHg 或舒张压降低≥10mmHg,站立时心率 10min 内增至 >120 次 /min 或增加幅度 >30 次 /min,收缩压下降 <20mmHg 及出现相关症状,为阳性。

(2)颈动脉窦按摩试验:适用于 40 岁以上、诊断不明确患者。颈动脉狭窄、近 3 月有脑卒中、短暂性脑缺血发作、心肌梗死患者禁忌。检查时需监测血压脉搏,卧位和立位依次按摩一侧颈动脉窦 5~10s,出现心脏停搏 >3s 和 / 或收缩压下降 >50mmHg 即为阳性。

(3)瓦氏试验:可用于鉴别情景性晕厥及自主神经调节失常综合征。患者取仰卧或半卧位,用力深吸气紧闭声门后用力深呼气。阳性结果提示:①用力呼气时血压、心率无明显升高提示自主神经调节失常综合征;②用力呼气时血压显著下降见于情境性晕厥。

(4)其他检查:床旁心电监测、24h 心电图、超声心动图、电生理、运动负荷试验、心脏导管检查等。

（四）后续处理

1. 积极处理原发性疾病 积极处理引发晕厥的原发病，如纠正血容量不足、停用诱发药物、调节自主神经功能、安装起搏器、解决主动脉瓣狭窄等。

2. 健康教育 ①尽量避免引发晕厥的诱因，避免拥挤、闷热环境，如咳嗽、吞咽等情景性晕厥患者，避免呛咳或剧烈咳嗽、积极治疗呼吸道疾病；排尿性晕厥患者考虑坐位排便、避免寒冷刺激、减少夜尿；吹奏乐器晕厥患者避免过度吹奏乐器，注意呼吸调节；直立性低血压患者避免急起急坐；心源性晕厥患者避免剧烈运动、突然用力、缺氧等。②如出现晕厥前驱症状，及时坐下或平卧休息，调节情绪，如仍有乏力、恍惚等症状，避免走动、身边留有陪人；晕厥发作时应避免摔伤，远离尖锐硬物、高空位置等，避免误吸。③反复晕厥发作患者，避免高空作业、驾驶或其他危险动作。

3. 生活方式 神经介导性晕厥患者可通过如双腿交叉和双手握拳上肢绷紧等抗压锻炼、倾斜训练等减少晕厥发作；直立性低血压晕厥患者轻度提高血压可改善症状，如老年直立性低血压患者，可使用弹力袜、腹带等；无高血压患者，补充足够食盐和水分，目标量为食盐 10g/d，水 2~3L/d。睡眠时头抬高 10° 可减少夜尿，避免夜间体位性低血压。锻炼下肢和腹部肌肉、游泳等运动亦可改善低血压。

4. 心理调节 大部分的晕厥为低危型晕厥，此类患者应注意心理疏导，正确认识疾病为良性过程，避免过度紧张、焦虑，同时也应告知患者晕厥潜在风险，积极应对，避免掉以轻心。对于心源性或高危型晕厥患者，社区医生转诊后应跟踪随访、给予患者及家属安慰、避免恐慌、积极应对。

（五）转诊时机

1. 心源性晕厥。

2. 首次发作晕厥。

3. 不明原因晕厥。

4. 晕厥伴有较严重的合并症或并发症。

（尹朝霞 邹建军 汪茜茜）

第三节　咯　　血

病例

患者,女性,48 岁,已婚,本科学历,国企财务。

【S:Subjective】主观资料

反复咳嗽、咳痰 8 年,加重 2d,咯血 1d。

患者 8 年前无明显诱因下出现咳嗽、咳痰,痰为黏液脓性痰,无发热,自服"咳嗽药水"后症状缓解。此后咳嗽、咳痰反复发作,有时伴黄脓痰,多于秋冬季节或受凉后出现,均自服抗生素及咳嗽药水后好转,曾至呼吸科门诊就诊行胸部 X 线检查提示支气管炎,未进一步检查和治疗。2d 前受凉后再次出现咳嗽、咳黄脓痰,自服头孢拉定、复方甘草合剂后症状无好转,今晨起咯鲜红色血痰 3 口,量共约 30ml。为进一步诊治,收住入院。患者病程中无发热、胸闷、胸痛、气促,无恶心、呕吐、腹痛、腹胀、返酸、便血、黑便,无乏力、皮肤瘀斑瘀点、鼻腔及口腔出血等。近日来食欲可,二便正常,体重无明显变化。

幼时曾患"百日咳"。否认粉尘接触史。否认高血压、糖尿病和心脏病等慢性疾病史。否认结核、肝炎等传染病史。否认手术、外伤史。否认阿司匹林、华法林等药物服用史。饮食清淡,不嗜烟酒。1 年前绝经。近期工作压力较大,睡眠欠佳。平常运动少。已婚,育有一女。家庭经济收入稳定,夫妻和睦。否认家族中慢性呼吸道疾病史。

【O:Objective】客观资料

1. 体格检查　T 36.9 ℃,P 72 次 /min,R 16 次 /min,BP 128/80mmHg。神志清楚,对答切题,体形消瘦,体格检查合作。无贫血貌,无二尖瓣面容。全身皮肤、巩膜无黄染,无瘀斑瘀点。口唇无发绀。全身浅表淋巴结未及肿大。双肺呼吸音清,左下肺可闻及湿啰音。心界不大,心率 72 次 /min,律齐,各瓣膜区未闻及病理性杂音。腹部平软,全腹无压痛、反跳痛及肌卫,肝脾肋下未触及。双下肢不肿。

2. 辅助检查　血常规:Hb 126g/L,WBC 10.9×10^9/L,中

性粒细胞百分比 78.2%,BPC 200×10^9/L。心电图:窦性心律,正常心电图。胸部 X 线片:双肺纹理增粗、紊乱,左下肺斑片状影。胸部高分辨 CT:左下肺支气管扩张伴感染。

【A:Assessment】问题评估

1. 目前诊断　咯血

　　　　　　左下肺支气管扩张伴感染

2. 目前存在健康问题及评价

（1）患者中年女性,反复咳嗽、咳痰 8 年,咯血 1d;幼时有百日咳。

（2）目前诊断为"左下肺支气管扩张伴感染"。现咯血量少,窒息风险小,应安抚患者,缓解紧张情绪,嘱其侧卧位休息;一旦出现大咯血应保证气道通畅,改善氧合状态,预防窒息发生。

（3）平常运动少。发病前工作压力较大,睡眠不足,存在心理压力。

（4）国企财务,本科学历,经济收入稳定,家庭和睦,依从性良好。

【P:Plan】问题处理计划

1. 诊断计划

（1）完善痰涂片、痰培养 + 药敏、肝肾功能、C 反应蛋白、出凝血功能等指标;并测定血型,做好输血前准备。

（2）完善心脏彩超检查,必要时行纤维支气管镜检查。

2. 治疗计划

（1）非药物治疗:①注意饮食,以富含维生素的食物为首选,多食新鲜水果、蔬菜;②注意保暖,避免受凉;③保持安静,卧床休息,减少活动;④心理指导,安抚患者情绪,减轻紧张情绪。

（2）药物治疗:左氧氟沙星 0.5g,每日一次,静脉滴注;氨溴索 30mg,每日 3 次,静脉滴注;肾上腺色腙片 2.5mg,每日 3 次,口服。

患者入院后接受抗感染、化痰、止血等治疗,2d 后出血停止,5d 后咳嗽、咳痰症状明显好转,出院。给予左氧氟沙星片、氨溴索片继续口服治疗,门诊随访。

3. 健康教育计划

（1）社区门诊定期随访,询问咳嗽、咳痰症状,听诊注意肺部啰音变化。

（2）饮食以清淡、富含维生素、易消化食物为主。注意保暖,及时增减衣物,防止受凉感冒。空气污染严重时,减少外出,戴好防尘口罩。房间经常通风,保持适宜温度（18~25℃）和湿度（40%~70%）。

（3）进行适度的体育锻炼和肺康复锻炼,呼吸肌功能训练、中医中药综合治疗（按摩穴位强肺、夏天敷贴等）。

（4）加强监测,如出现发热,或咳嗽、咳痰加剧,或咯血等症状,及时就诊。

（5）每年按时接种流感疫苗,每 3~5 年接种肺炎疫苗。家中备有急救药箱,包括止咳、止血药物等,并及时更换过期药物。

咯血（hemoptysis）是指喉及喉以下的呼吸道及肺任何部位的出血,经口腔咯出。少量咯血有时仅表现为痰中带血,大咯血时血液从口鼻涌出,严重者可阻塞呼吸道,导致窒息死亡。

一、病情判断

1. 一旦出现咯血,不论何种疾病所致,均应引起重视,及时就诊,以期早日明确咯血病因,并予以合理治疗。

2. 通过仔细检查和详细问诊确定是否为咯血　首先,鉴别咯血与口腔、鼻腔等上呼吸道出血:检查口腔与鼻腔局部有无出血灶,鼻腔出血多从前鼻孔流出,常在鼻中隔前下方发现出血灶;有时鼻腔后部出血量较多,易被误诊为咯血,可通过鼻咽镜检查见血液从后鼻孔沿咽壁下流,得以确诊。其次,咯血还需与呕血进行鉴别（见表 8-3-1）。

表 8-3-1　咯血与呕血的鉴别

	咯血	呕血
病因	肺结核、支气管扩张、支气管肺癌、肺炎、心脏病等	消化性溃疡、急性胃黏膜病变、肝硬化、胃癌等

续表

	咯血	呕血
伴随症状	喉部痒感、胸闷、胸痛、心悸、咳嗽、咳痰等	上腹部不适、腹痛、恶心、呕吐等
出血方式	咯出	呕出
出血的颜色	鲜红色、铁锈色	暗红色或咖啡色,量大时可为鲜红色
血中混有物	痰、泡沫	食物残渣、胃液
酸碱反应	碱性	酸性
黑便	常无,若咽下血液量较多时可有	有,可为柏油样便
出血后痰的性状	常有血痰数日	无痰

3. 确定咯血量　小量咯血:24h 咯血 <100ml;中等量咯血:24h 咯血 100~500ml;大量咯血:24h 咯血 500ml 以上或 1 次咯血量 100~500ml。一次性咯血量达 1 500~2 000ml,可致失血性休克或窒息。

4. 对咯血病情严重程度的判断　大咯血时应警惕患者有出现窒息、失血性休克及继发性感染的可能。此外,还应结合患者的一般情况(包括营养状况、面色、脉搏、呼吸、血压以及有无发绀等),进行综合判断,对那些久病体衰或年迈咳嗽乏力者,即便是少量咯血亦可造成窒息而导致死亡,故对这类患者应按大咯血的治疗原则进行救治。

二、详细问诊

咯血的病因多样。因此,对咯血患者的病史采集十分重要,可为咯血病因诊断提供关键线索。具体要点包括以下几个方面:

1. 起病情况　发病时间、咯血量、持续时间、诱因、病程等,并排除口腔、鼻腔出血及呕血。

2. 病情特点

(1)年龄:青壮年咯血常见于支气管扩张、肺结核等。40

岁以上有长期吸烟史者,应警惕支气管肺癌。

(2)颜色和性状:支气管扩张、肺结核及出血性疾病所致咯血为鲜红色,肺炎链球菌肺炎常为铁锈色痰,二尖瓣狭窄所致咯血多为暗红色,而急性左心衰多为粉红色泡沫样痰。

3. 伴随症状　有无发热、胸痛、呛咳、脓痰,有无心悸、胸闷、呼吸困难,有无黄疸、皮肤黏膜出血等,女性患者咯血是否与月经有关。

4. 治疗经过　详细询问咯血发生、发展的演变过程,特别是诊断、治疗经过,包括已行检查结果及所用药物、剂量和疗效。

5. 既往病史　有无肺结核(包括近期有无结核患者密切接触史)、肺源性和心源性疾病、血液系统疾病、结缔组织疾病、急性传染病、恶性肿瘤等;有无胸部外伤、手术及创伤性检查史。患者的用药史,尤其是有无阿司匹林、氯吡格雷等抗血小板药物,华法林、达比加群等抗凝药,贝伐珠单抗等新型抗血管生成药物史。有无化学毒物、职业性粉尘接触史。有无吸烟、饮酒嗜好。有无慢性肺疾病、遗传性疾病家族史。

三、鉴别诊断

(一)咯血的常见病因

咯血的原因复杂多样,应首先根据患者病史、症状、既往史、辅助检查等,考虑其病因。咯血常见病因见表 8-3-2。

表 8-3-2　咯血的常见病因

病因分类	类型	常见疾病
呼吸系统疾病	感染性疾病	支气管扩张、急慢性支气管炎、肺炎、肺结核、肺脓肿、肺侵袭性真菌病等
	结构发育异常	肺隔离症、囊性纤维化等
	其他	肿瘤、支气管异物、创伤、手术、尘肺等
循环系统疾病		风湿性心脏病、先天性心脏病、肺动脉高压、肺栓塞、肺血管畸形等
全身性疾病	血液系统疾病	血小板减少性紫癜、血友病、白血病等
	结缔组织病及免疫性疾病	系统性红斑狼疮、肉芽肿性血管炎等

续表

病因分类	类型	常见疾病
药物性		阿司匹林、氯吡格雷、华法林等
其他		肺内子宫内膜异位症

（二）咯血的诊断流程

见图 8-3-1。

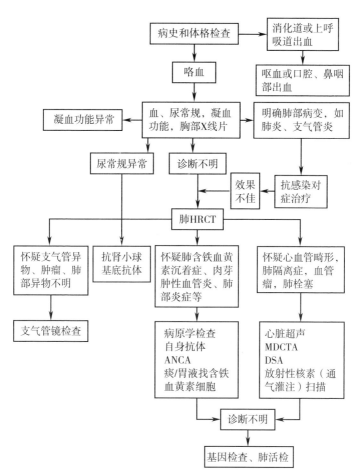

图 8-3-1　咯血诊断流程图

HRCT. 高分辨率 CT；ANCA. 中性粒细胞胞质抗体；MDCTA. 多排螺旋 CT 血管造影；DSA. 数字减影血管造影。

（三）咯血常见疾病的鉴别要点

1. 呼吸系统疾病

（1）支气管扩张：50%~70% 的患者可发生咯血，部分以反复咯血为唯一症状，称为"干性支气管扩张"。患者多为青壮年，病程较长，主要症状为持续或反复的咳嗽、咳痰或咳脓痰，咳嗽、咳痰常与体位有关；晨起或体位变动后咳嗽加剧，痰液静置后可分层：上层为泡沫，中层为浑浊黏液，下层为脓性成分，最下层为坏死组织。肺部高分辨 CT 提示支气管呈柱状及囊状改变。

（2）肺结核：咯血是肺结核患者常见的症状，多见于儿童、青壮年，可伴低热、乏力、纳差、消瘦、午后潮红、盗汗等结核中毒症状。痰结核分枝杆菌检查阳性可确诊，抗结核治疗有效。

（3）肺癌：以咳嗽、咳痰、咯血和消瘦为主要表现，肺部影像学主要表现为肺部结节、肿块影等。咯血多见于中央型肺癌，为持续性或间歇性痰中带血或小量咯血；如肿块表面糜烂，严重侵蚀大血管，可引起大咯血。痰液脱落细胞、支气管镜或 CT 引导下肿块活检可明确诊断。

（4）肺脓肿：多起病急骤，有寒战、高热、咳嗽、咳大量脓臭痰等症状，常是肺炎和葡萄球菌败血症等的并发症；约 50% 的患者有咯血症状，咯血量不大。影像学可见均匀的大片状阴影，空洞内常见液平。

（5）慢性支气管炎：慢性支气管炎患者也可出现咯血，常为小量咯血或痰中带血，为支气管黏膜充血损伤所致。一般不需要治疗，短期内可自行停止，但易于复发；X 线及痰液检查常无特殊改变。慢性支气管炎患者发生持续小量咯血时，需仔细寻找其他原因，特别是支气管肺癌，以免延误诊断。

（6）尘肺：是肺职业病，可分为硅沉着病、滑石肺、肺铁末沉着症等。其临床表现主要有胸痛、呼吸困难、咳嗽、咳痰，偶有血痰或咯血，诊断主要依据职业及肺部影像学表现。

2. 循环系统疾病

（1）风湿性心脏病二尖瓣狭窄：多为痰中带血或小量咯血，左心衰竭伴肺水肿时常咳出粉红色泡沫样痰。根据心脏病史,听诊心尖区有舒张期杂音,X 线提示左心房扩大,心电图显示左心房增大的"二尖瓣型 P 波"和右心室肥厚,超声心动图出现"城垛样"图形等,可明确诊断。

（2）肺栓塞:常见症状有活动后呼吸困难、气促、胸痛、晕厥、烦躁不安、咯血等,常为小量咯血。约 20% 的患者可出现"三联征",即同时出现呼吸困难、胸痛及咯血。可行血 D- 二聚体、肺动脉 CTA、放射性核素肺通气 / 血流灌注显像、肺动脉造影等检查确诊。

3. 全身性疾病

（1）血液系统疾病:如血小板减少性紫癜、白血病、血友病等,可引起咯血,但患者还伴有呼吸道以外的出血倾向。如血小板减少性紫癜以皮肤、黏膜出血为主,下肢多见;白血病以齿龈出血、鼻出血或皮肤出血点为多;血友病患者常为幼年起病,很轻微的外伤即可引起持久而严重的出血。

（2）自身免疫疾病:系统性红斑狼疮、结节性多动脉炎等侵犯肺组织时可发生咯血。患者伴低热、关节损害、皮肤黏膜表现、多脏器受累等,可行自身抗体等检查明确。

4. 其他　肺内子宫内膜异位症,见于女性患者,特点是月经期间咯血,肺内因出血而出现阴影,月经停止后自行缓解。经细致检查、长期观察,并除外其他咯血原因后可做出诊断。

四、初步处理

对咯血量较少、病因诊断明确的患者以病因治疗为主;对中等量咯血者可予止血、对症治疗后转诊;对大咯血患者应立即采取抢救措施,包括保持呼吸道通畅、开放静脉通路、静脉使用止血药物、做好输血前准备等,并在维持生命体征后紧急转诊至上级医院急诊室或 ICU。

（一）首诊处理

通过详细询问病史、全面体格检查以及针对性的实验室和影像学检查,明确咯血病因。

1. 体格检查

（1）一般情况:无论出血量多少、病因如何,对咯血患者的首要观察指标有：神志、精神状态和生命体征（包括立卧位血压的测量）。

（2）全身及肺部、心脏检查：有无黄疸、贫血貌、发绀，有无皮肤瘀斑瘀点、浅表淋巴结肿大等。口腔、鼻咽部有无出血灶。心界有无扩大，心脏各瓣膜区听诊有无病理性杂音。肺部视诊有无桶装胸，叩诊有无过清音或浊音，听诊有无干湿啰音等。

2. 实验室检查

（1）初始评估：应包括完整的血、尿、粪便常规，血型、凝血功能、肝肾功能等实验室检查。红细胞计数与血红蛋白测定有助于判断出血程度，血小板计数与凝血功能有助于出血性疾病的诊断，嗜酸性粒细胞增多提示寄生虫病的可能。

（2）病原学检查：如怀疑感染性疾病，需进行病原学检查。包括细菌、真菌、抗酸杆菌涂片和培养；病毒核酸检测和抗原测定；PPD 和 T-SPOT 试验有助于结核病的诊断；G 试验、GM 试验和乳胶凝聚试验有助于肺真菌病的诊断。

（3）结缔组织病检查：可进一步行抗核抗体、中性粒细胞胞浆抗体、抗肾小球基底膜抗体、抗磷脂抗体、血沉、补体等检查。

3. 影像学检查

（1）X 线检查：胸部 X 线检查方便易行，是咯血患者的常规检查，可协助判断病灶的范围和出血部位，并监测病情变化。对咯血量较大的患者，必要时还可行支气管动脉造影，它既是诊断支气管动脉病变的手段，亦可同时进行栓塞治疗，达到止血目的。

（2）CT 检查：胸部 CT 是咯血最重要的影像学检查方法，可协助明确病因、判断出血部位。

4. 纤维支气管镜检查　是诊断和治疗咯血的重要工具，不仅可协助明确咯血病因，发现出血部位，还能行病原学、细胞学等检查协助诊断。此外，支气管镜还在大咯血抢救中起到至关重要的作用，可准确、迅速明确出血部位，清理凝血块，并对出血部位进行局部止血治疗。

（二）后续处理

咯血治疗流程见图 8-3-2。

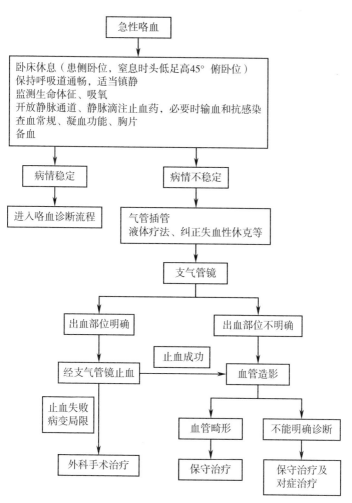

图 8-3-2 咯血治疗流程图

（三）常用药物

根据咯血的具体情况选择合理的药物治疗方案,主要包括药物止血、针对原发病的治疗。

1. 常用止血药物

（1）垂体后叶素:可收缩内脏小动脉,有利于血栓形成达到止血目的,是大咯血的常用药。用法:5~10IU 溶于 20~40ml 生理盐水或葡萄糖注射液后缓慢静脉推注,后 10~20IU 加入 生理盐水或 5% 葡萄糖溶液 500ml 中静滴维持。用药过程中 需注意监测心率、血压等。

(2)血凝酶(如白眉蛇毒血凝酶、尖吻蝮蛇血凝酶等):通 过促进凝血因子活性发挥止血作用。用法:1KU 肌内注射、皮 下注射或静脉注射,也可在支气管镜下局部使用。

(3)其他止血药物:卡络磺钠、肾上腺色腙片通过作用于 血管壁,酚磺乙胺作用于血小板,6- 氨基己酸、氨甲苯酸、氨甲 环酸等通过抗纤维蛋白溶解起到止血作用;输注新鲜或库存 血、凝血酶原复合物等直接补充凝血因子。以上药物或血液 制品在大咯血急救时作用较弱,可用于小量或中等量咯血及 大咯血后续止血治疗。

2. 原发病药物治疗　感染性疾病所致咯血者,可根据感 染类型予以抗 G+ 菌、G- 菌或抗真菌或抗结核分枝杆菌药物。 自身免疫性疾病可给予糖皮质激素治疗。急性左心衰可给予 硝酸酯类、利尿剂等药物治疗。

(四)转诊时机

全科医生遇到以下情况,应将咯血患者转诊至上级医院。

1. 中等量以上咯血,或咯血患者伴休克、呼吸衰竭、心功 能衰竭等危重情况,应立即处理后紧急转诊至上级医院。

2. 病因不明的咯血,需进一步检查明确诊断者。

3. 怀疑为肺癌、全身性疾病、肺结核等疾病所致咯血者。

4. 经药物治疗效果欠佳的咯血患者。

(周　敬)

第四节　呕　　血

病例

患者,男性,48 岁,建筑工人。

【S：Subjective】主观资料

3d 呕血 2 次，排黑便 3 次，晕厥 1 次。

患者 3d 前饭后呕吐咖啡样物，量约 100ml，混有食物，随后解黑色糊状便，量约 50ml，伴头晕、乏力、心悸，呕血前无剧烈呕吐，无恶心、反酸、嗳气，无腹痛、腹胀，无纳差、尿黄，无胸骨后烧灼感、吞咽困难，未诊治。2d 前再次呕咖啡样物，量约 50ml，排黑便 100ml，头晕、乏力、心悸，后突发倒地，呼之不应，无抽搐，2min 后清醒，无不适，就诊个体诊所予输液（具体不详）后未再呕血，1d 前再排黑便 100ml，无黑矇、晕厥。发病以来精神、睡眠欠佳，小便量正常。

平素健康，无慢性消化道疾病、幽门螺杆菌感染、血液病等病史。无服用止痛药、抗血小板等药物。吸烟 20 年，40 支 /d，未戒烟。无饮酒。三餐不规律，喜油腻食物。平素不常运动。无外伤、手术史。无药物、食物过敏史。初中文化，农村医保，经济状况一般。对疾病不担心，希望尽快治好回去上班，愿意配合治疗。家庭和睦。父母病故，死因不详。姐姐身体健康。

【O：Objective】客观资料

1. 体格检查　体温 36.6℃，脉搏 75 次 /min，呼吸 20 次 /min，血压 126/76mmHg（卧位），118/76mmHg（立位），BMI 23.7kg/m²，血氧饱和度 95%。神志清楚，睑结膜稍苍白，皮肤无黄染，无肝掌、蜘蛛痣，四肢无冰冷，毛细血管再充盈时间 3s。双肺未闻及干湿啰音，心率 75 次 /min，律齐，未闻及杂音，腹软，无压痛、反跳痛，肝、脾肋下未触及，肠鸣音 5 次 /min，未闻及振水音、气过水音，移动性浊音阴性。肛门指检：指套退出染黑便。

2. 辅助检查　血常规：白细胞计数 6.59×10^9/L，红细胞计数 2.76×10^{12}/L，血红蛋白 82g/L，血小板计数 276×10^9/L，红细胞比容：0.235，凝血酶原时间 13.1s，INR 1.14，血型：O 型。呕吐物、粪便 OB:(+)，血尿素氮：6.38mmol/L，肌酐：97.2μmol/L，肝功能正常。心电图：正常。

【A：Assessment】问题评估

1. 目前诊断　急性上消化道出血。

2. 现场评估　中年男性，3d 呕血 2 次，晕厥 1 次。神志清楚、气道通畅、呼吸正常,血流动力学尚未稳定。估计出血量 500~1 000ml。需补充血容量、控制出血,并转诊至上级医院进一步行胃镜检查明确病因。

【P:Plan】问题处理计划

1. 急救与转诊

(1)一般处置:卧床休息,嘱禁食,心电/血压/呼吸/氧饱和度监护,建立通畅静脉补液通路。记录每小时尿量。

(2)补充血容量:生理盐水 500ml 静脉滴注。

(3)控制出血:泮托拉唑 40mg 静脉滴注,每 12h 一次。

(4)转诊:让患者和家属充分了解患者病情、转诊目的/风险及转诊预案,并签署知情同意书。医护陪同,救护车护送。运送途中,保持安静,密切观察患者血压、脉搏、呼吸及神志变化,并给予积极处理。打电话向接诊医生介绍患者的病情。

2. 上级医院诊疗 患者转上一级医院急诊内镜明确诊断:①十二指肠球部溃疡(A1);②糜烂性胃炎(3级);③食管息肉。幽门螺杆菌(-)。予泮托拉唑 40mg,静脉滴注,每日 2次;康复新液 10ml,每日 3次;铝碳酸镁 1片,咀嚼,每日 3次。静脉营养支持,住院 5d 出院。续用泮托拉唑 40mg,每日 2次,康复新液 10ml,每日 3次,共 6周。

3. 病情稳定后随访管理

(1)非药物治疗:①健康指导,生活规律、注意休息。选择营养丰富、易消化食物,避免生冷、辛辣、咖啡、浓茶等刺激性食物。②1个月内避免剧烈运动,1个月后逐步开展运动。③避免服用非甾体抗炎药(NSAID)等可能诱发溃疡病药物。④平时观察大便颜色,若为黑色、柏油样、红色,以及排便异常等,应及时就诊。⑤1个月后复查血常规、粪便隐血。

(2)药物治疗:泮托拉唑钠,40mg,每日 2次,胃黏膜保护剂,疗程 4~6周。

转归:随访 3个月未再呕血、排黑便。

呕血是上消化道疾病(指屈氏韧带以上的消化道,包括食管、胃、十二指肠、肝、胆、胰及胃空肠吻合术后的空肠上段疾病)或全身性疾病所致的上消化道出血,血液经口腔呕出。呕吐物可为"鲜血"或"咖啡样物质",常伴有黑便,严重时可有急性周围循环衰竭的表现。

一、病情判断

临床遇到呕血时,应初步判断病情严重程度与出血量(表8-4-1)。可根据病情分为一般性和危险性急性上消化道出血。前者出血量少,生命体征平稳,预后良好。后者在24h内大量出血致血流动力学不稳定、器官功能障碍。出现下列情况提示血流动力学不稳定:心率>100次/min,收缩压<90mmHg(或未使用降压药但收缩压较平时下降>30mmHg),四肢末梢冷,出现发作性晕厥或其他休克的表现,以及持续的呕血或便血。需要启动液体复苏。

表8-4-1　呕血严重程度与出血量评估表

分级	失血量/ml	血压/mmHg	心率/(次·min⁻¹)	血红蛋白/(g·L⁻¹)	症状	休克指数
轻度	<500	基本正常	正常	正常	头昏	0.5
中度	500~1 000	下降	>100	70~100	晕厥、口渴、少尿	1
重度	>1 000	收缩压<80	>120	<70	肢冷、少尿、意识模糊	>1.5

注:休克指数=心率/收缩压。

二、详细问诊

1. **起病情况**　确认是否呕血,呕血量、颜色、内容物。诱因(干呕、饮酒、服毒或药物等)、呕血与呕吐的先后顺序等。

2. **伴随情况**　应包括多系统症状询问,如是否有腹痛、胃灼热感、消化不良;头晕、黑矇、口渴、冷汗;是否有黄疸,肝脾大、皮肤黏膜出血;是否乏力、食欲缺乏、消瘦等。

3. **一般情况**　如精神状态、食欲、体重改变、睡眠及大便情况,有无尿量减少。

4. **诊治经过**　患病以来的诊治经过。

5. 既往史、个人史　既往消化道疾病、消化道出血、幽门螺杆菌感染及凝血系统疾病等病史；服药史（如 NSAID、抗血小板药、抗凝药、泼尼松龙、选择性 5- 羟色胺再摄取抑制剂）等。有无酗酒。有无手术史。

三、鉴别诊断

呕血需排除口、鼻、咽部或呼吸道病变出血被吞入消化道、服用铁剂、铋剂、动物血等的影响。呕血的常见原因有：消化性溃疡、食管或胃底静脉曲张破裂、急性糜烂性出血性胃炎、胃癌。

常见疾病的特点：

1. 消化性溃疡　多有慢性、周期性、节律性上腹疼痛或不适史。常见原因为幽门螺杆菌感染、使用 NSAID 等。通过胃镜检查确诊，质子泵抑制剂（PPI）治疗有效。

2. 食管或胃底静脉曲张破裂　有慢性肝炎、酗酒、血吸虫病等病史，体检发现肝病、门静脉高压的体征。多表现为突发呕血和 / 或黑便，常为大量出血，引起出血性休克，可诱发肝性脑病。但是肝硬化患者中约 60% 的出血与门脉高压无关。胃镜检查有助于确诊。

3. 急性糜烂性出血性胃炎　多有服用 NSAID、肾上腺皮质激素类药物史或处于严重应激状态，无典型消化道表现，胃镜可见胃黏膜多发糜烂，伴胃黏膜出血。

4. 胃癌　多为年老患者，临床表现为上腹痛，常同时伴有食欲缺乏、厌食和体重减轻。以下情况需高度警惕：① 40 岁以后出现以上症状；②胃溃疡经规范治疗症状无好转；③慢性萎缩性胃炎伴肠上皮化生及不典型增生，内科治疗无效者；④胃息肉 >2cm；⑤中年以上不明原因贫血、消瘦、持续粪潜血阳性者。内镜和活检有助于确诊。

四、初步处理

（一）现场评估和急救

1. 快速采集病史，重点主诉、现病史，有无消化性溃疡、肝病、肿瘤等疾病，有无长期使用抗血小板、抗凝药物、NSAID 等。

评估血流动力学是否稳定,判断意识、评估气道(是否通畅)、评估呼吸(呼吸频率、呼吸节律是否正常,是否有呼吸窘迫的表现,如三凹征,是否末梢发绀或血氧饱和度下降)、评估循环(测量血压、心率、毛细血管再充盈时间)(见图 8-4-1)。发现意识丧失、呼吸停止及大动脉搏动不能触及者立即开始心肺复苏。

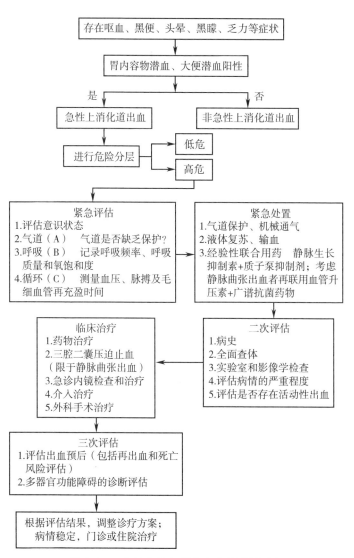

图 8-4-1 急性上消化道出血急诊诊治流程

2. 腹部体格检查 腹部是否压痛、肠鸣音是否活跃、是否有移动性浊音等;有无慢性肝脏疾病或门脉高压的体征(肝大、脾大、肝掌、蜘蛛痣、水母状脐周静脉突起、外周性水肿);直肠指检:直肠、肛周情况,是否有血便或黑便。

3. 急查胃液、呕吐物或大便隐血试验、血常规、血型、电解质、肝功能、肾功能、凝血酶原时间、国际标准化比率(INR)、心电图等。呼吸状态差者急查动脉血气。

4. 一般处置 卧床休息、嘱禁食、吸氧、心电/血压/呼吸/氧饱和度监护和建立通畅静脉补液通路。严重出血患者,开放两条静脉通路。意识模糊者头偏向一侧,避免误吸。观察瞳孔大小,记录每小时尿量,监测血糖。长期服用抗血小板、抗凝药物是否停用,需要与专科医师沟通。

5. 液体复苏 根据临床综合指标判断失血量的多少(表8-4-1),再根据失血的多少在短时间内输入足量液体。先补充晶体后补充胶体,如生理盐水或者林格氏液 30min 内输入 500ml。但要避免输液过多、过快引起急性肺水肿,以及对门静脉高压者增加再出血风险。有紧急输血指征(失血性休克;血红蛋白 <70g/L,血细胞比容 <25%;改变体位出现血压下降、心率增快、晕厥),在配血同时,可先用右旋糖酐或其他血浆代用品。在积极补液的前提下,可以适当选用血管活性药物(如多巴胺或去甲肾上腺素),以改善重要脏器的血液灌注。

6. 控制活动性出血

(1)急性非静脉曲张性上消化道出血:静脉推注高剂量 PPI,艾司奥美拉唑或奥美拉唑 80mg 静脉注射,随后 8mg/h 持续静脉输注 72h。低危患者可以 40mg 每日 2 次,静脉注射。不建议使用 H_2 受体拮抗剂。

(2)急性静脉曲张性上消化道出血

1)八肽生长抑素(奥曲肽):首次静脉推注 50μg,继以 50μg/h 持续静脉滴注;十四肽生长抑素:首剂量 250μg 静脉推注,继以 250μg/h 持续静脉滴注。可连续使用 5d 或更长时间。静脉曲张破裂出血短期使用抗生素不仅预防出血后感染,还可提高止血率、降低死亡率,如先予头孢曲松 1g/d,静脉滴注,能进食时,环丙沙星 0.4g,每日 2 次,共 7d。

2）三腔二囊管压迫止血：可有效控制食管、胃底静脉曲张破裂出血，但复发率高，并发症有吸入性肺炎、气管阻塞、食管、胃底黏膜压迫坏死再出血等，需与药物、内镜治疗联合使用。进行气囊压迫时，根据病情8~24h放气1次，拔管时机应在血止后24h，一般先放气观察24h，若仍无出血即可拔管。

7. 家属谈话，病情告知，联系转诊上一级医院，急诊内镜检查与处置。

（二）病情稳定后随访和管理

1. 消化道出血停止，病因明确后，针对病因治疗。如消化性溃疡患者PPI抑酸、根治幽门螺杆菌感染、胃黏膜保护剂治疗等。需要长期服用NSAID、抗血小板药物者推荐联合服用PPI。继续社区随访，观察腹部症状和体征。

2. 非药物治疗指导 注意戒烟、戒酒，休息充足，规律饮食、避免辛辣等刺激性食物。养成良好的生活习惯，保持乐观心态。指导患者观察大便颜色，若为黑色、柏油样、红色，以及排便异常等，应及时就诊，必要时每1~3个月查血常规、粪便隐血一次。对食管-胃底静脉曲张的患者，指导患者避免重体力活动，注意休息；饮食宜易于消化、细软、少渣，避免粗糙坚硬的食物。

五、转诊指征与注意事项

（一）转诊指征

1. 血流动力学不稳定者，应在积极抢救的同时尽快转诊至上级医院作进一步诊治，包括急诊内镜检查，以免耽误病情。

2. 对于经紧急处理后病情已稳定者，也要积极转院诊疗。

3. 病因不能明确者。

4. 出血部位明确、内科保守治疗无效者。

（二）血流动力学不稳定者转诊注意事项

1. 让患者和家属充分了解目前病情、转诊目的/风险及转诊预案，并拟定知情同意书请患者或者家属签字。

2. 吸氧，保持安静。

3. 采取平卧位并将患者下肢抬高，注意保持呼吸道通畅,防止呕吐导致窒息。

4. 建立静脉通道,静脉输注生理盐水或者林格氏液等。

5. 医护陪同,救护车转运。运送途中,密切观察患者血压、脉搏、呼吸及神志。注意基本生命体征变化,给予积极处理。

6. 打电话向接诊医生介绍患者病情。

(徐国焱)

第五节 急 性 中 毒

病例

患者,女性,71 岁,已婚,某部委干部,已退休。

【S:Subjective】主观资料

主诉:言语不清,意识模糊 1h。

现病史:半小时前保姆发现患者恶心,未予重视。1h 前发现患者言语不清,意识模糊而就诊。患者近期饮食可,二便正常,但常念叨"拖累孩子了,我是孩子们的负担"。睡眠差,长期服用安定、思诺思等药物。体重无明显变化。

既往有高血压和糖尿病等病史,长期服用苯磺酸氨氯地平片,5mg,每日一次;福辛普利钠片,10mg,每日一次;盐酸二甲双胍片,5mg,每日 3 次;阿卡波糖,100mg,每日 3 次(餐中)。平时血压维持在 140/60mmHg 左右,餐后 2h 血糖 8mmol/L 左右,糖化血红蛋白 7% 左右。患有失眠症,长期服用安定、思诺思等药物。否认外伤史。1 年前左膝关节置换术,平常活动不便。否认药物过敏史。不嗜烟酒。已婚,育有一女一子。家庭经济收入稳定。丈夫 1 年前因肺癌逝世。

【O:Objective】客观资料

1. 体格检查 T 36.5℃,P 62 次/min,R 18 次/min,Bp 100/60mmHg。平卧位,被动体位,嗜睡,压眶上有反应,皮肤无湿冷,肌肉无颤动,巩膜不黄,瞳孔针尖样大小,对光反射弱。双肺未闻及干湿啰音,心界不大,心率 62 次/min,律齐,无杂音,腹平软,肝脾未触及,下肢不肿。巴宾斯基征阴性。

2. 辅助检查　血常规:Hb 120g/L,WBC 5.8×10⁹/L,中性粒细胞百分比70%,淋巴细胞百分比29%。尿常规正常。血生化:ALT 41U/L,TP 68g/L,Alb 38g/L,TBiL 20μmol/L,DBiL 6μmol/L,Scr 96μmol/L,BUN 8mmol/L,血 K⁺ 4.0mmol/L,Na⁺ 139mmol/L,Cl⁻ 99mmol/L。血糖 7.6mmol/L。心电图:正常。

【A:Assessment】问题评估

1. 目前诊断　患者有失眠症,长期服用安定、思诺思等药物。1年前左膝关节置换术,平常活动不便,生活不能完全自理。退休后常无社会价值感,经常焦虑、自卑、孤独,再加之疾病的折磨,易产生悲观厌世的心理。结合症状及体征,意识障碍原因首先考虑急性镇静安眠药物中毒。

2. 目前存在的问题

(1)71岁老年女性,有慢性基础疾病:高血压和糖尿病。依从性好,规律服药,控制尚可。

(2)某部委干部,经济收入稳定,无家庭纠纷。但丧偶,平时仅有保姆陪伴。子女工作繁忙,家庭关怀、支持力度不够。

【P:Plan】问题处理计划

1. 诊断计划

(1)完善毒物检测,血气分析、血脂、血酮体、血胆碱酯酶活力等指标测定。

(2)完善颅脑CT检查。

(3)诊断性治疗:氟马西尼是苯二氮䓬类拮抗剂,能通过竞争抑制苯二氮䓬受体而阻断苯二氮䓬类药物的中枢神经系统作用。氟马西尼可以作为原因不明的意识障碍的诊断药物,用以鉴别苯二氮䓬类及其他药物中毒或脑损伤。建立静脉通道,剂量:0.2mg缓慢静脉注射,需要时重复注射,总量可达2mg。患者清醒后,自诉服地西泮10片,酒石酸唑吡坦片10片。

2. 治疗计划

(1)迅速评估病情,清除体内毒物:洗胃、导泻。

(2)特效解毒剂:氟马西尼0.2~0.3mg静注,继之以0.2mg/min静注,直至有反应,最大剂量达2mg。

(3)对症治疗:包括维持正常心肺功能,保持呼吸道通畅,氧疗,必要时人工呼吸机等。

（4）全科医生建议:转诊,通过120,转入上级医院进一步抢救治疗,病情好转稳定后,转回社区继续社区随访。并加强健康教育,加强毒物管理,加强心理疏导和心理治疗,特别是与家庭成员一起提供心理支持,缓解负面情绪。

一、病情判断

中毒是指有毒化学物质进入人体,达到中毒量而产生损害的全身性疾病称中毒。分急性和慢性中毒,引起中毒的物质称为毒物。本篇为社区急症,主要介绍急性中毒。

急性中毒是指短时间内（毒物进入体内后24h内发病）吸收大量毒物,起病急骤,症状严重,病情变化迅速,如不及时治疗常危及生命。病因及分类:职业性中毒和生活性中毒两大类,社区常见后者,如误食、意外、自杀、故意投毒等。

急性中毒病情分级与评估,除非已有明确的针对该种中毒的严重程度分级标准,均推荐参考中毒严重度评分（poisoning severity score,PSS）,实行急性中毒病情严重程度五级评分标准并动态评估,详见表8-5-1和附录8（中毒严重度评分PSS系统）。

表 8-5-1　中毒严重程度评分标准

中毒严重程度	临床表现	分值
	无症状	0分
轻度	一过性、自限性症状或体征	1分
中度	明显、持续性症状或体征;出现器官功能障碍	2分
重度	严重的威胁生命的症状或体征;出现器官功能严重障碍	3分
死亡	死亡	4分

结合上述病例,患者有明显的神经系统症状和体征,出现脑功能障碍,结合中毒严重程度评分标准,属于中度（2分）,

但考虑急性镇静安眠药中毒,病情变化迅速,易出现呼吸抑制,应动态观察并动态评估,警惕病情进一步加重。

二、详细问诊

急性中毒临床表现复杂,症状缺乏特异性,详细问诊尤为重要。

1. 起病情况 急性中毒起病突然是其最大的特点。问诊要注意细节,特别是生活性中毒,比如上述病例怀疑药物中毒,要注意了解身边有无药瓶、药袋、家中药物有无缺少,评估服药事件和剂量。对于急性中毒的病史采集应注意询问的内容详见表 8-5-2。问诊过程中还要警惕患者有无仇人或竞争对手报复和打击对方是导致投毒的主要动机。发病有无群体性,多人接触同一毒物后往往同时发病,这是区别急性中毒和一般疾病的重要鉴别点。

表 8-5-2 详细问诊中毒病史注意事项

怀疑中毒种类	注意事项
生活性中毒	
怀疑食物性中毒	询问进食的种类、来源和同餐人员发病情况等,水源污染和食物污染可造成地区流行性中毒
怀疑自杀性中毒	询问发病前精神状态,自杀现场有无空药瓶、药袋或剩余药物及标签等
怀疑一氧化碳中毒	了解患者卧室有无炉火及烟筒?同室人情况等
怀疑服药过量	询问既往有何疾病吃什么药及药量等
怀疑酒精性中毒	注意询问有无过量酒精或含酒精饮料摄入史
怀疑犯罪性中毒	警惕患者有无仇人或竞争对手报复和打击对方是导致投毒的主要动机,必要时打 110 协助甄别
怀疑毒品中毒	注意询问有无吸毒史,检查皮肤有无注射针孔等

怀疑中毒种类	注意事项
怀疑职业性中毒	询问职业、工种、工龄,接触毒物的种类和时间、环境条件、防护措施及以往工作中是否发生过类似中毒事故

2. 病情特点　病情的发展也有个体差异,如年龄、性别、体重、体质、营养状况、吸烟、饮食、胃中现存食物、胃动力等。并取决于很多因素,如毒物的毒性、性状、进入体内的量和时间等。急性中毒患者机体将产生一系列的病理生理变化及其临床表现,病情复杂、变化急骤,重者出现多器官功能的障碍或衰竭甚至危及患者生命。

3. 临床表现及伴随症状　急性中毒常见的症状,轻者有头晕,出汗,恶心,呕吐,胸闷,腹部不适,腹痛,腹泻等,重者有昏迷、惊厥、呼吸困难、休克等,各个系统的症状均可见,常为非特异性表现,但有一些急性中毒有自己的独特表现,详见表8-5-3 和表 8-5-4。

表 8-5-3　常见急性中毒临床表现

系统	临床表现	常见的中毒种类
全身表现	发热	抗胆碱药、二硝基酚、棉酚等中毒
皮肤黏膜	皮肤黏膜灼伤(硫酸灼伤呈黑色、硝酸呈黄色、过氧乙酸呈无色)	腐蚀性毒物(强酸、强碱等)可引起
	皮肤黏膜发绀	引起氧合血红蛋白不足的毒物(如亚硝酸盐、磺胺、非那西丁、麻醉药等)以及抑制呼吸中枢的毒物均可引起
	皮肤呈樱桃红色	一氧化碳、氰化物中毒
	皮肤大汗、潮湿	急性有机磷农药中毒
眼部	瞳孔缩小	镇静安眠药物、有机磷、毒扁豆碱、吗啡等中毒

续表

系统	临床表现	常见的中毒种类
眼部	瞳孔扩大	阿托品、毒蕈、曼陀罗等中毒
	视力障碍	甲醇、苯丙胺中毒
呼吸系统	呼吸道刺激症状:如咳嗽、声嘶、咽痛、气道分泌物增多等,严重者可引起喉头水肿、中毒性肺水肿等	气体毒物可出现严重的刺激症状
	呼吸气味	有机磷农药中毒有大蒜味,氰化物中毒有苦杏仁味
	呼吸加快	引起酸中毒的毒物如水杨酸、甲醇等可兴奋呼吸中枢
	呼吸减慢	催眠药、安定药、吗啡等中毒,也可见于中毒性脑水肿
循环系统	休克	奎宁、奎尼丁等可引起血管源性休克;青霉素可引起过敏性休克
	心律失常	洋地黄等兴奋迷走神经、拟肾上腺素类、三环抗抑郁药等兴奋交感神经、氨茶碱中毒可引起心律失常
	心脏骤停、中毒性心肌病	洋地黄、奎尼丁、河豚等中毒
消化系统	毒物损伤口腔可引起,损伤胃黏膜可引起急性胃炎	多见于化学腐蚀性毒物中毒
	肝功损伤	如毒蕈、四氯化碳等中毒可引起中毒性肝病
	呕吐物颜色和气味	高锰酸钾呈红或紫色,硫酸或硝酸呈黑或咖啡色
神经系统	患者表现为不同程度的意识障碍,如昏迷、谵妄、惊厥等。可出现颅内压增高症状,如血压升高、脉搏变慢、喷射状呕吐等。如有脑疝形成,可表现为双侧瞳孔不等大	中毒性脑病

续表

系统	临床表现	常见的中毒种类
神经系统	毒物作用于周围神经系统,可引起周围神经病,表现为肢体瘫痪、肌纤维颤动等。如铅中毒所致脑神经麻痹,砷中毒所致多发性神经	中毒性周围神经病
泌尿系统	急性肾衰竭	各种急性中毒
	肾中毒伴肾小管坏死	升汞、四氯化碳、氨基糖苷类抗生素、毒蕈等中毒
	肾缺血以及肾小管阻塞	砷化氢中毒、磺胺结晶等中毒
血液系统	溶血性贫血	砷化氢、苯胺、硝基苯等中毒
	血小板质或量的异常	阿司匹林、氯霉素、氢氯噻嗪、抗肿瘤药物中毒
	凝血功能障碍:出血	肝素、双香豆素、水杨酸类、蛇毒等中毒

表 8-5-4 常见特殊中毒特征

临床表现	常见疾病
樱桃唇	急性一氧化碳、氰化物中毒
皮肤和/或口唇青紫	亚硝酸盐、亚甲蓝中毒
双侧瞳孔缩小	阿片类药物、海洛因类毒品、有机磷农药、毒蘑菇、某些安眠药中毒
双侧瞳孔扩大	肉毒杆菌、阿托品类药物、氰化物中毒
三流现象(流泪、流鼻涕、流口水),呼吸有异常气味大蒜气味	急性有机磷农药中毒
苦杏仁味	急性氰化物中毒
酒味	急性酒精中毒
臭鸡蛋味	急性硫化氢中毒

临床表现	常见疾病
持续的剧烈抽搐或阵挛性惊厥、癫痫发作	急性毒鼠强、氟乙酰胺中毒

4. 治疗经过　急性中毒具有不可预测性和突发性,问诊的同时即启动抢救治疗环节。迅速帮助患者脱离中毒环境,迅速判断患者的生命体征,及时处理威胁生命的情况,及时启动转诊流程是首要的。注意询问既往疾病检查诊治情况,长期服用的药物和用药反应情况,特别是近期精神状况及具体用药,了解家中药品有无缺少等。

5. 既往病史　要注意询问有无类似发作史,如过去有类似发作史则多为普通疾病,而中毒的可能性较小。要注意患者的情绪及精神状态:近期是否存在较大的思想压力;有无沉重的精神心理负担;生活中工作中有无较大的挫折,诸如生病、失去亲人、失业、失恋等;是否对生活报有信心;是否有轻生之念;性格是内向还是外向;是否曾有抑郁状态或患抑郁症等。

通过问诊,尽可能获得翔实的病史,系统、细致的体格检查和必要的辅助检查有利于减少漏诊、误诊。

三、诊断与鉴别诊断

目前,临床上对于大部分急性中毒尚无法做到利用实验室毒物分析来快速明确毒物,急性中毒的诊断主要还是依据毒物接触史、症状体征、普通的实验室及辅助检查。急性中毒临床表现复杂多样,可表现为各个系统相应的症状和体征,如皮肤黏膜、眼部、神经系统、呼吸系统、消化系统、循环系统、血液系统以及全身表现等,取决于多种因素,如毒物的毒理作用、进入机体的途径、剂量、机体的反应性(个体感受差异、年龄、性别、营养、妊娠、健康状况、生活习惯等)等。快速诊断急性中毒对于首诊全科医生是一种挑战,急性中毒诊断流程详见图 8-5-1,要特别掌握常见的急性中毒综合征和特殊中毒

特征,详见表 8-5-5。另外,出现以下情况时一定要考虑中毒的可能:

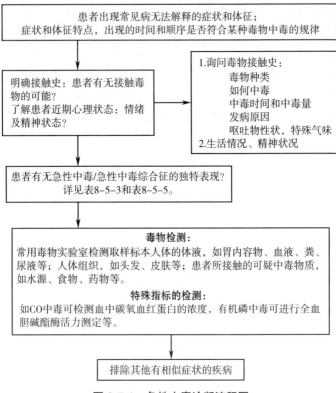

图 8-5-1 急性中毒诊断流程图

1. 异常的症状体征不能用一般内科疾病解释 如不明原因的多部位出血;不明原因的代谢性酸中毒;发病突然,出现急性器官功能不全;原因不明的贫血、白细胞减少、血小板减少、周围神经麻痹以及原因不明的皮肤黏膜、呼出气体及其他排泄物出现特殊改变(颜色、气味)等。

2. 突然发绀、呕吐、昏迷、惊厥、精神异常、呼吸困难、休克、肝肾功能损害而原因不明。

3. 症状和体征特点,出现的时间和顺序是否符合某种毒物中毒的规律。

表 8-5-5 急性中毒综合征

急性中毒综合征	临床表现	常见中毒
胆碱样中毒综合征	毒蕈碱样综合征：心动过缓,瞳孔缩小,流涎,流泪,多汗,多尿,腹泻,呕吐,气管分泌液过多,严重时可导致肺水肿 烟碱样综合征:表现为心动过速,血压升高,肌束颤动,肌无力等	有机磷酸盐,毛果芸香碱利某些毒蘑菇中毒等 烟碱样杀虫剂中毒,烟碱中毒,黑寡妇蜘蛛中毒等
抗胆碱样综合征	心动过速,体温升高,瞳孔散大,吞咽困难,皮肤干热,口渴,尿潴留,肠鸣音减弱甚至肠梗阻,谵妄,幻觉,呼吸衰竭	颠茄,阿托品,曼陀罗,某些毒蘑菇,抗组胺类药物,三环类抗抑郁药
交感神经样中毒综合征	中枢神经系统兴奋,抽搐,血压升高,心动过速,体温升高,多汗,瞳孔散大;考患与体内儿茶酚胺水平高有关	氨茶碱,咖啡因,苯环己哌啶,安非他命,可卡因,苯丙醇胺,麦角酰二乙胺
麻醉样综合征	中枢神经系统抑制,呼吸抑制,血压下降,瞳孔缩小,心动过缓,肠蠕动减弱,体温降低,严重时昏迷	可待因,海洛因,复方地芬诺酯(止泻宁),丙氧酚
阿片综合征	中枢神经系统抑制,呼吸抑制,血压下降,瞳孔缩小,心动过缓,肠蠕动减弱,体温降低,严重时昏迷	阿片类,严重乙醇及镇静催眠药
戒断综合征	心动过速,血压升高,瞳孔扩大,多汗,中枢神经系统兴奋,定向障碍,抽搐,反射亢进,竖毛,哈欠,幻觉	停用以下药物:乙醇,镇静催眠药,阿片类,肌松剂(氯苯胺丁酸),5-羟色胺再摄取抑制剂(SSRIs)以及三环类抗抑郁药物等

四、初步处理

（一）首诊处理

1. 迅速脱离有毒环境，终止患者与毒物的接触 毒物经呼吸道或皮肤侵入，脱离现场，移至空气新鲜地方，脱去污染衣物，清理口腔内呕吐物，大量清水冲洗头发和皮肤黏膜（只在大量可经皮肤吸收的有毒物污染皮肤黏膜时，如有机磷农药中毒）。若眼部接触到毒物时，注意不可用中和性的溶液冲洗以免发生化学反应造成角膜、结膜的损伤，应采用清水或等渗盐水大量冲洗。皮肤接触腐蚀性毒物时，冲洗时间应达到15~30min。

2. 迅速评估病情，建立静脉通道，迅速稳定生命体征，必要时现场急救 对于心脏骤停患者，立即进行现场心肺复苏术；对于存在呼吸道梗阻的患者，立即清理呼吸道，开放气道，必要时建立人工气道通气。

3. 进行中毒初步处理 尽快明确接触毒物的名称、理化性质和状态、接触时间、吸收量和方式。救治有条件时，应根据中毒的类型，尽早给予相应的特效解毒剂。

4. 积极的对症支持治疗，保持呼吸、循环的稳定，必要时气管插管减少误吸风险。

5. 迅速将患者转送到上级医院（图 8-5-2）。

（二）后续处理

1. 清除尚未吸收的毒物 根据毒物进入途径不同采用相应的清除方法。清除经口消化道未被吸收的毒物方法如下。

（1）催吐：对于清醒的口服毒物中毒患者，催吐仍可将胃内大部分毒物排出，达到减少毒素吸收的目的。考虑作为清除毒物的方法之一，尤其是小儿中毒患者。但对大多数中毒患者来说，目前不建议使用催吐，催吐前需注意严格把握禁忌证，对于腐蚀性毒物（强酸、强碱）、惊厥、昏迷、肺水肿、严重心血管疾病及肝病禁催吐，孕妇慎用。

（2）洗胃：遵医嘱选用相应的洗胃液，服毒 4~6h 后，饱腹、中毒量大或减慢胃排空的毒物，超过 6h 仍要洗胃。应及早、彻底、反复洗胃，保留胃管 24h 以上，并重新负压引流。腐

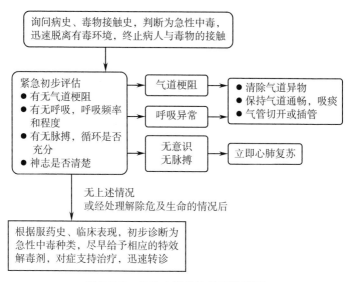

图8-5-2　急性中毒首诊处理流程图

蚀性毒物中毒者,正在抽搐、大量呕血者,原有食管静脉曲张或上消化道大出血病史者禁忌洗胃。

（3）导泻:全肠灌洗是一种相对较新的胃肠道毒物清除方法,即经口或胃管快速注入大量的聚乙二醇溶液,成人2L/h,学前儿童500ml/h,直至直肠流出物变清为止。即经口或胃管快速注入20%甘露醇250ml亦可。

（4）灌肠:经导泻处理无明显效果,可用肥皂水灌肠数次。

2. 促进已吸收毒物的排出　在基层可用以下办法促进已吸收的毒物排泄。

（1）补液与利尿:如果患者无脑水肿,肺水肿,肾功能不全等情况,可大剂量快速补液。可快速输入 GS 或其他晶体溶液,使尿量增加,然后遵医嘱使用利尿剂,使用呋塞米或甘露醇,促进毒物随尿液排出。应注意监测水、电解质、酸碱平衡,按时遵医嘱抽血送检,对于心肾功能不全、低钾者禁用。

（2）改变尿液酸碱:根据毒物不同采用碱化尿液或酸化尿液。碱化尿液,促进中毒酶排出,此时钾离子的补充至关重要,既能保证尿液的碱性,又可补偿肾脏钾离子的大量丢失。

酸化尿液：弱碱性毒物如苯丙胺、士的宁、苯环己哌啶等中毒时，尿液 pH<5.0 能加速毒物排出，可给予维生素 C 4~8g/d 静脉输注。

3. 氧气疗法　急性中毒常因毒物的毒理作用而抑制呼吸及气体交换，有的抑制组织细胞呼吸造成组织缺氧，导致氧饱和度下降，均可成为氧疗指征。但百草枯中毒等少数急性中毒常规吸氧会加重病情，除非出现严重呼吸衰竭或 ARDS。

4. 解毒剂的应用　详见下文。

结合本章病例，后续处理流程详见图 8-5-3。

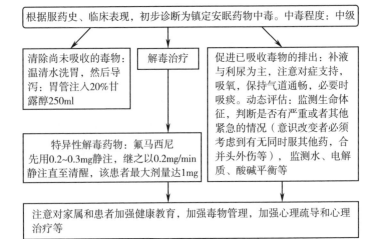

图 8-5-3　急性镇静安眠药物中毒后续处理流程图

（三）常用药物

急性中毒常用的药物为解毒药。解毒药物是一类能直接对抗毒物或解除毒物对机体毒性作用的药物。根据其作用特点，分为两类，非特异性解毒药即一般救治药物和特异性解毒药即特效药。在临床中毒未确定毒物种类、性质之前，先采取一般处理措施和使用非特异性解毒药。非特异性解毒药见表8-5-6。

一旦查明毒物，就应及时使用特异性解毒药。详见表8-5-7。

总结急性中毒诊治抢救流程见图 8-5-4。

表 8-5-6 常用非特异性解毒药

非特异性解毒药	常用药物(一般救治药物)	作用	备注
防止毒物吸收药物	0.2%~1% 硫酸锌、1% 硫酸铜、阿朴吗啡	催吐剂	催吐治疗已不再是中毒的常规治疗措施
	20%~30% 的硫酸镁或硫酸钠 20% 甘露醇 250ml 聚乙二醇溶液(成人 2L/h,学前儿童 500ml/h)	导泻剂	全肠灌洗是一种相对较新的胃肠道毒物清除方法,包括经口快速注入大量的聚乙二醇溶液,直至直肠流出物变清为止
	药用炭 50~100g 内服	吸附剂	服毒 <1h 给予活性炭治疗有意义。活性炭目前不是常规推荐治疗方法,而应权衡风险与益处,肺吸入是最常见的并发症。
	鞣酸、牛奶	沉淀药	
促进毒物排泄或分解毒物的药物	呋塞米、甘露醇、山梨醇	利尿药	钾离子的补充至关重要
	碳酸氢钠、乳酸钠	碱化尿液药	
	维生素 C 4~8g/d 静脉输注	酸化尿液药	弱碱性毒物如苯丙胺、土的宁、苯环己哌啶等中毒时,尿液 pH<5.0 能加速毒物排出
呼吸兴奋药	尼可刹米、多沙普仑、贝美格		
中枢兴奋药	哌甲酯、苯丙胺、胞二磷胆碱		

表 8-5-7 常见特异性解毒药物

中毒	常用特异性解毒药	作用	用法
苯二氮䓬类药物中毒	氟马西尼	苯二氮䓬类受体拮抗剂	先用 0.2~0.3mg 静注,继之以 0.2mg/min 静注直至有反应,最大剂量达 2mg。
巴比妥类药物和水合氯醛中毒	贝美格	主要兴奋脑干,能直接兴奋延脑呼吸中枢及血管运动中枢	每 3~5min 静滴 50mg,直至病情改善或出现中毒症状为至。注射时须准备镇静类药,以便抗惊厥。
吗啡类药物中毒	纳洛酮(盐酸烯丙羟吗啡)	阿片受体拮抗药,本身无内在活性,但能竞争性拮抗各类阿片受体	皮下、肌肉或静注:成人 0.4~0.8mg/次,必要时隔 2~3min 重复一次。用药后 1~2min 即可解除呼吸抑制作用,作用维持 1~4h。
酒精中毒	纳洛酮(盐酸烯丙羟吗啡)	同上	同上
	美他多辛	乙醛脱氢氧酶激活剂,拮抗乙醇脱氢氧酶(ADH)活性下降;加速乙醇及其代谢产物乙醛和酮体经尿液排泄	每次 0.9g + 生理盐水 500ml 静脉滴注。

续表

中毒	常用特异性解毒药	作用	用法
亚硝酸盐中毒	亚甲蓝、硫代硫酸钠、维生素C等	具有还原作用，可使高铁血红蛋白还原为低铁血红蛋白，恢复其携氧的功能	亚甲蓝小剂量（1~2mg/kg）静注
氰化物中毒两步解毒	1. 大剂量亚甲蓝、亚硝酸钠	高铁血红蛋白形成剂	亚甲蓝大剂量（2.5~10mg/kg）静注
	2. 硫代硫酸钠	供硫剂	硫代硫酸钠在体内转硫酶的作用下，与氰离子结合成几乎无毒的硫氰酸盐从尿中排出。
有机磷农药中毒	阿托品、盐酸戊乙奎醚注射液	M胆碱受体拮抗药，长托宁为选择性抗胆碱药	应用原则是早期、足量、反复用药，当达到阿托品化后再减量维持。
	碘解磷定、氯解磷定、双复磷双解磷等	胆碱酯酶复活剂	尽早给药。应用时间至少维持48~72h，以防延迟吸收的有机磷引起中毒程度加重，甚至致死。

中毒	常用特异性解毒药	作用	用法
有机氟农药中毒氟乙酸钠(杀鼠剂)中毒	乙酰胺	乙酰胺在体内与氟乙酰胺争夺酰胺酶,使氟乙酰胺不能转化为具细胞毒性的氟乙酸,阻断丁氟乙酰胺对三羧酸循环的影响	一般在中毒早期应给足药量,首次剂量须达全日总量的一半。每6~8h一次,连用5~7d。
敌鼠(新型抗凝血灭鼠剂)中毒	维生素K₁	肝脏合成凝血因子所必需的物质	肌肉或静脉注射,每日2~3次。严重者静脉滴注,连续用药7~14d。
金属与类金属中毒	二巯丙醇,二巯丙磺酸钠,二巯丁二酸钠,青霉胺,β-巯乙胺等。	含巯基络合剂	多数为络合剂,它们可与多种金属或类金属离子络合,形成低毒或无毒的,几乎不解离的,可溶性金属络合物,从尿排出而解毒
	依地酸钙钠,喷地酸钙钠	金属络合剂	
铁中毒	去铁胺	排铁络合剂。在体内与Fe^{3+}络合成无毒的络合物	口服中毒者,立刻口服或灌胃5~10g,以限制铁从胃肠道吸收。同时肌肉或静脉注射0.5~1g,以后视病情每4~12h注射0.5g,一般用2日。

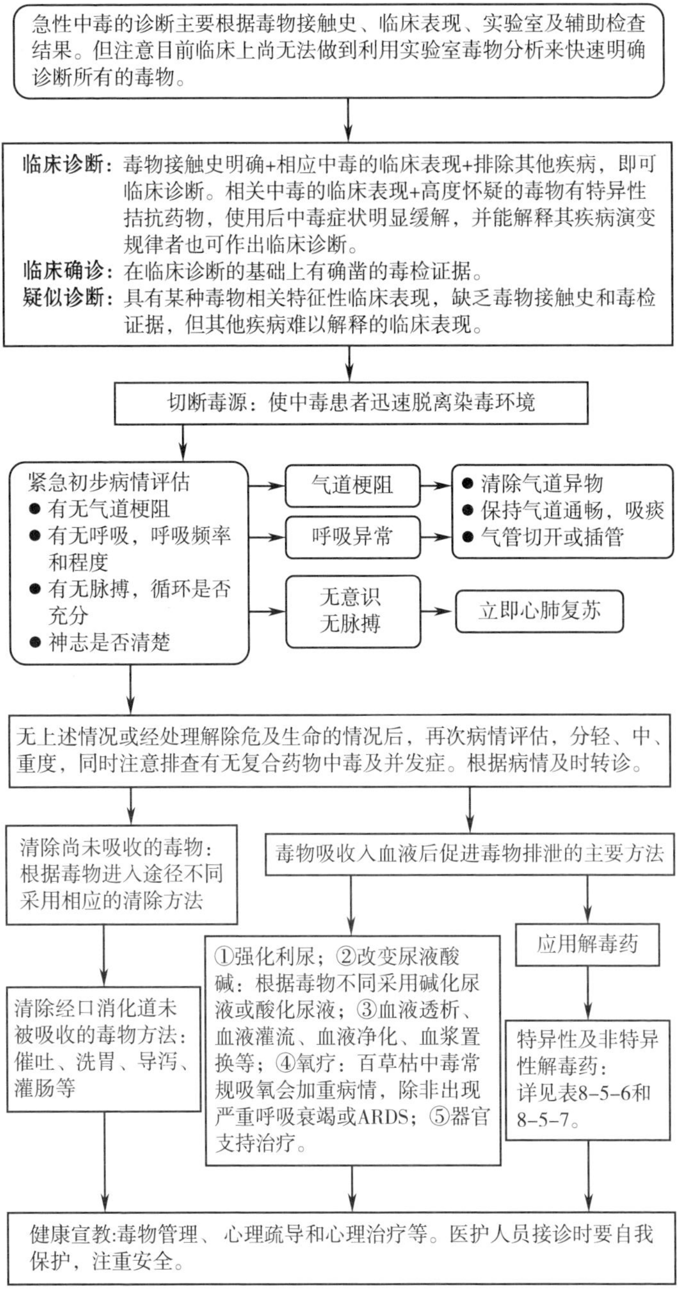

急性中毒的诊断主要根据毒物接触史、临床表现、实验室及辅助检查结果。但注意目前临床上尚无法做到利用实验室毒物分析来快速明确诊断所有的毒物。

临床诊断： 毒物接触史明确+相应中毒的临床表现+排除其他疾病，即可临床诊断。相关中毒的临床表现+高度怀疑的毒物有特异性拮抗药物，使用后中毒症状明显缓解，并能解释其疾病演变规律者也可作出临床诊断。
临床确诊： 在临床诊断的基础上有确凿的毒检证据。
疑似诊断： 具有某种毒物相关特征性临床表现，缺乏毒物接触史和毒检证据，但其他疾病难以解释的临床表现。

切断毒源：使中毒患者迅速脱离染毒环境

紧急初步病情评估
● 有无气道梗阻
● 有无呼吸，呼吸频率和程度
● 有无脉搏，循环是否充分
● 神志是否清楚

气道梗阻 → ● 清除气道异物
呼吸异常 → ● 保持气道通畅，吸痰
　　　　　● 气管切开或插管

无意识无脉搏 → 立即心肺复苏

无上述情况或经处理解除危及生命的情况后，再次病情评估，分轻、中、重度，同时注意排查有无复合药物中毒及并发症。根据病情及时转诊。

清除尚未吸收的毒物：根据毒物进入途径不同采用相应的清除方法

毒物吸收入血液后促进毒物排泄的主要方法

清除经口消化道未被吸收的毒物方法：催吐、洗胃、导泻、灌肠等

①强化利尿；②改变尿液酸碱：根据毒物不同采用碱化尿液或酸化尿液；③血液透析、血液灌流、血液净化、血浆置换等；④氧疗：百草枯中毒常规吸氧会加重病情，除非出现严重呼吸衰竭或ARDS；⑤器官支持治疗。

应用解毒药

特异性及非特异性解毒药：详见表8-5-6和8-5-7。

健康宣教：毒物管理、心理疏导和心理治疗等。医护人员接诊时要自我保护，注重安全。

图 8-5-4 急性中毒诊治抢救流程图

总结急性酒精中毒诊治抢救流程见图 8-5-5。

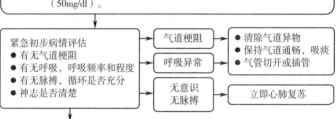

急性酒精中毒诊断：
（1）具备以下两点可以临床诊断急性酒精中毒：
　明确的过量酒精或含酒精饮料摄入史+临床表现
（2）临床确诊急性酒精中毒：
　在（1）的基础上血液或呼出气体酒精检测乙醇浓度≥11mmol/L
　（50mg/dl）。

紧急初步病情评估
● 有无气道梗阻
● 有无呼吸，呼吸频率和程度
● 有无脉搏，循环是否充分
● 神志是否清楚

气道梗阻 → ● 清除气道异物 ● 保持气道通畅，吸痰 ● 气管切开或插管

呼吸异常

无意识无脉搏 → 立即心肺复苏

无上述情况或经处理解除危及生命的情况后，再次病情评估，分轻、中、重度，同时注意排查有无复合药物中毒及并发症。根据病情及时转诊。轻度者：卧床休息、保暖；给予大量浓茶或咖啡、柠檬汁等口服，很快可自行恢复。中度和重度仍需进一步后续处理。

清除尚未吸收的酒精：温水或1%碳酸氢钠液洗胃：昏迷伴休克或怀疑复合药物中毒已置胃管者。

解毒治疗

特异性解毒药物：
（1）美他多辛：每次0.9g+生理盐水500ml静脉滴注。
（2）纳洛酮（盐酸烯丙羟吗啡）：
中度：首剂用0.4~0.8mg+生理盐水10~20ml，静脉推注；必要时加量重复；
重度：首剂用0.8~1.2mg+生理盐水20ml，静脉推注，用药后30min观察神志，未恢复可重复1次，或2mg加入5%葡萄糖或生理盐水500ml内，以0.4mg/h速度静脉滴注或微量泵注入，直至神志清醒为止。

（1）促进酒精排泄药物：补液与利尿，重度血液净化等。
（2）防治并发症：保持气道通畅，必要时吸痰，警惕窒息。
（3）对症支持:慎用镇静剂。
（4）动态评估:监测生命体征，判断是否有严重或者其他紧急的情况（意识改变者必须考虑到有无同服影其他药，合并头外伤等），监测水电解质、酸碱平衡等

（1）判断急性酒精中毒的预后：若有心、肺、肝、肾病变者，昏迷长达10h以上，或血乙醇浓度大于87mmol/L（400mg/dl）者，预后较差，并发重症胰腺炎、横纹肌溶解后病程迁延。
（2）健康宣教：在患者清醒及情绪稳定后向其及家属宣传酒精中毒的危害，戒酒宣教，心理疏导和心理治疗等。医护人员接诊时要自我保护，注重安全。

图 8-5-5　急性酒精中毒诊治抢救流程图

（四）转诊时机

对于现场无法救治的急性中毒要争分夺秒转诊,送患者

去上级医院进一步诊治,以免延误。很多抢救措施应在转院过程中进行。

（曹素艳）

第六节 抽 搐

病例

患者,男,46 岁,已婚,工厂职工。

【S:Subjective】主观资料

突发四肢抽搐、意识不清 1 次。

患者约 7h 前打牌时突发四肢抽搐,双上肢屈曲,双下肢强直,伴意识不清,呼之不应,双眼上翻,牙关紧闭,口吐白沫,无二便失禁,持续约 3min 停止,随后神志转清,醒后不能回忆发病经过,稍有头昏头晕,无视物旋转,无耳鸣耳聋,无恶心呕吐,无肢体活动障碍。患者及家属否认既往类似发作史。

既往高血压病 6 年,平素口服氨氯地平、氯沙坦钾;否认糖尿病、冠心病史,否认肝炎、结核等传染病史,3 年前行胆囊切除术,否认外伤史、药物过敏史、输血史。否认吸烟、饮酒史。否认家族中精神疾病史。家庭和睦,经济条件良好。平时生活作息不规律,长年熬夜打牌,缺乏锻炼。

【O:Objective】客观资料

1. **体格检查** T 36.5 ℃,P 70 次 /min,R 18 次 /min,BP 152/88mmHg,BMI 23kg/m^2。神志清楚,精神状态萎靡,对答切题,双侧瞳孔等大等圆,直径约 3.0mm,对光反射存在。颈软,四肢肌力 5 级,肌张力正常,生理反射存在,病理反射未引出。

2. **辅助检查** 颅脑 CT 平扫未见明显异常。心电图:心率 114 次 /min,窦性心动过速。随机指末血糖:8.2mmol/L。

【A:Assessment】问题评估

1. **目前诊断** 癫痫发作

　　　　　　高血压病 2 级

2. 目前存在健康问题

（1）患者血压控制不佳,有长期熬夜、缺乏运动的不良生活习惯。

（2）患者经济条件好,家庭和睦,就医依从性好,能坚持服药,但平时监测血压意识不足。

【P:Plan】问题处理计划

1. 诊断计划　完善肝肾功能、血脂、电解质、血气分析、脑电图、颅脑 MRI 等,积极寻找病因与诱发因素。该患者为初次发生抽搐,需对原发性癫痫、继发性癫痫和其他病因导致的痫性发作进行鉴别。动态监测血压,评估是否有靶器官损害。

2. 治疗计划　低盐低脂饮食,予心理指导,缓解精神压力。丙戊酸钠 0.5g 每日 2 次。如有抽搐再次发作,及时控制发作。

3. 全科医生建议　避免疲劳、熬夜,谨慎驾车,避免危险性运动,注意随访血常规、肝肾功能等。如抽搐再次发作,嘱家属协助患者头偏向一侧,防止舌咬伤或跌倒,并及时就医。纳入高血压病规范管理,规律服药,介绍自我测量血压方法,记录每日血压变化,定期随访。

转归:该患者完善各项检查,确诊为原发性癫痫,高血压病 2 级(中危),规律口服丙戊酸钠、氨氯地平、氯沙坦钾等药物。抽搐未再发作,血压控制良好,定期随访。

抽搐(hyperspasmia)是指全身或局部肌肉不自主地快速阵发性收缩,包括痫性发作和非痫性发作,是社区常见的急症之一。据统计,人群中 2%~5% 发生过抽搐,57% 患者首次抽搐发作于 25 岁之前。第一次发生抽搐的患者中 58% 为男性。

一、病情判断

根据抽搐发作时是否伴有意识障碍,可分为两种。

（一）伴有意识障碍性抽搐

1. 大脑实质性损害性抽搐　其特点:①抽搐为阵挛性或强制性。②意识障碍表现突出,发作持续时间较长,多伴有二便失禁、面色或口唇发绀。

2. 非大脑实质性损害性抽搐　其特点:①意识障碍可轻

可重,多数为短暂性意识不清,持续数秒到数十秒不等,可自行恢复;②全身性疾病表现往往较神经系统表现更加明显;③体格检查无明确的神经系统定位体征。

（二）不伴有意识障碍性抽搐

不伴有意识障碍性抽搐可分为：

1. 神经肌肉兴奋性增加　低钙血症、低镁血症、中暑导致的热痉挛和破伤风等。

2. 神经肌肉兴奋性正常　癔症性抽搐或药物戒断反应等。

二、详细问诊

抽搐不是单一疾病,而是许多疾病的临床表现之一。不同疾病所致的抽搐,其临床表现有所不同,故所有抽搐患者均需要详细询问病史,并综合分析,以便于寻找各种可逆的致病因素（如低血糖、低钙血症等）。同时,注意采用 RICE 问诊法,关注患者就诊的原因（R-reason）、想法（I-idea）、担心（C-concerns）和期望（E-expectations）,体现全科医生"以人为本"的全科理念。

1. 起病情况　是否急起发病,有无诱发因素,有无长期用药史,抽搐前病史（有无脑部炎症性疾病、脑血管病、遗传性疾病及头部外伤史等）,发作时有无意识障碍、发作持续时间、有无两眼上视、凝视或斜视、有无二便失禁等。

2. 病情特点

（1）痫性发作:患者出现局部或全身肌肉非自主性、阵发性或强制性收缩,引起关节抽动和强直,伴或不伴有意识障碍。可表现为全身强直 - 阵挛性发作、失神发作、失张力性发作等。

（2）手足搐搦症:特点为发作时意识清楚,间歇性发作的双侧强直性痉挛,上肢显著,手指伸直内收,拇指对掌内收,掌指关节和腕部屈曲状,常有肘关节伸直和外旋,呈典型的"助产士手"表现。严重时可出现口和眼周围肌肉痉挛。

（3）发热惊厥:惊厥的发生与体温有关,多在发热进入高峰时出现抽搐。呈全身性强直或阵挛性发作,多伴有两眼上视、凝视或斜视。持续时间多在 30s 以内,一般不超过 10min。最常见于幼儿,发病年龄一般在 0.5~5 岁,以 1~2 岁多见。

（4）急性颅脑疾病相关抽搐：多为痫性发作，与颅脑病变严重程度正相关，除抽搐外，更需要关注脑局灶或弥散损害的临床表现，如偏瘫、失语、脑膜刺激征及精神异常等。

（5）心源性抽搐（晕厥性抽搐）：抽搐时间较短，多小于10s，较少超过15s，发作时先出现肢体强直，躯体后仰，双手握拳，随后出现双上肢到面部的阵挛性痉挛。发作时心音和脉搏消失，血压明显下降或测不出。

（6）癔症性抽搐：发作前多有精神刺激因素，其表现常为突然倒下、全身僵直、牙关紧闭、屏气、双手握拳，随后手足不规则抽动。其特点为：抽搐动作杂乱、瞳孔无异常改变、常有过度换气、眼球转动频繁、无大小便失禁。

（7）中毒性抽搐：有药物或毒物接触史，同时有中毒的其他表现。

（8）药物戒断反应：有长期服用安眠药史，出现在突然停药后，表现为异常兴奋、焦虑不安、躁动甚至四肢抽搐。

（9）破伤风：其特点为牙关紧闭、张口困难、腹肌僵硬、饮水困难或呛咳，抽搐严重但神志清楚。

3. 伴随症状　仔细询问抽搐发作时的伴随症状对抽搐的病因诊断意义重大。常见伴随症状，见表 8-6-1。

表 8-6-1　抽搐的常见伴随症状

伴随症状	常见病因
发热	小儿急性感染、颅内感染等
饥饿感、心悸、出汗	低血糖症
妊娠期水肿、高血压、蛋白尿	子痫、先兆子痫
意识丧失	癫痫大发作、癫痫持续状态、重症颅脑疾病
剧烈头痛	脑膜炎、脑膜脑炎、蛛网膜下腔出血等
过度换气、捶胸顿足	癔症性抽搐

4. 诊疗经过　对既往有抽搐发作史患者，注重询问何时、何地、用过何种药物、接受过何种治疗，有助于判断抽搐是

不规范服药所致,还是新发疾病或原有疾病病情变化所致。

5. 既往病史 常见抽搐的既往史与病因的关系,见表 8-6-2。

表 8-6-2 抽搐的既往史

既往史	常见病因
抽搐反复发作	癫痫
颅脑外伤、感染、内脏器官基础疾病	痫样发作
长期服药(尤其安眠药)、近期停药	药物戒断反应
甲状旁腺功能减退症等内分泌疾病	低钙血症
先天性心脏病、缺血性心脏病、心律失常	心源性抽搐
口服或误服有机化合物、灭鼠药等	急性中毒
局部外伤史	破伤风

三、鉴别诊断

所有抽搐患者,均应结合详细问诊、系统体格检查和必要辅助检查,综合分析,尽可能对抽搐做出病因诊断。常见抽搐的鉴别要点,见表 8-6-3。对于抽搐伴有意识丧失者,需要注意与晕厥鉴别,见图 8-6-1 和图 8-6-2。

表 8-6-3 常见抽搐的鉴别要点

疾病名称	鉴别要点
癫痫发作	局部或全身肌肉非自主性、阵发性或强制性收缩,引起关节抽动和强直,伴或不伴有意识障碍。
手足搐搦症	以疼痛性、紧张性肌肉收缩为特征。上肢显著,呈"助产手"。严重时可有口和眼轮匝肌痉挛,发作时意识清楚。
癔症性抽搐	多见于女性,常在精神因素刺激下发病。抽搐动作杂乱、瞳孔无异常改变、常有过度换气、眼球转动频繁、无舌咬伤和大小便失禁。暗示或强刺激可终止发作。

续表

疾病名称	鉴别要点
发热惊厥	最常见于幼儿。伴有意识突然丧失,同时急骤发生全身性或局限性的面部和四肢肌肉的抽搐,多伴有两眼上视或凝视,屏气等。
中毒性抽搐	有药物或毒物接触史,同时会有中毒的其他临床表现。
心源性抽搐	有严重心律失常、先天性心脏病或缺血性心脏病病史。先有强直,躯体后仰,伴有意识丧失,偶有大小便失禁。时间多在10s内,很少超过15s。
药物戒断反应	长期服用安眠药,突然停药后出现兴奋、焦虑,甚至四肢抽搐或强直性惊厥。
破伤风	有外伤史。苦笑面容,表现为牙关紧闭、张口困难、腹肌僵硬。但神志清楚。
急性颅脑疾病相关抽搐	除抽搐外,大多还有脑局灶或弥散损害的征象,如头痛、呕吐、偏瘫、失语或脑膜刺激征等。

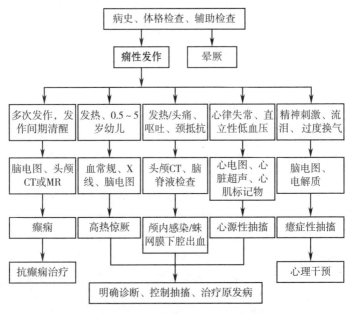

图 8-6-1 抽搐伴意识丧失的诊断与鉴别诊断流程图

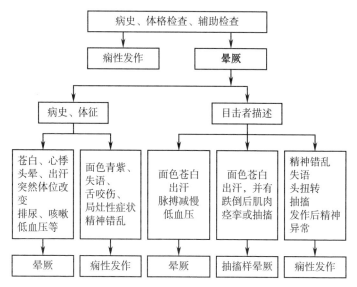

图 8-6-2 抽搐伴意识丧失与晕厥的鉴别诊断

四、初步处理

（一）首诊处理

尽可能迅速终止抽搐发作,保持气道通畅、预防误吸,维持生命体征稳定,预防舌咬伤、跌伤、关节脱臼等自伤和伤人等,同时寻找抽搐发作的病因和诱因。

（二）后续处理

祛除病因和诱因,积极治疗原发病。

1. 原发性癫痫　抗癫痫治疗,定期随访。

2. 症状性癫痫　控制抽搐的同时,积极治疗原发病。

3. 手足搐搦症　纠正电解质和酸碱失衡。

4. 其他　对症处理,加强监护。

（三）常用药物

1. 地西泮　为一线控制抽搐发作药物,见效快,半衰期短。成人首次剂量 10~20mg,按照 1~5mg/min 缓慢静脉推注,复发者,30min 后可重复给药。儿童首次剂量 0.25~0.5mg/kg,按 1mg/min 速度静脉推注。

2. 丙戊酸钠　控制癫痫发作的有效药物,剂量为 15~

20mg/kg 或 600~1 200mg/d,分 2~3 次口服。

3. 10% 葡萄糖酸钙 有低钙血症者,给予 10% 葡萄糖酸钙 10ml 缓慢静脉推注,5min 以上,必要时重复给药。

(四)转诊时机

1. 转诊指征

抽搐患者出现以下情况需要转诊至专科医生或上级医院。

(1)无法确诊抽搐的病因。

(2)虽经积极治疗,抽搐仍反复发作。

(3)抽搐持续状态。

(4)合并有其他危及生命的急症。

2. 转诊注意事项

(1)注意转诊前提前与专科医生或上级医生联系,便于做好安排。

(2)如抽搐持续发作时,注意将头偏向一侧,防止误吸、摔伤和舌咬伤。

(3)注意监测生命体征。

(4)如出现心脏呼吸骤停,及时给予心肺复苏。

3. 健康宣教

(1)帮助患者提高对抽搐的认识和健康危害,提高患者自我管理能力。

(2)避免诱发因素 过度疲劳、长时间接触强光或突然停药等。

(3)避免一些风险性高的活动 高空或深水作业、驾车、攀岩、游泳等。

(4)对患者家属或其家庭成员讲解抽搐相关知识,提高其照护患者和突发抽搐时的应急处置能力。

(任天成)

第七节 休 克

病例

患者,男,22 岁,农民。

【S:Subjective】主观资料

主诉:发热伴头痛腰痛两周。

现病史:患者两周前自感畏寒发热乏力,未监测体温,轻微咽痛,发热为持续性,伴有纳差,进食后呕吐,腹痛,排黏液血便,每日 4~5 次,量不多,有头痛,腰痛,无流涕,无咳嗽胸痛。坚持秋收劳作,发病来精神萎靡,嗜睡,近一周尿量明显减少,进食少。

既往体健,未婚,无家族遗传性疾病。

患者居住东北农村,就诊于 11 月份,有野外作业接触鼠类史,本区域有出血热疾病流行。

【O:Objective】客观资料

1. 体格检查 体温 38.5℃,心率 120 次/min,呼吸 25 次/min,血压测不出,急性病容,神志恍惚,结膜充血,软腭可见出血点,颜面前胸充血,呼吸稍促,双肺未闻及干、湿啰音;心脏听诊未闻及明显异常;全腹部有压痛,无反跳痛及肌紧张,肝、脾肋下未触及,移动性浊音阴性,双肾区有叩击痛,双下肢不肿,神经系统病理反射未引出。

2. 辅助检查 血常规:WBC 10.41×10^9/L,中性粒细胞百分比 74.14%,PLT 38×10^9/L,Hb 178g/L。血涂片可见异常淋巴细胞。

【A:Assessment】问题评估

1. 目前诊断 流行性出血热
       休克期

2. 问题评估 根据所在地区、季节及临床表现基本可以明确诊断。秋末东北农村地区流行性出血热多见,该患者系青壮年,处于疫区,发病前有野外作业鼠类接触史;急性起病,畏寒、发热两周伴头痛、腰痛、低血压(人工未测出),有不典型三红(眼红、面红、胸前红)、三痛(头痛、腰痛、眼眶痛)。周围血常规可见异性淋巴细胞。经过潜伏期一周,发热期两周,就诊时处于发热、休克与少尿三期重叠状态,病情危重。

【P:Plan】问题处理计划

1. 完善检查 密切监测神志、皮肤温度色泽、尿量、心率、血压、血氧等生命体征变化,监测血尿常规、肾功能、电解质及出血情况。

2. 治疗　抗休克,抗感染,根据尿量适量补液。

转归:患者立即住院后处于昏迷状态,休克,酸中毒,急性肾衰竭,无尿,10d后尿量恢复进入多尿期,尿量最高12 000ml/d,住院一个月期间经过典型的休克期、多尿期和恢复期后基本康复。

该病例有两个思考点:

(1) 是不是休克(危重红旗征)?

(2) 因何导致休克?

肾出血性出血热以急性肾损伤为主要表现,在流行区域流行季节是比较容易识别并得到相对有效救治的,但散发病例并不罕见,易被误诊重感冒而忽略休克及急性肾衰竭,则具有较高死亡率;肾前因素和肾性因素同时存在导致急性肾损伤;出血原因复杂,与免疫介导的全身小血管广泛损害、血小板减少和凝血因子破坏有关。发生休克主要与血浆渗漏有关,应与感染有关。

休克是急性循环衰竭的临床表现。各类休克常因失血、细菌感染及多种因素引起,在病理生理学上休克最根本的改变是微循环的功能障碍,以致氧输送障碍,引起细胞缺氧,继发多脏器功能障碍,未及时纠正则会由微循环代偿期、失代偿期发展为不可逆损伤,导致死亡。

一、病情判断

典型的过敏性、失血性休克发展迅速,但全科医生接诊发现的休克病例一般是隐匿且不典型的早期休克。院前或普通病房检查手段有限,病因识别不易。但早期诊断休克意义重大,如果不能早期判断并得到控制,生命体征迅速受到威胁。未祛除病因和早期干预的休克死亡率高达40%,而随着病情迅疾进展需使用血管活性药的休克死亡率迅速升高。

休克的判断和治疗手段应从病理生理学机制入手。休克分低血容量型、分布型、梗阻型和心源性四型,各种疾病或病因导致的休克均可归类其中机制,见表8-7-1。

表 8-7-1 休克分型

休克分型	低血容量型休克	分布型休克	梗阻性休克	心源性休克
包含	创伤、烧伤、出血、失液	感染性、脓毒性、过敏性、神经源性		左室泵衰竭、右室泵衰竭、急性瓣膜反流及心脏破裂
机理	循环容量的丢失，导致的有效循环血量减少、组织灌注不足等	血管收缩舒张调节功能异常，容量血管扩张，循环血容量相对不足导致的组织低灌注	血流主要通道受阻，根据梗阻部位不同再分为心内梗阻和心外梗阻	前负荷正常状态下心脏泵功能减弱或衰竭、心排血量减少导致的组织低灌注
病因	大出血、持续大量胃肠道液体丢失、大量体表液体丢失	各种严重感染、青霉素及各种过敏原导致急性休克，深度麻醉或强烈疼痛刺激后，或脊髓高位麻醉或损伤导致神经源性休克	腔静脉梗阻、心脏压塞、肺栓塞、张力性气胸、主动脉夹层动脉瘤等	心肌梗死、严重心律失常、严重心肌炎和终末期心肌病
占比	16%	66%	2%	17%

不同原因引起急性循环衰竭（休克）的病理生理过程不同，早期临床表现也被病因掩盖，休克是患者院内死亡最常见的原因之一，识别早期休克类型一定要在疾病病程演变中提高警惕。

临床经验判断休克一般是血压低，尿量少，皮肤湿冷，神志淡漠，诊断休克主要基于病因、组织低灌注、血压和血乳酸水平临床表现。

1. 休克典型的组织灌注不足表现，生命体征包括神志（脑低灌注）、尿量（肾低灌注）、皮肤（周围组织低灌注）。意识改变为烦躁、淡漠、谵妄、昏迷,尿量改变为充分补液后尿量仍然 <0.5ml/(kg·h),皮肤湿冷、发绀、花斑、毛细血管充盈时间 >2s。但部分感染患者表现为暖休克,不容易被早期发现末梢改变。

2. 休克患者血压变化是必然的,一般指收缩压小于90mmHg,脉压差小于 20mmHg,或原有高血压者收缩压自基线下降≥40mmHg。一般同时伴有心率、呼吸改变。血压正常时也不能排除休克。社区所见低血压应与休克进行鉴别诊断。

3. 乳酸水平反映组织灌注情况,是组织缺氧和细胞氧利用障碍的敏感指标,也是诊断休克的重要依据。乳酸超过正常,要考虑可能存在休克。动态监测乳酸可以及时发现病情变化,可以将 6h 和 24h 乳酸清除率作为休克观测目标以及判断预后,如感染性休克患者血乳酸 >4mmol/L,病死率80%。

4. 基层医疗机构的隐匿休克患者多见于感染性疾病,尤其是抵抗力低下的高龄多合并症患者。在治疗效果不佳时,病情会急转直下发生感染性休克。可使用序贯脏器衰竭评分(sequential organ failure assessment,SOFA)(表 8-7-2)适用于院前、急诊和普通病房。分值越高,预后越差。

5. 简易方法是使用床旁 qSOFA(quick sequential organ failure assessment,qSOFA)三项内容(见表 8-7-3)识别重症患者,大于等于两项的感染患者,应警惕休克及序贯脏器损伤,应进一步评估是否存在脏器(呼吸、凝血、肝肾功能、心功能及中枢神经系统)功能障碍,即 qSOAF 评分。

6. 院前或普通病房在处理久治不愈感染患者时应提高发生休克的警惕。在感染基础上,出现持续性低血压,在充分容量复苏后仍需血管活性药来维持平均动脉压(mean arterial pressure,MAP,平均动脉压 = 舒张压 +1/3 脉压差)≥65mmHg,以及血乳酸浓度 >2mmol/L,即可明确诊断脓毒性休克(见图 8-7-1),即脓毒性休克 = 严重感染 = 感染患者补液无法纠正的低血压 + 序贯脏器损伤(乳酸 >2mmol/ L)= 感染 +SOFA≥2。

表 8-7-2 SOFA 评分表

系统	检测项目	对应分值:0分	对应分值:1分	对应分值:2分	对应分值:3分	对应分值:4分	得分
呼吸	PaO_2/FiO_2/kPa	>53.33	40~53.33	26.67~40	13.33~26.67	<13.33	
	呼吸支持(是/否)	-	-	-	是	是	
血液	血小板/($10^9 \cdot L^{-1}$)	>150	101~150	51~100	21~50	<21	
肝脏	胆红素/($\mu mol \cdot L^{-1}$)	<20	20~32	33~101	102~204	>204	
循环	平均动脉压(mmHg)	≥70	<70	-	-	-	
	多巴胺剂量/μg/($kg \cdot min^{-1}$)	-	-	≤5	>5	>15	
	肾上腺素剂量/μg/($kg \cdot min^{-1}$)	-	-	-	≤0.1	>0.1	
	去甲肾腺素剂量/μg/($kg \cdot min^{-1}$)	-	-	-	≤0.1	>0.1	
	多巴酚丁胺(是/否)	-	-	是	-	-	
神经	GCS 评分	15	13~14	10~12	6~9	<6	
肾脏	肌酐(μmol/L)	<110	110~170	171~299	300~440	>440	
	24h尿量/($ml \cdot 24h^{-1}$)	-	-	-	201~500	<200	

备注:1. 每日评估时应采取每日最差值;2. 分数越高,预后越差。

表 8-7-3 qSOFA 评分表

项目	标准
呼吸频率	≥22 次 /min
意识	改变，GCS≤13 分
收缩压	≤100mmHg

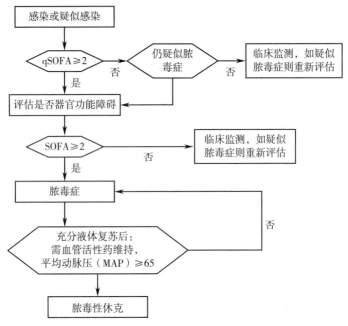

图 8-7-1 脓毒症和脓毒性休克临床诊断流程

二、详细诊查

1. 起病情况 在家庭病床、社区诊所或者观察病房发现的休克往往令人感到意外。但疾病进展到休克阶段往往会是突发加重的表现，因病因或就诊科室、发病地点不同，未能事先评估而被动草率紧急处理。休克的处理没有科室界限，任何医务人员都应尽早识别休克症状，判断可能病因，密切监测，根据已有条件尽早并持续进行休克复苏。

2. 发病特点及诱因 根据患者就诊表现，可以追问家属何时出现意识淡漠、无尿、皮肤湿冷等表现,并在入院诊断休克时给予紧急处理,同时详细追查病因。

(1)缓慢发展的疾病出现休克多是(感染)病因未得到有效控制,如咳嗽痰喘、心衰、局部病灶、大小便异常等迁延不愈,特别是老年人、长期卧床、留置导管等抵抗力下降人群,合并了呼吸道、泌尿道、消化道的感染。

(2)急性创伤致骨折或脏器内出血:居家老人有不慎跌倒、坠床史,或持续黑便或呕血等表现,随后持续精神萎靡。

(3)接触(服药或输液)使用药物或特殊食物(酒或特殊水果、海产品等异体蛋白)导致过敏休克。

(4)突发的心脏泵衰竭导致的心源性休克,如突发严重胸痛、频发胸痛、感染、过量输液及自行停止服药等可诱发心衰。

(5)活动后突发意识丧失等紧急情况,如长久静止后突然走动导致严重肺栓塞,或剧烈咳嗽导致气胸发生梗阻性休克。

3. 病情特点和伴随体征 不同类型的休克患者还具有各自特异的病因和对应的临床表现和伴随症状。

(1)分布性休克:可见于严重感染、中毒、过敏原接触、神经源性等,感染性休克发病机制复杂、病情凶险、死亡率高,可伴有发热、寒战等,革兰氏阴性菌严重感染释放大量内毒素而产生感染中毒性休克;过敏性休克虽然少见,却是迅速致命的,可伴有迅速出现的皮肤水肿和皮疹;神经源性休克多见于深度麻醉或强烈疼痛刺激后(由于血管运动中枢被抑制)或在脊髓高位麻醉或损伤时(因为交感神经传出径路被阻断),起病急,病因明确。

(2)低血容量性休克:可见于创伤或出血,严重烧伤、严重脱水等情况,可出现活动性出血、低体温(热射病可见高热)等,凝血障碍(出血)、低体温、酸中毒被称为死亡三联征。

(3)低血容量性休克:多见创伤性(出血性)休克,常用脉率/收缩压(mmHg)计算休克指数(shock index,SI),用来帮助判定休克的有无及轻重。指数为 0.5 多提示无休克;>1.0~1.5 提示有休克;>2.0 为严重休克,见表 8-7-4。常伴有其他生命体征改变及持续出血,应迅速寻找出血部位并止血。

表 8-7-4　低血量时休克指数(SI)与临床症状关系

SI 脉率 /收缩压 /mmHg	失血量/ml	失血占比/%	心率 /(次·min⁻¹)	收缩压评价	呼吸 /(次·min⁻¹)	尿量 /(ml·h⁻¹)	神经症状
0.5~1.0	<750	<20	<100	正常	14~20	>30	不安口渴
≥1.0	750~1 500	20~30	>100	下降	20~30	20~30	躁动
≥1.5	1 500~2 000	30~50	>120	下降	30~40	5~15	恍惚
≥2.0	>2 000	50~70	>140	下降	>40	无尿	昏迷

(4)心源性休克:心源性休克死亡率极高,多见于急性心肌梗死或慢性不可逆性心肌病变,患者可先出现进行性加重的心悸、气促或胸闷等;心源性休克主要有三个方面的表现:①持续低血压,收缩压 <90mmHg 或平均动脉压自基线下降≥30mmHg,持续时间 >30min。②心脏指数显著降低,存在肺淤血或者左心室充盈压升高;无循环支持情况下低于 1.8L/(min·m²),有循环支持情况下在 2.0~2.2L/(min·m²)之间。③器官灌注受损体征(至少一项),精神状态改变,皮肤湿冷,少尿,血清乳酸水平升高。

(5)梗阻性休克:见于张力性气胸、肺栓塞、心脏压塞等情况,患者可能会出现突发的进行性加重的呼吸困难或胸痛、低氧血症等。根据不同原因有相应的肺部叩诊鼓音、心音异常和奇脉等表现。

三、鉴别诊断

(一)五步诊断法判断病情

患者就诊的原因一般不是休克,而是不同病情表现。无论病情表现为感染、心衰、过敏、创伤、梗阻等,经过初步问诊和体格检查,诊查思路均应为:①判断病情是否严重到发生了休克;②是否就是该因素导致的休克。

1. 什么是最可能的诊断?

2. 哪些是不能漏诊的重要疾病?

3. 哪些是经常被漏诊的疾病?

4. 病情表现是否患混淆其他疾病?

5. 该患者就诊是否还有另外一层原因?

（二）是否休克

体格检查注意观察组织低灌注的表现如意识、尿量、皮肤温度色泽和毛细血管充盈状态,如果除外生理性、病理性低血压,或有服用影响血压的药物等,可以考虑诊断早期休克。体位改变导致明显血压心率变化,应考虑至少存在有容量不足或血管神经功能改变。初诊患者要充分暴露皮肤,末梢一般是湿冷的,但暖休克同样有皮肤花斑表现。留意尿量变化。休克的意识淡漠要与一过性晕厥、昏迷等意识障碍相鉴别。各种低灌注表现可以在初步休克复苏等措施后及时复查,以鉴别可能存在的其他原因。

（三）鉴别非休克性低血压

1. 生理性低血压　部分体形消瘦的年轻的女性,及低血压健康人如体育运动员,血压低于正常标准,但无症状,亦无系统器官缺血缺氧,不影响寿命,一般不需治疗,但应随诊,因一些生理性的低血压可转为病理性。

2. 病理性低血压　常有不同轻度的症状和某些疾病。又分为继发性和原发性(低血压病)。发病机理可能为中枢神经系统细胞张力障碍、分泌功能失调、遗传因素等。临床表现可有疲乏无力、头痛头晕、心前区不适、神经功能障碍、内分泌功能减退,以及食欲缺乏、易感染等。餐后低血压可见于帕金森病、糖尿病、终末期肾病患者。

3. 体位性低血压(原发性直立性低血压)　是指患者体位由卧位直立时血压明显下降,引起头昏,软弱无力,甚至昏厥。多见于老年人,发病率约为20%,因植物神经变性阻断压力感受器的反射弧及儿茶酚胺代谢或分泌障碍,临床表现为起立时血压迅速而显著降低,有脑缺血缺氧症状,多伴有植物神经症状,老年人常伴有中枢神经症状、锥体外系损害(ShY-

Drager Syndrome)。

（四）鉴别乳酸增高原因

有条件应进行血乳酸测定：①乳酸产生过多最多见于休克，如心源性、脓毒性、低血容量性休克导致组织灌注不足或氧合不足导致组织缺氧；②也可见于药物毒素引起的组织氧供不足如某些药物如激素、乙醇、甲醇、水杨酸盐、对乙酰氨基酚、肾上腺素、氰化物等，以及 CO 中毒导致组织中毒性缺氧；③乳酸增高也见于某些基础疾病，有糖尿病、恶性肿瘤、嗜铬细胞瘤、维生素 B_1 缺乏症、先天代谢障碍，以及因应激致高儿茶酚胺血症等；④血乳酸消除减慢见于肝脏代谢乳酸能力及肾的最大转化能力降低，故而肝肾心肺疾病导致乳酸代谢减慢，也会引起乳酸堆积。

（五）休克诊断确定后

1. 要明确是何种类型的休克，查明病因。

2. 每日评估其他脏器灌注不足表现是否严重（见表 8-7-2 SOFA 评分表）。

四、初步处理

（一）首诊处理

在诊所或第一现场应该采取紧急处理。无论何种原因导致的休克均应给予吸氧、平卧、保暖，立即心电监测，建立静脉通路，快速液体复苏，并充分评估和告知可能出现的生命危险，社区发生的要尽快转诊到上级医院。

1. 有明确过敏因素导致急性过敏性休克，应立即祛除病因如停止导致过敏的静脉药物，并给予抗过敏和肾上腺素抗休克治疗。

2. 心源性休克往往因急性心肌泵功能损伤导致，一旦出现微循环障碍即属于疾病过程晚期，非常危重，除常规抢救外还应准备血管活性药，电除颤等。

3. 创伤性休克在社区处理机会不多，但卧床老年人坠床或跌倒后可能因隐匿出血或继发脏器破裂导致休克，及时有效的院前处理非常重要。血压在早期不一定降低，但休克指数会出现异常，或者神志状态会发生变化，需要同时立即止血固定、止痛,限制性液体复苏,对于可控性出血,液体复苏目标SBP>90mmHg(可控性出血为70~90mmHg),控制出血后序贯充分容量复苏。保持保暖,心理疏导、妥善搬运和转运处理,并注明止血包扎固定的时限,明确交接事项如创伤发生机制、患者身份等。

4. 梗阻型休克如为突然发生,发生肺栓塞的可能性为最大,老年人跌倒会导致气胸,而无论是何病因伴有呼吸困难和缺氧、晕厥等表现,都需要紧急明确诊断后给予相应紧急处理。

5. 感染性休克往往出现隐匿,社区发现有明显炎性反应病史的老年伴基础疾病的患者,表现为暖休克或冷休克,需要立即开始抗感染性休克(见表8-7-5),达到6h集束化治疗目标(early goal-directed therapy,EGDT),此为抗休克的"黄金6h"。如果无转往重症监护的条件,应立即上报上级医师,向家属交代预后不良,并根据现有条件给予高流量吸氧、液体复苏、抗休克、留取细菌学采血培养、加强抗感染等处理。

表 8-7-5 感染性休克 6h 集束化治疗质量目标

确诊严重感染后立即开始并在 6h 内必须完成的治疗措施
1. 血清乳酸水平测定
2. 抗生素使用前留取病原学标本
3. 急诊在 3h 内,重症监护病房在 1h 内开始广谱抗生素治疗
4. 如果有低血压或血乳酸 >4mmol/L,立即给予液体复苏(20ml/kg),如果低血压不能纠正,加用血管活性药物,维持平均动脉压 >65mmHg
5. 持续低血压或血乳酸 >4mmol/L,液体复苏使中心静脉压 >8mmHg,中心静脉血氧饱和度 >70%
时间紧迫,尽可能在 1~2h 内放置中心静脉导管,监测中心静脉压和中心静脉血氧饱和度,开始液体复苏,6h 内达到以上目标

(二)后续处理

在到达有条件救治的场所后应尽早进行后续监护和处理,并完善进一步病因检查和治疗。

1. 治疗原则 休克治疗最终是为了改善氧利用障碍及

微循环,恢复内环境稳定。

2. 应立即进行血流动力学监测,有条件的医院应尽早将休克患者收入重症监护病房。

3. 治疗过程中应动态观察组织器官低灌注的临床表现并监测血乳酸水平。

4. 治疗措施　应第一时间给予氧疗,改善通气,建立有效的静脉通道,进行液体复苏,复苏液体首选晶体液。

5. 血管活性药物的应用一般应建立在充分液体复苏治疗的基础上,首选去甲肾上腺素。

6. 前负荷良好而心输出量仍不足时给予正性肌力药物。

7. 调控全身性炎症反应可以作为急性循环衰竭患者的治疗措施之一。

8. 即使休克患者血流动力学参数稳定时,仍应关注组织灌注,保护器官功能。对于序贯脏器损伤或严重肾损伤可给予肾替代治疗。

(三) 休克处理流程

见图 8-7-2。

(四) 常用药物

1. 急救用药　晶体液如生理盐水、平衡液、3% 氯化钠,胶体液如羟乙基淀粉(活动性出血禁用)等,必要时准备血浆、白蛋白;碳酸氢钠注射液纠正酸中毒;在扩容基础上使用血管活性药,主要是拟交感胺类升压药。

2. 创伤休克　止痛药物如吗啡。

3. 过敏性休克需要抗休克药物如肾上腺素、糖皮质激素、葡萄糖酸钙注射液等。

4. 感染性休克应立即抽取血培养后第一时间使用抗生素,并视情况使用去甲肾上腺素。

5. 心源性休克需要抗心衰治疗,没有足够好的监护条件或血流动力学监测时,要在扩血管、正性肌力药和降低心脏负荷之间仔细平衡用药,备用利尿剂、血管活性药及如洋地黄、多巴酚丁胺等急救。

(五) 转诊时机

发生休克时需立即给予紧急救治,视基层医院条件按照

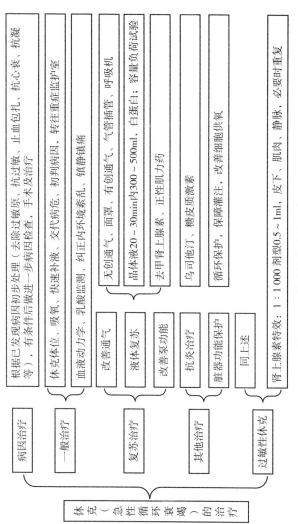

图 8-7-2　休克的临床处理流程

流程实施抢救措施,并在第一时间向家属交代病情。无论病因如何,休克患者均应立即安排转诊。因病情危险,必须交代路途风险,转诊过程需要密切监护生命体征,并维持抗休克手段。

(阎渭清)

第八节　意识障碍

病例

患者,女性,75 岁,家庭妇女。

【S:Subjective】主观资料

主诉:气促 3d,意识障碍 1d,加重 4h。

现病史:患者 3d 前受凉后感倦怠乏力,食纳减少,精神萎靡,并出现气促,经服用感冒化痰药后无好转,逐渐出现意识淡漠,不语。今于 4h 前儿女发现其呼唤不能睁眼,立即经 120 来急诊科求治。未监测体温,未诉胸痛、咳嗽,无呕吐、呛咳,无肢体活动障碍。病程中尿量少,进食少。

既往冠心病、高血压病史,曾因冠心病心衰住院治疗。不吸烟。

【O:Objective】客观资料

1. 体格检查　体温 36.5℃,脉搏 120 次/min,呼吸 25 次/min,血压 180/120mmHg,GCS 7 分,呼唤睁眼,四肢刺痛有反应,体态偏胖,急性病容,神志不清,呼吸浅促,口周泡沫痰,末梢发绀。球结膜无水肿,颈静脉怒张,双肺可闻及大量湿啰音,心脏听诊可闻及心音低顿,肝脾肋下未触及,双下肢轻度水肿。神经系统病理反射未引出。

2. 辅助检查　心电监护:窦性心动过速,SpO_2 79%(未吸氧),末梢血糖 9.9mmol/L。心电图示完全性左束支传导阻滞,心肌缺血样改变。

【A:Assessment】问题评估

1. 初步诊断　昏迷原因待查

急性左心衰

冠心病

高血压

呼吸道感染

2. 病情评估 老年女性,偏胖,既往冠心病、高血压病史,在感染因素诱发下出现呼吸困难伴意识障碍。体格检查可见血压增高,呼吸急促,发绀,两肺湿啰音,神经系统体格检查无定位体征。考虑为感染诱发的急性左心衰,急性脑缺血缺氧及老年慢性脑缺血共同作用导致急性意识障碍发生。病情危重。

【P:Plan】问题处理计划

1. 监测生命体征、记尿量,急测血气除外Ⅱ型呼吸衰竭,急查心肌酶、电解质,胸部X线及心脏彩超检查。

2. 治疗 半卧位,酒精湿化吸氧、呋塞米利尿、硝酸甘油扩血管,抗心衰。

转归:患者经抢救治疗氧合逐渐好转,神志转清,尿量增多,生命体征稳定,收住院治疗后很快好转。

该患者主要就诊表现为急性意识障碍,与脑血管意外表现类似,但体格检查无神经系统定位体征,而缺氧和心衰体征明显,结合既往冠心病、心衰病史、高龄,抗心衰后神志迅速转清,可以诊断患者是以昏迷为首发症状的急性左心衰。急性心衰和低氧状态,是造成脑缺血缺氧的重要原因,在老年患者中表现为意识障碍;急诊紧急救治顺序要尽早抗心衰纠正缺氧,优先于为排查脑血管意外而进行的头部CT检查,这不仅是应首要保障患者生命安全,并且会因尽早展开治疗而得到更好的抗心衰效果,同时可以减少因延长缺氧导致的全身脏器损伤,尤其是脑的不可逆损伤。

任何疾病引起的昏迷都是非常严重的,这是一种致命的症状,但是如果昏迷是可逆的,则一般不会致命。

脑缺血、缺氧、葡萄糖供给不足、酶代谢异常等因素可引起脑细胞代谢紊乱,导致网状结构功能损害和脑活动功能减退,产生意识障碍。

一、病情判断

意识障碍均属于急症,可以为轻重缓急的、不同的、多样的表现,可以是急性发作、间歇性发作、慢性发作。

(一)意识和意识障碍的含义

1. 意识是指人对周围环境以及自身状态的感知能力　对外界环境的认知功能:即定向力,对时间、人物、地点的认知,在此前提下,才能进行分析、综合、判断、推理等思维过程;对自身的认知功能:即自知力,是对自己的姓名、性别、年龄、住址、职业等项目的确认。

2. 维持意识清楚的两个基本条件　①脑干上行网状激活系统(输入系统、皮质下激活系统)正常工作维持醒觉状态,即与睡眠呈周期性交替的清醒状态,是人脑的一种生理过程;②大脑皮质(CPU)产生意识内容,指人们的知觉、思维、情绪记忆、意志活动等心理过程(精神活动),还有通过言语、听觉、视觉、技巧性运动及复杂反应与外界环境保持联系的机敏力。意识四要素是:觉醒、反应、理解、表达。意识障碍不仅包括觉醒异常,还包括意识内容的异常。

3. 各种代谢异常或器质性病变,无论影响脑干到丘脑(中央网状结构),或大脑皮质的破坏,对大脑不同部位与不同程度损害,可发生不同程度、不同形式的意识障碍。

意识水平下降表现为嗜睡、昏睡、昏迷,昏迷可分为浅昏迷、中昏迷和深昏迷。

以意识内容改变为主的意识障碍包括感知力、定向力、注意力、情感、思维等障碍。主要包括以下几个方面:

(1)意识模糊:①意识范围缩小,嗜睡,常有定向力障碍,注意力不集中;②错觉,幻觉少见,激惹,或与困倦交替;③可伴自主神经改变(心动过速、高血压、多汗、苍白、潮红);④运动障碍(震颤或肌阵挛)。

(2)谵妄:①定向力、自知力障碍,注意力涣散,不能与外界正常接触;②常有错觉、幻觉,错视为主,引起恐惧、外逃或伤人行为;③急性谵妄状态见于高热、中毒(如阿托品类),慢性谵妄状态见于慢性酒中毒。

（二）意识障碍的程度

最严重的意识障碍是昏迷，意识障碍的程度判断和描述见下图（图 8-8-1）。

- 意识障碍
  - 意识水平下降
    - 嗜睡：能被叫醒，能配合检查，能回答简单问题，“眼睛一闭，一睁”
    - 昏睡：较强刺激可唤醒，回答不完全
    - 昏迷：意识丧失，不能觉醒
      - 浅昏迷：有较少的无意识自发动作，生理反射存在，生命体征平稳
      - 中昏迷：无反应，防御反射减弱，生命体征有改变
      - 深昏迷：任何刺激均无反应，肌肉松弛，反射消失，生命体征不平稳
  - 意识内容变化
    - 意识模糊：注意力减退，淡漠，定向
    - 谵妄：错觉、幻觉，呈波动性

图 8-8-1　意识障碍的程度判断和描述

对于意识障碍患者的体格检查，主要是给予言语和各种刺激，观察患者反应情况加以判断。如呼叫其姓名、推摇其肩臂、压迫眶上切迹、刺痛皮肤、与之对话和嘱其执行有目的的动作等。

意识水平下降体征表现如下（表 8-8-1）。

表 8-8-1　意识障碍体征表现

分级	对疼痛反应	唤醒反应	无意识自发动作	腱反射	对光反射	生命体征
嗜睡	（+，明显）	（+，呼唤）	+	+	+	稳定
昏睡	（+，迟钝）	（+，大声呼唤）	+	+	+	稳定
浅昏迷	+	–	可有	+	+	无变化
中昏迷	重刺激可有	–	很少	–	迟钝	轻度变化
深昏迷	–	–	–	–	–	显著变化

（三）意识障碍病因

各种感染、中毒和机械压迫等因素引起神经细胞或轴索损害，均可产生不同程度的意识障碍。

1. 颅内病变，包括颅内感染（脑膜炎、脑炎），颅脑非感染性疾病如脑血管疾病、脑占位性疾病、颅脑损伤、癫痫发作后昏迷、脑部变性病。

2. 严重感染发生全身脓毒症等。

3. 内分泌与代谢疾病如甲状腺危象、甲状腺功能减退症、糖尿病高血糖、低血糖，以及全身疾病造成的物质代谢障碍如妊娠中毒症、尿毒症、肝性脑病、肺性脑病等。

4. 心血管疾病如心衰造成缺氧、心律失常引起 Adams-Stokes 综合征等。

5. 水、电解质平衡紊乱如低钠血症、低氯性碱中毒、高氯性酸中毒等。

6. 外源性中毒如安眠药、有机磷杀虫药、氰化物、一氧化碳、酒精和吗啡等中毒及毒蛇咬伤。

7. 物理性及缺氧性损害如高温中暑、日射病、触电、高山病等。

二、详细诊查

（一）诊查应该在抢救措施采取的同时进行

1. 昏迷患者属于危重患者，首先要稳定患者生命体征，这比明确诊断更重要。

2. 来诊后应立即转入抢救室监护检查生命体征（包括SpO_2）和气道是否通畅，立即吸氧、建立静脉通路，稳定生命体征，必要时予呼吸机辅助通气。

3. 昏迷的诊断首先需要明确是否存在昏迷以及昏迷的类型和程度，进而作出相应病因学、病史、症状学和定位判断，如果情况允许还应尽快进行相应辅助检查。

4. 非昏迷的意识障碍患者如果为急性起病，同样需要先稳定生命体征后诊查病因。

（二）问诊采集病史

对昏迷患者应通过各种渠道（救护人员、旁观者、家属、朋友或同事等)获取详细的病史,了解发病经过。如起病形式、创伤史、伴随症状、既往病史(糖尿病、肾病、肝病、肺病、心脏病、癫痫或其他脑病)、药物滥用史等,查找患者身上是否携带病情卡片。患者被发现时的周围环境,对于疾病的诊治至关重要。

应当考虑询问的问题有:

1. 患者是否发生过脑卒中? 是否有过严重的头痛? 是否有过肢体无力?

2. 患者是否有高血压、心脏病、呼吸疾病、肝病既往史?

3. 患者是否有感染、发热等症状?

4. 患者是否患有糖尿病? 是否注射过胰岛素? 是否吃了不适当的食物? 粪便及尿液检查是否正常? 是否有其他内分泌疾病如甲状腺疾病?

5. 患者是否存在头部损伤的可能? 最近是否经历过外伤事故,如跌倒或坠床?

6. 患者是否有癫痫的可能? 是否有可观察到的四肢抽搐?

7. 患者有没有药物过量的可能? 室内垃圾篓是否有空药盒?

8. 患者是否抑郁或者精神疾病? 近期是否经历压力事件? 是否正在接受治疗?

9. 患者是否使用了阿片类药物(吸毒)? 是否过量饮酒?

10. 发现患者时的周围环境状况,是否不同寻常? 有没有触电、高压线、高温? 封闭环境有煤气异常?

(三)意识障碍程度评估

神经系统疾病及头部创伤患者,需进行全身及神经系统体格检查,并用格拉斯哥昏迷量表(Glasgow 昏迷量表,详见附录6)评估意识障碍程度。

(四)意识障碍患者的一般体格检查

1. 体温

(1)发热:先发热后有意识障碍见于重症感染性疾病;先有意识障碍然后有发热,见于脑出血、蛛网膜下腔出血、巴比妥类药物中毒等。伴高热者见于脑炎、脑膜炎、中暑、感染中毒性脑病、甲亢危象、肾上腺危象、阿托品中毒、脑干损伤等。

（2）低体温者：见于低血糖昏迷、休克、冻伤、黏液性水肿昏迷、肾上腺功能减退、安眠药中毒、脑干梗死等。

2. 呼吸

（1）呼吸异常：呼吸衰竭所致的呼吸常见为浅快或者浅慢，呼吸缓慢是呼吸中枢受抑制的表现，见于吗啡、巴比妥类、有机磷杀虫药等中毒、银环蛇咬伤等。深大呼吸见于各种原因引起的代谢性酸中毒。特殊呼吸类型见脑损伤：

A. 大脑半球广泛损害 - 潮式呼吸

B. 中脑被盖部 - 中枢神经源性过度呼吸

C. 脑桥上部病变 - 长吸式呼吸

D. 脑桥下部病变 - 丛集式呼吸

E. 延髓下部损害 - 共济失调式呼吸

（2）呼出气体的气味：如尿毒症者有尿味，酮症酸中毒患者有苹果味，肝昏迷时有肝臭味，酒精中毒者有酒味，有机磷中毒时有大蒜味。

3. 心率　心动过缓见于颅内高压症、房室传导阻滞以及吗啡类、毒蕈等中毒。心动过速见于休克、心力衰竭、高热、甲亢危象等。

4. 血压　高血压见于高血压脑病、脑血管意外、肾炎尿毒症、嗜铬细胞瘤危象等。低血压者见于大量失血、烧伤、脱水、感染中毒性休克、心源性休克等。

5. 四肢及末梢　寻找注射针孔（药物成瘾、糖尿病）、蛇咬伤口；观察皮肤纹理、循环。脱水通常意味着感染、高热、尿毒症、低血糖昏迷；苍白见于休克、贫血、低血糖；潮红为高热、阿托品中毒、一氧化碳中毒等；多汗见于有机磷中毒、甲亢危象、低血糖。

6. 皮肤黏膜改变　出血点瘀斑和紫癜等见于严重感染和出血性疾病；口唇呈樱红色提示一氧化碳中毒。黄染提示肝昏迷、药物中毒；发绀多为心肺疾患；大片皮下瘀斑可能为胸腔挤压综合征。

7. 头颅触诊　头外伤有创伤病灶，凹陷性颅骨骨折或软组织肿胀；望诊可见①眶周瘀斑或称浣熊眼；② Battle 征：耳后乳突骨表面肿胀变色;③鼓膜血肿:鼓膜后积血;④脑脊液鼻漏或耳漏:颅底骨折。

8. 常规心肺腹部　通过系统体格检查,发现心脏杂音、肺部呼吸音、啰音变化,初步判断心衰、心肌梗死、心脏压塞、气胸、胸腔积液及肺部病变导致脑缺氧,腹部体格检查发现肝功能失代偿如肝大、腹水、腹壁静脉曲张体征,以及发现腹腔内出血体征。

(五)神经系统检查

1. 脑膜刺激征　见于脑膜炎、蛛网膜下腔出血及颅内高压症,但深昏迷时消失;瘫痪见于脑出血、脑梗死等;抽搐者见于癫痫、子痫、高血压脑病、脑水肿、尿毒症、脑缺氧、脑缺血、感染中毒性脑病;颅内高压者见于脑水肿、脑炎、脑膜炎、脑肿瘤、硬膜外血肿、蛛网膜下腔出血。

2. 瞳孔及眼征变化　①双侧瞳孔散大,固定见于中脑受损、脑缺氧、阿托品类、酒精、氰化物等中毒以及癫痫、低血糖状态等。瞳孔缩小见于吗啡类、巴比妥类、有机磷杀虫药等中毒,重度中毒及脑桥被盖损害如脑桥出血可见双瞳孔针尖样缩小;一侧瞳孔散大,固定见于该侧动眼神经受损,常见于钩回疝;一侧瞳孔缩小见于 Horner 征,如延髓背外侧综合征或颈内动脉闭塞。②眼底检查有否视盘水肿、出血。③眼球位置可推测脑神经受损:眼球内收及外展障碍提示该侧动眼、外展神经瘫痪,双眼球分离说明双动眼神经受损,眼球内聚提示双外展神经受损。

3. 疼痛反应　用力压眼眶上缘并观察昏迷患者的疼痛反应,可以定位脑功能障碍水平或判断昏迷程度:①单侧或不对称性姿势反应见于对侧大脑半球或脑干病变;②健侧上肢防御反应,患侧无,可判断有无偏瘫;③面部疼痛表情可判断有无面瘫;④去大脑强直常提示中脑功能严重受损,脑功能障碍更严重;去皮质状态见于大脑皮质广泛受损。

4. 瘫痪体征　观察昏迷患者自发活动减少可以判定肢体瘫痪:偏瘫侧下肢常呈外旋位;足底刺激下肢回缩反应差、消失,可见病理征;坠落试验(扬鞭征):将患者双上肢同时托举后突然放开,任其坠落,瘫痪侧上肢坠落较快;船帆征:呼气时面颊鼓起,吸气时陷入,提示该侧面肌瘫痪。

(六)诊断癔症"无意识"患者

急诊室内可以见到癔症引起的意识丧失,这些患者的确有临床症状,对普通刺激不反应,包括痛觉刺激。检查方法一,让患者睁开眼睛或用你的手指张开他的眼睛,注意对光的反应。方法二,取一个镜子对准患者的眼睛,仔细观察瞳孔的反应。当患者看到自己的影像时应当瞳孔收缩。

(七)不明原因的意识障碍,要及时请神经专科进行会诊。

三、鉴别诊断

(一)意识障碍症状鉴别要点

1. 晕厥、昏迷与休克

(1)晕厥:是大脑一时性缺血、缺氧引起的短暂的意识丧失。

(2)昏迷:昏迷的意识丧失时间较长,恢复较难。

(3)休克:区别在于休克早期无意识障碍,周围循环衰竭征象较明显而持久。

2. 意识水平(如昏迷)下降,可以伴有或不伴有意识内容异常(如谵妄),反之亦然。

3. 意识障碍要与一些特殊的精神、意识状态相鉴别,如木僵、闭锁综合征、痴呆、癔症状态等。去皮质状态、无动性缄默、持续性植物状态多见于脑血管病、脑炎、脑肿瘤、脑外伤等,经神经专科确定。

(二)不同定位意识障碍的表现

1. 颅内疾病意识障碍特点　昏迷前除有神经精神症状外,并有原发病(如颅内感染、颅脑外伤等)的表现;意识障碍明显;伴有弥漫性或多灶性脑实质受损体征,伴脑膜刺激征;有颅压高和中央型脑干功能紊乱体征,CT 扫描和相应脑脊液改变有阳性发现。

(1)小脑幕上病变:逐渐发生昏迷,早期偏瘫,偏身感觉障碍。

(2)小脑幕下病变:突发昏迷,对称性神经功能缺陷。

(3)脑出血、梗死、脑炎、外伤、占位性病变等,主要表现局限性神经体征,如脑神经损害、肢体瘫痪、局限性抽搐、偏侧锥体束征等。

（4）脑膜炎、蛛网膜下腔出血等主要表现为脑膜刺激征而无局限性神经体征。

（5）因中央网状结构是中枢神经系的整合中枢,联系广泛,内有多个特定的功能中心如呼吸中枢、心血管调节中枢,故原发颅脑的病变,影响到脑干部位功能的病变(如脑干脑出血、急性大脑半球梗死、颅脑外伤)发生昏迷可能是迅速而致命的。

2. 全身性疾病可影响脑代谢,引起弥散性脑损害,又称代谢性脑病。意识障碍特点:先有颅外器官原发病的症状和体征,有相应的实验室检查阳性发现,后出现脑部受损的征象。昏迷前可有嗜睡或谵妄,精神异常,意识内容减少,一般是注意力减退,记忆和定向障碍,计算和判断力降低,尚有错觉、幻觉,逐渐进展昏迷,对称性神经功能缺陷,眼球运动和瞳孔受累却相对较轻,常有肌阵挛和癫痫发作。

（三）常见导致意识障碍的全身疾病鉴别诊断

1. 缺氧(脑供氧不足而血流量正常)　①氧分压及氧含量均低:肺部疾病、窒息、高山病;②氧分压正常而氧含量低:CO 中毒、变性血红蛋白症、严重贫血。

2. 缺血(弥散性脑供氧不足,血流量降低)　①心输出量降低:心脏停搏、严重心律失常、心肌梗死、心衰、主动脉狭窄、肺梗死;②体循环阻力降低:昏厥、血容量减少、中毒性休克;③血黏稠度增高:红细胞增多症、巨球蛋白血症;④广泛性小血管阻塞:DIC、SLE、SBE、脑型疟疾等。

3. 低血糖　胰岛细胞瘤;胰岛素注射过量;糖代谢障碍:严重肝病、内分泌病。

4. 代谢障碍(内源性中毒)　肝性、肾性、肺性脑病、甲状腺危象、垂体/肾上腺功能不足或危象、嗜铬细胞瘤、垂体性昏迷等。

5. 中枢神经系统抑制(外源性中毒)　镇静药过量,如巴比妥类、安眠药、氯丙嗪、鸦片类、有机磷等毒物中毒。

6. 水、电解质代谢障碍　渗透压过高或过低、酸/碱中毒、高/低钠血症、低钾等。

7. 感染中毒性脑病 各种感染导致的脓毒性休克。

8. 环境温度和体温调节障碍 中暑导致体温 >42℃,低体温 <32℃。

四、处理流程

首次接触意识障碍患者都是比较紧急的,因为随时可能死亡,前几分钟必须紧急检查 ABC(气道、呼吸、循环)和生命体征,保障患者存活。①保持气道通畅,给氧,建立静脉通路;②必要而迅速地检查如血糖(血糖异常导致昏迷)、12 导联心电图和心电血压血氧监护(心脏或缺氧、休克等导致的昏迷);③所有昏迷患者均按致命性疾病对待。进入急诊还要做的基本检查有动脉血气分析、评估氧合和通气情况、酸碱电解质、肝肾功能、D- 二聚体、心肌酶、血氨、毒物检测、血尿常规、颅脑 CT、胸部 X 线、脑电图、胸部 CT 等。导尿查尿蛋白、尿糖和尿酮。根据病史情况选择检查血液酒精含量、血清皮质醇、甲状腺功能、血清地高辛。根据初步检查的结果进行对症救治,并根据判断的病因做进一步治疗。诊疗期间要保持密切的生命体征监测和护理。处理流程图 8-8-2 如下。

(一) 常用药物

1. 甘露醇或甘油果糖,止吐、止抽搐药物。

2. 促醒药物如纳洛酮、醒脑静等促进脑代谢药物。

3. 代谢性脑病应以治疗原发病的急救药物为主,包括在抢救车内备用的抢救药,如根据电解质代谢情况备药高渗糖、碳酸氢钠、高渗盐水及氯化钾等;呼吸兴奋剂(尼可刹米、激素)。

4. 抗休克如各种补液、血管活性药如多巴胺、去甲肾上腺素。

5. 抗心衰应常规具利尿剂、扩血管类。

(二) 转诊时机

发生急性意识障碍时需立即给予紧急救治,无论病因如何,意识障碍休克患者均应立即安排转诊。因呼吸及气道风险高,易发生生命危险及误吸造成病情预后不良,转诊过程需

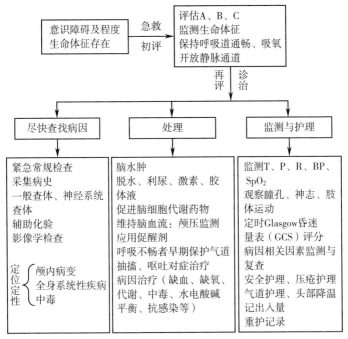

图 8-8-2　意识障碍患者治疗处理流程图

A. 气道;B. 呼吸;C. 循环。

要密切监护,摆放为头高脚低位,床头抬高 15°~30°,头偏向一侧的昏迷体位,尽早给予或预防性气道保护并充分告知病危。

（阎渭清）

第九节　发　　绀

病例

患者,女性,58 岁,已婚,小学学历,家庭妇女。

【S:Subjective】主观资料

恶心、呕吐 1h,发绀伴反应迟钝半小时。

患者 1h 前无明显诱因下出现恶心、呕吐,呕吐物为胃内容物,伴腹痛、头晕、胸闷、乏力;半小时前出现反应迟钝伴口唇、面部发绀,无四肢抽搐、二便失禁、口吐白沫。家属呼叫 120 送至急诊室,救护车上测 BP 70/40mmHg,予多巴胺 100mg+ 生理盐水 500ml 静滴升血压、补液治疗。追问家属得知患者 2h 前曾进食从菜场熟食摊购买的卤肉,与其一同进食的老伴有恶心、呕吐、口唇发绀,无意识障碍。

既往无高血压、糖尿病和心脏病等慢性疾病史;无结核、肝炎等传染病史;无手术、外伤史。饮食清淡,不嗜烟酒。50 岁绝经,已婚,育有一子,夫妻和睦,无家族遗传性疾病及肿瘤病史。

【O:Objective】客观资料

1. 体格检查 T 36.9℃,P 90 次 /min,R 16 次 /min,BP 90/60mmHg。神志淡漠,呼之能应,对答不切题,体格检查不合作。全身皮肤、口唇、肢端发绀。颈软,无抵抗,双瞳孔直径 4mm,对光反射灵敏。双肺呼吸音粗,未闻及干湿啰音。心界不大,心率 90 次 /min,律齐,各瓣膜区未闻及病理性杂音。腹平软,上腹部轻压痛,无反跳痛及肌卫,肝脾肋下未触及,肠鸣音略活跃,5~6 次 /min。双下肢不肿,双侧病理征阴性。

2. 辅助检查

血常规:Hb 120g/L,WBC 11.7×10^9/L,中性粒细胞百分比 70.2%,BPC 180×10^9/L。

肝肾功能、电解质、心肌酶谱:正常。

随机血糖:8.0mmol/L;血酮体(-)。

心电图:窦性心律,正常心电图。

胸部 X 线片:未见明显异常。

指端 SaO_2(吸氧 4L/min):70%。

血气分析(吸氧 4L/min):PH 7.25,PCO_2 44mmHg,PO_2 188mmHg,乳酸 9.0mmol/L。

【A:Assessment】问题评估

1. 目前诊断 发绀待查:亚硝酸盐中毒?
　　　　　　高乳酸血症,酸中毒
　　　　　　低血压

2. 目前存在健康问题及评价

(1)患者中年女性,恶心、呕吐 1h,发绀伴反应迟钝半小时。发病前进食外购卤肉,与其一同进食者有类似症状。

(2)目前主要诊断为"发绀原因待查"。患者皮肤、口唇、肢端发绀明显,指尖血氧饱和度与血氧分压严重不符,疑似亚硝酸盐中毒。

(3)家庭妇女,小学学历,家庭和睦。

【P:Plan】问题处理计划

1. 诊断计划　完善血毒物检测(包括亚硝酸盐)、高铁血红蛋白鉴定实验、尿亚硝酸盐检查。

2. 治疗计划

(1)非药物治疗:①高流量吸氧 4~6L/min,必要时高压氧疗;②洗胃、导泻;③注意保暖,密切监测生命体征;④监测出入液量。

(2)药物治疗:亚甲蓝 2mg/kg,5% 葡萄糖 20ml 稀释后缓慢静脉注射;维生素 C 2g,加入 5% 葡萄糖 500ml 静滴;多巴胺 5μg/(kg·min)泵入;呋塞米 20mg 静注。

患者入院后高铁血红蛋白鉴定实验、尿亚硝酸盐定性检查阳性,接受洗胃、导泻及亚甲蓝、维生素 C 解毒,多巴胺升压等治疗,约 15min 后皮肤黏膜红润、发绀消失,血压升至 120/80mmHg,四肢温暖;25min 后反应正常,对答切题。后转内科病房继续观察。毒检结果显示:血亚硝酸盐浓度 0.02μg/ml,尿亚硝酸盐浓度 0.1μg/ml。同时考虑该患者系外购食物导致亚硝酸盐中毒,上报疾控中心,由市场监管部门对该熟食摊剩余卤肉进行检测,发现亚硝酸盐含量显著超标。

3. 健康教育计划

(1)社区门诊定期随访,随访血生化指标等。

(2)饮食以清淡、富含维生素、易消化食物为主。注意保暖。

(3)改变不良生活习惯:不吃隔夜菜和变味的剩饭剩菜,不吃劣质熟食品,少吃腌菜,不吃腌制时间不足 9d 的腌菜、不喝反复煮沸的开水等。

亚硝酸盐具有强氧化性,经肠道吸收入血循环后,使正常血红蛋白氧化为失去携氧能力的高铁血红蛋白。当高铁血红蛋白超过血红蛋白总量的 1% 时称为高铁血红蛋白血症;达到总量的 10% 时,皮肤黏膜出现发绀,引起组织器官缺氧;达到总量的 20% 时,出现缺氧症状、头晕、头痛、疲乏等表现,重症者可有意识丧失。由于亚硝酸盐对中枢神经系统尤其是血管舒缩中枢有麻痹作用,并对血管平滑肌有较强的松弛作用,故重症患者常伴血压下降、心率增快;缺氧持续时间较长者可出现呼吸衰竭,危及生命。

发绀(cyanosis)是指血液中还原血红蛋白增多或存在异常血红蛋白衍生物,使皮肤和黏膜呈青紫色改变的一种表现。常发生在皮肤较薄、色素较少和毛细血管较丰富的部位,如口唇、指 / 趾、甲床等。

一、病情判断

发绀是由于血液中还原血红蛋白绝对含量增多所致,因此凡能导致血中还原型血红蛋白增多或出现异常血红蛋白的疾病,均可使皮肤黏膜呈青紫色,致发绀。发绀,常属临床急症。首先应明确患者发绀的类型(见表 8-9-1)。

表 8-9-1　发绀的临床分型与特征

类别	临床分型	发绀特征
真性发绀	中心性发绀(由心肺疾病致 SaO_2 降低)	全身性(除面颊、四肢外,也见于黏膜和躯干皮肤);皮肤温暖
	周围性发绀(由于周围循环血流障碍所致)	常见于肢体末梢与下垂部分(如肢端、耳垂、鼻尖);皮肤发凉,按摩或加温后发绀即可消失
假性发绀	混合性发绀	中心性发绀和周围性发绀并存
	药物 / 化学物质中毒致高铁血红蛋白血症(血中高铁血红蛋白量达 30g/L,即可出现发绀)	起病急骤、病情严重、经氧疗发绀不减;抽出静脉血呈深棕色,暴露于空气不变为鲜红色;静注亚甲蓝、硫代硫酸钠或大量维生素 C,可使发绀消退
	先天性高铁血红蛋白血症	常有家族史,自幼即有发绀,身体一般状况较好,无心肺疾病及引起异常血红蛋白的其他病因

续表

类别	临床分型	发绀特征
假性发绀	硫化血红蛋白血症(血中硫化血红蛋白达到5g/L,即可出现发绀)	有便秘和服用含硫药物史,发绀持续时间长,血液呈蓝褐色,分光镜检见硫化血红蛋白

二、详细问诊

发绀的问诊要点包括:

1. 起病情况　发病年龄、起病时间、发绀出现的快慢、阵发性或持续性、持续时间、诱因、发绀发作与月经周期是否相关等。

2. 伴随症状　有无咳嗽、咳痰、咯血、呼吸困难,有无胸闷、胸痛、心悸、少尿,有无关节痛、肢体受寒,有无恶心、呕吐、腹痛、腹泻、便秘,有无意识障碍等。

3. 治疗经过　详细询问发绀发生、发展的演变过程,特别是诊断、治疗经过,包括已行检查结果及所用药物和疗效。

4. 既往病史　有无呼吸系统疾病、心血管疾病、血液系统疾病及中毒(药物、化学物质、食用变质蔬菜等)史等。有无家族遗传性疾病史。有无聚集性发病史。

三、鉴别诊断

(一) 发绀的常见病因

发绀的原因复杂多样,应首先根据患者病史、症状、体征及辅助检查等,考虑其病因。发绀的常见病因(见表8-9-2)。

表 8-9-2　发绀的常见病因

常见疾病		
血中还原血红蛋白增加	中心性发绀	肺源性发绀	各种严重呼吸道疾病,如喉部、气管阻塞、COPD、肺淤血、ARDS、肺栓塞等
		心源性发绀	发绀型先天性心脏病、严重休克等

续表

常见疾病			
血中还原血红蛋白增加	周围性发绀	淤血性周围性发绀	右心衰竭、渗出性心包炎、上腔静脉阻塞综合征、血栓性静脉炎
		缺血性周围性发绀	血栓闭塞性脉管炎、雷诺病、肢端发绀症、冷球蛋白血症等
			心力衰竭、慢性缩窄性心包炎
血中存在异常血红蛋白衍生物	混合性发绀	高铁血红蛋白血症	先天性高铁血红蛋白血症;后天获得性高铁血红蛋白血症(肠源性发绀、药物或化学物质中毒)
		硫化血红蛋白血症	后天获得性硫化血红蛋白血症(服用含硫药物或化学物质)

(二)发绀常见疾病的鉴别要点

1. 血中还原血红蛋白增多

(1)呼吸系统疾病:喉头、气管梗阻,支气管哮喘急性发作,ARDS等疾病导致进入肺内空气减少,肺泡内氧分压降低,引起发绀。大面积肺栓塞或肺实质炎症,使肺呼吸面积减少,动脉血氧饱和度不足,也可引起发绀。累及气管、胸膜和肺的严重慢性呼吸系统疾病,均可引起发绀。此类患者常有明显的呼吸困难,并伴有原发疾病的相关症状如发热、咳嗽、咳脓痰、咯血、喘息等。

(2)发绀型先天性心脏病:常见的发绀型先天性心脏病,包括法洛四联症和艾森门格综合征。法洛四联症患者常有显著的中心性发绀、杵状趾/指、红细胞增多,发绀出现在婴儿期,伴发育差、气促、晕厥,可有右心衰竭、脑血栓塞,肺动脉瓣区可闻及喷射性收缩期杂音,心脏彩超和心导管检查可协助诊断。艾森门格综合征患者,发绀出现晚(6~12岁以后),房间隔缺损型可在20岁以后出现发绀,常有气急、乏力、头晕等症状,伴显著肺动脉高压、右心室肥厚,体格检查肺动脉瓣区喷射性收缩期杂音,第二心音分裂亢进,杵状趾/指较轻,心脏彩超、心导管检查可协助诊断。

(3)血管闭塞性脉管炎:常见于20~40岁男性,多有长期吸烟史,好发于寒冷季节,主要表现为持续性或阵发性肢端疼痛、发凉、麻木及间歇性跛行。血管彩超和动脉造影可确诊。

（4）雷诺综合征:是肢端小动脉痉挛引起手或足部一系列皮肤颜色改变的综合征,分为原发性和继发性两类。原发性者即雷诺病,女性多见,常有家族史,无任何基础病因,可能与神经、内分泌功能紊乱有关。继发性者又称雷诺现象,基础疾病常为结缔组织疾病(硬皮病、系统性红斑狼疮、类风湿性关节炎、血管炎等)、冷球蛋白血症、神经血管受压性疾病,以及某些药物(如β受体阻滞剂、麦角、博来霉素等),典型症状是手足皮肤颜色在受寒或情绪激动等诱因下,呈三相变化:按苍白、发绀和潮红顺序发生。

（5）局限性静脉病变:由下肢静脉曲张、血栓性静脉炎等致患肢局部血循环障碍,引起局限性发绀。上腔静脉阻塞也可致颜面部和上肢水肿、发绀。

2. 血中存在异常血红蛋白衍化物

（1）肠源性发绀:多由进食过量的含有亚硝酸盐的蔬菜所致。起病急骤,伴恶心、呕吐、头晕、乏力、意识障碍、全身发绀等,血、尿亚硝酸盐测定阳性,维生素 C 和亚甲蓝治疗有效。

（2）先天性高铁血红蛋白血症:幼时即出现发绀,有家族史、高铁血红蛋白血症,一般状况较好,无心肺疾病及引起异常血红蛋白血症的其他原因。

（3）药物或化学物质中毒性高铁血红蛋白血症:常有摄入亚硝酸盐、氯酸钾、磺胺类、苯胺类化学物质或药物史,发绀急性起病,静脉血呈深棕色,经氧疗后发绀改善不明显,血液中存在高铁血红蛋白,维生素 C 和亚甲蓝治疗有效。

（4）特发性阵发性高铁血红蛋白血症:常见于女性,发绀出现与月经周期有关,患者一般情况良好,无家族史。

（5）硫化血红蛋白血症:患者常有便秘和摄入硫化物史,发绀持续时间长;血液呈蓝褐色,在空气中振荡后不能变为鲜红色,分光镜下可确定硫化血红蛋白血症。

四、初步处理

(一)首诊处理

对发绀患者均应视为急症,在诊所或第一现场的首要任务是紧急检查患者的 ABC(气道、呼吸、循环)、迅速判断并维持生命体征稳定,及时处理威胁生命的情况,给予呼吸支持(氧疗、气道维护,必要时机械通气等)缓解发绀,建立静脉通路;其次,强调诊断和治疗同步进行,一旦病因明确,应尽快针对病因治疗,并避免各器官功能损害。

1. 针对发绀患者应快速、详细地完成主要的体格检查,有助于病因的判断。

(1)一般情况:对发绀患者的首要观察指标,包括神志、精神状态和生命体征(体温、血压、呼吸、脉搏),尤其注意观察呼吸频率、幅度、节律。

(2)发绀发生的部位(特别注意口唇、指/趾端及肢体下垂部位)、程度及范围。

(3)全身及肺部、心脏检查,面部、颈部、前胸部有无毛细血管扩张;有无杵状趾/指;肺部呼吸音情况,有无干湿啰音等;心界有无扩大,心脏各瓣膜区听诊有无病理性杂音;腹部有无肝脾大、移动性浊音;肢端温度;下肢有无水肿;股动脉、腘动脉、足背动脉搏动有无减弱等。

2. 根据病史、体征,紧急完成必要的实验室和辅助检查,以协助明确发绀病因。

(1)初始评估:应包括完整的血、尿、粪常规,肝肾功能以及血气分析、血氧饱和度测定等。白细胞计数与中性粒细胞比例增高有助于感染性疾病或合并感染的诊断,嗜酸性粒细胞增多提示过敏性疾病或寄生虫病可能。血气分析、血氧饱和度测定有助于明确缺氧及判断缺氧程度,若动脉血氧分压和血氧饱和度检查结果不对等时,应考虑高铁血红蛋白血症、硫化血红蛋白血症等异常血红蛋白血症所致。

(2)剩余食物或呕吐物、血液毒物分析、尿亚硝酸盐定性检测及高铁血红蛋白鉴定实验(取 5ml 静脉血在空气中用力振荡 15min,若始终呈深棕色不变色,可排除由呼吸循环衰竭引起的缺氧性发绀)有助于亚硝酸盐中毒诊断。血液分光镜检查见硫化血红蛋白存在,可确定硫化物中毒。

(3)痰微生物及细胞学检查,有助于明确呼吸系统感染性或肿瘤性疾病。自身抗体等检测有助于结缔组织疾病的诊断。

(4)其他检查 ①X线检查:可提示呼吸系统疾病(如肺炎、支气管炎、慢性阻塞性肺疾病、支气管扩张、胸腔积液、气胸等)及部分心血管疾病(如心包疾病、先天性心脏病、风湿性心脏病等);②CT或MRI检查:有助于中枢神经系统、呼吸系统和心血管系统疾病的诊断;③心电图、心脏彩超、心导管检查及血管彩超:有助于心血管疾病的诊断;④支气管镜检查:对疑似支气管、气管和肺疾病患者可行纤维支气管镜检查协助诊断。

(二)后续处理

在到达有条件救治的场所后,应尽早进行后续监护和处理,并进一步完善病因检查和治疗。

1. 治疗原则 继续维持患者生命体征,尽快明确发绀病因,及时治疗原发疾病。

2. 病因治疗 针对具体疾病采取正确的治疗措施:如支气管哮喘给予解痉平喘、糖皮质激素等治疗;对先天性心脏病评估手术风险及时机;对亚硝酸盐、硫化物中毒者,及时给予解毒剂治疗等。

3. 对症治疗 给予氧疗、血管活性药物、静脉输液等治疗,纠正缺氧、休克,维持水电解质、酸碱平衡等。

(三)转诊时机

全科医生遇到以下情况时应转诊至上级医院。

急性发绀患者,或发绀患者伴意识障碍、休克、呼吸衰竭或心功能不全等危重情况时,应立即给予紧急处理后安排即刻转诊。注意交代转运风险,并在转运过程中密切监测、维持生命体征。

（周　敬）

推荐阅读

［1］董卫国.临床医学 PBL 教程［M］.2 版.北京:人民卫生出版社,2015.

［2］葛均波,徐永健,王辰.内科学［M］.9 版.北京:人民卫生出版社,2018.

［3］胡品津,谢灿茂.内科疾病鉴别诊断学［M］.6 版.北京:人民卫生出版社,2014.

［4］嵇玮嘉,颜学兵.1 838 例发热待查患者临床特征［J］.国际流行病学传染病学杂志,2019,46(3):185-189.

［5］贾建平,陈生弟.神经病学［M］.8 版.北京:人民卫生出版社,2018.

［6］刘娟娟,刘颖,任菁菁.常见未分化疾病的全科处理探讨［J］.中国全科医学,2015,(32):3985-3987.

［7］比尔·默克.家庭医生手册［M］.3 版.胡大一,主译.北京:人民卫生出版社,2014.

［8］内分泌系统疾病基层诊疗指南编写专家组,中华医学会.肥胖症基层诊疗指南(2019 年)［J］.中华全科医师杂志,2020,19(2):1-6.

［9］任菁菁.全科常见慢性病诊疗手册［M］.北京:人民卫生出版社,2017.

［10］任菁菁.全科常见未分化疾病诊疗手册［M］.北京:人民卫生出版社,2016.

［11］孙虹,张罗.耳鼻喉头颈外科学［M］.9 版.北京:人民卫生出版社,2018.

［12］万学红,卢雪峰.诊断学［M］.9 版.北京:人民卫生出版社,2019.

［13］王剑强.运用整合医学方法构建全科医学的问诊模型［J］.中

国全科医学,2018,21(23):2876-2877.

[14] 王静,任菁菁.全科医学导入式诊疗思维[M].北京:人民卫生出版社,2017.

[15] 魏来,李太生.内科学 感染科分册[M].北京:人民卫生出版社,2016.

[16] 谢幸,孔北华.妇产科学[M].9版.北京:人民卫生出版社,2018.

[17] 许怀瑾.常见体表肿物的诊治[J].中国临床医生,2018(07):1008-1089.

[18] 于德华,郑加麟.全科医师临床诊断思路[M].上海:同济大学出版社,2016.

[19] 约翰·莫塔.全科医学[M].4版.梁万年,主译.北京:人民军医出版社,2015.

[20] 约翰·莫塔.全科医学[M].5版.张泽灵,刘先霞,主译.北京:科学技术文献出版社,2019.

[21] 张学军,郑捷.皮肤性病学[M].9版.北京:人民卫生出版社,2018.

[22] 赵稳稳,王荣英,张金佳,等.未分化疾病患者在综合医院全科与专科就诊情况对比研究[J].中国全科医学,2019,22(1):20-23.

[23] 中国医师协会急诊医师分会,中国研究型医院学会休克与脓毒症专业委员会.中国脓毒症/脓毒性休克急诊治疗指南(2018)[J],中国急救医学,2018,38(9):741-756.

[24] 中华心血管病杂志编辑委员会,中国生物医学工程学会心律学分会,中国老年学和老年医学学会心血管病专业委员会,等.晕厥诊断与治疗中国专家共识(2018)[J].中华心血管,2019,47(2):96-107.

[25] 中华医学会,中华医学会杂志社,中华医学会全科医学分会,等.成人阻塞性睡眠呼吸暂停基层诊疗指南(实践版·2018)[J].中华全科医学杂志,2018,18(1):30-35.

[26] 中华医学会,中华医学会杂志社,中华医学会全科医学分会,等.甲状腺功能减退症基层诊疗指南(实践版·2019)[J].中华全科医师杂志,2019,18(11):1029-1033.

［27］中华医学会,中华医学会杂志社,中华医学会全科医学分会,等.甲状腺功能亢进症基层诊疗指南(2019年)[J].中华全科医师杂志,2019,18(12):1118-1128.

［28］中华医学会,中华医学会杂志社,中华医学会全科医学分会,等.胸痛基层诊疗指南(2019年)[J].中华全科医师杂志,2019,18(10):913-919.

［29］中华医学会,中华医学会杂志社,中华医学会消化病学分会,等.急性胰腺炎基层诊疗指南(2019年)[J].中华全科医师杂志,2019,18(9):819-826.

［30］中华医学会,中华医学会杂志社,中华医学会消化病学分会,等.慢性腹痛基层诊疗指南(2019年)[J].中华全科医师杂志,2019,18(7):618-627.

［31］中华医学会呼吸病学分会慢阻肺学组,中华医学会《中华全科医师杂志》编辑委员会,呼吸系统疾病基层诊疗指南编写专家组.慢性阻塞性肺疾病基层诊疗指南(2018)[J].中华全科医师杂志,2018,17(11):856-870.

［32］中华医学会呼吸病学分会哮喘学组,中华医学会《中华全科医师杂志》编辑委员会,呼吸系统疾病基层诊疗指南编写专家组.咳嗽基层诊疗指南(实践版·2018)[J].中华全科医师杂志,2019,18(3):220-227.

［33］中华医学会呼吸病学分会哮喘学组.咳嗽的诊断与治疗指南(2015版)[J].中华结核和呼吸杂志,2016,39(5):323-354.

［34］中华医学会精神医学分会老年精神医学组.老年期抑郁障碍诊疗专家共识[J].中华精神科杂志,2017,50(5):329-334.

［35］中华医学会神经病学分会神经心理学与行为神经病学组.综合医院焦虑、抑郁与躯体化症状诊断治疗的专家共识[J].中华神经科杂志,2016,49(12):908-917.

［36］中华医学会外科学分会甲状腺及代谢外科学组,中国医师协会外科医师分会肥胖和糖尿病外科医师委员会.中国肥胖及2型糖尿病外科治疗指南(2019版).中国实用外科杂志.2019,39(4):301-305.

［37］中华医学会心血管病学分会介入心脏病学组,中华医学会心血管病学分会动脉粥样硬化与冠心病学组,中国医师协会心

血管内科医师分会血栓防治专业委员会,等.稳定性冠心病诊断与治疗指南[J].中华心血管病杂志,2018,46(9):680-694.

[38] 祝墡珠,江孙芳,潘志刚.全科医学科示范案例[M].上海:上海交通大学出版社,2016.

[39] 祝墡珠.全科医生临床实践[M].2版.北京:人民卫生出版社,2017.

[40] BARKUN AN,ALMADI M,KUIPERS EJ,et al. Management of nonvariceal upper gastrointestinal bleeding:guideline recommendations from the International Consensus Group[J]. Ann Intern Med,2019,171:805-822.

[41] GAVIN A,CAROLINE B,PHILIP B,et al. Royal Australian and New Zealand College of Psychiatrists clinical practice guidelines for the treatment of panic disorder,social anxiety disorder and generalised anxiety Disorder[J]. ANZJP,2018,52(12):1109-1172.

[42] HANEY E,SMITH B,MCDONAGH M,et al. Diagnostic methods for myalgic encephalomyelitis/ chronic fatigue syndrome:a systematic review for a National Institutes of Health Pathways to Prevention workshop[J]. Ann Intern Med,2015,162:834-840.

[43] JELMER A,VAN DE WOUWA J,KORNÉ J,et al. Medically unexplained physical symptoms in patients visiting the emergency department:an international multicentre retrospective study[J]. Eur J Emerg Med. 2018,26(4):249-254.

[44] KAMBOJ AK,HOVERSTEN P,LEGGETT CL. Upper Gastrointestinal Bleeding:Etiologies and Management[J]. Mayo Clin Proc,2019,94(4):697-703.

[45] KIRSTI MALTERUD. Medically unexplained symptoms:are we making progress? [J]. Br J Gen Pract,2019:164-165.

[46] MURTAGH J,ROSENBLATT J,COLEMAN J. et al. John Murtagh's general Practice[M]. 7th ed. Sydney:McGraw-Hill Education (Australia)Pty Ltd,2018.

[47] STANLEY AJ,LAINE L. Management of acute upper gastrointestinal bleeding[J]. BMJ,2019,364:l536-1539.

[48] WESTRIENEN PEV,PISTERS MF,TOONDERS SA,et al.

Effectiveness of a blended multidisciplinary intervention for patients with moderate medically unexplained physical symptoms (parasol) protocol for a cluster randomized clinical trial [J]. JMIR Research Protocols, 2018, 7 (5): e120.

[49] WILSON S, ANDERSON K, BALDWIN D, et al. British Association for Psychopharmacology consensus statement on evidence-based treatment of insomnia, parasomnias and circadian rhythm disorders: An update [J]. J Psychopharmacol, 2019, 33 (8): 923-947.

附 录

附录 1 抑郁自评量表（SDS）使用与结果判读

一、概述

抑郁自评量表（self-rating depression scale, SDS）由 W. K. Zung 于 1965 年编制的自评量表，1984 年被中国学者翻译成中文开始在国内应用，因其设计精练、计算方法简单、容易掌握和操作，并具有很高的信度和效果，是国际公认的抑郁自评量表，已广泛应用于门诊患者的粗筛、情绪状态评定以及调查科研当中。

二、SDS 量表适用范围

SDS 量表适用于各类人群的抑郁状态的轻重程度及其在治疗中的变化评估，不受年龄、性别、经济状况等因素影响，应用范围颇广，适用于各种职业、文化阶层及年龄段的正常人或各类精神患者，包括青少年、成年、老年人，正常人和抑郁症患者。但本量表结果不能用于判断受试者是否存在精神障碍和临床严重程度。

三、SDS 量表内容

SDS 量表根据受试者一周内的情绪体验回答，包含 20 个条目（具体见表 1），每个条目按症状发生频率评定，分为 4 个等级：从无、有时、经常、总是如此。其中 10 项是正性词陈述句（条目 2,5,6,11,12,14,16~18,20），为反序记分（4~1 分）；10 项是负性词陈述句（条目 1,3,4,7-10,13,15,19），按正序记分(1~4分)。总分在20~80分。

　　SDS量表中的20个条目反映了抑郁状态四组特异性症状:精神性情感症状,包含忧郁(1)和易哭(3)2个条目;躯体性障碍包含情绪的日间差异(2)、睡眠障碍(4)、食欲减退(5)、性兴趣减退(6)、体重减轻(7)、便秘(8)、心悸(9)、易疲劳(10)8个条目;精神运动性障碍,包含精神运动性迟滞(11)和激越(12)2个条目;抑郁的心理障碍,包含思维混乱(13)、绝望(14)、易激惹(15)、决断困难(16)、无用感(17)、生活空虚感(18)、反复思考自杀(19)和兴趣丧失(20)8个条目。

表1　抑郁自评量表(self-rating depression scale,SDS)

序号	条目内容	从无或偶尔	有时	经常	总是如此
1	我觉得闷闷不乐,情绪低沉(忧郁)				
2	我觉得一天中早晨最好(晨重夜轻)				
3	一阵阵哭出来或觉得想哭(易哭)				
4	我晚上睡眠不好(睡眠障碍)				
5	我吃的跟平时一样多(食欲减退)				
6	我与异性密切接触时和以往一样感到愉快(性兴趣减退)				
7	我发觉我的体重在下降(体重减轻)				
8	我有便秘的苦恼(便秘)				
9	心跳比平常快(心悸)				
10	我无缘无故地感到疲乏(易疲劳)				
11	我的头脑和平常一样清楚(精神运动性迟滞)				
12	我觉得经常做的事情并没有困难(精神运动性激越)				
13	我觉得不安而平静不下来(思维混乱)				
14	我对未来抱有希望(绝望)				

序号	条目内容	从无或偶尔	有时	经常	总是如此
15	我比平时容易生气激动(易激惹)				
16	我觉得做出决定是容易的(决断困难)				
17	我觉得自己是个有用的人,有人需要我(无用感)				
18	我的生活过得很有意思(生活空虚感)				
19	我认为如果我死了,别人会生活得更好(反复思考自杀)				
20	平时感兴趣的事我仍然感兴趣(兴趣丧失)				

注释:从无或偶尔(过去一周内,出现这类情况的日子不超过 1d);有时(过去一周内,有 1~2d 有过这类情况);经常(过去一周内,有 3~4d 有过这类情况);总是如此(过去一周内,有 5~7d 有过类似情况)

四、SDS 量表的评分和结果判读

SDS 量表的评分包括粗分 / 标准分和抑郁严重指数两种评分方法。

(一)粗分 / 标准分评定法

SDS 量表的主要统计指标是总分,把 20 个项目的各项分数相加,即得到总粗分,然后通过公式转换:Y=in+(1.25X),即用粗分乘以 1.25 后,取其整数部分,就得到标准分(index score,Y)。

总粗分的正常上限参考值为 41 分,标准分正常上限参考值 53 分。标准总分 53~62 分为轻度抑郁,63~72 分为中度抑郁,72 分为重度抑郁。

按照中国常模结果,SDS 量表标准分的分界值为 53 分,其中 53~62 分为轻度抑郁,63~72 分为中度抑郁,72 分以上为重度抑郁。

（二）抑郁严重指数评定法

抑郁严重指数（0.25~1.0）＝粗分（各条目总分）/80（最高总分）。

抑郁程度判断方法：无抑郁（抑郁严重指数 <0.5）；轻度抑郁（抑郁严重指数 0.5~0.59）；中度抑郁（抑郁严重指数 0.6~0.69）；重度抑郁（抑郁严重指数 0.7 以上）。

五、注意事项

关于抑郁症状的分级，除参考量表分值外，主要还要根据临床症状。特别是要害症状的程度来划分，量表分值仅能作为一项参考指标而非绝对标准。

附录 2　抑郁症状的简易筛查 - "90s 4 问题询问法"

抑郁症状的简易评估 - "90s 4 问题询问法"	
问题	阳性
1. 过去几周（或几个月）是否感觉到无精打采、伤感，或对生活的乐趣减少？	是
2. 除了不开心之外，是否比平时更加悲观或想哭？	是
3. 经常有早醒吗？（事实上不需那么早醒）	是
4. 近来是否经常想到活着没有意思？	"经常"或是

如果上述 4 个问题中有阳性结果，则需进一步作精神检查。

附录 3　焦虑自评量表（SAS）使用与结果判读

一、概述

焦虑自评量表（self-rating anxiety scale，SAS）是由 W. K. Zung 于 1971 年编制，由 20 个与焦虑症状相关的项目组成。

用于分析测试者焦虑的主观感受,可反映有无焦虑症状及其严重程度,常被作为了解测试者焦虑症状的临床自评工具。

二、适用范围

本量表多适用于有焦虑症状的成人,对心理咨询门诊及精神科门诊或住院精神患者均可使用,具有广泛的应用性,也可用于流行病学调查。但由于焦虑是神经症的共同症状,故本表在各类神经症鉴别中作用不大。

三、测评要求

1. 此量表是不受任何人影响的自我评定。

2. 评定的时间范围是"现在或过去一周"。

3. 每次评定一般在 10min 内完成,由被试者按量表明说进行自我评定,依次回答每个条目。

4. 如果测试者不能理解或看不懂 SAS 的问题,可由专业人员念出,让测试者独自做出评定。

四、量表内容

SAS 包含 20 个与焦虑症状相关的项目(具体见表 1),每项问题后有 1~4 的四级评分选择。1 分:没有或很少有该项症状;2 分:有时或小部分时间有该项症状;3 分:大部分时间有该项症状;4 分:绝大部分时间或全部时间有该项症状。

其中有 15 项是正向评分题,按 1、2、3、4 计分;有 5 项(项目 5、9、13、17、19)是反向评分题,按 4、3、2、1 计分。

表 1　焦虑自评量表(SAS)

序号	项目内容	没有或很少时间	有时或小部分时间	大部分时间	绝大部分或全部时间
1	我感到比往常更加过敏和焦虑				
2	我无缘无故感到担心				
3	我容易心烦意乱或感到恐慌				

序号	项目内容	没有或很少时间	有时或小部分时间	大部分时间	绝大部分或全部时间
4	我感到我的身体好像被分成几块,支离破碎				
5	我感到事事顺利,不会有倒霉的事情发生				
6	我的四肢抖动和震颤				
7	我因头痛、颈痛和背痛而烦恼				
8	我感到无力且容易疲劳				
9	我感到很平衡,能安静坐下来				
10	我感到我的心跳较快				
11	我有阵阵的眩晕而不舒服				
12	我有阵阵要昏倒的感觉				
13	我呼吸时进气和出气都不费力				
14	我的手指和脚趾感到麻木和刺痛				
15	我因胃痛和消化不良而苦恼				
16	我必须时常排尿				
17	我的手总是温暖而干燥				
18	我觉得脸发烧发红				
19	我容易入睡,晚上休息很好				
20	我做噩梦				

注释:很少有该项症状(过去一周内,出现这类情况的日子不超过1d);有时或小部分时间有该项症状(过去一周内,有1~2d有过这类情况);大部分时间有该项症状(过去一周内,有3~4d有过这类情况);绝大部分时间有该项症状(过去一周内,有5~7d有过类似情况)

五、结果判读

方法一:将所有项目评分相加,即总分(粗分)。总分(粗分)超过 40 分可考虑筛查阳性。分数越高,反映焦虑程度越重。

方法二:按中国常模结构,总粗分乘以 1.25 取整数即得标准分。其标准差的分界值为 50 分,50~59 分为轻度焦虑,60~69 分为中度焦虑,69 分以上为重度焦虑。

六、注意事项

关于焦虑症状的临床分级,除参考量表分之外,主要还应根据临床症状的严重程度来划分。本量表总分值仅作为一项参考指标,而非绝对标准。

附录 4　焦虑症状的简易筛查 - "90s 4 问题询问法"

焦虑症状的简易筛查 - "90s 4 问题询问法"	
问题	阳性
你认为你是一个容易焦虑或紧张的人吗?	是(了解是否有焦虑性人格或特质)
最近一段时间,你是否比平时更感到焦虑或忐忑不安?	是(了解是否有广泛性焦虑)
是否有一些特殊场合或情景更容易使得你紧张、焦虑?	是(了解是否有恐惧)
你曾经有过惊恐发作吗,即突然发生的强烈不适感或心慌、眩晕、感到憋气或呼吸困难等症状?	有(了解是否有惊恐)
如果回答阳性有 2 项或以上,则需进一步作精神检查。	

附录5　疼痛评估:数字评定量表法(NRS)

用0~10代表不同程度的疼痛:0为无痛,1~3为轻度疼痛(疼痛尚不影响睡眠),4~6为中度疼痛,7~9为重度疼痛(不能入睡或睡眠中痛醒),10为剧痛。

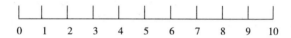

附录6　Glasgow昏迷评定量表(GCS)

Glasgow 昏迷评定量表					
睁眼反应	计分	言语反应	计分	运动反应	计分
自发睁眼	4	回答正确	5	按吩咐动作	6
呼唤睁眼	3	回答错误	4	对疼痛刺激定位反应	5
刺痛睁眼	2	可说出单字	3	对疼痛刺激屈曲反应	4
无睁眼	1	只能发声	2	异常屈曲(去皮质状态)	3
因眼肿、骨折等不能睁眼	C	无言语反应	1	异常伸展(去脑状态)	2
		因气管插管或切开而无法正常发声	T	无运动反应	1
		平素有语言障碍史	D		

15分　意识清楚
13~14分　轻度昏迷
9~12分　中度昏迷
3~8分　重度昏迷

附录7 耳鸣致残量表(THI)

THI 评分结果解读 1级(轻微):1~16 分;2级(轻度):18~36 分;3级(中度):38~56 分;4级(重度):58~76 分;5级(灾难性):78~100 分。

1F. 耳鸣使你注意力难以集中吗? ○有 ○没有 ○有时候

2F. 耳鸣的声音使你很难听清别人讲话吗? ○有 ○没有 ○有时候

3E. 耳鸣使你生气吗? ○有 ○没有 ○有时候

4F. 耳鸣使你困惑(烦恼)吗? ○有 ○没有 ○有时候

5C. 耳鸣使你有绝望的感觉吗? ○有 ○没有 ○有时候

6E. 你总是抱怨耳鸣吗? ○有 ○没有 ○有时候

7F. 耳鸣使你晚上入睡困难吗? ○有 ○没有 ○有时候

8C. 你有不能摆脱耳鸣的感觉吗? ○有 ○没有 ○有时候

9F. 耳鸣干扰你的社交活动吗? ○有 ○没有 ○有时候

10E. 耳鸣使你沮丧吗? ○有 ○没有 ○有时候

11C. 你认为耳鸣是种可怕的疾病吗? ○有 ○没有 ○有时候

12F. 耳鸣使你很难享受生活吗? ○有 ○没有 ○有时候

13F. 耳鸣干扰你的工作和家务吗? ○有 ○没有 ○有时候

14E. 耳鸣让你容易发脾气吗? ○有 ○没有 ○有时候

15F. 耳鸣使你阅读出现困难吗? ○有 ○没有 ○有时候

16E. 耳鸣使你心烦意乱吗? ○有 ○没有 ○有时候

17E. 耳鸣使你和朋友或家人的关系紧张吗? ○有 ○没有 ○有时候

18F. 注意力从耳鸣转移到其他事情有困难吗? ○有 ○没有 ○有时候

19C. 你感到不能控制你的耳鸣吗? ○有 ○没有 ○有时候

20F. 耳鸣使你经常感到疲惫吗? ○有 ○没有 ○有时候

21E. 耳鸣使你情绪低落吗?	○有	○没有	○有时候
22E. 耳鸣使你焦虑不安吗?	○有	○没有	○有时候
23C. 你有拿耳鸣没办法的感觉吗?	○有	○没有	○有时候
24F. 有压力时耳鸣会加重吗?	○有	○没有	○有时候
25E. 耳鸣使你没有安全感吗?	○有	○没有	○有时候

评分标准:F 功能性评分;C 严重性评分;E 情感评分。

如选择"是",记为 4 分,"有时"记为 2 分,"无"记为 0 分,最高分 100 分。

附录8　中毒严重度评分 PSS 系统

器官与系统	轻度(1分)	中度(2分)	重度(3分)
消化系统	● 呕吐、腹泻、腹痛 ● 激惹、口腔小溃疡、一度烧伤 ● 内镜下可见红斑或水肿	● 明显或持续性的呕吐、腹泻、梗阻、腹痛 ● 重要部位的一度烧伤或局部位的二度或三度烧伤 ● 吞咽困难,呃逆 ● 内镜下可见黏膜溃疡	● 大出血、穿孔 ● 大范围的二度或三度烧伤 ● 严重的吞咽困难,呃逆 ● 内镜下可见透壁性溃疡,伴周围黏膜病变
呼吸系统	● 咳嗽,轻度支气管痉挛 ● 胸部 X 线片轻度或无异常	● 持续性咳嗽,支气管痉挛 ● 胸部 X 线片出现异常伴中度症状	● 明显呼吸功能障碍,低氧需要持续供氧(如严重支气管痉挛、呼吸道阻塞、声门水肿、肺水肿、ARDS、肺炎、气胸) ● 胸部 X 线片出现异常伴有严重症状
神经系统	● 头昏,头痛,眩晕,耳鸣 ● 烦乱不安	● 嗜睡,对疼痛反应正常 ● 兴奋,幻觉,谵妄	● 意识丧失 ● 呼吸抑制或功能障碍

器官与系统	轻度(1分)	中度(2分)	重度(3分)
神经系统	● 轻度锥体束外系症状 ● 轻度胆碱能或抗胆碱能症状 ● 感觉异常 ● 轻度的视觉和听力障碍	● 中度锥体束外系症状 ● 中度胆碱能或抗胆碱能症状 ● 局部麻痹但不影响重要功能 ● 明显视觉和听力障碍	● 极度兴奋 ● 癫痫持续状态 ● 瘫痪 ● 失明、耳聋
心血管系统	● 偶发前期收缩 ● 轻度或一过性血压过高或过低 ● 窦性心动过缓 心率: 成人 50~60 次 /min 儿童 70~90 次 /min 婴儿 90~100 次 /min ● 窦性心动过速 心率: 成人 100~140 次 /min	● 窦性心动过缓 心率: 成人 40~50 次 /min 儿童 60~80 次 /min 婴儿 80~90 次 /min ● 窦性心动过速 心率: 成人 140~150 次 /min ● 持续性前期收缩,房颤扑动,Ⅰ度、Ⅱ度房室传导阻滞,QRS 和 QT 间期延长,心肌缺血,明显高或低血压	● 窦性心动过缓 心率: 成人 <40 次 /min 儿童 <60 次 /min 婴儿 <80 次 /min ● 心动过速 心率: 成人 >180 次 /min ● 致命性室性心律失常,Ⅲ度房室传导阻滞,心肌梗死,急性心功能不全,休克,高血压危象
代谢系统	● 轻度酸碱平衡紊乱 碳酸氢根 15~20 或碳酸氢根 30~40mmol/L, pH 7.25~7.32 或 pH 7.5~7.59 ● 轻度水电解质紊乱 钾 3.0~3.4 或 5.2~5.9mmol/L ● 轻度低血糖 成人 50~70mg/dl 或	● 酸碱平衡紊乱明显 碳酸氢根 10~14 或碳酸氢根 >40mmol/L,pH 7.15~7.2 或 pH 7.6~7.69 ● 水电解质紊乱明显 钾 2.5~2.9 或 6.0~6.9mmol/L ● 低血糖明显 成人 30~50mg/dl 或 1.7~2.8mmol/L ● 持续高热	● 严重酸碱平衡紊乱 碳酸氢根 <10mmol/L,pH<7.15 或 pH>7.7 ● 严重水电解质紊乱 钾 <2.5 或 >7mmol/L ● 严重低血糖 成人 <30mg/dl 或 <1.7mmol/L ● 致命性高热或低热

器官与系统	轻度（1分）	中度（2分）	重度（3分）
代谢系统	2.8~3.9mmol/L ● 一过性高热		
肝脏	● 轻度血清酶升高 AST、ALT2~5倍正常值	● 中度血清酶升高（AST、ALT5~10倍正常值），无其他生化异常（如血氨、凝血异常）或严重肝功能障碍的临床证据	● 重度血清酶升高（AST、ALT>50倍正常值），其他生化异常（如血氨、凝血异常）或肝衰竭的临床证据
肾脏	● 轻度蛋白尿/血尿	● 大量蛋白尿/血尿 ● 肾功能障碍 少尿多尿 血清肌酐200~500μmol/L	● 肾衰竭 无尿 血清肌酐>500μmol/L
血液系统	● 轻度溶血 ● 轻度高铁血红蛋白血症（10%~20%）	● 溶血 ● 明显高铁血红蛋白血症（30%~50%） ● 凝血异常，但无活动性出血 ● 中度贫血，白细胞减少，血小板减少症	● 重度溶血 ● 重度高铁血红蛋白血症（>50%） ● 凝血异常伴活动性出血 ● 重度贫血，白细胞减少，血小板减少症
肌肉系统	● 肌肉痛，压痛 ● 肌酸磷酸激酶250~1 500IU/L	● 僵硬、痉挛、肌束震颤 ● 横纹肌溶解症，肌酸磷酸激酶1 500~10 000IU/L	● 严重肌痛、僵硬、痉挛肌束震颤 ● 横纹肌溶解症 ● 肌酸磷酸激酶>10 000IU/L ● 骨筋膜间室综合征
局部皮肤	● 不适，Ⅰ度烧伤（发红）或小于体表面积10%的Ⅱ度烧伤	● 占体表面积10%~50%的Ⅱ度烧伤（儿童10%~30%）或Ⅲ度烧伤小于体表面积2%	● 占体表面积>50%的Ⅱ度烧伤（儿童>30%）或Ⅲ度烧伤大于体表面积2%

续表

器官与系统	轻度(1分)	中度(2分)	重度(3分)
眼部	● 不适,发红,流泪,轻度眼睑水肿	● 剧烈不适、角膜擦伤 ● 轻度角膜溃疡	● 角膜溃疡或穿孔,永久性损伤
叮咬局部反应	● 局部瘙痒,肿胀 ● 轻微疼痛	● 明显的水肿,局部坏死 ● 疼痛明显	● 明显的水肿,接连部位水肿,广泛的坏死 ● 重要部位的水肿阻碍气道 ● 剧烈疼痛

注:无症状 0 分;死亡 4 分。

附录9　乳腺超声检测分级
(BIRADS-US 评估)

BI-RADS-US 分级	乳腺超声检查情况	检查结果性质判断	处理
0级	评估是不完全的,需要进一步其他影像学检查	评估未完成	建议钼靶或 MRI 检查
1级	未发现病变	乳腺基本正常	依年龄随诊,建议成人 45 岁及以下每年检查一次,45 岁以上每半年检查一次
2级	单纯性囊肿、乳腺内淋巴结、乳腺植入物、稳定的外科手术后改变和连续超声检查没有变化的复杂性囊肿、簇状小囊肿、纤维腺瘤等肿块	良性	建议定期复查,最好每半年复查一次

续表

BI-RADS-US 分级		乳腺超声检查情况	检查结果性质判断	处理
3 级		边缘光整、椭圆形且呈水平生长的肿块最有可能的纤维腺瘤，首诊发现的单个复杂性囊肿和簇状小囊肿也可纳入该级。其恶性的可能≤2%	可能良性	建议短期随访（3 个月）
4 级		不具有典型的恶性征象，又不完全符合良性病变的征象，此级病灶恶性的可能为 2%~95%		应考虑活检
	4A	恶性可能 >2%，但≤10%	低度可疑恶性	
	4B	恶性可能 >10%，但≤50%	中度可疑恶性	
	4C	恶性可能 >50%，但<95%	高度可疑恶性	
5 级		具有多项恶性征象的肿块，恶性可能≥95%	高度提示恶性	应考虑活检或手术治疗
6 级			活检已证实恶性	应尽快采取适当的治疗措施

附录 10　甲状腺超声检测分级
（TIRADS-US 评估）

甲状腺结节的超声分级系统（TI-RADS）	
TI-RADS 1 类	正常甲状腺
TI-RADS 2 类	良性（恶性率 0）

续表

甲状腺结节的超声分级系统（TI-RADS）	
TI-RADS 3 类	良性结节可能（恶性率 <5%）
TI-RADS 4 类	可疑结节，4 类可分为 4a（恶性率 5%~10%）及 4b（恶性率 10%~80%）
TI-RADS 5 类	恶性结节可能（恶性率 >80%）
TI-RADS 6 类	组织活检已经被证实为恶性结节

附录 11　主动脉夹层危险评分

条目	评分 / 分
高危病史	
Marfan 综合征等结缔组织病	1
主动脉疾病家族史	1
主动脉瓣疾病	1
胸主动脉瘤	1
主动脉介入或外科手术史	1
高危胸痛特点	
突发胸痛	1
剧烈疼痛，难以忍受	1
撕裂样、刀割样尖锐痛	1
高危体征	
动脉搏动消失或无脉	1
四肢血压差异明显	1
局灶性神经功能缺失	1
新发主动脉瓣杂音	1
低血压或休克	1

注：总分 0 分为低度可疑，1 分为中度可疑，2~3 分为高度可疑。

附录 12　失眠严重指数（ISI）

对于以下问题,请您圈出近 1 个月以来最符合您的睡眠情况的数字。

1. 入睡困难	无	轻度	中度	重度	极重度
	0	1	2	3	4

2. 睡眠维持困难	无	轻度	中度	重度	极重度
	0	1	2	3	4

3. 早醒	无	轻度	中度	重度	极重度
	0	1	2	3	4

4. 对您目前的睡眠模式满意度?	非常满意	满意	不太满意	不满意	非常不满意
	0	1	2	3	4

5. 您认为您的失眠在多大程度上影响了你的日常功能?	无	轻度	中度	重度	极重度
	0	1	2	3	4

6. 你的失眠问题影响了你的生活质量,你觉得在别人眼中你的失眠情况如何?	无	轻度	中度	重度	极重度
	0	1	2	3	4

7. 您对目前的睡眠问题的担心/痛苦程度如何?	无	轻度	中度	重度	极重度
	0	1	2	3	4

结果解读:0~7分,没有临床上显著的失眠;8~14分,阈下失眠;15~21分,临床失眠(中重度);22~28分,临床失眠(重度)。

附录 13　Epworth 嗜睡量表

在以下情况有无嗜睡发生	从不	很少	有时	经常
	0分	1分	2分	3分

坐着阅读时

在看电视时

在公共场所坐着不动时(例如在剧场或开会)

在以下情况有无嗜睡发生	从不	很少	有时	经常
	0分	1分	2分	3分
长时间坐车中间不休息时(时长超过1h)				
坐着与人谈话时				
饭后休息时(未饮酒时)				
开车等待红绿灯时				
下午静卧休息时				

注:评分≥9分考虑存在日间嗜睡。

附录 14　匹兹堡睡眠质量指数(PSQI)量表

条目	项目	评分			
		0分	1分	2分	3分
1	近1个月,晚上上床睡觉通常在＿＿＿点钟				
2	近1个月,从上床到入睡通常需要＿＿＿min	□≤15min	□16~30min	□31~60min	□≥60min
3	近1个月,通常早上＿＿＿点起床				
4	近1个月,每夜通常实际睡眠＿＿＿h(不等于卧床时间)				
5	近1个月,因下列情况影响睡眠而烦恼				
	a. 入睡困难(30min内不能入睡)	□无	□<1次/周	□1~2次/周	□≥3次/周
	b. 夜间易醒或早醒	□无	□<1次/周	□1~2次/周	□≥3次/周
	c. 夜间去厕所	□无	□<1次/周	□1~2次/周	□≥3次/周

条目	项目	评分			
		0分	1分	2分	3分
5	d. 呼吸不畅	□无	□<1次/周	□1~2次/周	□≥3次/周
	e. 咳嗽或鼾声高	□无	□<1次/周	□1~2次/周	□≥3次/周
	f. 感觉冷	□无	□<1次/周	□1~2次/周	□≥3次/周
	g. 感觉热	□无	□<1次/周	□1~2次/周	□≥3次/周
	h. 做噩梦	□无	□<1次/周	□1~2次/周	□≥3次/周
	i. 疼痛不适	□无	□<1次/周	□1~2次/周	□≥3次/周
	j. 其他影响睡眠的事情如有,请说明:	□无	□<1次/周	□1~2次/周	□≥3次/周
6	近1个月,总的来说,您认为您的睡眠质量:	□很好	□较好	□较差	□很差
7	近1个月,您用药物催眠的情况:	□无	□<1次/周	□1~2次/周	□≥3次/周
8	近1个月,您常感到困倦吗?	□无	□<1次/周	□1~2次/周	□≥3次/周
9	近1个月您做事情的精力不足吗?	□没有	□偶尔有	□有时有	□经常有

计分方法:

成分	内容	评分			
		0分	1分	2分	3分
A. 睡眠质量	条目6计分	□很好	□较好	□较差	□很差

成分	内容	评分			
		0分	1分	2分	3分
B. 入睡时间	条目2和5a计分累计	☐ 0分	☐ 1~2分	☐ 3~4分	☐ 5~6分
C. 睡眠时间	条目4计分	☐ >7h	☐ 6~7h（不含6h）	☐ 5~6h（含6h）	☐ <5h
D. 睡眠效率	以条目1、3、4的应答计算睡眠效率*	☐ >85%	☐ 75%~84%	☐ 65%~74%	☐ <65%
E. 睡眠障碍	条目5b-5j计分累计	☐ 0分	☐ 1~9分	☐ 10~18分	☐ 19~27分
F. 催眠药物	条目7计分	☐ 无	☐ <1次/周	☐ 1~2次/周	☐ ≥3次/周
G. 日间功能障碍	条目8和9的计分累计	☐ 0分	☐ 1~2分	☐ 3~4分	☐ 5~6分

注：* 睡眠效率计算方法：

$$睡眠效率 = \frac{条目4（睡眠时间）}{条目3（起床时间）-条目1（上床时间）} \times 100\%$$

PSQI 总分 =A+B+C+D+E+F+G；0~5 分：睡眠质量很好；6~10 分：睡眠质量还行；11~15 分：睡眠质量一般；16~21 分：睡眠质量很差。

附录 15　国际不宁腿综合征评分表（IRLS）

在过去的两周

1. 总的来说,您如何评价您腿部或手臂的不舒适?

十分严重　　严重　　　中等　　　轻微　　　无

2. 总的来说,您如何评价因为腿部或手臂的不舒适而需要活动?

十分严重　　严重　　　中等　　　轻微　　　无

3. 总的来说,活动后您腿部或手臂的不舒服多大程度上能缓解?

续表

没有缓解	轻微缓解	中度缓解	几乎完全 缓解	没有症状 因此问题 不存在

4. 您的睡眠受到腿部或手臂不舒服的影响有多严重?

十分严重	严重	中等	轻微	无

5. 因腿部或手臂的不舒适而导致的白天困倦、疲乏严重吗?

十分严重	严重	中等	轻微	无

6. 您的腿部或手臂的不舒适严重吗?

十分严重	严重	中等	轻微	无

7. 您的腿部或手臂的不舒适症状发作有多频繁?

十分严重	严重	中等	轻微	无
6~7d/周	4~5d/周	2~3d/周	≤1d/周	无发作

8. 您的腿部或手臂不舒适平均每天有多严重?

十分严重	严重	中等	轻微	无
≥8h 发作	3~8h 发作	1~3h 发作	<1h 发作	无发作

9. 总的来说,您的腿部或手臂不舒适对家庭生活、社交、学校、工作影响有多严重?

十分严重	严重	中等	轻微	无

10. 您是否因该病感愤怒、抑郁、悲伤、焦虑、易激惹,这种情绪困扰对您影响程度如何?

十分严重	严重	中等	轻微	无

评分:十分严重(没有缓解)4 分;严重(轻微缓解)3 分;中等(中度缓解)2 分;轻微(几乎完全缓解)1 分;无(没有症状)0 分;把以上分数相加

无症状	轻微	中度	重度	十分严重
0 分	1~10 分	11~20 分	21~30 分	31~40 分

附录 16　阻塞性睡眠呼吸暂停低通气综合征病情严重程度分度

程度分级	轻度	中度	重度
呼吸暂停低通气指数 [a]/（次·h^{-1}）	5~15	>15~30	>30
最低血氧饱和度 [b]/%	85~90	80~<85	<80

注:a 主要依据;b 辅助依据。

附录 17　睡眠信念和态度量表（DBAS-16）

　　包括 4 方面的内容,即对失眠造成影响的认识、对失眠的担忧、对睡眠的期待、用药情况。针对量表中的观点,受试者以视觉量表的形式做出评价。在一条 100mm 长的线上标有 0~10 的 11 个数字。0 表示强烈不同意,10 表示强烈同意。

　　1. 我需要睡足 8h,白天才能精力充沛和活动良好。

　　0 ＿ 1 ＿ 2 ＿ 3 ＿ 4 ＿ 5 ＿ 6 ＿ 7 ＿ 8 ＿ 9 ＿ 10

　　2. 当我一个晚上没有睡到足够的时间,我需要在第二天午睡或打盹,或晚上睡更长的时间。

　　0 ＿ 1 ＿ 2 ＿ 3 ＿ 4 ＿ 5 ＿ 6 ＿ 7 ＿ 8 ＿ 9 ＿ 10

　　3. 我关心长期失眠可能会对我的躯体健康产生严重的影响。

　　0 ＿ 1 ＿ 2 ＿ 3 ＿ 4 ＿ 5 ＿ 6 ＿ 7 ＿ 8 ＿ 9 ＿ 10

　　4. 我担心我正失去控制睡觉的能力。

　　0 ＿ 1 ＿ 2 ＿ 3 ＿ 4 ＿ 5 ＿ 6 ＿ 7 ＿ 8 ＿ 9 ＿ 10

　　5. 如果晚上没睡好,我知道这会影响到我第二天白天的活动。

　　0 ＿ 1 ＿ 2 ＿ 3 ＿ 4 ＿ 5 ＿ 6 ＿ 7 ＿ 8 ＿ 9 ＿ 10

　　6. 为了在白天精力集中,我认为与其晚上睡不好,不如服用促睡眠药物。

　　0 ＿ 1 ＿ 2 ＿ 3 ＿ 4 ＿ 5 ＿ 6 ＿ 7 ＿ 8 ＿ 9 ＿ 10

　　7. 我整天烦躁、抑郁、焦虑是因为我前一天晚上没睡好觉。

0 __ 1 __ 2 __ 3 __ 4 __ 5 __ 6 __ 7 __ 8 __ 9 __ 10

8. 当我一个晚上睡不好,我知道这会影响我一整周的睡眠。

0 __ 1 __ 2 __ 3 __ 4 __ 5 __ 6 __ 7 __ 8 __ 9 __ 10

9. 没有足够的睡眠时间,我第二天精力和活动都差。

0 __ 1 __ 2 __ 3 __ 4 __ 5 __ 6 __ 7 __ 8 __ 9 __ 10

10. 我不能预测我睡得好还是不好。

0 __ 1 __ 2 __ 3 __ 4 __ 5 __ 6 __ 7 __ 8 __ 9 __ 10

11. 我对因睡眠被干扰后产生的负面影响无能为力。

0 __ 1 __ 2 __ 3 __ 4 __ 5 __ 6 __ 7 __ 8 __ 9 __ 10

12. 当我白天感到疲劳,没有力气或状态不好,通常因为我前天晚上没有睡好。

0 __ 1 __ 2 __ 3 __ 4 __ 5 __ 6 __ 7 __ 8 __ 9 __ 10

13. 我相信失眠主要是化学物质不平衡的结果。

0 __ 1 __ 2 __ 3 __ 4 __ 5 __ 6 __ 7 __ 8 __ 9 __ 10

14. 我感到失眠正在破坏我享受生活乐趣的能力,并使我不能做我想做的事。

0 __ 1 __ 2 __ 3 __ 4 __ 5 __ 6 __ 7 __ 8 __ 9 __ 10

15. 安眠药物可能是解决睡眠问题的唯一办法。

0 __ 1 __ 2 __ 3 __ 4 __ 5 __ 6 __ 7 __ 8 __ 9 __ 10

16. 在睡眠不好后,我会避免或取消要承担责任的事或工作。

0 __ 1 __ 2 __ 3 __ 4 __ 5 __ 6 __ 7 __ 8 __ 9 __ 10

评估:将所有得分加起来除以 16,平均分≥4 分或者单项得分≥6,可能对睡眠有不切实际的期望,处理睡眠能力的不足已经成为睡眠的一个问题,得分越高,说明睡眠信念和态度越消极。

附录 18　STOP-Bang 问卷中文版

问题	是 (记 1 分)	否 (记 0 分)
1. 打鼾:您睡眠鼾声很大吗(注:比普通说话声音大,或者透过关闭的门可以听到)?		
2. 乏力:您是否常常觉得疲倦、乏力,或者白天昏昏欲睡?		
3. 目击呼吸暂停:有人看到您睡眠时停止呼吸吗?		
4. 血压:您以前有高血压或者正在接受高血压治疗吗?		
5. BMI:您是否 >35/$(kg \cdot m^{-2})$?		
6. 年龄:您是否 >50 岁?		
7. 颈围:您是否 >40cm?		
8. 性别:您是男性吗?		

注:总分≥3 分为阻塞性睡眠呼吸暂停高危,<3 分为阻塞性睡眠呼吸暂停低危。

全科常见未分化疾病诊疗手册 第2版

　　由任菁菁主任主编，加以一批全科医学专家，禀以细心、专业的态度，集丰富的临床经验，合精湛的专业知识，思第1版的短缺，凝心聚力，汇编成第2版。本书针对全科医生在日常诊疗中最常见的问题——未分化疾病进行深入浅出的解析。

　　阅读本书，较之第1版，解析依旧透彻、内容更为饱满、范围更加广泛、格式更加规范，后学者若读之，可见其中复杂多变的未分化疾病知识、贴合实际的社区管理手段、明晰详细的图标解说，诸位编者的用心可见一斑。

——李国栋

关注人卫健康
提升健康素养

销售分类／全科医学

策划编辑　左　巍
责任编辑　穆建萍
封面设计　东方信邦
　　　　　李　蹊
版式设计　姜　瑞

人卫智网
www.ipmph.com
医学教育、学术、考试、健康，
购书智慧智能综合服务平台

人卫官网
www.pmph.com
人卫官方资讯发布平台

ISBN 978-7-117-30777-2

9 787117 307772 >

定价：49.00 元